颅咽管瘤

第 2 版

主　编　于　新

副主编　石祥恩　陈　琳　张红波

科学出版社

北　京

内 容 简 介

　　本书由国内多个学科、多个领域的知名专家撰写而成，力求系统、专业、新颖地诠释颅咽管瘤的基础与临床研究现状、发病机制、临床诊断、最新治疗观点、预后和转归，紧密结合临床，介绍在颅咽管瘤诊治过程中医师关心的问题。

　　本书可供神经外科临床医师、研究生使用，也可供其他临床专业和相关基础研究人员参考。

图书在版编目（CIP）数据

颅咽管瘤 / 于新主编 . —2 版 . —北京：科学出版社，2019.11
ISBN 978-7-03-062877-0

Ⅰ.①颅…　Ⅱ.①于…　Ⅲ.①颅咽管瘤 – 诊疗　Ⅳ.① R739.41

中国版本图书馆 CIP 数据核字（2019）第 242394 号

责任编辑：杨卫华　杨小玲 / 责任校对：张小霞
责任印制：肖　兴 / 封面设计：龙　岩

科 学 出 版 社 出版
北京东黄城根北街16号
邮政编码：100717
http://www.sciencep.com

三河市春园印刷有限公司　印刷
科学出版社发行　各地新华书店经销
*
2004年6月第　一　版　由清华大学出版社出版
2019年11月第　二　版　开本：787×1092　1/16
2019年11月第一次印刷　印张：20 1/2
字数：467 000
定价：188.00元
（如有印装质量问题，我社负责调换）

《颅咽管瘤》（第2版）编委会

刘　辉　中国人民解放军总医院第六医学中心
刘　利　哈尔滨医科大学附属第一医院
刘宗惠　中国人民解放军总医院第六医学中心
穆林森　广州市惠爱医院
宁浩勇　中国人民解放军总医院第六医学中心
石祥恩　首都医科大学三博脑科医院
孙君昭　中国人民解放军总医院第六医学中心
王亚明　中国人民解放军总医院第六医学中心
温居一　中国人民解放军总医院第六医学中心
熊晓星　武汉大学人民医院
杨　刚　重庆医科大学附属第一医院
于　新　中国人民解放军总医院第六医学中心
张红波　南方医科大学珠江医院
张剑宁　中国人民解放军总医院第六医学中心
张世忠　南方医科大学珠江医院
张余飞　中国科学技术大学附属第一医院
赵虎林　中国人民解放军总医院第六医学中心
郑奎宏　中国人民解放军总医院第六医学中心
周　全　广西医科大学附属第一医院
邹扬帆　中国人民解放军总医院第六医学中心

序

颅咽管瘤是一种先天性的组织学上表现为良性，但具有侵袭性的鞍区上皮性肿瘤，其治疗一直是神经外科临床中最具挑战的难题之一。尽管手术治疗仍为颅咽管瘤的主要治疗方法，国内外也有许多经手术全切而达到治愈肿瘤的经验。但由于肿瘤发生在颅底近中央区，其周围复杂且重要的解剖关系和肿瘤本身因素导致术后严重并发症的发生率和复发率一直处于较高水平。在现代医疗条件下，只要接受了合理的手术治疗并对残余肿瘤进行了适当的放疗，颅咽管瘤患者 10 年存活率应在 80% 以上。目前主要的热点问题是下丘脑功能损伤导致患者生活质量受到严重影响，而国内在颅咽管瘤的综合治疗方面还缺乏系统、全面的措施，因此患者的远期生活质量还不尽理想。

中国人民解放军总医院第六医学中心于 1982 年开展了颅咽管瘤的立体定向囊内间质内放疗，此后又开展了手术治疗、伽马射线头部立体定向放射外科治疗、博来霉素囊内化疗、干扰素囊内治疗及各种疗法相结合的综合治疗，均取得了良好的远期治疗效果，丰富了颅咽管瘤的治疗方法。迄今为止，中国人民解放军总医院第六医学中心神经外科共收治颅咽管瘤患者 2000 余例，并做了大量临床及基础研究工作，积累了丰富的经验。

该书在刘宗惠教授主编的《颅咽管瘤诊断与治疗》基础上，由中国人民解放军总医院第六医学中心神经外科于新教授组织国内多个学科、多个领域的知名专家再版。第 2 版对第 1 版的大部分内容进行了更新，同时新增了颅咽管瘤最新研究成果及治疗理念，更全面系统地诠释了颅咽管瘤的发病机制、临床诊断、治疗及预后，并描述了国内外关于颅咽管瘤最新的研究现状。全书文字简练、图文并茂、实用新颖，是一本很有价值的神经外科参考书。相信该书的出版将进一步推动颅咽管瘤基础与临床研究的发展，为此，我愿向同道推荐此书。

赵雅度

北京市神经外科研究所原副所长

2019 年 4 月

前　　言

颅咽管瘤是起源于垂体柄，发生在鞍区的肿瘤，曾被认为是"最厉害的颅内肿瘤"。1857 年 Friedrich Albert 首次报道颅咽管瘤，1906 年 Jakob Erdheim 首次准确地描述了颅咽管瘤的组织病理学特征。

随着现代医学科技的迅猛发展，医师对颅咽管瘤的认识由最初的陌生、疑惑和茫然，逐步转为清晰，从肿瘤发生机制、分子病理学特征、神经影像变化及显微神经解剖结构等方面清晰地了解颅咽管瘤全貌，治疗方法也发展为以手术为主，化疗和放疗等相结合的综合治疗模式，显著改善了颅咽管瘤患者的预后与生活质量，但颅咽管瘤的全切除和神经/内分泌功能保留依然是当前困扰医师的重要难题和巨大挑战。

本书兼具系统性、专业性、新颖性，诠释了颅咽管瘤的现状、发病机制、临床诊断、治疗和预后。本书适用于神经外科专业研究生、高年资临床医师和基础研究人员等，期望本书的出版能为读者提供参考、借鉴。

本书特点如下：

（1）系统性：全书共 22 章，内容涵盖颅咽管瘤的病因、发生学、分类、神经影像诊断、神经内分泌改变、神经眼科学、外科手术及其各种治疗转归和预后等。

（2）专业性：参编人员为国内外众多在颅咽管瘤临床和基础研究等领域著名的专家学者和杰出研究团队，来自神经外科、神经内科、神经影像、神经生物、神经病理、神经眼科、神经内分泌科、放疗科、立体定向放射外科等学科。本书采用理论详解、图例说明、表格归纳、要点总结等形式，用一个个翔实生动的病例来诠释和介绍颅咽管瘤，如神经内分泌改变、神经眼征、影像学鉴别特征、手术入路选择、神经内镜应用、立体定向放射治疗和围术期并发症管理及治疗预后分析等。文字简明扼要，图例佐证，重点突出各个学科治疗的优缺点和互补性，详细解析研究中存在的问题和难点，通俗易懂。

（3）新颖性：本书汇集了国内外近年来颅咽管瘤最新的研究成果，作者查阅了大量文献，重点介绍了颅咽管瘤的治疗选择、现代治疗方法和治疗转归，包括颅咽管瘤的相关信号通路研究、基因突变、脑肿瘤功能成像技术（DWI、DTI、fMRI、PWI、MRS）、颅咽管瘤术后内分泌功能障碍及重建、^{32}P 立体定向瘤内放射治疗、神经内镜经鼻蝶治疗颅咽管瘤等。期望这些新的研究成果能更好地帮助读者理解和治疗颅咽管瘤。

　　本书编者均为一线专家，日常工作繁忙，加之水平有限，有些特殊病例和治疗案例未完全收录，书中难免存在不足之处，敬请读者批评指正，以便再版时更正修订。

于　新

2019 年 5 月 1 日于北京

目　　录

第一章 概 论

颅咽管瘤（craniopharyngioma）早在150年前就已被人们所认识，是一种病理表型良性，但预后不佳的鞍区肿瘤性疾病。目前流行病学调查资料很少。在芬兰，该病的年新发病率为（0.5～2）/100万。国内虽然没有颅咽管瘤专项流行病学调查，但从上海1972年颅内肿瘤的流行病调查推算，年新发病率为（0.3～0.9）/100万。有统计发现，非洲和远东除日本外的地区该肿瘤患病率较其他地区高。该肿瘤在年龄分布上呈现双峰，即在儿童和40～50岁成人呈现发病高峰。儿童和成人各占发病患者数的50%。但也有不少统计与此双峰分布略有差异，后文还将进行详细论述。针对以往认为该肿瘤多见于儿童的看法，有人提出了异议：统计30多份涉及3200例颅咽管瘤患者的病例资料表明，约60%患者的年龄超过16岁，只有40%患者年龄小于16岁。因此认为更准确的情况是，颅咽管瘤在儿童中发病比例较高，而实际上其可见于各年龄段，且成人患者数量多于儿童和青少年。该病发病无年龄和种族差异。中国人民解放军总医院第六医学中心神经外科1987年4月至2017年4月颅咽管瘤入院患者累计1373例，年龄分布和性别差异分别见图1.1、图1.2。

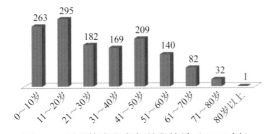

图1.1 颅咽管瘤患者年龄段统计（1373例）

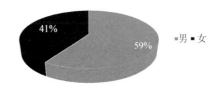

图1.2 颅咽管瘤患者性别分布

颅咽管瘤一直被认为是颅内最常见的先天性肿瘤，2016版世界卫生组织（WHO）中枢神经系统（CNS）肿瘤分类将颅咽管瘤描述为非特定性、交界性或行为不确定的病变，特定肿瘤分级中将颅咽管瘤分为 I 级。颅咽管瘤超过先天性肿瘤的一半，占全部颅内肿瘤的 1.2%～6.5%，占儿童全部颅内肿瘤的 5%～13% 和鞍区肿瘤的 54%，为儿童幕上第一位的肿瘤，是继髓母细胞瘤之后儿童第二位的颅内肿瘤。成人颅咽管瘤则占鞍区肿瘤的 20%。

自国际疾病分类（International Classification of Diseases，ICD）于1857年第一次描述该病以来，对其命名一直争论不休，原因在于该肿瘤的病理学起源迄今没有明确。因而该病历史上曾拥有过多种疾病名称，如拉特克囊肿瘤、颅咽管性肿瘤、造釉细胞瘤、造釉细胞性肿瘤、牙发育不良的上皮性肿瘤。直到1932年Cushing等命名该肿瘤为颅咽管瘤，后沿用至今，且得到公认。关于其起源，Erdheim于1904年提出，该肿瘤实际是由拉特克囊（Rathke pouch）反折形成腺垂体（adenohypophysis）过程中原始颅咽管（craniopharyngeal canal）和腺垂体残余的外胚层细胞发展而来的，该细胞源于胚胎口咽管或口凹（也称拉特克囊）反折，是胚胎发育过程中残留的外胚层细胞；另一种观点则认为，该肿瘤起源于腺垂体和垂体柄之间残余鳞状上皮细胞化生。该细胞在儿童罕见，但随着年龄增长可出现该细胞，故推测该肿瘤可能并非源于胚胎残余细胞，而是来自腺垂体的成熟细胞化生。另外，对于该肿瘤的造釉细胞瘤样型是否有类似颌骨肿瘤的造釉细胞也存在争议，还有观点认为该肿瘤与表皮样囊肿在起源上也易混淆。

病理学检查根据细胞形态和细胞成分，常将该肿瘤分为乳头型（图 1.3A）、造釉细胞瘤样型（图 1.3B）两种，也有人根据临床病理检查中有时难以将两者完全区分的情况，又提出第三种类型——混合型（图 1.3C）。实际上，无论是造釉细胞瘤样型还是乳头型，组成肿瘤的基础均为鳞状上皮细胞。

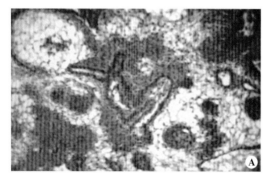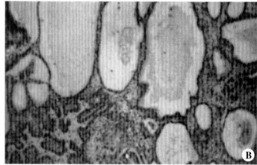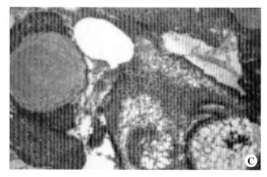

图 1.3　颅咽管瘤的病理分型

A. 乳头型；B. 造釉细胞瘤样型；C. 混合型

2016 版 WHO 中枢神经系统肿瘤分类将颅咽管瘤归于鞍区肿瘤，仅分为两个亚型，即造釉细胞瘤样型和乳头型。造釉细胞瘤样型以儿童为主，乳头型几乎仅见于成人。胆固醇结晶多见于造釉细胞瘤样型，而罕见于乳头型。造釉细胞瘤样型多伴有钙化。颅咽管瘤有时与鞍区表皮样囊肿、拉特克囊肿也不易区别。一些学者认为，乳头型预后较好，造釉细胞瘤样型更具侵袭性且易复发，预后较差。大多数研究报道表明，病理分型与预后间无明显的相关性。

在大体形态上，颅咽管瘤可表现为实性、单纯囊性和囊实混合性，且以单纯囊性和囊实混合性多见。临床统计表明，54% ～ 60% 的颅咽管瘤为单纯囊性，24% ～ 32% 为囊实混合性，14% ～ 16% 为实性。造釉细胞瘤样型囊变率成人达 95%、儿童达 91%。而乳头型约 50% 囊变，囊液为黄褐色或深褐色，并富含胆固醇结晶。解剖位置上，绝大多数颅咽管瘤位于鞍区和鞍旁，其中大多数位于鞍膈以上，少数局限于鞍内，肿瘤以膨胀性生长方式向各方向扩展，但以向鞍上扩展，并压迫和突入第三脑室底者最常见。笔者统计影像资料完整的一组 58 例患者中有 28 例（48.3%）突入第三脑室，仅约 6% 的肿瘤不位于鞍区，而位于颅前窝、颅中窝，甚至颅后窝等部位。

颅咽管瘤一般生长缓慢，症状发生有一定潜伏过程，通常出现症状后在 1 ~ 2 年内确定诊断。临床上主要有三组症状：①颅内压增高症状，包括头痛、恶心、呕吐等，可由肿瘤本身的占位效应或室间孔、第三脑室、中脑导水管梗阻导致的脑积水引起。②内分泌功能紊乱症状，为常见的临床症状，是垂体和下丘脑功能低下所致，尿崩症最为常见。儿童通常有发育迟缓、身材矮小、性早熟等临床表现，而成人则表现为肥胖、性欲减退或消失，女性还常出现闭经等月经紊乱症状。③视力受损症状，颅咽管瘤压迫和包裹视神经，造成视神经牵拉和移位，引起视力、视野改变，典型的表现是视交叉下部受压造成的双颞侧偏盲，也可出现个体化的视野缺失、视力下降和视神经乳头萎缩。其他表现有癫痫、偏瘫、儿童学习成绩下降、成人情绪改变和淡漠等。

颅咽管瘤典型的影像学表现是鞍区 / 鞍旁伴有钙化的囊实性占位病变。肿瘤位于鞍上者占 75%，鞍内鞍上者占 20%，鞍内者占 5%。根据鞍上肿瘤与视交叉和第三脑室的位置关系，鞍上肿瘤还可以进一步分类。头部 X 线平片可发现鞍上区钙化，儿童 81% 有钙化斑，成人为 40%。44% 的颅咽管瘤伴有蝶鞍扩大或破坏。钙化也是 CT 的特征性表现，MRI 平扫和增强扫描可以更精确地显示肿瘤的位置和范围，以及与周围重要解剖结构特别是与下丘脑的关系。目前提倡 CT 和 MRI 结合使用，CT 显示钙化、颅骨和颅底解剖优于 MRI，MRI 显示肿瘤本身及周围软组织情况则非 CT 可比。目前磁共振血管成像（MR angiography，MRA）及 CT 血管成像（CT angiography，CTA）已经大部分取代了有创的血管成像技术，不仅可以了解肿瘤周围血管形态或血管是否穿过肿瘤，还可以鉴别肿瘤与血管病变。超声诊断也已被应用于分娩前胎儿颅内肿瘤的诊断，可检出胎儿颅骨轮廓异常及 90% 的颅咽管瘤颅内钙化。

内分泌检查包括下丘脑 - 垂体轴的所有激素水平，其他检查应包括血浆渗透压和尿渗透压、骨龄测量、女性卵巢超声检查等。初次就诊时，约 25% 的儿童有性激素异常，而成人约有 50%，一般认为内分泌损害是不可逆的。但一些学者报道，通过对肿瘤切除后无复发且未接受过外放射治疗的患者进行长期随访发现，随着时间延长，少部分患者的尿崩症、肾上腺功能和性腺功能可完全恢复正常。所有激素水平的异常都应在手术前尽量纠正，特别是皮质激素和抗利尿激素。

神经眼科检查包括视力和视野检查、眼底检查及必要的视觉诱发电位检查，以确定视路受损程度及是否存在视神经乳头水肿和视神经萎缩等。

依据临床有内分泌紊乱和颅内高压症状，影像学检查发现鞍区实性、单纯囊性或混合性占位且多伴钙化，以及临床内分泌检查出现多项内分泌功能下降、指标异常等，应首先考虑此疾病，典型病例的临床诊断并不难，确定诊断则需要肿瘤标本的病理学检查或囊内容物中胆固醇结晶的发现。但尚需进一步与鞍区其他病变进行鉴别诊断，这主要包括：①肿瘤性病变，如垂体腺瘤、脑膜瘤、下丘脑和（或）视交叉胶质瘤、生殖细胞瘤、转移瘤、表皮样囊肿、皮样囊肿和下丘脑错构瘤等；②先天性病变，如蛛网膜囊肿和拉特克囊肿；③感染性病变，如嗜酸性肉芽肿、淋巴细胞性垂体炎、结节病、梅毒和结核；④血管性病变，如颈内动脉或前交通动脉动脉瘤（尤其是有附壁血栓钙化者）和动静脉畸形等。

颅咽管瘤相对少见，位置深在且毗邻或粘连视神经、下丘脑和颅底动脉环等重要结构，即使在现代影像学、麻醉学和显微神经外科条件下，手术治疗的难度也很大，手术死亡率和严重病残率高，易复发，医师的手术经验是影响疗效的重要因素之一，故此类患者最好集中在专科专病治疗中心进行诊断和治疗。颅内高压和视力急速下降的患者，应按急诊处理：先行脑积水和肿瘤囊性部分的减压，缓解症状，预防视力进一步恶化，再行肿瘤本身的治疗。

手术全切曾经被众多医师认为是最理想的治疗方法。20 世纪 50 年代以前根治手术死亡率极高，但自皮质醇激素应用于临床，特别是显微神经外科技术发展以后，手术死亡率明显下降。采用的开颅手术入路包括经翼点、经额（双侧或单侧）、经颞、经胼胝体、经脑室和经枕下入路等，肿瘤较大并同时突入第三脑室者，可联合应用经脑室（或经胼胝体）和经蝶窦（或经翼点）两种入路。肿瘤较小且位于鞍膈下时，可采用内镜辅助下经鼻蝶入路。目前，采用经翼点入路进行显微手术成为颅咽管瘤的主流术式，但由于经鼻蝶入路的独特优势，近年来经鼻内镜切除手术发展迅速。虽然有学者报道一期手术全切率为 100%，且严重并发症发生率仅为 2.5%。但是，也有报道称，通过术后 MRI 或 CT 增强扫描来判断肿瘤切除程度，真正确认为全切的仅有 10% ～ 17%。大宗病例统计的全切率为 52% ～ 90%，全切后能独立生活者约 67%，死亡率为 10% ～ 17%，并发症发生率为16%；初次手术死亡率和并发症发生率均明显低于再次或多次手术。年龄、肿瘤病理类型均与疗效无关，而术前症状、术中粘连情况、肿瘤钙化程度和有无脑积水等均影响手术疗效。长期随访表明，影像学证实肿瘤全切者的 10 年复发率为 0 ～ 62%，次全切除或部分切除后 10 年肿瘤复发率为 25% ～ 100%。

侵犯下丘脑的颅咽管瘤患者的治疗理念也在逐渐发生变化，以往人们追求的理想治疗方法也是肿瘤全切，但由于随之带来的下丘脑功能紊乱会对患者的远期生活质量产生严重影响，包括患者的嗜食症、肥胖、行为异常、记忆力下降、自主神经系统平衡丧失和神经心理学特点改变（如明显的注意力不集中、感知困难和记忆力下降等），即使应用激素替代疗法，仍对患者的日常生活造成巨大影响。现在人们已经意识到保护下丘脑功能的重要性。鉴于侵犯下丘脑的颅咽管瘤根治性全切除的高死亡率、病残率和复发率，目前旨在缩小肿瘤体积，减少对视神经的占位效应，恢复脑脊液循环通路的次全切除或部分切除，术后再辅助放射治疗控制肿瘤发展的方案已经成为一种实际而有效的选择。这种治疗方法的主要优势在于大大降低了手术全切除侵犯下丘脑颅咽管瘤带来的高病残率。

为平衡肿瘤全切除的优势和由此带来的严重病残率风险，最近一些研究者依据肿瘤对下丘脑侵犯的程度和范围提出了术前肿瘤分级系统，对未侵犯下丘脑的肿瘤应尽量实施肿瘤全切除，对下丘脑虽有受压移位但仍可分辨其解剖结构者可尝试肿瘤全切除，对下丘脑明显受侵犯者应行肿瘤部分切除并辅助放射治疗的手术策略。这种观念正在得到越来越多学者的认可和支持。

放射治疗对术后残留或复发颅咽管瘤的疗效已经得到充分的肯定。有研究称，次全切除加外放射治疗 5～10 年的生存率和肿瘤无复发率优于单纯次全切除，也优于手术根治，次全切除加外放射治疗后无复发率可达 100%，而且对下丘脑的损伤比根治疗法小，并发症更少，死亡率更低。但是，也有统计研究发现手术根治的肿瘤控制率要高于次全切除或部分切除辅助外放射治疗者。Regine 等将有关手术全切和次全切除手术加外放射治疗儿童颅咽管瘤疗效的所有文献加以总结，显示两种方法的疗效并无显著差别。值得注意的是，外放射治疗可引起儿童脑发育不良，导致下丘脑、垂体及其邻近结构损伤及智力下降，尤以 2.5 岁以下儿童最明显。幼儿不宜使用外放射治疗已基本成为共识。放射治疗还可使受照射脑组织发生变性坏死，诱发脑组织恶性变（如恶性脑膜瘤、胶质母细胞瘤等）、烟雾病，导致患者内分泌功能失调、精神症状、视神经损伤等副作用。

近年来，放射治疗技术也在不断进步，三维适形放射治疗、立体定向放射外科［stereotactic radiosurgery（SRS），如伽马刀］、立体定向放射治疗（stereotactic radiotherapy，SRT，如射波刀）及光子束放射治疗均已取得成功的治疗经验。以上治疗方法的最大优势在于精确的肿瘤适形照射，照射野外随着距离增加照射剂量陡然下降，使周围正常神经血管的受照剂量在其可耐受范围内，从而减少了放射治疗的副作用。但其仅适用于体积较小，肿瘤边缘距离周围重要结构如视神经、视交叉等有一定距离的肿瘤。对体积较大的囊实性混合瘤，可结合立体定向外引流、囊内注射博来霉素或同位素而先使囊性部分缩小，再对实体部分实施放射治疗的分次治疗，也可采用立体定向囊内治疗结合立体定向放射外科治疗的联合治疗方法，可一次手术操作完成治疗。将所有肿瘤覆盖于有效的照射剂量内是控制肿瘤生长、预防复发的重要因素，而将视路的受照剂量控制于安全耐受剂量范围内是减少视觉并发症的关键。已经接受照射治疗或因肿瘤反复压迫导致视力严重受损者更易出现放射性视觉并发症。

1952 年，Leksell 和 Liden 率先开展了立体定向间质内放射治疗，使用立体定向仪将 ^{32}P 注入囊性颅咽管瘤，此后该方法逐渐普及。立体定向间质内放射治疗要求的理想的同位素应简便易得、半衰期短，只发射 β 射线，能量足够，可使囊壁剂量达到 1000Gy（也有人认为剂量范围以 90～300Gy 为佳）。^{32}P 半衰期较短，只发射 β 射线，是立体定向间质内放射治疗最为理想的同位素。随着 CT 和 MRI 技术的发展，囊内注射同位素治疗囊性颅咽管瘤的报道逐渐增多。Pollock 等使用 ^{32}P 囊内放射治疗方法治疗 30 例囊性颅咽管瘤，随访时间为 7～116 个月，结果 28 个囊性病灶缩小 50% 以上，囊性病灶缩小可持续 2 年以上，3 例死亡，但其中 1 例死于肿瘤以外的原因。63% 的病例视功能改善或稳定，术前腺垂体功能残余者 67% 仍维持原水平，术前神经垂体功能正常者 70% 仍正常，新发尿崩症仅 18%，长期随访效果良好；Voges 应用 ^{90}Y、^{32}P 及 ^{186}Re 治疗 62 例囊性颅咽管瘤，随访最长 16.4 年，患者平均生存（9.0±0.9）年，5 年和 10 年生存率分别达 80% 和 60%，38 例术前视觉有障碍者，术后 23 例改善，15 例维持原水平（其中发生并发症 7 例）。针对下丘脑功能而言，手术根治可使术前尿崩症比例由 16.1% 剧升至 59.4%，易产生术后全垂体功能减退。次全切手术加外放射治疗有 22%～82% 的患者需要垂体激素替代治疗，15%～25% 继发尿崩症，相比之下，该疗法更安全，严重并发症发生率低。立体定向同位素内放射治疗对单纯囊性颅咽管瘤的治疗效果已得到肯定，被广泛视为单纯囊性肿瘤特别是术后复发囊性肿瘤的有效疗法。

　　1966 年 Umezawa 发现一种新的抗鳞状细胞癌药物——博来霉素，有人依据颅咽管瘤大部分为囊性、是一种上皮组织瘤及经全身应用和鞘内注射囊内药物浓度低的特点，提出采用囊内注入博来霉素来代替放射治疗。采用此方法治疗 7 例囊性患者，放射标记监测药物无外泄，3 例效果良好，无间质性肺炎、肺纤维化、发热及皮肤硬化等常见并发症。死亡病例尸检表明，该药能使肿瘤细胞退变。另有学者用同样方法治疗 18 例囊性颅咽管瘤，结果显示所有囊性病灶都减小且 13 个囊性病灶完全消失，并发症有发热、头痛、恶心和呕吐，1 例发生脑卒中，1 例听力丧失，另有 1 例巨大颅咽管瘤经 8 次总量 80mg 博来霉素囊内注射，瘤囊及其钙化斑均消失，视力异常、垂体功能低下及月经失调完全恢复，无任何并发症。此疗法的副作用包括间歇性发热、睡眠过多、记忆障碍及躁狂等；有报道 1 例患者虽药物总量仅为 56mg，且无明显药物外漏，但发生了间脑和脑干水肿而死亡。因此，其有效的使用剂量、应用方案、持续时间及安全性等均有必要进行深入研究。

　　虽有全身化疗的个别报道，但并未得到界内认可。α 干扰素 -2a 皮下注射治疗颅咽管瘤的临床尝试取得了一定效果，在一组 15 例颅咽管瘤患者的临床试验研究中，12 例患者完成了治疗，诱导剂量和持续剂量均为 800 万 IU/（m² · d），总疗程共持续 48 周，结果 1 例肿瘤完全消失，1 例明显缩小，1 例轻微缩小，6 例肿瘤无生长。受到以上结果的鼓舞，相继有学者报道了囊内干扰素治疗囊性颅咽管瘤的疗效。几组临床研究全部显示了较理想的肿瘤控制率。治疗相关的副作用发生率虽然较高，但经暂时停药或减量用药后所有副作用均可自行恢复，未影响治疗过程的完成。由于干扰素对周围脑组织的神经毒性轻微，从而并发症较少。因此，干扰素治疗颅咽管瘤被认为是一种具有潜在的良好前途的治疗方法。

　　手术治疗后通常会出现原有视觉损害症状的改善，建议终身进行眼科医师随访。内分泌功能紊乱可能是持久性的，约 50% 的患者会出现肥胖，80% 的患者需要两种或以上腺垂体激素的替代治疗，高达 75% 的成人和 90% 的儿童会患有永久性尿崩症，患者应终身接受内分泌科医师的随访和治疗。一组统计资料表明，根治性手术切除可使尿崩症由术前的 10% 上升为 60%，肾上腺功能障碍由 26.7% 升至 53.3%，甲状腺功能减退由 20% 升至 36.7%，性功能障碍比率变化不大。不同的手术方式对内分泌功能的影响差异主要与患者术前内分泌功能状况、术中对垂体柄保护程度及手术者的经验和努力程度相关，已有证据显示医师的手术经验是影响颅咽管瘤患者临床预后的因素。值得注意的是，如果术者以尽力全切肿瘤为目标，则最终无论是全切还是次全切，患者内分泌功能受影响程度可能一样严重。

　　外放射治疗对患者内分泌功能的影响很难进行判定，但外放射治疗可增加内分泌功能障碍程度是确定无疑的，随着时间延长，内分泌功能障碍将逐渐显现出来。囊内放射治疗曾被认为可改善内分泌功能，但有报道称，该疗法仍可导致 68% 的患者最终出现全垂体功能减退。博来霉素囊内化疗也可能引起严重的内分泌障碍。而立体定向放射外科治疗也可能因局部剂量的不合理导致内分泌功能或视力减退。因此，在日益关注患者生活质量的时代，对颅咽管瘤治疗手段的选择根据患者术前生理病理状况及肿瘤的生长特点，权衡各疗法利弊做出综合判断。

　　大部分颅咽管瘤患者可得到长期生存。颅咽管瘤儿童的 5 年生存率好于成人。颅咽管瘤儿童的总体 5 年、10 年和 20 年的生存率分别为 83%～96%、65%～100% 和平均 62%。成人或成人和儿童混合病例的 5 年、10 年和 20 年的整体生存率分别为 54% ～ 96%、40% ～ 93% 和 66% ～ 85%。但对于大部分颅咽管瘤患者来说，生存即意味着病残的发生。

在肿瘤基础研究开展十分深入和广泛的今天，颅咽管瘤的基础研究也已经取得了进展，获得了积极的研究成果，如颅咽管瘤肿瘤细胞的培养和细胞系的建立、动物模型的建立、肿瘤与周围结构粘连引起术后复发的分子病理机制、血管内皮生长 / 血管渗透因子在颅咽管瘤囊液形成中的作用、黄体酮激素受体在颅咽管瘤中的表达与应用等。可以预言，通过对颅咽管瘤组织病理学与分子生物学的深入研究，有望对临床规律的探索产生巨大的推进作用，进而寻找到治疗颅咽管瘤更为有效的方法。

颅咽管瘤的治疗过程中仍存在一些需要解决的问题，如肿瘤次全切除术后辅助放射治疗可以减少残留肿瘤生长的可能性，但同时也可能导致远期放射治疗并发症（如白内障、下丘脑 - 垂体功能紊乱进一步加重、认知功能障碍和放射性坏死等）。也有报道颅咽管瘤次全切除术后在没有放射治疗的情况下 20% 的患者保持稳定。因此是否对所有术后肿瘤残留患者立即进行放射治疗，或进行临床观察待出现肿瘤生长后再行放射治疗，仍存在争议。同其他所有肿瘤一样，各种放射治疗在颅咽管瘤的治疗中也存在明显的局限性，如较高的放射性副损伤的发生率限制了放射剂量，加上肿瘤对放射性的敏感性差异，导致颅咽管瘤的放射治疗疗效下降。术后残留肿瘤经过放射治疗后仍有约 20% 的患者肿瘤复发，这些复发患者的最佳治疗方法和远期临床效果也不明确。在手术切除已侵犯下丘脑的肿瘤时，是否残留肿瘤越小，放射治疗效果越好，有待研究证实。由于该病发病率和病例数量的限制，目前为止还没有有关各种治疗方法和争议的前瞻性随机对照研究。

颅咽管瘤患者治疗中存在的其他难题是决定哪些患者需要更积极的治疗、对特定的患者最佳个体治疗方案的确定及对治疗结果的预期。目前在确定肿瘤亚型术后复发风险方面已取得一定进展。临床研究显示，预后不良的预测因素包括肿瘤大小、年龄、严重的脑积水和垂体功能低下。但这明显不能满足人们的需求，促使人们将进一步提高疗效或寻找新的治疗方法的工作向基础研究转移。进一步的分子病理及遗传学研究对明确颅咽管瘤发生发展机制，寻找更理想的治疗方法和治疗靶点，无疑具有至关重要的意义。

颅咽管瘤治疗的近年展望：

（1）对于 *BRAF* 突变的成人型乳头型颅咽管瘤，新的药物靶向疗法将有望降低颅咽管瘤患者的肿瘤进展和复发率。

（2）对于儿童颅咽管瘤，基于最新分子研究发现而出现的新的治疗方法将对造釉细胞瘤样型颅咽管瘤的治疗和肿瘤复发及进展的预防提供新的视角。

（3）颅咽管瘤的风险调整治疗策略将在国家和国际级的多中心临床试验中占主导地位，将会出现下丘脑损伤的标准化分类推荐及手术和放射肿瘤疗法随访的指南。

（于　新　江荣才）

第二章 鞍区解剖

第一节 蝶鞍和蝶窦

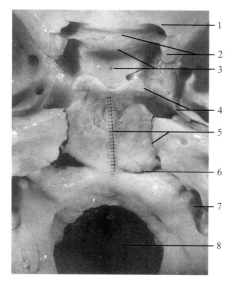

图 2.1 颅底中部内侧

1. 视神经管口顶后部；2. 视交叉前沟和前床突；
3. 鞍结节和垂体窝；4. 后床突；5. 蝶骨斜坡内面；
6. 蝶枕缝；7. 颈静脉孔；8. 枕骨大孔

蝶鞍（sella turcica）在蝶骨体的上面，位于颅中窝中央，为骨性结构。蝶鞍的形态、大小及蝶鞍骨壁的厚度与垂体手术关系密切。蝶鞍前方两侧为前床突，中部为鞍结节，鞍结节前方为视交叉前沟，后方为鞍背，鞍背两侧的突起为后床突。蝶鞍的两侧是海绵窦，其下方是蝶窦（sphenoidal sinus）。鞍底略凹，垂体位于其中，此凹陷称为垂体窝（图 2.1）。

一般鞍底的骨质厚度为 1mm 左右，最薄者只有几微米，但最厚可达 3～4mm。鞍底垂体凹明显凹陷者占 50% 左右，其余为平坦或平坦略带浅凹者。小儿鞍底骨质较厚，最厚可达 20mm，蝶窦随年龄增长而扩大，鞍底也随之变薄，故成人鞍底骨质厚度多为 1mm。

前后床突通常在同一高度，偶尔后床突稍高，一般统计，前后床突间距离平均为 12mm（矢状径）。鞍底横径为 14～15mm（不同学者对蝶鞍各距离测量见图 2.2）。依据蝶鞍各径的长度，蝶鞍可分为圆形、卵圆形和扁平形。蝶鞍的长度以矢状径上鞍结节到鞍背的距离表示。蝶鞍的宽度以鞍底的最大横径表示。蝶鞍的高（深）度以鞍底至鞍结节 – 鞍背连线的垂直距离表示。

蝶鞍异常较常见，在 X 线片上可见到前后床突间有骨性桥连接，称为鞍桥。Lang 认为，鞍桥在早期为软骨，儿童期骨化，此桥多见于内分泌障碍、智障和癫痫患者。前床突、中床突之间有时有韧带连接，形成颈动脉床突孔，如此孔过小，可影响颈内动脉的血液循环，而需行手术切断该韧带，以解除压迫。

蝶窦位于蝶骨体内，在鼻腔后上方，其形状和气化程度相差很大。蝶窦在婴幼儿时只有微小的腔，青春期后开始发育，到成年时蝶窦的扩大与骨壁的吸收同时发生。蝶窦依据气化的程度可分为甲介型、鞍前型和鞍型三种，其中鞍型最多见。鞍内囊性颅咽管瘤也可通过鞍底进入蝶窦形成颅外蝶窦型颅咽管瘤。蝶窦的大小、形态与经鼻 – 蝶窦入路手术

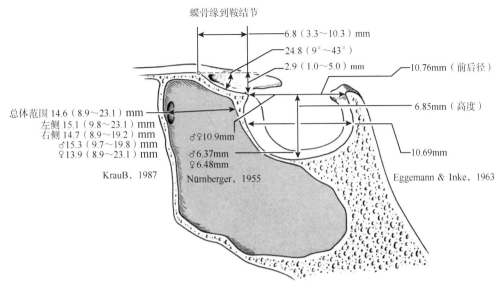

图 2.2 不同学者对蝶鞍各径距离的测量值

成功与否关系很大。因此在行经蝶窦手术前必须拍摄蝶鞍 X 线断层片或 CT 以了解蝶窦间隔、气化类型及病灶与周边组织的关系，并在 C 型臂 X 线透视监视下手术才易获得成功。

在颅底鞍区周围有许多神经、血管通过或包绕，形成脑神经与血管入颅的重要通道（图 2.3）。在进行对周围结构形成明显压迫的颅咽管瘤手术或穿刺时一定要熟知这种关系。

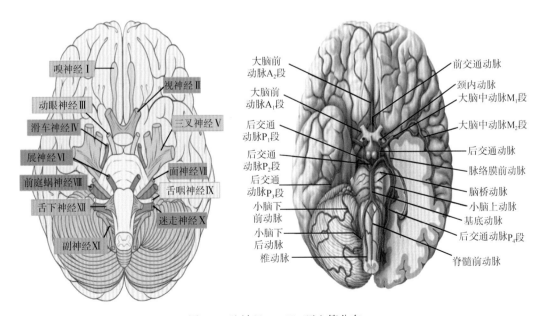

图 2.3 脑神经、Wills 环血管分布

第二节　鞍　　膈

鞍膈（diaphragm of sella）为硬脑膜水平折叠而成，位于蝶鞍顶部。前方附着在前床突和鞍结节上部，后方附着在鞍背和后床突上部，覆盖在垂体上方的部分为蝶鞍的顶部，发挥蝶鞍与颅腔间的屏蔽作用。

鞍膈呈方形，左右径（横径）为 6～15mm（平均 7mm），前后径（长）为 5～13mm（平均 8mm），多数人横径大于前后径，不足 20% 的人横径和前后径相等。鞍膈呈平直状态者占 42%，向下凹入鞍内者占 54%，向上凸起者占 4%。鞍膈一般是周边部较厚，中间开口处较薄。鞍膈孔内有垂体柄、漏斗通过，但也有鞍膈缺如者。鞍膈孔 70% 为圆形，30% 为椭圆形；鞍膈孔多数为 2～3mm，而少数可达 8mm。鞍膈孔随年龄增长而扩大，但在鞍膈孔大于 5mm 或鞍膈缺如时，蛛网膜可下陷至鞍内，这可能是空蝶鞍形成的原因。

第三节　垂　　体

正常成人的垂体（hypophysis）重约 750mg，男性为 350～800mg，女性为 450～900mg。垂体分前后两叶，后叶较小，只占垂体重量的 20%（图 2.4）。女性在妊娠期前叶可逐渐扩大，一般重达 1000～1100mg，但在分娩后 3 个月重量则迅速下降，逐渐恢复到正常水平。垂体呈蚕豆形，但也有呈方形或球形者，而垂体的前后下部形态常与垂体窝形状大体一致（图 2.5）。一般认为，鞍背与鞍底的宽度与垂体宽度相接近。垂体侧面无骨壁，而是海绵窦软组织，两侧的颈内动脉由结缔组织桥索与垂体的被膜相连接。垂体柄和垂体共同被包裹在一个单层薄膜内，此包膜为垂体囊，其伸入垂体而构成垂体前后叶的界膜。在垂体窝底有交织成网的静脉，与垂体前静脉窦相汇合，故在经蝶窦手术时应引起注意。

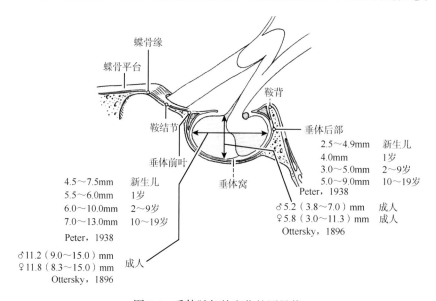

图 2.4　垂体随年龄变化的测量值

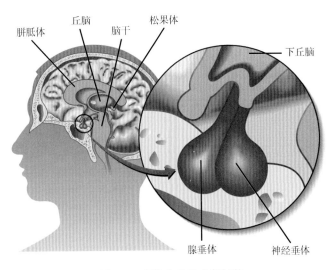

图 2.5 垂体分叶及毗邻结构

垂体前叶又称腺垂体，有围绕垂体柄的漏斗部和鞍内的远侧部，内充满血窦，分泌 6 种具有明显生理活性的激素，即生长激素（GH）、催乳素（PRL）、促肾上腺皮质激素（ACTH）、促甲状腺素（TSH）、卵泡刺激素（FSH）及黄体生成素（LH）。还有两种激素来自腺垂体，分别是促脂素（β-LPH）和黑素细胞刺激素（MSH），但此两种激素在人类与 ACTH 可能来自同一分子，已明确 MSH 是 ACTH 和 β-LPH 分子中的一片段。上述这些激素属肽类者有 ACTH 和 β-LPH，属蛋白质类者有 GH 和 PRL，属糖蛋白激素者有 TSH、LH 和 FSH。

唯有垂体后叶即神经垂体与下丘脑核团构成直接联系，两者主要是经视上垂体束与视上核和室旁核相连（图 2.6）。视上垂体束不仅能传递冲动，而且能将神经分泌物即抗利尿激素和催产素运送到神经垂体，在此进入血液循环（图 2.7）。

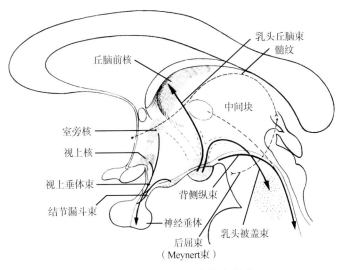

图 2.6 下丘脑重要的传出联系

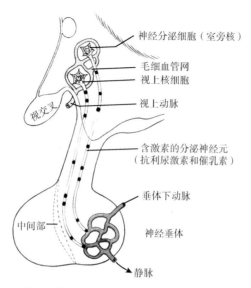

图 2.7 神经垂体及直接到达神经垂体的神经内分泌纤维

抗利尿激素（antidiuretic hormone，ADH），又称血管升压素（vasopressin），可能主要产生于视上核。其作用之一是促使肾小管远端上皮细胞对水分重吸收（与固体成分无关），

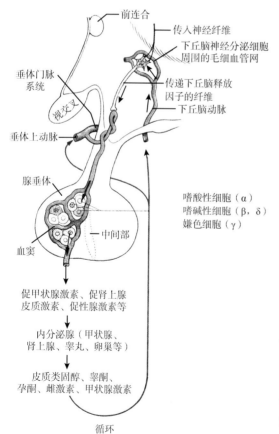

图 2.8 腺垂体

以此控制尿液的浓度。视上核神经元是渗透压感受器，它们对周围组织含盐量变化非常敏感，调节机体水代谢。视上核受损会引起尿崩症，此时患者排出大量低比重尿（多尿），出现烦渴，被迫大量饮水（多饮）。多尿只发生于皮质醇存在的条件下。手术切除神经垂体不会出现尿崩症，因为产生 ADH 的神经元可将 ADH 直接排入血液循环。由室旁核产生的催产素促使妊娠子宫收缩并影响乳腺分泌乳汁。

结节漏斗束（tuberoinfundibular tract，又称结节垂体束）是下丘脑和垂体间的第二条联系纤维束。由下丘脑某些核团产生的称为释放激素或因子的特异性物质被认为沿此束至垂体柄正中隆起的门脉血管网，并经这些血管到达腺垂体，刺激特异性激素分泌细胞产生相关激素或因子（图 2.8）。

腺垂体中受下丘脑分泌激素或因子影响的激素产生细胞是嗜酸性细胞（α 细胞）、嗜碱性细胞（β 细胞）。嗜酸性细胞产生生长激素（GH）和催乳素（PRL）。嗜碱性细胞产生促甲状腺素（TSH）和促肾上腺皮质激素（ACTH）。嫌色细胞（γ细胞）除可能与ACTH合成有关外，不参与激素合成。

下丘脑和垂体的内分泌调节见图2.9。

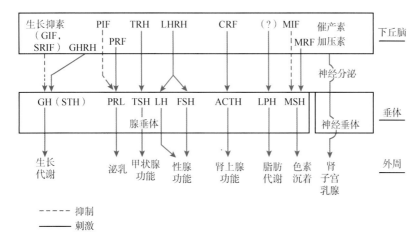

图2.9 下丘脑和垂体的内分泌调节

ACTH，促肾上腺皮质激素；MIF，黑素细胞刺激素抑制因子；CRF，促皮质素释放因子；MRF，黑素细胞刺激素释放因子；FSH，卵泡刺激素；MSH，黑素细胞刺激素；GH（STH），生长激素；PIF，催乳素抑制因子；GIIRH，生长激素释放激素；PRL，催乳素；GIF，生长抑制因子；SRIF，生长激素释放抑制因子；PRF，催乳素释放因子；LH，黄体生成素；LHRH，促性腺激素释放激素；TRH，促甲状腺激素释放激素；LPH，促脂素；TSH，促甲状腺素

上述细胞产生的激素进入血液循环，刺激各种内分泌腺产生相应的激素，并依据其在血液中的浓度，通过反馈机制影响特异性下丘脑核团及腺垂体的腺细胞。其结果是腺垂体的细胞仅释放一定量的释放因子或不释放，保持血液中的激素水平在相当窄的范围内波动。

第四节　视　交　叉

视交叉（optic chiasm）为视路的中间部分，是视神经颅内段的延续，位于视交叉池内，后方分续于两侧视束。视交叉池的上面与终板池的前下部相连，后下方与脚间池毗邻，前下方以鞍膈为界，前上方以鞍结节为界，两侧以一层蛛网膜与颈内动脉池相隔。视交叉池内，除视神经、视交叉外，尚有眼动脉、垂体柄和供应视交叉和垂体的诸多小动脉。

在视神经中，来自两眼鼻侧半视网膜的纤维进行左右交叉，来自两眼颞侧半视网膜的纤维不交叉，这些交叉与不交叉纤维有序组成视交叉。视交叉后续为视束，止于外侧膝状体（图2.10）。

根据视交叉与鞍结节、垂体的位置关系，将视交叉的位置分为三种，即正常位、后置位和前置位。正常位居多数（鞍结节-视交叉前后距离为2～6mm，平均为4mm），前置位、后置位占少数。前置位者视交叉至鞍结节的距离在2mm以下，视交叉前置位给经额入路的鞍内手术带来很大困难。

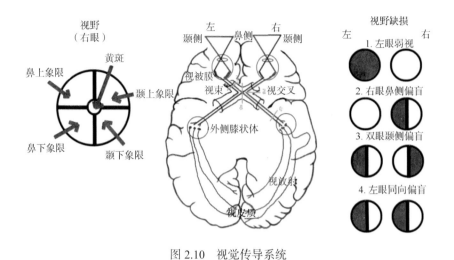

图 2.10　视觉传导系统

在没有眼内疾病的情况下，单眼视力损害一般提示病变在视神经的眶部、视神经孔或视神经颅内段（图 2.11）。

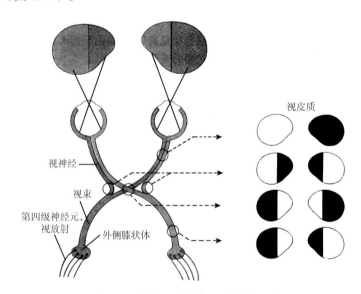

图 2.11　视神经（视束）及视觉通路

如果视交叉中心部受损，损害范围恰在交叉纤维的范围内（如垂体肿瘤、颅咽管瘤、鞍结节脑膜瘤），则可造成双颞侧偏盲。通常，位于视交叉腹侧部分，来自视网膜下半部的纤维先被损害，视野缺损开始于双颞上 1/4 象限，并首先累及色觉。双鼻侧偏盲是罕见的异向性视野偏盲，是由视神经颅内段、视交叉或交叉后束的外侧部分受损所致，可见于动脉异常、肿瘤的异常生长、颅底脑膜炎。

与视交叉病变造成的异向性偏盲相反，视束损害造成同向性偏盲。例如，右侧视束病变可阻断起源于双侧视网膜右半部的神经冲动，结果双眼左侧视野同向性损害。

视束在到达外侧膝状体之前，分出内侧瞳孔感觉束且到达上丘和顶盖前区神经核，这一小束纤维是与几种视反射有关的传入神经纤维，在瞳孔对光反射中尤为重要。如果视束损害同时累及这些神经纤维，则当光照累及同侧半视网膜时，瞳孔对光反射消失。视束主干达外侧膝状体后在此白质板内分出视放射，再进入视皮质或距状沟两侧皮质（图2.12）。

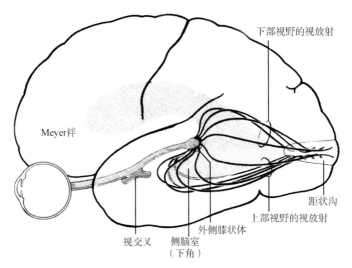

图 2.12 视放射

第五节 下 丘 脑

下丘脑（hypothalamus）位于丘脑底部的腹侧，构成第三脑室的底和下外侧壁，包括乳头体、灰结节、漏斗和视交叉上部核团，也有人将神经垂体归为下丘脑的组成部分。下丘脑分为前组、外组、内组和后组（图2.13）。

下丘脑是全身自律神经功能活动的中枢，由下丘脑沟以下的第三脑室周围灰质组成，该沟在丘脑中间块以下几乎呈水平位。乳头体、灰白结节、漏斗和神经垂体都是下丘脑的组成部分。神经垂体是垂体柄的增粗

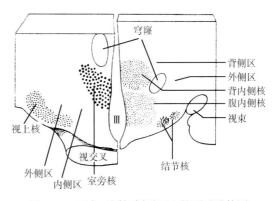

图 2.13 两个不同解剖平面上的下丘脑核团

部分，前叶是腺体，被称为腺垂体，由拉特克囊（Rathke 囊）发育而来，贴附于神经垂体表面。颅咽管瘤（或鞍上表皮样囊肿）被认为与被覆有立方或纤毛上皮的蝶鞍内囊肿相同，从拉特克囊的残留部发展而来，挤压腺垂体。

每侧下丘脑被从室间孔前壁下降向下后方到达乳头体的穹窿顶部或埋藏部分成内侧区和外侧区。外侧区含有纤维束，其中起源于嗅区基部的前脑内侧束形成神经元链到达中脑。灰白结节外侧核也属于外侧区，位于其基底部。下丘脑内侧区含有轮廓相当清楚的核群（图2.14）。习惯上将其分成嘴侧核群、内侧核群和后核群或乳头体群。后核群和外侧区有时又被称为下丘脑尾侧。

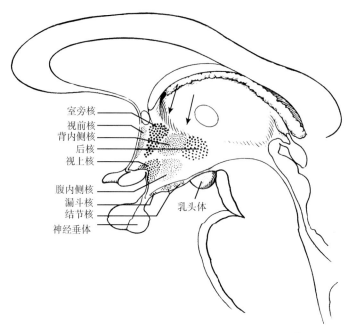

图 2.14　下丘脑核团（内面观）

视前核、视上核和室旁核是嘴侧核群最重要的结构。视上核和室旁核通过视上垂体束与神经垂体相连，所产生的抗利尿激素和催产素即通过该束经垂体柄运送到神经垂体。内侧核群主要由漏斗核、结节核、背内侧核、腹内侧核和外侧核或结节乳头体核组成。

后核群包括乳头体上核、乳头体核、中介核和后核等。Hess 称此区为动力产生区（dynamogenic zone），自主神经系统的冲动至此立即转化为强有力的活动。

下丘脑的传入纤维和传出纤维联系多而复杂。作为体内所有自主神经活动的调节中枢，其功能活动涉及神经系统的各个部分。下丘脑的确与大脑皮质有许多联系，特别是与扣带回、额叶和海马，也与丘脑、基底节、脑干和脊髓有联系。

一些重要的传入联系如下（图 2.15）：

（1）前脑内侧束（medial forebrain bundle）：起源于嗅区基部和隔核。作为神经元链，前脑内侧束经下丘脑外侧区到达中脑网状结构，并发出纤维到视上核、背内侧核和腹内侧核。该束还构成嗅区、视上核和中脑间往返联系，司嗅器的功能活动。

（2）终纹（terminal stria）：起源于杏仁核。此纤维束向尾侧通过靠近脑室下角脉络丛的颞叶白质，绕过丘脑向前终止于视前区和下丘脑前核。终纹可能传导嗅觉和与情感有关的本能冲动。

（3）穹窿（fornix）：是有明显界线的有髓纤维束，由海马大神经元的轴突组成。这些神经元的轴突首先形成伞部。海马伞在海马尾部分开成为结构独立的穹窿。穹窿围绕丘脑后部向前在中线附近行向室间孔，越过丘脑后部时一些纤维交叉到对侧穹窿，形成穹窿连合或海马连合，其中一些纤维与缰核相联系。两侧穹窿紧密贴在一起，形成第三脑室的拱形圆顶并因此得名（穹窿意为拱形圆顶）。穹窿借透明隔与胼胝体腹面相接，此隔形成侧脑室的分隔。在嘴侧穹窿柱弯向腹侧形成室间孔前壁。到达前连合时，每侧穹窿柱分成

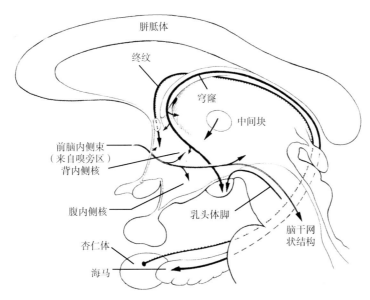

图 2.15 下丘脑重要的传入联系

连合前穹窿和连合后穹窿。连合前穹窿纤维终止于隔区（胼胝体下区）、视前外侧区和下丘脑前部。连合后穹窿向后穿过下丘脑到乳头体，乳头体通过乳头丘脑束与丘脑前核和背侧板内核相联系。一些纤维继续向尾侧到达中脑被盖。这说明穹窿是边缘系统的一条重要的通路。

（4）内脏传入（visceral afferents）：起源于周围自主神经系统和孤束核（味觉）的内脏冲动传导至脑干网状结构、被盖及脚间核，再经前脑内侧束（双向传导）、背侧纵束及乳头体脚到达下丘脑。从生殖器、乳头来的躯体感觉信息也经过这个通路到达下丘脑，正是在此产生相应的自主神经反应。最后，下丘脑还接受来自丘脑内侧核、额眶新皮质及苍白球的信息。

（5）内脏传出（visceral efferents）：联系下丘脑和脑干的最重要的传出通路是背侧纵束（双向传导）和前脑内侧束。下丘脑的冲动沿着这些通路经过几个中继站（尤其在网状结构中）传到脑干的副交感神经核，包括 Edinger-Westphal 核（缩瞳）、涎核（流涎）、泪核（流泪）及迷走神经背核。其他冲动传到脑干自主神经中枢，调节循环、呼吸、摄食及其他活动，下丘脑的冲动也影响在进食和饮水中起重要作用的脑神经运动核，如三叉神经运动核（咀嚼）、面神经核（面部表情）、迷走神经的疑核（吞咽）、舌下神经核（舔食），脊髓运动核也经网状脊髓束接受下丘脑的冲动，这些冲动在维持体温调节中起作用（肌肉颤抖）。

（6）乳头被盖束（mamillotegmental tract）：连接乳头体和中脑被盖及网状结构。乳头丘脑束构成下丘脑和丘脑前核间的双向联系，前核再与扣带回发生双向联系。丘脑前核和扣带回是边缘系统的重要组成部分。该系统被认为在与自我保护和种系繁衍相适应的情感行为中起重要作用。

一、下丘脑的功能

下丘脑有特殊的受体，使中枢器官能控制和调节机体所有的自主活动，以使内环境中的各种因子保持正常水平。

下丘脑神经元由特别致密的毛细血管网围绕，这对行使其功能有重要意义，使下丘脑既能控制神经，也能控制神经内分泌和体液的变化。

下丘脑核团与调节体内水代谢有关，并与内分泌腺间有相互作用。同样，其具有特殊温度感受器的核团，能调节机体的热代谢。下丘脑嘴侧，特别是视前区发挥特殊的作用。当通过下丘脑的循环血温度升高时，此处的神经元将冲动传导到下丘脑尾侧部的特定核区，该区还接受来自皮肤冷感受器的信息。这个调节中枢通过下行通路控制热量的产生和散失。当体温下降时，皮肤血管收缩以阻止热量进一步丢失。如果无效，肌肉开始颤抖以产生更多的热量。增加富含能量的物质如脂肪和糖的代谢可产热。当体温升高时，通过皮肤血管扩张和汗液的分泌而散热，同时代谢率降低。下丘脑尾侧部的温度调节区毁损则产生变温性，即体温随环境温度变化而变化。

下丘脑嘴侧部毁损，患者在高温环境中不能散热，所致高热称为中枢热。下丘脑尾侧部受损造成寒冷环境中异常低体温。

下丘脑也调节摄食。灰白结节外侧区是饥饿或贪食中枢，饱食感觉集中于腹内侧核区。动物实验已证明，刺激结节外侧区产生暴食，刺激腹内侧核则摄食立即停止。如果毁损腹内侧核区，则摄食中枢占优势，动物表现为贪食，食量大大多于所需，并在短时间内变肥胖，相反，毁损外侧核则食欲完全丧失，导致消瘦。

如果人的灰白结节受损，则产生肥胖性生殖无能综合征。由于刺激促性腺物质释放的细胞同时受累，所以肥胖常伴有生殖腺低功能。正如前面讲到摄食是由两个部分控制一样，推测性功能的控制也是如此。基于动物实验，判断下丘脑刺激性腺的中枢位于漏斗核或腹内侧核，其释放促性腺的垂体激素。推测性行为中枢或抑制中枢位于腹内侧核前端。儿童出现性早熟见于肿瘤或炎症毁损下丘脑漏斗和腹内侧核前端，抑制中枢的损害被认为是性早熟的原因。

下丘脑是整个周围自主神经系统的初级中枢。刺激下丘脑嘴侧，特别是视前区，副交感神经活动增强，表现为出汗、血管扩张、流涎、肌张力减弱、脉率减慢、膀胱收缩、肠蠕动增强。下丘脑受损导致急性应激性胃肠出血并不少见，生长抑素耗竭似乎是诱发因素。

刺激下丘脑尾侧部，特别是后核和外侧区，引起交感神经活动增强（强化作用），出现瞳孔扩大、血压升高、心悸、气促、肠蠕动减弱和高血糖症。

除此之外，实验发现刺激毗邻穹窿的下丘脑外侧区，可使醋睡的猫突然惊醒、异常紧张、头发直立、瞳孔扩大、怒叫并突然发起攻击或逃走。凝固两侧腹内侧核可使猫变得持续好斗和激怒。

出现攻击性或打人行为的患者也表现出发狂、愤怒、害怕等情绪，这些都是自主神经系统的体征或症状。这样的情绪反应也见于下丘脑手术后患者。在局部麻醉下切除下丘脑嘴侧的肿瘤时，压迫了下丘脑嘴侧的邻近结构，导致患者情绪改变。患者变得欣快和唠叨，产生一系列无法抑制的愚蠢念头。下丘脑尾侧区手术的患者则出现昏睡、运动不能和可能昏迷。

每种情感的激发均伴有大量自主神经系统的症状，如心悸、血压升高、面色潮红、苍白、口干、尿急、肠蠕动增加。这些过激情绪的发生与对愉快或厌恶的环境或感情经历的回忆有关，也可由莫名恐惧或受到威吓引起。

这些带情绪色彩的行为被认为是与皮质、丘脑、下丘脑与边缘系统的联系有关。

二、下丘脑损伤

以下几种情况可导致下丘脑损伤（damage to the hypothalamus）。

1. 创伤 颅底骨折可直接损伤垂体柄。纵行骨折可撕裂视交叉和灰结节，使第三脑室和基底池直接相通。有硬脑膜外、硬脑膜下或外伤性脑内血肿时，下丘脑向腹侧移位，可造成局部循环障碍，产生一侧或双侧局灶性坏死。长时间视上核缺血可引起暂时或长期的尿崩症伴中枢性发热，患者如无意识障碍，还可出现精神症状。

2. 原发性循环障碍 下丘脑接受众多小动脉的供血，实际上这些分支都来源于 Willis 环。基于这个原因，即使发生梗死也常局限于小核区，如单侧发生梗死，多无症状。

3. 炎症病变 孤立的局限性下丘脑脑炎罕见。脑其他部分的炎症，如中脑的昏睡性脑炎，可波及下丘脑。但如果软脑膜炎集中在基底池，则下丘脑容易受细菌毒素损伤，如果基底部位的脑膜炎是肉芽肿性的（如结核或梅毒），血管炎可使血管变窄，导致下丘脑区域性缺血。多发性硬化是炎性疾病之一，其最初的症状可能表现为下丘脑受累。

4. Wernicke 脑病 这种血管渗透性异常的变化常由酒精中毒引起维生素 B_1 不足造成，多累及相同的对称性结构，如乳头体及邻近的下丘脑结构、导水管周围灰质、第Ⅲ对和第Ⅳ对脑神经核、邻近第四脑室的延髓被盖，特别是迷走神经背核区。乳头体受损产生 Korsakoff 综合征。

5. 肿瘤 原发于下丘脑的肿瘤包括发生于第三脑室区幼稚型的毛细胞样星形细胞瘤和鞍上的生殖细胞瘤或异位松果体瘤，两者均可发生于该区域，多见于青年。源于第三脑室的异位松果体瘤引起尿崩症性多饮后常出现视觉通路受累症状，其也可继续向鞍内生长，如同垂体肿瘤一样增长，并出现垂体功能亢进的临床表现。

最常见的压迫损伤下丘脑和视交叉的脑外性肿瘤，尤其是颈内动脉和后交通动脉连接处的动脉瘤，偶尔可大到成为占位性病变而累及下丘脑。

脑外性肿瘤如颅咽管瘤也会引起尿崩症及精神和情感障碍，有时会出现中枢性发热、肥胖、生殖无能和营养不良。第三脑室梗阻可导致侧脑室梗阻性脑积水，可出现丘脑和基底节受损的症状，还常见视交叉和视束受压引起的视野缺损。必须注意的是，这些结构可以在很大程度上耐受移位，而不出现明显的功能障碍。只有当这些移位和受压的结构影响微循环时才会出现临床症状。由于循环受损程度不同，临床症状可有一定程度的变化。

第六节　海　绵　窦

海绵窦（cavernous sinus）位于颅中窝蝶鞍的两侧，是两层硬脑膜形成的一个较宽而不规则的腔隙。因其中有许多纤维小梁而把窦腔分成多个相互交通的小腔，形似海绵而得名。海绵窦左右由垂体前方、后方、下方的海绵间前窦、海绵间后窦和海绵间下窦相连通。海绵窦前部接受眼静脉和蝶顶窦的静脉血，在其后部借岩上窦、岩下窦与横窦、乙状窦相连，构成颅底静脉回流网。

海绵窦前方在眶上裂与视神经管和颈内动脉床突上段相邻，后方达颞骨的岩部尖端与颈内动脉管和半月节相邻，内侧壁与垂体、蝶鞍相邻。海绵窦内有颈内动脉窦内段通过，其外侧壁自上而下有动眼神经、滑车神经和三叉神经眼支通过（图 2.16）。海绵窦长度平均为 9.3mm。鞍区病变依据对海绵窦的压迫部位与方向而产生不同症状。

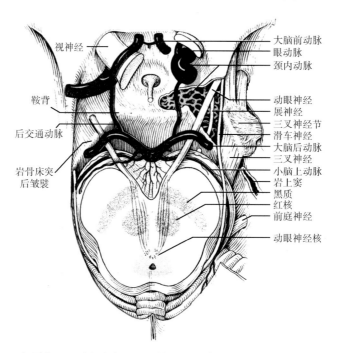

图 2.16　动眼神经、颈内动脉、三叉神经节及神经分支在海绵窦内的解剖关系

第七节　鞍背后小脑幕切迹区

鞍背后的硬脑膜重叠构成小脑幕，在大脑与小脑间形成帐篷样结构，外周附着在岩骨嵴和横窦的硬脑膜壁，小脑幕顶恰在胼胝体压部下，向后沿正中线与大脑镰相连，两者构成直窦，它将大脑大静脉（Galen 大静脉）收集的血液引流到上矢状窦与左右横窦，汇合形成窦汇（图 2.17）。

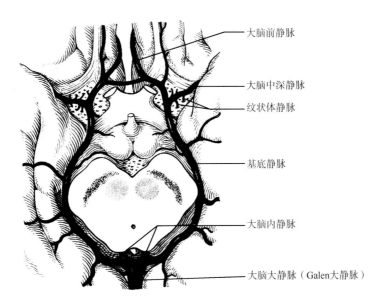

图 2.17　大脑底面的静脉

　　小脑幕顶的前方为半弧形开口或脑切迹，两侧向前伸延至蝶骨体。该切迹通过中脑（脑干最上部）、血管和脑脊液循环（从第三脑室来的脑脊液经中脑导水管流至第四脑室），以及从延髓池和脑桥周围池流入基底池的通道（图 2.18）。

　　基底池位于中脑前方的切迹处，继续向后沿两侧在中脑和小脑幕缘之间的延续部分为环池。中脑后方的两侧环池合成大脑大静脉池，又称横池。基底池内含有 Willis 环后

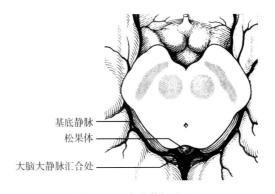

图 2.18　小脑幕切迹区

部及其供应下丘脑、丘脑及中脑的分支，脉络膜后动脉，基底静脉连接灰白结节与腺垂体的垂体柄及两侧动眼神经，小脑幕下再外侧有滑车神经。基底池的背侧壁为视交叉、视束、灰白结节和乳头体。环池内有大脑后动脉主干及其分支，小脑上动脉，基底静脉向大脑大静脉的移行段，滑车神经经过髓帆在小脑幕下走行至海绵窦。横池内含有大脑后动脉的分支，引流至其大脑大静脉的基底静脉、大脑内静脉、枕静脉及松果体，小脑蚓部的山顶常由此伸延至幕上。

　　在正常情况下，小脑幕切迹具有足够的空间，不会影响内部及其邻近结构的功能（图2.19）。然而，当幕上或幕下有占位性病变时，这些结构很容易挤在一起并受压。幕上的病变造成的挤压最常见且严重，称为小脑幕切迹疝，是非常危险的。因为一侧幕上占位首先将脑结构挤压过中线，这些被挤压的脑组织通过大脑镰下缘移向对侧，以使移位的同侧海马旁回将动眼神经压迫至后部的颞骨岩部皱襞上，动眼神经在进入海绵窦前经过该皱襞，而其中副交感神经纤维对这种压迫十分敏感，故同侧瞳孔最初缩小，继之扩大，

对光反射由迟钝变为消失，病灶同侧海马回向对侧移位，迫使中脑过中线，抵于对侧小脑幕缘上而造成意识障碍和无目的躁动。病变最终造成同侧苍白球、内囊和丘脑向下移位，并使海马回疝入小脑幕下而乳头体呈楔状挤入狭窄的脚间窝，此时中脑严重受压，患者昏迷（图 2.20）。

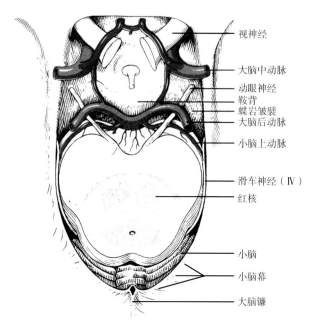

视神经
大脑中动脉
动眼神经
鞍背
蝶岩皱襞
大脑后动脉
小脑上动脉
滑车神经（Ⅳ）
红核
小脑
小脑幕
大脑镰

图 2.19　中脑和小脑幕孔内有关结构的局部解剖（上面观）

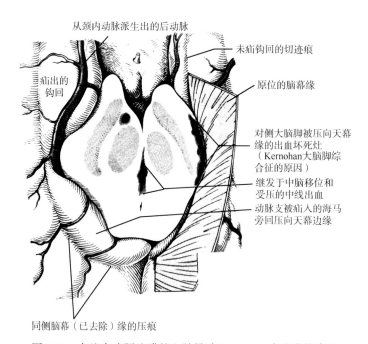

从颈内动脉派生出的后动脉
疝出的钩回
未疝钩回的切迹痕
原位的脑幕缘
对侧大脑脚被压向天幕缘的出血坏死灶（Kernohan大脑脚综合征的原因）
继发于中脑移位和受压的中线出血
动脉支被疝入的海马旁回压向天幕边缘
同侧脑幕（已去除）缘的压痕

图 2.20　大脑半球硬脑膜的血肿导致 Kernohan 大脑脚综合征
右侧大脑半球硬脑膜下血肿导致右侧钩回和海马回严重下疝，乳头体楔形挤入狭窄的脚间窝，促使中脑继发出血，中脑移位抵达对侧幕缘引起左侧大脑脚继发出血性坏死，导致 Kernohan 大脑脚综合征

第八节 鞍区的血液供应

颈内动脉进入蛛网膜下腔后，在视神经下方向后走行，于视神经外侧到达视交叉平面，在此处呈直角转向进入侧裂，发出后交通动脉，连接两侧大脑后动脉的近侧干，并与之及基底动脉的前部一起形成 Willis 环的后弓。颈内动脉在终末分为大脑前动脉、大脑中动脉之前还发出脉络膜前动脉。两侧大脑前动脉的主干在中线处靠拢，并通过前交通动脉相连接，这就形成了 Willis 环的前弓，在 Willis 环向下丘脑发出众多小动脉，为其提供丰富的血供（图 2.21）。脑底部的动脉分布详见图 2.22。硬脑膜窦的血液回流全程见图 2.23。

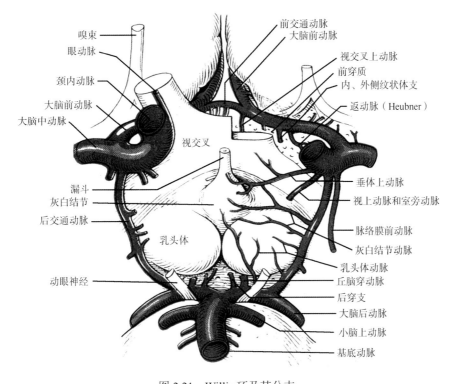

图 2.21　Willis 环及其分支

动脉环在正常循环下能分布足量的血液到供血区域，如果一侧颈内动脉受压或被结扎，大部堵塞，则会造成一定区域的缺血或大的梗死，出现相应的症状与体征。

大脑的静脉都有各自的引流区域，脑外静脉把脑表面静脉的血流引入硬脑膜窦，脑内静脉引流大部分白质及苍白球、纹状体和丘脑上半部的血液，在脑室侧角形成纵行吻合支，与丘纹静脉、脉络膜丛静脉汇合形成大脑内静脉，向后走行加入基底静脉和大脑后静脉，再汇入大脑大静脉后直窦。

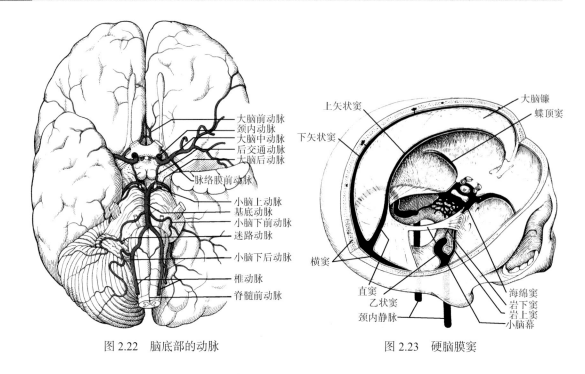

图 2.22 脑底部的动脉

图 2.23 硬脑膜窦

（白萌萌 李云涛 张红波 陈 琳）

参 考 文 献

戴学军，2002. 鞍区肿瘤与 Willis 环关系的初步观察. 广州：第一军医大学.

胡军民，薛德麟，马廉亭，等，2005. 蝶鞍区的应用解剖研究. 中国临床神经外科杂志，（1）：17-19.

李世亭，潘庆刚，沈峰，等，2002. 鞍区手术中微血管保护与视神经功能保留. 中华神经外科疾病研究杂志，（2）：167-169.

王忠诚，1998. 神经外科学. 武汉：湖北科学技术出版社：44-60.

朱贤立，马廉亭，2007. 鞍区神经外科学. 郑州：河南科学技术出版社：1-88.

Ettrup KS，Sørensen JC，Bjarkam CR，2010. The anatomy of the göttingen minipig hypothalamus. J Chem Neuroanat，39（3）：151-165.

Go JL，Rajamohan AG，2017. Imaging of the sella and parasellar region. Radiol Clin North Am，55（1）：83-101.

Kesarev VS，1966. Structural features of hypothalamus in man and other primates（chimpanzee，macaque）. Fed Proc Transl Suppl，25（2）：243-247.

Mazumdar A，2006. Imaging of the pituitary and sella turcica. Expert Rev Anticancer Ther，6（Suppl 9）：S15-22.

Menshawi K，Mohr JP，Gutierrez J，2015. A functional perspective on the embryology and anatomy of the cerebral blood supply. J Stroke，17（2）：144-158.

Otuyemi OD，Fadeju AD，Adesina BA，et al，2017. A cephalometric analysis of the morphology and size of sella turcica in nigerians with normal and bimaxillary incisor protrusion. J West Afr Coll Surg，7（2）：93-111.

Ozcan T，Yilmazlar S，Aker S，et al，2010. Surgical limits in transnasal approach to opticocarotid region and planum sphenoidale：an anatomic cadaveric study. World Neurosurg，73（4）：326-333.

Palkovits M，1978. Neurochemical anatomy of the neuroendocrine hypothalamus. Neurochemical anatomy of the hypothalamus. Bull Schweiz Akad Med Wiss，34（1-3）：113-130.

Pearson CA，Placzek M，2013. Development of the medial hypothalamus：forming a functional hypothalamic-neurohypophyseal interface. Curr Top Dev Biol，106：49-88.

Pelletier G，1991. Anatomy of the hypothalamic-pituitary axis. Methods Achiev Exp Pathol，14：1-22.

Rhoton AL Jr，2007. The cerebrum. Neurosurgery，61（1Suppl）：37-118；discussion 118-119.

Tekiner H，Acer N，Kelestimur F，2015. Sella turcica：an anatomical，endocrinological，and historical perspective. Pituitary，18（4）：575-578.

Wang JX，Wang RZ，Lu YT，et al，2014. Anatomical analysis on the lateral bone window of the sella turcica：a study on 530 adult dry skull base specimens. Int J Med Sci，11（2）：134-141.

Zhai L，Zhao J，Zhu Y，et al，2018. Down regulation of leptin receptor and kisspeptin/GPR54 in the murine hypothalamus contributes to male hypogonadism caused by high-fat diet-induced obesity. Endocrine，62（1）：195-206.

第三章　颅咽管瘤病理学

颅咽管瘤（craniopharyngioma）是发生于蝶鞍区的上皮性肿瘤，可能来源于拉特克囊（Rathke囊）上皮的胚胎残留，也有人认为来源于鳞化垂体腺细胞。肿瘤位于鞍上区者最常见，也有少数位于鞍内，可向前延伸进入颅前窝，或向侧方延伸进入颅中窝，也可向斜坡后延伸进入颅后窝。少数病例累及第三脑室，多见于乳头型颅咽管瘤。颅咽管瘤主要导致视力、视野改变，这与肿瘤压迫视神经有关。另外，颅咽管瘤还可压迫垂体，导致垂体萎缩和功能减退，从而垂体激素如生长激素、黄体生成素、卵泡刺激素、促肾上腺皮质激素等分泌异常。还有一些患者出现颅内压增高、脑积水及意识障碍等。

颅咽管瘤大部分呈良性过程，WHO分级相当于WHO Ⅰ级。在肿瘤国际分类形态学编码（ICD-O）中其被编码为9350/1。国外文献记录的颅咽管瘤占颅内肿瘤的1.2%～4.6%，可见于各年龄段，主要发生于儿童（5～14岁）和50岁以上人群。中国人民解放军总医院第六医学中心统计近10年来该肿瘤病理检查数据资料，颅咽管瘤约占颅内肿瘤的3.8%。最小发病年龄为5岁，最大发病年龄为80岁以上，男女发病比例约为1.4∶1。

第一节　病因学和病理起源

颅咽管瘤是最常见的先天性颅内肿瘤，其病因不明。它在人群中呈散发状态，迄今仅偶见家族性病例报道，但没有发现该肿瘤有确定的遗传倾向证据。对其组织起源至今尚无统一意见，目前主要有以下两种观点。

1. 胚胎发育论　有关颅咽管瘤的起源有几种理论，几乎均与腺垂体的胚胎发生有关，肿瘤可能起源于腺垂体胚胎发育时的残留部分。在胚胎第4周，在口凹（stomodeum）顶部、口咽膜前部形成Rathke囊，它将发育成蝶骨体的部位向上至蝶鞍，并在此处与从胚胎脑的第三脑室顶部向下发育的漏斗部（神经垂体）的神经外胚胎相汇合，最终分化为腺垂体（原始腺垂体）。Rathke囊经过的通路遗留成一条连接腺垂体和口凹外胚层的实体细胞索（垂体柄），在胚胎后期这条细胞索位于正发育为蝶骨体和蝶骨翼的两个软骨形成中心之间，分化留下一条颅咽管（craniopharyngeal canal）。这条通道从蝶骨的腺垂体窝前部扩展至颅外鼻中隔后部与腭的交界处，因此成人的腺垂体实际是脊索的尾部遗留。

2. 起源理论　Mott Barret于1899年首先提出颅咽管瘤可能来源于腺垂体的残留。1904年Erdheim观察到咽垂体位于梨状骨的后缘，首先提出了腺垂体胚胎发生学（embryogenesis adenohypophysis）的观点，即颅咽管瘤起源于胚胎期的颅咽管残迹的理论，认为正是源于原始颅咽管和腺垂体的残余外胚层细胞形成了颅咽管瘤。1931年Carmichael在尸检中发现垂体附近区域存在颅咽管残留的占32.7%。McGrath后来证实，成人存在功能性咽垂体，其血供来源于下丘脑 - 垂体门脉系统，通过蝶骨到达咽垂体的血管床。颅咽管瘤可发生于颅咽管所经过路径上的任何部位，甚至有功能的咽垂体本身。因此，肿瘤可以沿着软腭和鼻中隔交界处以上的梨状骨后部、蝶骨、蝶鞍底部发展至鞍下部位（如鼻咽部）。

而另一种观点则认为，颅咽管瘤起源于腺垂体和漏斗前部鳞状上皮的组织化生，Luse 和 Kernohan 观察了 1364 例尸检的腺垂体，发现 333 例鳞状上皮细胞小巢，但在儿童，于该部位没有见到鳞状上皮细胞小巢。随着年龄增长，鳞状上皮细胞小巢的阳性率逐步增多。因此，更有可能的是，儿童颅咽管瘤来源于腺垂体的成熟细胞，而不是鳞状上皮细胞的化生。

目前大多数研究更倾向于支持 Erdheim 的腺垂体胚胎发生学的观点。2001 年 Chen 报道 1 例颅咽管瘤，其影像学检查发现鞍上区和蝶窦内均被肿瘤侵犯，经 CT 连续薄层扫描可在骨窗发现在筛窦内存在有一条连接鞍上，经蝶窦内，占位终止于软腭和鼻中隔交界处的细管，进一步证实了 Erdheim 的理论。总之，颅咽管瘤是发生于腺垂体和漏斗部位的异常组织，其最终的组织学起源并没有得到最终确认。

第二节　颅咽管瘤组织病理学

一、大体观察

颅咽管瘤可呈实性，也可以呈囊性。肿瘤界线尚清楚，有很薄的纤维膜，瘤体实性区呈小结节状，常可见到白色钙化。囊性肿瘤内可见到棕黄色"机器油样"液体。

二、组织学观察

颅咽管瘤分为两种组织学亚型，即造釉细胞瘤样型颅咽管瘤和乳头型颅咽管瘤，前者更多见，后者几乎均见于成人。

1. 造釉细胞瘤样型　大部分呈复层鳞状上皮结构，周边细胞核排列呈栅栏状，内部细胞局部排列疏松呈网状（图 3.1、图 3.2）。该病有一个诊断特点，即肿瘤内易见到鳞状上皮角化，角化区无细胞核，似鬼影，又称"湿角化"（图 3.3）。常能见到钙化也是该肿瘤的一个特点（图 3.4）。间质是疏松结缔组织，可发生退行性变，常可见到胆固醇裂隙伴异物巨细胞反应、慢性炎细胞浸润及纤维组织增生（图 3.5、图 3.6）。

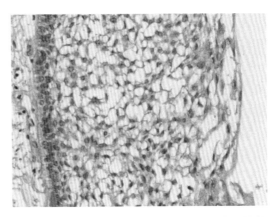

图 3.1　造釉细胞瘤样型颅咽管瘤细胞为复层鳞状上皮结构，内部细胞的排列可呈网状、漩涡状

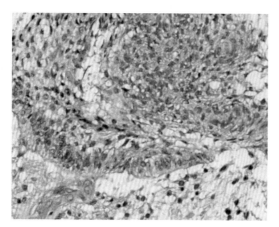

图 3.2 造釉细胞瘤样型颅咽管瘤的肿瘤巢边缘细胞排列呈栅栏状

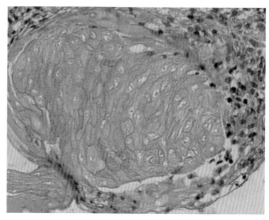

图 3.3 造釉细胞瘤样型颅咽管瘤容易见到"湿角化",即角化区无细胞核

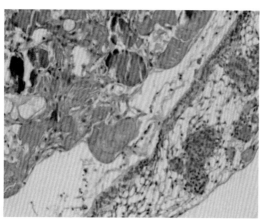

图 3.4 造釉细胞瘤样型颅咽管瘤可见局灶钙化

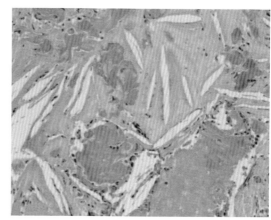

图 3.5 造釉细胞瘤样型颅咽管瘤内可见胆固醇裂隙、纤维组织增生及慢性炎细胞浸润

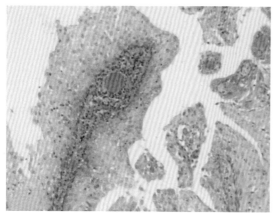

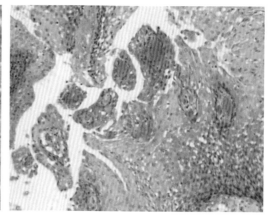

图 3.6 乳头型颅咽管瘤的肿瘤细胞由鳞状上皮构成,排列呈乳头样,无"湿角化"的特点

2. 乳头型　肿瘤细胞由鳞状上皮细胞构成，排列呈乳头样，不存在造釉细胞瘤样型的栅栏状排列、钙化、"湿角化"和胆固醇沉积等结构特点。

三、免疫组化

两个亚型的颅咽管瘤细胞均高表达低分子量角蛋白及鳞状上皮标志物，包括CKAE1/AE3、CK5/6、CK7、CK18、P40、EMA 及 P63 等。造釉细胞瘤样型颅咽管瘤可表现 β-catenin 异常核内聚集。需要注意的是，并非所有肿瘤细胞核均表达，该抗体常常表达于呈漩涡状排列的肿瘤细胞核上（图 3.7），其他区域的肿瘤细胞质中也可呈阳性。乳头型颅咽管瘤一般表达 BRAF V600E，肿瘤性上皮细胞一致呈阳性。

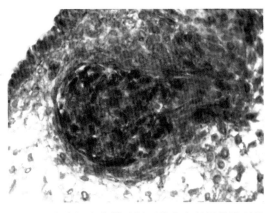

图 3.7　造釉细胞瘤样型颅咽管瘤内漩涡状排列的肿瘤细胞核强表达 β-catenin，周围细胞质也呈阳性

乳头型和造釉细胞瘤样型颅咽管瘤的肿瘤细胞均可表达紧密连接蛋白 1 抗体（claudin-1），但乳头型肿瘤细胞的细胞膜往往呈强阳性表达。两型中肿瘤细胞的 Ki-67 标记指数一般较低，大部分小于 10%。造釉细胞瘤样型的 Ki-67 阳性细胞多分布于外周呈栅栏状排列的肿瘤细胞，而乳头型则主要分布于乳头状排列的上皮基底部细胞。

第三节　颅咽管瘤分子病理学

随着分子生物学技术的不断进展，目前关于颅咽管瘤的分子病理学研究越来越多，得到的研究数据也越来越多，概括起来有以下几个方面。

一、WNT/β-catenin 信号通路与正常垂体发育

垂体是一个重要的内分泌器官，调节着人体基础生理过程。正常垂体的形态发生和分化由一些转录因子和信号通路活化来调节。在这些通路中，最重要的就是 WNT/β-catenin 信号通路，它在器官发育中起着调节作用。该通路的活化受控于 β-catenin 的稳定性，后者是一种转录活化因子。如果无 WNT 交联，β-catenin 就会磷酸化，并很快降解。

二、WNT/β-catenin 信号通路过度活化：造釉细胞瘤样型颅咽管瘤的分子学基础

目前已证实，约 95% 的造釉细胞瘤样型颅咽管瘤存在 *β-catenin1* 基因（*CTNNB1*）

突变，几乎均为 3 号外显子突变，正是这些突变导致了关键的调节性氨基酸缺乏，失去了控制蛋白质稳定的作用，表现为 β-catenin 蛋白在肿瘤细胞质和细胞核中的异常表达。一旦该通路被过度激活，则会导致造釉细胞瘤样型颅咽管瘤发生，这是该病的病原学基础。

三、儿童造釉细胞瘤样型颅咽管瘤胚胎起源

研究发现，只有当癌基因表达于 Rathke 囊中的未分化的前体细胞时才能导致肿瘤发生，而表达于已定型的前体细胞和分化好的激素分泌细胞中时，不能导致肿瘤发生。

四、乳头型颅咽管瘤与 *BRAF V600E* 突变

与大部分造釉细胞瘤样型存在 *CTNNB1* 突变不同，几乎所有的乳头型颅咽管瘤均存在 *BRAF V600E* 突变，该发现也得到国内研究者的进一步证实。这些遗传学异常也给颅咽管瘤的组织学分型提供了分子病理诊断基础。

五、颅咽管瘤基因组异常

针对大量颅咽管瘤不同亚型标本进行的比较，基因杂交研究未发现显著与复发相关的染色体异常。但其他科研人员用相同技术研究了 9 例造釉细胞瘤样型颅咽管瘤，却发现其中 6 例均至少存在一个基因组的改变，这提示还需进一步研究。

第四节　颅咽管瘤病理鉴别诊断

一、颅咽管瘤与鞍区黄色肉芽肿的鉴别

鞍区黄色肉芽肿表现为胆固醇裂隙形成伴组织细胞（巨噬细胞）反应，慢性炎细胞浸润，含铁血黄素沉积伴坏死，无上皮结构，属反应性改变。

二、颅咽管瘤与 Rathke 囊肿的鉴别

Rathke 囊肿可伴有鳞状上皮化生，可能被误认为颅咽管瘤，但该囊肿局部被覆纤毛上皮细胞和黏液细胞，无钙化。

三、造釉细胞瘤样型颅咽管瘤与乳头型颅咽管瘤的鉴别

乳头型颅咽管瘤在大体上无油性内容物，不存在造釉细胞瘤样型的栅栏状排列、钙化、

"湿角化"和胆固醇沉积等结构特点，肿瘤细胞核和细胞质内不表达 β-catenin。

第五节 颅咽管瘤病理预后

手术切除的颅咽管瘤复发率较低，少数病例复发与肿瘤大小和手术切除范围密切相关，肿瘤直径超过 5cm 和手术切除不彻底均导致复发率增高。两个病理亚型的预后对比有争议，部分人认为乳头型预后略好，组织学上造釉细胞瘤样型更多见脑组织侵犯。颅咽管瘤在放射治疗后可以恶变为鳞状细胞癌。笔者在实际工作中也遇到过 1 例造釉细胞瘤样型颅咽管瘤恶变病例，患者初次切除肿瘤后进行过放射治疗，术后第 3 年肿瘤复发，复发的肿瘤细胞发生局灶坏死伴局部区域肿瘤细胞高增殖指数（Ki-67 标记指数达 40%）。

（宁浩勇 白萌萌）

参 考 文 献

游潮，邓佼娇，周良学，2016. 颅咽管瘤临床治疗及分子生物学研究现状. 西部医学，28（6）：741-744.

Boch AL，van Effenterre R，Kujas M，1997. Craniopharyngiomas in two consanguineous siblings：case report. Neurosurgery，41：1185-1187.

Brastianos PK，Santagata S，2016. BRAF V600E mutations in papillary craniopharyngioma. Eur J Endocrinol，174（4）：R139-R144.

Brastianos PK，Shankar GM，Gill CM，et al，2014. Exome sequencing identifies BRAF mutations in papillary craniopharyngiomas. Nat Genet，46（2）：161-165.

Brastianos PK，Shankar GM，Gill CM，et al，2016. Dramatic response of BRAF V600E mutant papillary craniopharyngioma to targeted therapy. J Natl Cancer Inst，108（2）：djv310.

Carmichael HT，1931. Spuamous epithelial rests in the hypophysis cerebri. Arch Neurol Psychiatry，26：966-975.

Coy S，Du ZM，Sheu SH，et al，2016. Distinct patterns of primary and motile cilia in Rathke's cleft cysts and craniopharyngioma subtypes. Mod Pathol，29（12）：1446-1459.

David NL，Hiroko O，Otmar DW，et al，2016. WHO Classification of Tumours of the Central Nervous System. Lyon：IARC Press：324-328.

Erdheim J，1904. Ueber hypophysengangsgeschwulste und hirncholesteratome. Akad Wiss Wien，113：537-726.

Garre ML，Cama A，2007. Craniopharyngioma：modern concepts in pathogenesis and treatment. Curr Opin Pediatr，19：471-479.

Gaston-Massuet C，Andoniadou CL，Signore M，et al，2011. Increased Wingless（Wnt）signaling in pituitaryprogenitor/stem cells gives rise to pituitary tumors inmice and humans. Proc Natl Acad Sci，108：11482-11487.

Green AL，Yeh JS，Dias PS，2002. Craniopharyngioma in a mother and daughter. Acta Neurochir（Wien），144：403-404.

Haston S，Pozzi S，Carreno G，et al，2017. MAPK pathway control of stem cell proliferation and differentiation in the embryonic pituitary provides insights into the pathogenesis of papillary craniopharyngioma. Development，144（12）：2141-2152.

Ishida M，Hotta M，Tsukamura A，et al，2010. Malignant transformation in craniopharyngioma after radiation therapy：a case report and review of the literature. Clin Neuropathol，31（7）：1020-1028.

Larkin SJ，Ansorge O，2013. Pathology and pathogenesis of craniopharyngiomas. Pituitary，16：9-17.

Larkin SJ，Preda V，Karavitakin N，et al，2014. BRAF V600E mutations are characteristic for papillary craniopharyngioma and may coexist with CTNNB1-mutated ademantinomatous craniopharyngioma. Acta Neuropathol，127（6）：927-929.

Martinez-Barbera JP，2015. Invited review：molecular and cellular pathogenesis ofadamantinomatous craniopharyngioma. Neuropathology and Applied Neurobiology，41：721-732.

Martinez-Barbera JP，2015. Molecular and cellular pathogenesis of adamantinomatous craniopharyngioma. Neuropathol Appl

Neurobiol，41（6）：721-732.

McGrath P，1974. Aspects of the human pharyngeal hypophysis in normal and encephalic getuses and neonates and their possible significance in the mechanism of its control. J Anat，127：65-81.

Petito CK，DeGirolami U，Earle KM，1976. Craniopharyngioma-a clinical and pathological review. Cancer，37：1944-1952.

Rushing EJ，Giangaspero F，Paulus W，et al，2007. Craniopharyngioma//Louis DN，Ohgaki H，Wiestler OD，et al. WHO Classification of Tumours of the Central Nervous System. 3rd ed. Geneva：WHO Press.

van Effenterre R，Boch AL，2002. Craniopharyngioma in adults and children. J Neurosurg，97：3-11.

第四章　颅咽管瘤的流行病学及分类

第一节　发病年龄与性别

颅咽管瘤可发生于任何年龄段，但多见于 15 岁前的儿童。Zuleh 报道 15 岁、Vinken 提出 13 岁为发病最高峰，但 Banna 统计一组 71 例颅咽管瘤，发现发病高峰年龄仅为 7 岁。Miller 报道一组 58 例颅咽管瘤，高峰年龄为 13 岁。罗世琪报道发病的高峰年龄是 8 ～ 12 岁。Banna 统计一组成人颅咽管瘤，高峰年龄为 63 岁，并有 16 岁、22 岁和 35 岁三个高峰。Koos 和 Miller 的协作研究表明，25 岁、50 岁和 60 岁为三个发病高峰年龄。段国升报道 5 ～ 10 岁为发病年龄的最高峰，占儿童鞍区肿瘤的 54%，男女比例为 1.5：1。

中国人民解放军总医院第六医学中心统计了自 1982 年 11 月至 2001 年 12 月近 20 年间共收治的 825 例颅咽管瘤患者的年龄分布情况，详见表 4.1。

表 4.1　825 例颅咽管瘤患者的年龄分布

年龄（岁）	病例数	百分比（%）
1 ～ 10	209	25.36
11 ～ 20	186	22.57
21 ～ 30	96	11.65
31 ～ 40	114	13.82
41 ～ 50	113	13.71
51 ～ 60	52	6.31
61 ～ 70	43	5.11
71 以上	12	1.47
合计	825	100

中国人民解放军总医院第六医学中心 1 ～ 15 岁颅咽管瘤患者 306 例，占全部肿瘤患者的 37.1%，说明肿瘤患者中有 1/3 为 15 岁前儿童，这和国外报道相仿。在以十为单位的年龄组，1 ～ 10 岁、11 ～ 20 岁、31 ～ 40 岁、41 ～ 50 岁为 4 个高发年龄组。关于男女性别比，Koos 报道男女患者比为 1.6：1，首都医科大学附属北京天坛医院罗世琪教授报道 332 例中男女比为 1.4：1。中国人民解放军总医院第六医学中心报道的 825 例患者中，男性 505、女性 320，男女之比为 1.58：1，这与国内外报道大致相同。

第二节　颅咽管瘤的分类

颅咽管瘤常见于儿童和青春期者，因组织学上为良性隐匿性生长，故症状也可在任何年龄段出现。又由于肿瘤发生的基底呈"十"字形结构，这就形成了复杂的临床发展方式与方向，给手术彻底切除带来很大难题，且常易术后复发。目前临床上有多种分类方法，有按肿瘤发生部位的分类，有按肿瘤组织成分或性质的分类，也有按临床症状的分类。

1975 年 Binken 和 Bruyn 按颅咽管瘤与鞍膈的关系将其分为鞍内型、鞍上型、鞍内鞍上型及第三脑室内型 4 类。1990 年 Yassargil 按肿瘤位置将其分为以下类型：完全位于鞍膈下方的蝶鞍内型、跨鞍内鞍外或跨鞍膈上下型、鞍膈上脑室外视交叉旁型、脑室（第三脑室）内外型、脑室旁型及完全第三脑室内型，还有罕见的颅中窝硬膜外型和颅外型。

Sammi 依据颅咽管瘤在 MR 上的表现，为利于手术入路而将其分为以下类型：依据其位置和形态，可分为鞍内型、漏斗 - 结节型（infundibulum-tuberian）、第三脑室内型和哑铃型 4 类颅咽管瘤；依据肿瘤与视交叉关系，可分为视交叉后型（约 33%）、视交叉下型（约 33%）、视交叉前型（约 20%）及鞍内型（10%～15%）。有人按肿瘤的组织成分而将其分为实体型、单囊型、实体与囊性并存型或多囊型、多瘤节型。

我国段国升和张纪等的分类：按肿瘤直径将其分为小、中、大、巨大型；按部位分为鞍内型、鞍上型、第三脑室内型、鞍内鞍上并存型、鞍上与第三脑室内并存型、鞍上第三脑室旁型等；按组织结构成分分为造釉细胞瘤型、上皮型和乳头瘤型 3 种。朱贤立等在 Yassargil 6 型分类基础上将其简化为 4 型，即鞍膈下型、鞍膈上型、第三脑室内型、第三脑室内外型。

中国人民解放军总医院第六医学中心的 700 例（经手术或内放射治疗）颅咽管瘤按肿瘤的组织学表现分为实体型 63 例（9.00%）、单囊型 300 例（42.86%）、实体与囊性并存型 175 例（25.00%）、多囊型 125 例（17.85%）、多瘤节型 37 例（5.29%），并进一步对 762 例 CT 或 MRI 检查图像清晰的肿瘤作如下分类，见表 4.2。

表 4.2　762 例颅咽管瘤按影像学所见分型

分型	例数	百分比（%）
鞍膈内型	17	2.23
鞍膈内鞍膈上型	26	3.42
鞍膈上第三脑室外型	275	36.09
第三脑室内型	295	38.71
充满第三脑室 - 侧脑室型	5	0.65
向鞍前突向额叶型	65	8.54
向鞍旁突向颞叶型	19	2.49
向鞍后突入颅后凹型	55	7.22
向鞍底突入蝶窦或其他鼻旁窦型	5	0.65
共计	762	100

鞍膈内型、鞍膈内鞍膈上型和鞍膈上第三脑室外型均以视觉受累为主要临床表现。第三脑室内型和充满第三脑室 - 侧脑室型引发的主要症状是脑室内占位引起颅内压增高及脑脊液循环受阻症候群。本组入院时已有 75 例进行过各种不同方式的脑脊液分流手术。以

上各型均可导致垂体及下丘脑损害症状，全垂体功能低下有 45 例，垂体性侏儒 8 例，垂体性糖尿病 35 例，最多见轻重不同程度的尿崩症（270 例）及下丘脑功能紊乱或不稳定综合征（137 例）。向鞍后突入颅后凹型则可导致颅后窝症状，本组有听力障碍、后组脑神经麻痹、小脑性共济失调、梗阻性脑积水及脑干受累表现者约 22 例。向鞍旁突向颞叶型则可引发海绵窦受累综合征、动眼神经或展神经瘫痪及颞叶受压体征，有 9 例。向鞍前突向额叶型可导致下丘脑受损及额叶症状，出现尿崩症、体温调节不稳定、精神障碍如痴呆，有 55 例。向鞍底突入蝶窦或其他鼻旁窦型引发的症状有鼻出血、嗅觉障碍、眼球突出、头痛等，有 5 例。

可见，颅咽管瘤虽属组织良性肿瘤，但因其发展方向多样，故应充分认识其临床复杂性、多变性，以期做出较正确的诊断。

（于　新　陈　琳　张红波）

参 考 文 献

崔世民，秦进喜，刘梅丽，等，2009. 540 例中枢神经系统肿瘤 WHO 分类统计分析. 中国现代神经疾病杂志，1（18）：65-69.

吴哲褒，2018. 2017 年世界卫生组织垂体肿瘤最新分类. 中华医学杂志，9（5）：651-652.

周大彪、罗世祺、马振宇，等，2007. 1267 例儿童神经系统肿瘤的流行病学. 中华神经外科杂志，1：4-7.

Cohen M，Bartels U，Branson H，et al，2013. Trends in treatment and outcomes of pediatric craniopharyngioma，1975-2011. Neuro Oncol，15（6）：767-774.

Garnett MR，Puget S，Grill J，et al，2007. Craniopharyngioma. Orphanet J Rare Dis，2：18.

Johnson KJ，Cullen J，Barnholtz-Sloan JS，et al，2014. Childhood brain tumor epidemiology：a brain tumor epidemiology consortium review. Cancer Epidemiol Biomarkers Prev，23（12）：2716-2736.

Losa M，Vimercati A，Acerno S，et al，2004. Correlation between clinical characteristics and proliferative activity in patients with craniopharyngioma. J Neurol Neurosurg Psychiatry，75（6）：889-892.

Müller HL，2011. Diagnostics，treatment，and follow-up in craniopharyngioma. Front Endocrinol（Lausanne），2：70.

Steinbok P，2015. Craniopharyngioma in children：long-term outcomes. Neurol Med Chir（Tokyo），55（9）：722-726.

Sterkenburg AS，Hoffmann A，Gebhardt U，et al，2015. Survival，hypothalamic obesity，and neuropsychological/psychosocial status after childhood-onset craniopharyngioma：newly reported long-term outcomes. Neuro Oncol，17（7）：1029-1038.

Sughrue ME，Yang I，Kane AJ，et al，2011. Endocrinologic，neurologic，and visual morbidity after treatment for craniopharyngioma. J Neurooncol，101（3）：463-476.

Woehrer A，Lau CC，Prayer D，et al，2015. Brain tumor epidemiology-a hub within multidisciplinary neuro-oncology. Report on the 15th Brain Tumor Epidemiology Consortium（BTEC）annual meeting，Vienna，2014. Clin Neuropathol，34（1）：40-46.

Wrensch M，Minn Y，Chew T，et al，2002. Epidemiology of primary brain tumors：current concepts and review of the literature. Neuro Oncol，4（4）：278-299.

Zacharia BE，Bruce SS，Goldstein H，et al，2012. Incidence，treatment and survival of patients with craniopharyngioma in the surveillance，epidemiology and end results program. Neuro Oncol，14（8）：1070-1078.

Zada G，Kintz N，Pulido M，et al，2013. Prevalence of neurobehavioral，social，and emotional dysfunction in patients treated for childhood craniopharyngioma：a systematic literature review. PLoS One，8（11）：e76562.

第五章　颅咽管瘤与内分泌功能

52%～87%的颅咽管瘤患者伴有内分泌功能异常。由于肿瘤的占位效应，下丘脑和垂体功能损害十分常见。文献报道，40%～87%的儿童患者在诊断时即存在至少一种垂体激素缺乏，其中生长激素（GH）、促性腺激素、促甲状腺素（TSH）和促肾上腺皮质激素（ACTH）缺乏的比例分别为75%、40%、25%和25%。另外，17%～27%的患者诊断时已存在中枢性尿崩症。由于肿瘤多位于鞍上区，手术和放射治疗均可促使垂体功能进一步损害，术后新出现GH、ACTH、TSH和促性腺激素缺乏的比例分别为82%、76%、73%和67%，而永久性尿崩症的发生率可达40%～93%，并且术前已有垂体功能损害者在术后也很难恢复正常。

第一节　术前垂体功能的评估

当临床上考虑颅咽管瘤的诊断时，儿童患者需要询问生长发育情况，了解身高增长速度、Tanner分期和骨龄。除常规影像学检查和视力、视野评估外，需要评价腺垂体功能：血清皮质醇（FC）、ACTH、甲状腺功能［游离三碘甲状腺原氨酸（FT_3）、游离甲状腺素（FT_4）和TSH］、GH、胰岛素样生长因子1（IGF-1）、性激素［卵泡刺激素（FSH）、黄体生成素（LH）、雌二醇（E_2）、睾酮（T）、孕激素（P）和催乳素（PRL）］。若明确有腺垂体功能减退，需给予相应激素替代治疗。如果患者同时存在继发性肾上腺皮质功能减退症和继发性甲状腺功能减退症，需避免优先补充甲状腺激素，因为甲状腺激素会促进糖皮质激素（glucocorticoid，GC）代谢清除，有诱发肾上腺危象的风险。

如果患者有多饮、多尿症状或高钠血症，则需进一步评价神经垂体功能：记录全天液体出入量、分记日夜尿量；查同步血浆渗透压、血钠、尿渗透压和尿比重，必要时行禁饮加压素试验以明确有无中枢性尿崩症。如果同时存在腺垂体功能减退，且没有给予替代治疗，则有可能掩盖尿崩症的症状，因此在给患者补充GC后需要监测液体出入量和血电解质，若明确有尿崩症则需及时给予去氨加压素（desmopressin，DDAVP）替代治疗。

术前内分泌功能的评估和合理治疗是降低围术期并发症的关键。

第二节　围术期处理

颅咽管瘤患者围术期应重点关注GC的应用，对于术前即明确有继发性肾上腺皮质功能减退症患者，手术当天应给予应激剂量GC［成人患者静脉输注氢化可的松150～200mg；儿童患者应按照体重（kg）进行剂量调整］，术后应根据患者的一般情况、食欲、体力、血压、血钠等决定 GC 的剂量，此后逐渐减量并过渡至口服。

颅咽管瘤手术后常出现水、电解质紊乱，包括尿崩症、低钠血症。术后需要密切监测液体出入量，术后第 1 天建议每 6 ~ 8 小时记录 1 次液体摄入量和尿量，额外的体液丢失（如脑脊液或引流液、粪便）也应计算在内，每 8 小时检测血浆渗透压、尿渗透压和血电解质，如果血钠波动范围超过 5mmol/L，则需增加监测频率（每 4 ~ 6 小时 1 次）。

术后尿崩症的诊断标准：①血浆渗透压 > 300mOsm/kg，同时尿渗透压 < 200mOsm/kg；②尿渗透压 / 血浆渗透压 < 1；③连续 2 小时尿量 > 2.5ml/（kg·h）。术后尿量变化的典型过程分为 3 个阶段，即暂时性尿崩症、少尿期和永久性尿崩症。

（1）尿崩症初始期常发生在术后 24 ~ 48 小时，持续 5 ~ 7 天，可能与垂体柄损伤导致分泌抗利尿激素（ADH）的神经元发生暂时性轴突休克或断裂有关，建议按需给予 DDAVP，成人患者每次口服醋酸去氨加压素片（弥凝）50 ~ 100μg（儿童患者需酌情减量），依据全天尿量滴定药物剂量，避免水中毒和低钠血症。

（2）第二阶段即为神经元损伤或神经垂体的神经末梢变性使 ADH 不适当释放入血，导致尿量减少和低钠血症，这个阶段可持续 2 ~ 14 天，建议适当限制总入量。

（3）如果下丘脑区超过 80% ~ 90% 合成 ADH 的神经元变性坏死，当神经垂体储存的 ADH 全部释放后即进入第三阶段永久性尿崩症，表现为术后 2 周内再次出现多尿，此时应给予 DDAVP 规律替代治疗，依据患者液体出入量、体重和血钠水平调整药物剂量。术后尿崩症需要与围术期过量补液及高血糖导致的渗透性利尿相鉴别。

低钠血症是颅咽管瘤术后常见的并发症之一，早期低钠血症发生在术后 24h 内，晚期低钠血症常发生在术后 5 ~ 9 天，通常 3 ~ 5 天缓解。临床症状常与低钠血症的严重程度和发生的速度相关，主要表现为神经系统症状（神志异常、癫痫、昏迷）、肌肉症状（乏力、软瘫、腱反射减弱）和消化系统症状（恶心、呕吐）。引起术后低钠血症的病因包括过量输注低渗液体、神经垂体功能减退（继发性肾上腺皮质功能减退和继发性甲状腺功能减退）、抗利尿激素分泌失调综合征（syndrome of inappropriate antidiuretic hormone secretion，SIADH）、脑性耗盐综合征（cerebral salt wasting，CSW）和药物（如 DDAVP、利尿剂、抗精神病药物等）。

有学者建议术后第 1 天需每 6 ~ 8 小时监测血钠和液体出入量，如果正常，应每天监测血钠直至出院；出院后若出现相关症状则需及时查血钠。有症状的严重低钠血症需要静脉输注高渗盐水，但应注意血钠纠正速度，要求第一个 24h 内血钠升高不超过 10mmol/L，随后的每 24 小时内血钠上升不超过 8mmol/L，过快纠正低钠血症可导致神经系统渗透性脱髓鞘改变。

SIADH 可出现在多尿期后或单独发生，主要诊断标准如下：血浆渗透压 < 275mOsm/kg；尿渗透压 > 100mOsm/kg；正常进食情况下尿钠 > 30mmol/L；血容量正常；除外腺垂体功能减退、肾上腺皮质功能减退和甲状腺功能减退；除外使用利尿剂。主要治疗措施为限制液体入量和补钠。

CSW 是由于脑钠肽和心钠肽释放增加、交感神经对肾脏的刺激作用降低、肾素 - 血管紧张素 - 醛固酮系统被抑制，尿钠排出增加导致多尿和低钠血症。与 SIADH 的治疗原则不同，CSW 的治疗措施主要是积极补充血容量和纠正低钠血症，因此临床上需要对两者进行鉴别。CSW 主要表现为血容量降低,患者会出现皮肤弹性差、血压下降、心率增快、中心静脉压降低,必要时可给予试验性补液治疗。CSW 可在病因去除后 3 ~ 4 周病情缓解。

第三节　术后内分泌功能障碍及重建

颅咽管瘤目前首选的治疗方式为手术,部分患者术后需辅以放射治疗,因肿瘤本身局部占位压迫效应及手术、放射治疗的创伤,均有可能损伤下丘脑 - 垂体,造成内分泌功能紊乱,且术后内分泌功能障碍较术前更为明显,儿童患者面临的生长发育问题更为复杂,因此应重视患者术后内分泌功能的异常并给予合理的替代治疗。

一、中枢性尿崩症

治疗的目标是维持正常的血容量和血浆渗透压,永久性尿崩症患者需给予 DDAVP 控制尿量,建议术后 1 个月内每周监测血电解质,术后 1 ~ 6 个月每月监测血电解质(必要时增加监测频率),根据血钠水平调整药物剂量和服药间隔,避免发生低钠血症。

由于肿瘤位置特殊,部分颅咽管瘤患者会同时伴有口渴中枢受损,渗透压感受器功能异常,患者不能主动饮水,进而导致血钠和血浆渗透压进一步升高,患者发生脱水和高钠血症的风险明显增加,甚至会发生深静脉血栓,但若水摄入过多则患者也有可能发生低钠血症。

治疗上需要充分告知患者及其家属血钠波动的危害,建议给予固定剂量的 DDAVP,通过监测血钠、体重而调整每天液体入量,特别是在不显性失水增加的情况下(如气温较高、运动量较大时)应主动增加液体摄入量。

二、继发性肾上腺皮质功能减退症

美国临床内分泌医师协会(American Association of Clinical Endocrinologists,AACE)指南建议继发性肾上腺皮质功能减退症患者首选氢化可的松(hydrocortisone,HC)进行替代治疗,通常每天总剂量为 15 ~ 20mg,分 2 ~ 3 次给药;部分患者也可选用中效 GC(如泼尼松),由于缺乏可靠的生化指标准确判断 GC 需要量,建议依据患者临床症状、个人偏好及合并症调整药物替代方案。

日本内分泌学会推荐更低剂量的 HC 进行替代治疗,每天总剂量为 10 ~ 15mg,分 2 ~ 3 次给药;儿童患者推荐 HC 剂量 < 10mg/d,分次服用。流行病学资料显示,在接受 GC 治疗的肾上腺皮质功能减退症患者中,44% 的患者经历过至少一次肾上腺危象,发生率为每年 6.3 次 /100 例,最常见的原因是感染和终止激素治疗。

因此需要强调应激状态下应及时增加 GC 剂量,轻度应激时 GC 增加至平时剂量的 2 ~ 3 倍或给予 HC 25 ~ 50mg/d;中度应激时 HC 加量至 50 ~ 75mg/d;严重应激时可静脉给予 HC 150 ~ 200mg/d;一旦发生肾上腺危象,HC 剂量应加量至 200 ~ 300mg/d;若患者不能正常进食，需改用肠外给药（静脉滴注或肌内注射）。

三、继发性甲状腺功能减退症

甲状腺功能减退症患者应给予左甲状腺素钠(L-T_4)治疗,从小剂量开始逐渐增加剂量,成人继发性甲状腺功能减退症的 L-T_4 平均治疗剂量为 1.6μg/（kg·d），应根据临床症状、年龄、FT_4 水平进行药物剂量调整,剂量达标前需每 4～6 周查甲状腺功能,达标后可每 4～6 个月复查一次,维持 FT_4 在正常范围的中值水平,不推荐根据 TSH 水平调整药物剂量。

四、生长激素的替代治疗

26%～75% 的儿童颅咽管瘤患者在诊断时即存在 GH 缺乏,临床主要表现为生长迟缓,手术治疗后 GH 缺乏比例高达 70%～92%, GH 不仅对儿童生长起重要作用,而且对生活质量、维持正常身体组分及降低心血管疾病发生率也有重要作用。

多项研究表明, GH 缺乏促使内脏脂肪含量增加、血脂紊乱、心血管疾病风险增加;骨密度降低、骨折风险增加;生活质量下降、死亡率增加。获得性 GH 缺乏的儿童表现为严重的生长障碍、骨龄延迟、体重 / 身高比值增加,脂肪分布通常呈幼稚型（infantile），且面容幼稚,如鼻梁低平、前额突出、毛发较细且稀疏,青春期通常延迟。同时依赖 GH 的代谢过程（脂肪和蛋白质代谢）也会受损。但少数颅咽管瘤患儿尽管存在 GH 缺乏,但生长速度可与正常同龄儿童相仿,目前具体机制尚不清楚。

颅咽管瘤术后如果病情稳定且肿瘤没有复发迹象,可给予重组人生长激素（rhGH）替代治疗,生理剂量的 GH 不会促进肿瘤复发。无论是儿童还是成人患者,应用 rhGH 替代治疗都具有重要的意义。对于骨骺未闭合的儿童,生理剂量（0.1U/kg）或更小剂量的 GH 有助于身高增长,同时可以改善机体代谢紊乱,提高生活质量。治疗期间,应监测身高增长速度、IGF-1、甲状腺功能、血糖和骨龄,在启动 rhGH 替代治疗后,甲状腺激素的剂量通常需要增加, IGF-1 水平需调整至与生物年龄（骨龄）相匹配的正常范围内。成人 GH 缺乏的替代治疗应当遵循个体化原则,从小剂量开始, AACE 建议起始剂量为 0.2～0.3mg/d（年龄 30～60 岁）、0.1～0.2mg/d（年龄＞60 岁），随后根据临床症状、IGF-1 水平、副作用及患者个人情况进行逐步加量,每 1～2 个月增加剂量的幅度为 0.1～0.2mg/d,直到 IGF-1 水平到达与年龄匹配的正常范围。

五、性激素的补充

暂无生育需求的成年患者,应给予长期性激素替代治疗,以维持第二性征,增加骨密度。对于成年男性患者,在除外禁忌证（前列腺癌、乳腺癌、未经治疗的严重睡眠呼吸暂停综合征、严重的下尿道梗阻、血细胞比容＞50%）后,应根据患者年龄、症状和可能的合并症调整药物剂量,使血睾酮水平尽量接近正常值,改善性功能、体能、生活质量和肌肉力量。常用药物有十一酸睾酮口服制剂 40～80mg, 每天 3 次;或十一酸睾酮注射制剂 250mg,

每月 1 次肌内注射，替代治疗期间应监测血常规、前列腺特异性抗原、前列腺超声和骨密度。对于年轻成年女性，可采用雌孕激素序贯替代治疗，服药期间应每年常规行妇科检查，若有生育要求，必要时可采用辅助生育。为延缓儿童患者骨骺闭合而获得更好的身高，可在女童 12 ～ 13 岁、男童 14 ～ 15 岁时开始补充少量性激素。

六、下丘脑功能障碍

下丘脑是内分泌系统的重要中枢，其主要生理功能是对摄食、水平衡、体温、睡眠、情绪、自主神经功能、垂体功能和昼夜节律等调节。颅咽管瘤由于病变位置特殊，约 35% 的患者在疾病诊断时即有下丘脑功能障碍，表现为肥胖和摄食异常、渴感缺乏、体温调节异常（如中枢性发热）、昼夜睡眠节律紊乱（如嗜睡）、自主神经功能紊乱和精神行为异常。经过手术治疗后，下丘脑神经内分泌功能异常的比例进一步升高至 65% ～ 80%。

一项横断面研究对 42 例颅咽管瘤患者在诊断后 20 年进行了认知能力和心理健康评估，结果表明，与正常对照人群相比，患者的注意力和计算能力均有受损，特别是在下丘脑受累的患者中更为明显。因此有学者提出，有必要依据术前 MRI 所示的下丘脑受累程度进行病变分类，进而采用依据风险调整的手术策略尽可能改善患者的预后。

体重快速增加和重度肥胖是颅咽管瘤所致下丘脑功能损害最复杂的并发症，有些患者在诊断前数年即出现体重增加，在疾病诊断时肥胖的发生率为 12% ～ 19%。体重增加最常发生于治疗后最初的 6 ～ 12 个月，随着治疗时间的延长，重度肥胖的发生率逐渐增加至 55%，肥胖和进食障碍最终导致代谢综合征和心血管疾病的风险增加，而使患者死亡率升高。

虽然重度肥胖和下丘脑损伤的相关性已被公认，但是其具体机制仍未明确，尽管有些患者接受了合理的激素替代治疗，但肥胖和代谢综合征仍难以改善，这可能与下丘脑功能损害导致能量代谢异常有关。已有研究表明，下丘脑神经核团损伤所致自主神经功能异常会引起脂肪合成及分解代谢失衡，下丘脑性肥胖患者由于迷走神经兴奋性增加而表现为"副交感神经优势型"，通过直接刺激胰岛 B 细胞活化导致胰岛素分泌增加，促进脂肪合成增多。此外，神经系统功能障碍、生物节律紊乱、睡眠时间延长导致患者体力活动减少可能是加重肥胖的重要因素。

下丘脑损害导致颅咽管瘤患者发生病态肥胖与能量消耗、食欲调节和中枢交感神经输出异常有关，因此采用生活方式干预（如节食和运动）等常规控制体重的方法对颅咽管瘤患者疗效有限。有研究表明，颅咽管瘤术后 10 ～ 24 个月持续采用右旋苯丙胺（dextroamphetamine）治疗可以控制患者术后体重增加并稳定其体重指数，同时伴有体力活动量增加，短期使用右旋苯丙胺甚至可以改善日间睡眠时间。已有学者提出，采用减重手术可以使颅咽管瘤重度肥胖患者短期内获得体重下降并具有较好的耐受性，但是儿童肥胖患者是否适合减重手术仍存在争议。虽然如何治疗颅咽管瘤患者的下丘脑性肥胖引起了研究者们的广泛关注，但是迄今无论是药物还是减重手术的随机研究结果均未获得公众所接受的有效性结论。

第四节 长期随访及预后

颅咽管瘤患者需要长期随访，定期评价内分泌功能和进行影像学检查，判断病情并及时调整治疗方案。此外，需要对患者生活质量、神经系统功能、视力和视野、精神心理及儿童受教育程度和成人工作能力等进行评估。

近期一项长期随访（平均随访时间长达 13 年）的回顾性研究分析发现，无论是肿瘤全切，还是次全切联合放射治疗，或者是囊液抽吸联合内照射治疗，儿童期起病的颅咽管瘤患者较成人患者出现长期健康问题的比例更高。该研究结果显示，98% 的患者有垂体激素缺乏，66% 的患者存在视力障碍，28% 的患者有认知功能障碍，39% 的患者有精神行为异常，56% 的患者存在肥胖，9% 的患者有阻塞性睡眠呼吸暂停综合征，心脑血管事件的发生率为 16%，经过治疗的 10 年总体生存率和疾病无进展生存率分别为 85% 和 74%。

尽管颅咽管瘤是一种良性肿瘤，但是由于病变部位的特殊性，肿瘤本身和治疗手段都有可能损伤下丘脑和垂体的功能，因此无论是最初诊断时，还是治疗后的长期随访，均需要多学科团队协作，共同制订合理的个体化治疗策略，改善患者生活质量，提高患者生存率。

（段　炼）

参 考 文 献

Ahmet A，Blaser S，Stephens D，et al，2006. Weight gain in craniopharyngioma—A model for hypothalamic obesity. J Pediatr Endocrinol Metab，19：121-127.

Bhasin S，Cunningham GR，Hayes FJ，et al，2010. Testosterone therapy in men with androgen deficiency syndromes：an Endocrine Society clinical practice guideline. J Clin Endocrinol Metab，95（6）：2536-2559.

Bingham NC，Rose SR，Inge TH，2012. Bariatric surgery in hypothalamic obesity. Front Endocrinol，3：23.

Bunin GR，Surawicz TS，Witman PA，et al，1998. The descriptive epidemiology of craniopharyngioma. J Neurosurg，89：547-551.

Caldarelli M，Massimi L，Tamburrini G，et al，2005. Long-term results of the surgical treatment of craniopharyngioma：the experience at the policlinico gemelli，catholic university，Rome. Childs Nerv Syst ChNS，21：747-757.

Crowley RK，Sherlock M，Agha A，et al，2007. Clinical insights into adipsic diabetes insipidus：a large case series. Clin Endocrinol（Oxf），66：475-486.

Edate S，Albanese A，2015. Management of electrolyte and fluid disorders after brain surgery for pituitary/suprasellar turmours. Horm Res Paediatr，83（5）：293-301.

Elliott RE，Wisoff JH，2010. Surgical management of giant pediatric craniopharyngiomas. J Neurosurg Pediatr，6：403-416.

Erfurth EM，Holmer H，Fjalldal SB，2013. Mortality and morbidity in adult craniopharyngioma. Pituitary，16：46-55.

Fernandez-Miranda JC，Gardner PA，Snyderman CH，et al，2012. Craniopharyngioma：a pathologic，clinical，and surgical review. Head Neck，34（7）：1036-1044.

Fjalldal S，Holmer H，Rylander L，et al，2013. Hypothalamic involvement predicts cognitive performance and psychosocial health in long-term survivors of childhood craniopharyngioma. J Clin Endocrinol Metab，98：3253-3262.

Fleseriu M，Hashim IA，Karavitaki N，et al，2016. Hormonal replacement in hypopituitarism in adults：an endocrine society clinical practice guideline. J Clin Endocrinol Metab，101（11）：3888-3921.

Flitsch J，Muller HL，Burkhardt T，2011. Surgical strategies in childhood craniopharyngioma. Front Endocrinol，2：96.

Giovannini L，Tirabassi G，Muscogiuri G，et al，2015. Impact of adult growth hormone deficiency on metabolic profile and cardiovascular risk. Endocrine Journal，62（12）：1037-1048.

Hahner S，Loeffler M，Bleicken B，et al，2010. Epidemiology of adrenal crisis in chronic adrenal insufficiency：the need for new prevention strategies. Eur J Endocrinol，162：597-602.

Lamas C，del Pozo C，Villabona C，2014. Clinical guidelines for management of diabetes insipidus and syndrome of inappropriate antidiuretic hormone secretion after pituitary surgery. Endocrinol Nutr，61（4）：e15-24.

Loh JA，Verbalis JG，2007. Diabetes insipidus as a complication after pituitary surgery. Nat Rev Endocrinol，3：489-494.

Lustig RH，2008. Hypothalamic obesity：causes，consequences，treatment. Pediatr Endocrinol Rev，6：220-227.

Mason PW，Krawiecki N，Meacham LR，2002. The use of dextroamphetamine to treat obesity and hyperphagia in children treated for craniopharyngioma. Arch Pediatr Adolesc Med，156：887-892.

Molitch ME，Clemmons DR，Malozowski S，et al，2011. Evaluation and treatment of adult growth hormone deficiency：an endocrine society clinical practice guideline. J Clin Endocrinol Metad，96：1587-1609.

Mortini P，Losa M，Pozzobon G，et al，2011. Neurosurgical treatment of craniopharyngioma in adults and children：early and long-term results in a large case series. J Neurosurg，114：1350 -1359.

Müller HL，Emser A，Faldum A，et al，2004. Longitudinal study on growth and body mass index before and after diagnosis of childhood craniopharyngioma. J Clin Endocrinol Metab，89：3298-3305.

Müller HL，Handwerker G，Wollny B，et al，2002. Melatonin secretion and increased daytime sleepiness in childhood craniopharyngioma patients. J Clin Endocrinol Metab，87：3993-3996.

Müller HL，Heinrich M，Bueb K，et al，2003. Perioperative dexamethasone treatment in childhood craniopharyngioma—influence on short-term and long-term weight gain. Exp Clin Endocrinol Diabetes，111：330-334.

Müller HL，2008. Childhood craniopharyngioma：recent advances in diagnosis，treatment and follow-up. Horm Res，69：193-202.

Müller HL，2014. Craniopharyngioma. Endocr Rev，35（3）：513-543.

Olsson DS，Andersson E，Bryngelsson IL，et al，2015. Excess mortality and morbidity in patients with craniopharyngioma，especially in patients with childhood onset：a population-based study in Sweden. J Clin Endocrinol Metab，100：467-474.

Olsson DS，Buchfelder M，Wiendieck K，et al，2012. Tumour recurrence and enlargement in patients with craniopharyngioma with and without GH replacement therapy during more than 10 years of follow-up. Eur J Endocrinol，166（6）：1061-1068.

Spasovski G，Vanholder R，Allolio B，et al，2014. Hyponatraemia guideline development group. Clinical practice guideline on diagnosis and treatment of hyponatraemia. Eur J Endocrinol，170（3）：G1-47.

Steno J，Bizik I，Steno A，et al，2011. Craniopharyngiomas in children：how radical should the surgeon be. Childs Nerv Syst，27：41-54.

Sterkenburg AS，Hoffmann A，Gebhardt U，et al，2014. Childhood craniopharyngioma with hypothalamic obesity—no long-term weight reduction due to rehabilitation programs. Klinische，226：344-350.

Wijnen M，van den Heuvel-Eibrink MM，Janssen JA，et al，2017. Very long-term sequelae of craniopharyngioma. Eur J Endocrinol，176（6）：755-767.

Yanase T，Tajima T，Katabami T，et al，2016. Diagnosis and treatment of adrenal insufficiency including adrenal crisis：a Japan Endocrine Society clinical practice guideline［Opinion］. Endocr J，63（9）：765-784.

Yee AH，Burns JD，Wijdicks EFM，2010. Cerebral salt wasting：pathophysiology，diagnosis，and treatment. Neurosurg Clin N Am，21：339-352.

第六章 颅咽管瘤神经眼科学

颅咽管瘤可从鞍区不同方向直接压迫视交叉、视神经和垂体，影响神经传导和血液供应，造成视力下降、视野缺损、眼底视神经乳头水肿或萎缩及内分泌功能障碍。由于肿瘤发生部位、发展方向、生长速度和年龄大小等不同，眼部临床症状表现各异。

第一节 视力障碍

视力指周边视力及中心视力，前者即视野，后者可分近距离视力与远距离视力，习惯上所称视力多指远距离视力。颅咽管瘤患者可因视力障碍首诊于眼科，视力减退的程度及其发生和发展过程常能提供有意义的诊断资料。例如，对于儿童患者，肿瘤引起的内分泌症状不易早期发现，渐进性视力和视野改变有时是患儿唯一的症状。当瘤体尚未对垂体和下丘脑造成损害时，成年患者可能仅表现为视力下降和视野损伤，持续多时且无其他症状。

患者视力减退常由病变突破鞍膈由下向上或由上向下发展压迫视交叉引起，也可为肿瘤压迫基底动脉环使视交叉和视神经血液循环受到影响所致；少数情况为肿瘤从鞍底侵入蝶窦或肿瘤向侧方生长于颅中窝底部硬脑膜与颅骨之间等引起。

视力减退可以双眼同时发生或先后发生，减退的速度可快可慢。视力减退的情况常有助于判断肿瘤是否侵犯视交叉前部或后部、左侧或右侧。如果双眼视力减退程度大致相同，则多为肿瘤压迫视交叉正中部；如单眼或双眼视力减退而其中一眼较严重，则肿瘤常位于蝶鞍前方且偏向视力损害较严重的一侧；如中心视力突然减退或自行缓解好转，一般多是囊性型颅咽管瘤的囊肿急速增长、吸收或渗漏所致。位于鞍上肿瘤虽未直接压迫视神经和视交叉，但也可引起视力下降，尤其多见于晚期患者，这是肿瘤向上突入第三脑室，阻塞室间孔，脑脊液循环障碍，造成颅内压升高，引起视神经乳头水肿所致。

由于儿童很少能主动表达视力减退，儿童颅咽管瘤的视力损伤较为隐匿，尤其以单眼视力下降者为著。即使发现视力下降，临床上也易被误诊为弱视，以致视力下降进展到相当严重的程度，并伴有明显的视神经萎缩。当发现患儿频发误撞目标，不停眨眼或歪头视物、阅读时，应及时进行视力检查。对原因不明的儿童单侧或双侧视力突然急性或逐渐减退，眼底正常或已有视神经萎缩，或双颞侧偏盲有视神经乳头水肿者，应考虑鞍上占位性病变，特别是颅咽管瘤的可能。

视野缺损可增加颅咽管瘤患者视力检查难度，如双眼颞侧缺损的患者常需侧视才能寻找到视力表，管状视野患者常常寻找不到视标，这种情况下医务人员需耐心反复测定，以得出正确结果。颅内压升高、视神经乳突水肿较明显患者，可因眼动脉及视网膜动脉痉挛，出现双眼视物模糊，甚至短时间内出现失明，此时也会影响患者视力检测的准确性。

第二节　视野改变

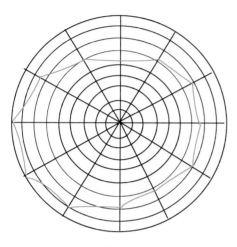

图 6.1　正常视野范围（左眼）

视野是指注视点以外的视觉范围，即当眼睛向前平直注视时，所能感觉到（或见到）的空间（图 6.1）。正常视野可分为中心视野与周边视野。中心视野是指视网膜黄斑部注视的视野（或称中心视力），是视力最敏感的区域；周边视野（或称周边视力）是黄斑部注视点以外的视野，虽然不如中心视野敏感，但它反映周边部视网膜和各段视觉径路的功能。

视野检查是眼科学的重要检查方法之一，在神经眼科学上尤其重要。目前临床应用较为广泛的自动视野计是以 Octopus、Humphery 为代表的自动视野计，具有针对神经系统疾病的特殊检查程序，能够对多次随诊的视野进行统计学分析。

自动视野计有三类检查方法。第一类以正常、相对暗点或绝对暗点表示，为阈上值检查，优点是检查快，缺点是只能定性，可靠性较低，主要用于眼病筛查。第二类为阈值检查，为最精确的视野定量检查，缺点是每只眼约检查 15min，患者易疲劳。第三类为快速阈值检查，如趋势导向视野检查程序（tendency oriented perimetrey，TOP），通过智能趋势分析，减少了检查步骤，每只眼检查仅需 5min（图 6.2）。

对患者进行什么样的视野检查，需要根据患者的病情而定，多数颅内病变患者由于健康原因，往往难以胜任较长时间、复杂的视野检查，此时可选用简单、快速的视野检查。如患者情况允许，也可做全视野阈值检查，这有助于复查和定量比较，判断病情有无进展、肿瘤是否增长和复发等情况。

由于视野检查是一种人机交互的测试，在分析视野结果时要注意结果的可靠性和稳定性。一般视野中央部分正常值变异小，周边部分正常值变异大，中央 20° 以内的暗点多为病理性的，25°～30° 上方、下方的暗点常为眼睑遮盖所致，30°～60° 视野的正常值变异大，临床诊断视野缺损时需谨慎。孤立一点的阈值改变意义不大，相邻几个点的阈值改变才有诊断意义。

另外，患者对检查的理解与配合很重要。初次自动视野检查异常可能是受试者未掌握测试要领，应该复查视野，如视野暗点能重复出来才能确诊缺损。儿童常不能配合，不应勉强做视野检查。即使是成年人，若配合不好，也有生理盲点检查不出的情况发生。有的患者由于反应迟钝或病理性嗜睡而注意力不集中，致使检测不能顺利进行，影响结果的可靠性。

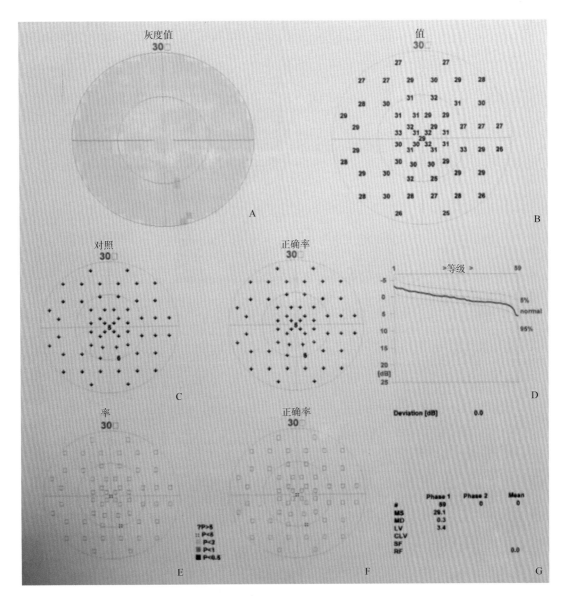

图 6.2　患者，男性，24 岁，左眼视野正常，数字图中随着偏心度的增大敏感度逐渐降低，概率分析图和矫正概率分析图所有位点均在正常范围内

A. 彩色图；B. 数字图；C. 比较图；D. 矫正比较图；E. 概率分析图；F. 矫正概率分析图；G. 累积缺损图

　　视野损害是颅咽管瘤早期的主要临床表现，可由颅咽管瘤直接压迫视神经所致，也可以是颅内压升高的间接结果，又或是放疗和手术损伤引起。颅咽管瘤患者视野缺损以双眼颞侧偏盲（图 6.3、图 6.4），或同向偏盲为多见（图 6.5、图 6.6），与垂体腺瘤导致的视野缺损相比，颅咽管瘤导致的视野缺损更多表现为不规则缺损和不典型缺损（图 6.3 ～图 6.6）。其他类型视野缺损，如双眼颞侧偏盲性中心暗点，多见于肿瘤位于鞍上的早期患者。单眼颞侧偏盲和另眼视野完全丧失者，也时有所见，多为肿瘤直接压迫视交叉部所致。颅内压升高常引起管状视野缺损。

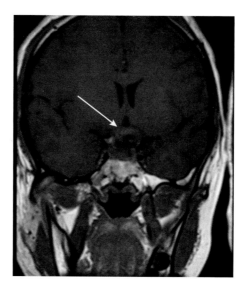

图 6.3　患者，女性，20 岁，鞍内鞍上型颅咽管瘤（箭头所示）向鞍上发展，导致视交叉受压且显示不清

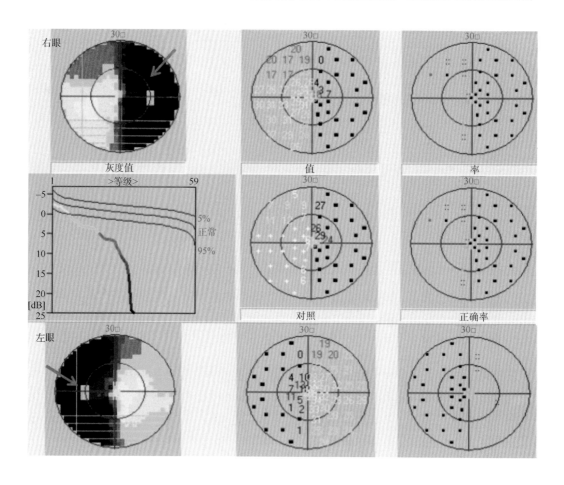

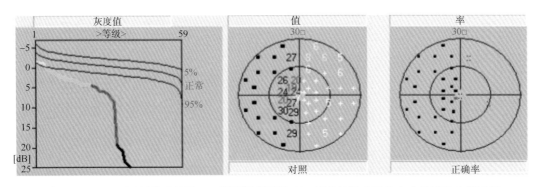

图 6.4　Octopus 视野检测结果，双眼颞侧视野偏盲，累积缺损曲线从中央处呈瀑布样降低

　　由于视网膜纤维及黄斑纤维在视交叉中排列有一定规律，故颅咽管瘤的视野损害也常有一定规律，这对肿瘤的定性、定位诊断具有重要意义（图6.7）。具体讲，如果视野损害出现双颞侧或颞上象限偏盲，多数是由肿瘤从下向上压迫视交叉中后位引起的；如双颞下象限视野偏盲，说明是由肿瘤从上向下压迫视交叉引起的，则以鞍上型颅咽管肿瘤可能性较大；如一只眼正常，另一只眼颞侧偏盲，说明是肿瘤从内侧压迫视交叉引起的；如一只眼正常，另一只眼鼻侧偏盲，说明是肿瘤从外侧压迫视交叉引起的。如双眼同向视野偏盲，说明是肿瘤已侵入第三脑室、颞叶受累引起的，以囊肿型颅咽管肿瘤可能性较大。有的视野缺损没有规律性，可能是由颅咽管瘤的浸润特性造成的。

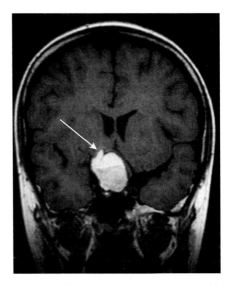

图 6.5　患者，女性，35 岁，鞍区颅咽管瘤（箭头所示），视神经视交叉向右上方移位

　　另外，颅咽管瘤的视野缺损也可以由一种视野缺损向另一种变化，表现为视野缺损的多变性。偏盲性视野缺损检查出来后还要分析是绝对性缺损还是相对性缺损。因为视野的缺损一般都是由相对性向绝对性过渡，相对性视野预示肿瘤的发展方向。如鞍内肿瘤视野缺损由双颞上象限开始，向颞下、鼻下和鼻上象限发展，颞上象限为绝对性，颞下、鼻下和鼻上象限可表现为相对性；鞍上肿瘤则相反。

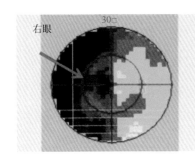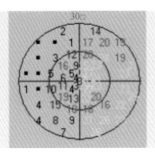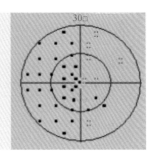

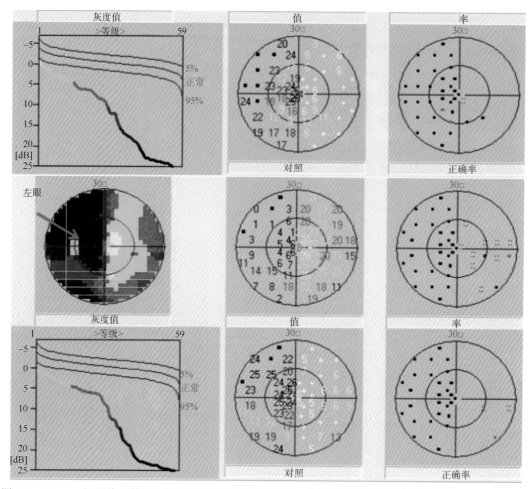

图 6.6 Octopus 视野检测结果，视野缺损表现为右眼鼻侧，左眼颞侧视野，即同侧性偏盲，累积缺损曲线从中央处开始下降，尾端降低明显

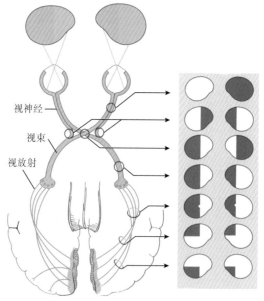

图 6.7 视交叉损伤的部位与相应视野缺损

随着医学普及和检查仪器的进步，颅咽管瘤早期发现的概率随之提高，带来的早期非典型的视野改变也增多。因此，在对视野进行判读时应特别注意对颅咽管瘤早期视野改变的认识，无论单眼颞侧偏盲或双眼颞侧偏盲，只要偏盲有垂直分界线，尤其是上半视野内垂直中线的象限型视野缺损，则可认为是视交叉受累的有力证据，甚至仅出现单眼颞上方的中心暗点，也应视为视交叉受压的可疑征象。同时也要注意，即使是典型的视野缺损，也不要孤立地分析，必须与其他情况结合来考虑，并为患者进行详细的眼部检查。

第三节　眼底所见

正常眼底（图 6.8）呈淡橘红色或淡红色，视神经乳头（又称视盘）略呈椭圆形，淡红色，边界清晰，不隆起，中心部有一白色生理凹陷，视网膜血管从中进出。视网膜动脉较细，色泽鲜红，静脉稍粗，色暗，动静脉管径比值为2∶3。视神经乳头颞侧约 2PD 处的暗红色区为黄斑，中心部凹陷，有一反光点，称为黄斑中心凹。检眼镜下看到的视神经乳头是视神经在筛板以前的部分，由无髓神经纤维构成，约1.5mm×2mm 大小，位于中央凹鼻侧约 3mm、

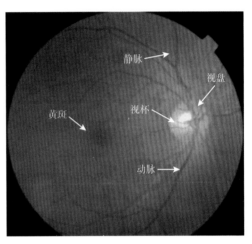

图 6.8　正常眼底像（右眼）

上方 1mm 处。视神经乳头上无感光器或其他视网膜功能成分，是视觉空间中的绝对暗点，称为生理盲点。

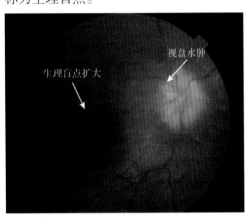

图 6.9　右眼视神经乳头水肿

颅内压增高时，脑脊液压通过蛛网膜下腔加压于视神经，从而视神经内组织压升高，致使视纤维内轴浆顺流（向轴突末梢流动）受阻，发生轴突本身肿胀，即细胞内液堆积；视神经乳头部视网膜被迫外移，临床上出现生理盲点扩大。由于视神经乳头内轴突肿胀，该处血液循环受阻，而发生渗出性水肿，即细胞外液堆积，从而出现视神经乳头水肿的眼底改变（图 6.9）。

视神经乳头水肿在初期表现为轻度充血和视神经乳头周围神经纤维层轻微肿胀，自发性静脉搏动可消失。急性期时视神经乳头周围神经纤维层明显水肿，伴随视神经乳头周围神经纤维层出血。慢性期的视神经乳头水肿程度轻于急性期，少有出血，可出现视神经乳头白色凝结物（假性玻璃膜疣），推测可能是视神经乳头水肿造成轴浆流受阻而致。睫状血管分流可出现于该期。视力下降多由此开始加速。萎缩期，即疾病终末期，可表现为视神经乳头苍白，伴有明显的视力下降和视野缺损。

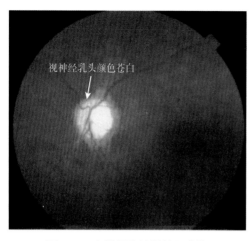

视神经乳头颜色苍白

图 6.10　左眼原发性视神经萎缩

临床上将视神经乳头颜色变淡或苍白称为视神经萎缩，而严格的视神经萎缩是指外侧膝状体以前的视神经纤维、神经节细胞及其轴索由各种疾病所致的传导功能障碍。视神经萎缩分为原发性和继发性两种。原发性视神经萎缩（图 6.10）表现为视神经乳头色泽苍白，边缘整齐清楚，生理凹陷加深，其间的筛板清晰可见，视网膜动脉变细。原发性视神经萎缩主要由于球后至颅内段视神经病变，如急性球后视神经炎、颅内肿瘤压迫视神经和视交叉及梅毒，甲醇、奎宁等药物中毒等均可以引起不同程度的原发性视神经萎缩。

继发性视神经萎缩多继发于视神经炎或视神经乳头水肿等，视神经乳头颜色呈灰白色或淡黄色，边缘模糊不清楚。此种表现多是由于视神经炎或视神经乳头水肿后视神经纤维萎缩消失，代之以神经胶质和结缔组织覆盖于视神经乳头。无论是原发性还是继发性视神经萎缩，都有不同程度的视力下降和视野向心性缩小的异常改变。

患者初期眼底视神经乳头可以完全正常，或有初期型视神经乳头水肿，前者多见于肿瘤发生在鞍内，后者多见于肿瘤发生在鞍上。疾病晚期，肿瘤发生于鞍内者，多出现原发性视神经萎缩；肿瘤发生于鞍上者，多出现继发性视神经萎缩，后者是由于颅内压增高引起视神经乳头水肿；肿瘤位于视交叉下方者，很少侵犯第三脑室，多数发生视神经萎缩。三者视力都可严重减退甚至失明。

儿童患者眼底检查常仅发现视神经萎缩，很少见到视神经乳头水肿，易误诊为原发性视神经萎缩而导致治疗延误。根据一项 272 例儿童视神经萎缩的统计资料报道，儿童视神经萎缩最常见原因为早产，第二位原因为颅内肿瘤，其中颅咽管瘤比例为 17%，仅次于视神经胶质瘤，为第二常见的颅内肿瘤，常有延误诊断的病例。

笔者曾遇见 2 例分别为 2 岁和 4 岁儿童，主诉均为渐进性双眼视力下降，无任何颅内占位病变及内分泌异常的症状，诊断为原发性视神经萎缩，时间长达 8 个月、11 个月，最后 1 例完全失明、1 例一侧失明，到神经外科就诊，经颅 MRI 检查提示鞍区占位，其为一直径仅 3cm 及 3.5cm 左右的鞍区前部的囊性病变，立体定向穿刺证实其为颅咽管瘤。

第四节　光学相干断层成像检查

光学相干断层成像（optical coherence tomography，OCT）是近 20 年来迅速发展起来的一种非接触性、非侵入性、高分辨率的生物组织结构显像技术，它利用弱相干光干涉仪的基本原理，检测生物组织不同深度层面对入射弱相干光的背向反射或几次散射信号，通过扫描，可得到生物组织二维或三维结构图像（图 6.11、图 6.12）。

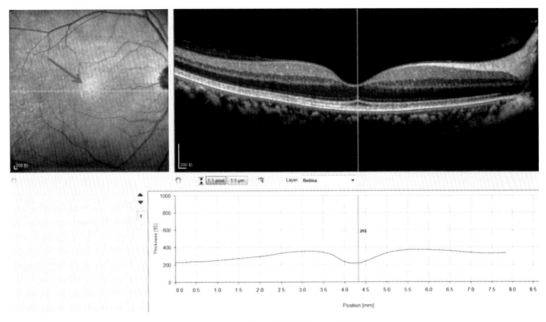

图 6.11 正常人黄斑部 OCT 图像

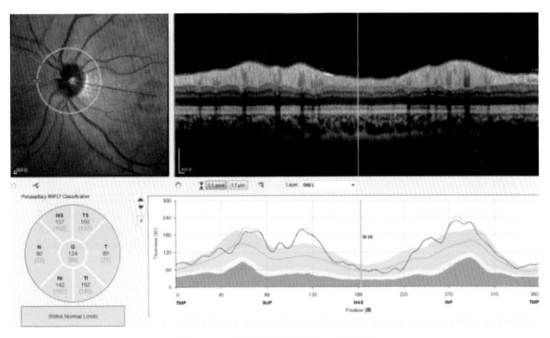

图 6.12 正常人视神经乳头 OCT 图像

OCT 不仅可以检测视神经乳头周围视网膜神经纤维层（peripapillary retinal nerve fiber layer，pRNFL）的厚度，还可以检测黄斑区视网膜神经节细胞复合体（ganglion cell complex，GCC）的厚度。GCC 是视网膜内 3 层的复合体，即视网膜神经纤维层、神经节细胞层和内丛状层。OCT 使定性的视网膜神经纤维观察变为定量测定，能更早期地发现

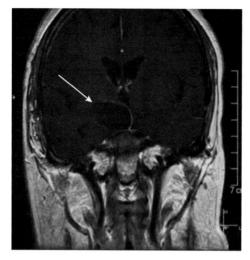

图 6.13　患者，女性，55 岁，鞍上偏右颅咽管瘤

pRNFL 的损害。应用 OCT 测量颅咽管瘤患者视网膜神经节细胞复合体及神经纤维层厚度，发现颅咽管瘤患者的神经纤维层厚度及 GCC 厚度与视野改变有一定相关性，即 pRNFL 与 GCC 越薄，其结构损害越严重，而视野检查相应部位的缺损就越严重，MD 值就越高，MS 阈值也相应降低（图 6.13～图 6.16）。

标准化静态阈值视野检查需要患者密切配合，而且主观、费时，视力严重下降和儿童患者常常不能够进行视野检查，OCT 的应用为鞍区肿瘤患者视功能损害程度及病情变化提供了另外一种快速、准确、客观的检测方法。若将 OCT 与视野检查结合，将更有助于发现及评估患者的视路损害及预后，并有利于随访及定量分析。但 OCT 测量视网膜神经纤维层厚度也有一定的局限性，颅咽管瘤患者视神经乳头水肿发生率较高，而视神经乳头水肿对神经纤维层厚度、GCC 厚度影响较大。另外，OCT 检测受一定屈光间质状况的影响。

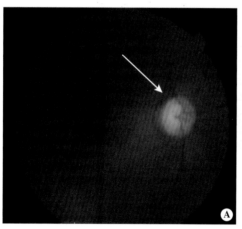
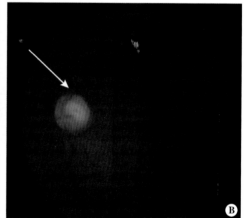

图 6.14　双眼视神经乳头颜色苍白

A. 右眼；B. 左眼

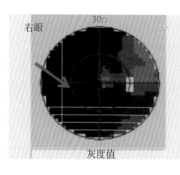
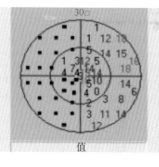
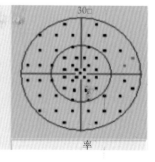

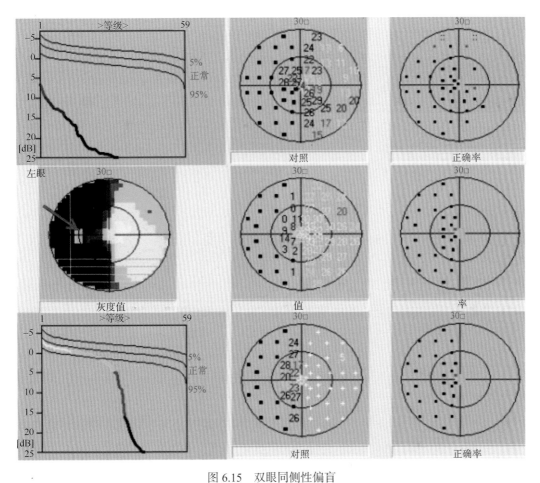

图 6.15 双眼同侧性偏盲

右眼鼻侧视野缺损，颞下方受累，累积缺损曲线均低于正常的下限值。左眼颞侧视野缺损，累积缺损曲线从中央处垂直下降

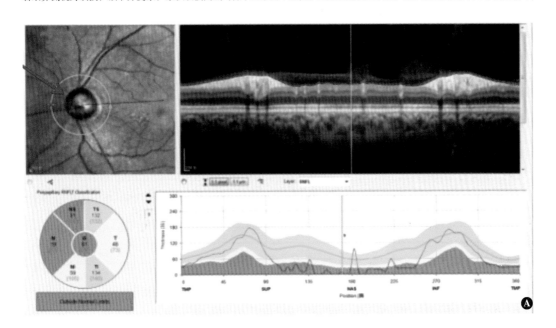

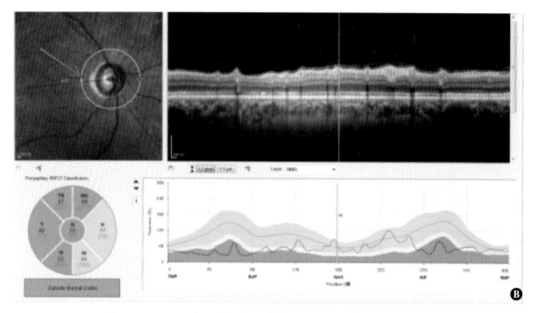

图 6.16　OCT 显示，对应于视野缺损区，视网膜神经纤维层变薄

A. 右眼；B. 左眼

第五节　其他眼部表现

颅咽管瘤向鞍旁延伸临床上可出现第 III 对脑神经（动眼神经）、第 IV 对脑神经（滑车神经）、第 V 对脑神经、第 VI 对脑神经损害症状。第 VI 对脑神经（展神经）麻痹常见，与第三脑室受压和颅内压升高有关，也与肿瘤浸润海绵窦有关。儿童患者可出现共同性或非共同性内斜视，也可有跷跷板眼震（see-saw nystagmus）。复视通常由颅咽管瘤压迫动眼神经和（或）滑车神经，引起不完全性动眼神经和（或）滑车神经麻痹所致，检查时可发现眼球外展露白、眼球固定或眼球震颤等，复视通常作为视力下降和视野缩小的伴随症状出现，作为首发症状出现较少见，易被忽视。

（于　新　陈　琳）

参 考 文 献

张亚卓，2017. 提高颅咽管瘤的临床研究和诊疗水平. 中华神经外科杂志，（11）：1081-1082.

Abrams LS，Repka MX，1997. Visual outcome of craniopharyngioma in children. J Pediatr Ophthalmol Strabis，34：223-228.

Aui-aree N，Phruanchroen C，Oearsakul T，et al，2010. Three years' experience of suprasellar tumors in neuro-ophthalmology clinic. Med Assoc Thai，93（7）：818-823.

Bialer OY，Goldenberg-Cohen N，Toledano H，et al，2013. Retinal NFL thinning on OCT correlates with visual field loss in pediatric craniopharyngioma. Can J Ophthalmol，（6）：494-499.

Biccas NL，Mesquita AS，2009. Intracranial tumors in patients referred for optical coherence tomography examination as glaucoma suspects：case report. Arg Bras Oftalmol，72：701-705.

Bowd C，Weinreb RN，Williams JM，et al，2000. The retinal nerve fiber layer thickness in ocular hypertensive，normal，and glaucomatous eyes with optical coherence tomography. Arch Ophthalmol，118：22-26.

Chai Y，Yamazaki H，Kondo A，et al，2012. Case of acute optic nerve compression caused by tuberculum sellae meningioma with optic canal involvement. Clin Ophthalmolo，6：661-666.

Chen C，Okera S，Davies PE，et al，2003. Craniopharyngioma: a review of long-term visual outcome. Clin & Exp Ophthalmol，31（3）：220-228.

Danesh-Meyer HV，Carroll SC，Foroozan R，et al，2006. Relationship between retinal nerve fiber layer and visual field sensitivity as measured by optical coherence tomography in chiasmal compression. Invest Ophthalmol Vis Sci，47：4827-4835.

DeAngelis LM，2001. Brain tumours. N Engl J Med，344（2）：114-123.

Defoort-Dhellemmes S，Moritz F，Bouacha I，et al，2006. Craniopharyngioma：ophthalmological aspects at diagnosis. J Pediatr Endocrinol Metab，19 Suppl 1：321-324.

Devile CJ，Grant DB，Hayward RD，et al，1996. Growth and endocrine sequelae of Craniopharyngioma. Arch Dis Child，75：108-114.

Drexler W，Morgner U，Kartner FX，et al，1999. In vivo ultrahigh-resolution optical coherence tomography. Opt Lett，24：1221-1223.

Faz G，Butler IJ，Koenig MK，2010. Incidence of papilledema and obesity in children diagnosed with idiopathic 'benign' intracranial hypertension：case series and review. J Child Neurol，25：1389-1392.

Fercher AF，Mengedoht K，Werner W，1988. Eye-length measurement by interferometry with partially coherent light. Opt Lett，13：186-188.

Friedman DI，Jacobson DM，2002. Diagnostic criteria for idiopathic intracranial hypertension. Neurology，59：1492-1495.

Friedman DI，Jacobson DM，2004. Idiopathic intracranial hypertension. J Neuroophthalmol，24：138-145.

Harbert MJ，Yeh-Nayre LA，O'Halloran HS，et al，2012. Unrecognized visual field deficits in children with primary central nervous system brain tumors. J Neurooncol，107（3）：545-549.

Haupt R，Magnani C，Pavanello M，et al，2006. Epidemiological aspects of craniopharyngioma. J Pediatr Endocrinol Metab，19：289-293.

Hee MR，Izatt JA，Swanson EA，et al，1995. Optical coherence tomography of the human retina. Arch Ophthalmol，113：325-332.

Herold S，von Kummer R，von der Groeben C，1984. Eye symptoms in hypophyseal adenomas，craniopharyngiomas and meningiomas of the anterior and middle cranial fossa. Klin Monatsbl Augenheilkd，185（6）：495-504.

Hershenfeld SA，Sharpe JA，1993. Monocular temporal hemianopia. Br J Ophthalmol，77：424-427.

Huang D，Swanson EA，Lin CP，et al，1991. Optical coherence tomography. Science，254：1178-1181.

Igun GO，2001. Diagnosis and management of brain tumours at Jos University Teaching Hospital，Nigeria. East Afr Med J，78（3）：148-151.

Izatt JA，Hee MR，Swanson EA，et al，1994. Micrometer-scale resolution imaging of the anterior eye in vivo with optical coherence tomography. Arch Ophthalmol，112：1584-1589.

Jen SL，Lee LS，1997. Suprasellar meningiomas：analysis of 32 cases. Zhonghua Yi Xue Za Zhi，59（1）：7-14.

Kanamori A，Nakamura M，Matsui N，et al，2004. Optical coherence tomography detects characteristic retinal nerve fiber layer thickness corresponding to band atrophy of the optic disc. Ophthalmology，111：2278-2283.

Karavitaki N，Brufani C，Warner JT，et al，2005. Craniopharyngiomas in children and adults：systematic analysis of 121 cases with long-term follow-up. Clin Endocrinol，62（4）：397-409.

Keane PA，Mand PS，Liakopoulos S，et al，2009. Accuracy of retinal thickness measurements obtained with cirrus optical coherence tomography. Br J Ophthalmol，93：1461-1467.

Kennedy HB，Smith RJ，1975. Eye signs in craniopharyngioma. Br J Ophthalmol，59（12）：689-695.

Kidd D，2014. The optic chiasm. Clin Anat，27（8）：1149-1158.

Lee EC，de Boer JF，Mujat M，et al，2006. In vivo optical frequency domain imaging of human retina and choroid. Opt Express，14：4403-4411.

Li Y，Tang M，Zhang X，et al，2010. Pachymetric mapping with Fourier-domain optical coherence tomography. J Cataract Refract Surg，36：826-831.

Masaya-anon P，Lorpattanakasem J，2008. Intracranial tumours affecting the visual system：5 year review in Prasat neurological instititute. J Med Assoc Thai，91（4）：515-519.

Mejico LJ，Miller NR，Dong LM，2004. Clinical features associated with lesions other than pituitary adenoma in patients with an optic chiasmal syndrome. Am J Ophthalmol，137（5）：908-913.

Monteiro ML，Leal BC，Rosa AA，et al，2004. Optical coherence tomography analysis of axonal loss in band atrophy of the optic nerve. Br J Ophthalmol，88：896-899.

Monteiro ML，Moura FC，Medeiros FA，2007. Diagnostic ability of optical coherence tomography with a normative database to detect band atrophy of the optic nerve. Am J Ophthalmol，143：896-899.

Moodley A，2016. Basic clinical examination of a patient with neuro-ophthalmology symptoms. Community Eye Health，29（96）：66-67.

Moss HE，Liu GT，2012. Acute optic neuropathy associated with an intracranial mass in a patient with POEMS syndrome. J Neuroophthalmol，32（1）：45-47.

Müller HL，Bruhnken G，Emser A，et al，2005. Longitudinal study on quality of life in 102 survivors of childhood craniopharyngioma. Childs Nerv Syst，21：975-980.

Müller HL，2014. Craniopharyngioma. Endocr Rev，35（3）：513-543.

Nassif N，Cense B，Park BH，et al，2004. In vivo human retinal imaging by ultrahigh-speed spectral domain optical coherence tomography. Opt Lett，29：480-482.

Nithyanandam S，Manayath GJ，Battu RR，2008. Optic nerve sheath decompression for visual loss in intracranial hypertension：report from a tertiary care center in South India. Indian J Ophthalmol，56：115-120.

Onakpoya OH，Komolafe EO，Akintomide F，et al，2009. Ophthalmic manifestations in patients with intracranial tumours. Afr J Neurol Sci，28（1）：55-60.

Overly C，2009. Bitemporal hemianopia arising from a suprasellar craniopharyngioma. Optometry，80（11）：621-629.

Pasol J，Lam BL，2016. Review of walsh and hoyt's clinical neuro-ophthalmology. JAMA Neurol，73（9）：1161.

Pollak L，Zohar E，Glovinsky Y，et al，2013. Reevaluation of presentation and course of idiopathic intracranial hypertension—a large cohort comprehensive study. Acta Neurol Scand，127：406-412.

Puliafito CA，Hee MR，Lin CP，et al，1995. Imaging of macular diseases with optical coherence tomography. Ophthalmology，102：217-229.

Raj C，2015. Papilledema：a case of bilateral blurred vision caused by idiopathic intracranial hypertension. Aust Fam Physician，44（3）：117-120.

Repka MX，Miller NR，Miller M，1989. Visual outcome after surgical removal of craniopharyngiomas. Ophthalmology，96：195-199.

Schaefer U，Helmut W，Hart W，2007. Clinical Neuro Ophthalmology，A Practical Guide. 2nd ed. Tubengen：Springer：176.

Schuman JS，Hee MR，Arya AV，et al，1995. Optical coherence tomography：a new tool for glaucoma diagnosis. Curr Opin Ophthalmol，6：89-95.

Schuman JS，Hee MR，Puliafito CA，et al，1995. Quantification of nerve fiber layer thickness in normal and glaucomatous eyes using optical coherence tomography. Arch Ophthalmol，113：586-596.

Schuman JS，Pedut-Kloizman T，Hertzmark E，et al，1996. Reproducibility of nerve fiber layer thickness measurements using optical coherence tomography. Ophthalmology，103：1889-1898.

Scott CJ，Kardon RH，Lee AG，et al，2010. Diagnosis and grading of papilledema in patients with raised intracranial pressure using optical coherence tomography vs clinical expert assessment using a clinical staging scale. Arch Ophthalmol，128（6）：705-711.

Sefi-Yurdakul N，2015. Visual findings as primary manifestations in patients with intracranial tumors. Int J Ophthalmol，8（4）：800-803.

Sergott RC，Balcer LJ，2014. The latest on optical coherence tomography. J Neuroophthalmol，34（3）：S1-2.

Sinclair AJ，Burdon MA，Nightingale PG，et al，2012. Rating papilloedema：an evaluation of the classification in idiopathic intracranial hypertension. J Neurol，259：1406-1412.

Sinclair AJ，Kuruvath S，Sen D，et al，2001. Is cerebrospinal fluid shunting in idiopathic intracranial hypertension worthwhile? A 10-year review. Cephalalgia，31：1627-1633.

Skau M，Yri H，Sander B，et al，2013. Diagnostic value of optical coherence tomography for intracranial pressure in idiopathic intracranial hypertension. Graefes Arch Clin Exp Ophthalmol，251（2）：567-574.

Sleep TJ，Hodgkins PR，Honeybul S，et al，2003. Visual function following neurosurgical optic nerve decompression for compressive optic neuropathy. Eye（Basingstoke），17（5）：571-578.

Srinivasan VJ，Adler DC，Chen Y，et al，2008. Ultrahigh-speed optical coherence tomography for three-dimensional and en face imaging of the retina and optic nerve head. Invest Ophthalmol Vis Sci，49：5103-5110.

Stiebel-Kalish H，Lusky M，Yassur Y，et al，2004. Swedish interactive thresholding algorithm fast for following visual fields in prepubertal idiopathic intracranial hypertension. Ophthalmology，111：1673-1675.

Suharwardy J，Elston J，1997. The clinical presentation of children with tumors affecting the anterior visual pathways. Eye，11：838-844.

Swanson EA，Izatt JA，Hee MR，et al，1993. In vivo retinal imaging by optical coherence tomography. Opt Lett，18：1864-1866.

Tagoe NN，Essuman VA，Fordjuor G，et al，2015. Neuro-ophthalmic and clinical characteristics of brain tumours in a tertiary hospital in ghana. Ghana Med J，49（3）：181-186.

Tsekov Kh，Cherninkova S，1992. Neuro-ophthalmological examinations in craniopharyngiomas in childhood. Vestn Oftalmol，108（1）：38-40.

Unsöld R，2015. Ophthalmological symptoms of idiopathic intracranial hypertension：importance for diagnosis and clinical course. Ophthalmologe，112（10）：808-813.

Veverka KK，AbouChehade JE，Iezzi R Jr，et al，2015. Noninvasive grading of radiation retinopathy：the use of optical coherence tomography angiography. Retina，35（11）：2400-2410.

Wall M，McDermott MP，Kieburtz KD，et al，2014. Effect of acetazolamide on visual function in patients with idiopathic intracranial hypertension and mild visual loss：the idiopathic intracranial hypertension treatment trial. JAMA，311：1641-1651.

Wilne SH，Ferris RC，Nathwani A，et al，2006. The presenting features of brain tumours a review of 200 cases. Arch Dis Child，91（6）：502-506.

Wojtkowski M，Leitgeb R，Kowalczyk A，et al，2002. In vivo human retinal imaging by Fourier-domain optical coherence tomography. J Biomed Opt，7：457-463.

Yadav YR，Parihar V，Agarwal M，et al，2012. Lumbar peritoneal shunt in idiopathic intracranial hypertension. Turk Neurosurg，22：21-26.

Yap GH，Chen LY，Png R，et al，2015. Clinical value of electrophysiology in determining the diagnosis of visual dysfunction in neuro-ophthalmology patients. Doc Ophthalmol，131（3）：189-196.

Yaqoob Z，Wu J，Yang C，2005. Spectral domain optical coherence tomography：a better OCT imaging strategy. BioTechniques，39：S6-S13.

Zawadzki RJ，Choi SS，Jones SM，et al，2007. Adaptive optics-optical coherence tomography：optimizing visualization of microscopic retinal structures in three dimensions. J Opt Soc Am A Opt Image Sci Vis，24：1373-1383.

Zeng Y，Liu Y，Liu X，et al，2009. Comparison of lens thickness measurements using the anterior segment optical coherence tomography and A-scan ultrasonography. Invest Ophthalmol Vis Sci，50：290-294.

第七章 颅咽管瘤症状和体征

颅咽管瘤是颅内的一种良性肿瘤，生长较为缓慢，一般病程较长，但小儿病程较成人短，其临床表现依据患者的年龄、病变的部位、肿瘤的生长方向及病变周围解剖结构的受压情况等而有所不同，但总体可分为视功能改变、内分泌改变及颅内压升高三组表现。

第一节 视觉症状和体征

视功能改变和头痛头晕是颅咽管瘤最常见的两种临床表现。因可致头痛头晕的疾病和病理因素繁多，相比之下，视觉症状为该肿瘤的相对特异性症状。视功能改变通常是肿瘤位于鞍区，对视神经、视交叉及视束引起直接压迫所致，与垂体瘤等其他鞍区肿瘤相似，多数患者可出现一侧或双侧视力下降及视野缺损。有时渐进性视功能改变是儿童患者唯一的症状，这与儿童视力改变相对容易被觉察，而内分泌症状不易被早期发现有关。此外，在成人患者中，当瘤体还没有对垂体和下丘脑造成损害时，患者也可能仅表现为视力下降和视野缩小，可持续多时无其他症状，患者多首先就诊于眼科。由于病程隐匿，视神经受压时间较长，眼底检查常常仅发现视神经萎缩，而很少见到视神经乳头水肿，此时极易误诊为原发性视神经萎缩而使治疗延误。

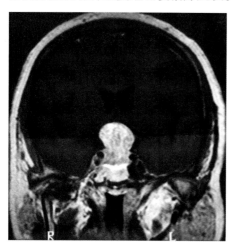

图 7.1 鞍区颅咽管瘤压迫视神经

视野缩小可以由颅咽管瘤直接压迫视神经所致，也可以是颅内压升高的间接结果。视神经受压时视野缺损常为象限性缺损或不规则缺损（图7.1），而颅内压升高除常引起管状视野缺损、视力下降和视野缩小外，视功能的改变还包括复视，复视通常由颅咽管瘤压迫动眼神经和（或）滑车神经，引起不完全性动眼神经和（或）滑车神经麻痹所致，检查时可发现眼球外展露白、眼球固定或眼球震颤等，复视通常作为视力下降和视野缩小的伴随症状出现，作为首发症状出现较少见，易被忽视。总体而言，在各种视神经功能异常中，以单纯的视力下降最常见，同时也最易被误诊，需提高认识和甄别能力。

下面是1例以视力障碍为主的病例诊疗经过：患儿，男，9岁，因双眼视物模糊影响学习而就诊于眼科，疑为近视，配镜矫正后视力无改善，仍呈进行性下降，后左眼只看到眼前数指的距离，眼底检查为原发性视神经萎缩，就诊于神经外科门诊，经脑CT扫描检查，发现为鞍区囊性病变，住院行立体定向抽出囊液 5ml，注入 ^{32}P 同位素 1.0mCi，术后视力很快改善，1 年后复查囊肿消失，随访 3 年无复发。双眼视力恢复至右眼 1.2，左眼 1.0。发育正常，学习记忆力良好（图 7.2、图 7.3）。

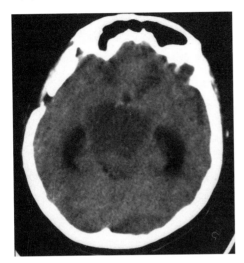 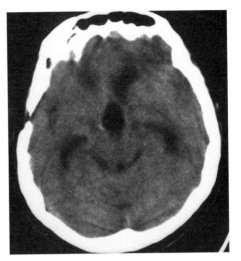

图 7.2　治疗前鞍区囊性颅咽管瘤　　　　　图 7.3　内放疗后囊性肿瘤消失

第二节　下丘脑与垂体症状和体征

内分泌症状主要源于肿瘤对垂体、垂体柄和下丘脑的压迫损伤。由于三者在解剖和功能上联系紧密，其症状表现也多相互关联，难以完全区分。例如，肿瘤局限于鞍膈下方，容易压迫腺垂体，出现腺垂体受损的症状，包括肾上腺功能衰竭、甲状腺功能减退、性腺功能低下、生长激素不足等临床症状；主要表现为身材矮小（侏儒症）、少动、食欲下降、乏力倦怠、皮肤苍白细腻、基础代谢率低下等；成人则常表现为性器官功能障碍、无第二性征及性欲下降，男性表现为阳痿，女性则表现为月经失调或停经。肿瘤也可导致神经垂体受损而引起水代谢失衡如尿崩症、高钠血症或低钠血症等。这些病变同时涉及下丘脑和垂体功能障碍。目前认为，如果患者同时出现几种内分泌症状而非单一靶器官受损能够解释，即可确定为下丘脑综合征。

由于受自身表达能力及家长观察能力所限，儿童患者的内分泌症状常不是主诉，这往往导致错误地认为内分泌症状在成人中更常见。例如，有报道在年龄大于 15 岁的患者中，75% 的患者有内分泌症状，其中性功能减退最常见，在大于 15 岁的患者中，40% 出现阳痿和性欲减退，30% 不出现男性第二性征，还有相当部分成人患者出现阴毛脱落。但对 143 例初次接受治疗的颅咽管瘤患者的临床表现进行统计发现，治疗前尿崩症约占 16.1%（儿童患者该比例仅为 10%），肾上腺功能衰竭约占 31.5%（儿童为 26.7%），甲状腺功能低下占 24.5%（儿童为 20%），性腺功能低下占 77.4%（儿童为 90.4%），高催乳素分泌症约占 41.3%（儿童为 16.7%）。统计分析总体比例与儿童发生内分泌改变的比例并没有显著差异。诊断时对儿童患者须特别注意勿遗漏内分泌检查。

典型的儿童内分泌异常最常出现性发育迟缓，同时伴有身材矮小和脂肪代谢性肥胖，表现为身高低于150cm，脂肪呈向心性分布；其次是水代谢障碍，其中32%为多饮、多尿，10%为尿崩症，24h尿量在2500ml以上者可发现尿比重、尿渗透压低且固定，通常尿比重不高于1.008，尿渗透压低于560mOsm/kg。催乳素升高的成年女性，无一例外有泌乳停经的症状，而催乳素升高时男性患者可能出现乳腺发育类女性化症状，极易误诊为垂体催乳素瘤，笔者统计在一组19例颅咽管瘤患者中13例出现催乳素异常升高，其中4例术前被误诊为垂体催乳素瘤，而接受了经鼻蝶窦入路手术，造成颅咽管瘤不能全部切除。

总之，颅咽管瘤患者可以出现典型内分泌症状，如闭经、溢乳、性欲减退、阳痿、怕冷、少汗、脱发、黏液性水肿、无力、多饮、多尿、肥胖、性早熟、嗜食、厌食、高血糖、上消化道应激性溃疡等，但有些患者也可以不表现明显症状或因症状轻微而被忽略，为避免误诊、漏诊，强调在颅咽管瘤诊断中必须进行严密的系统性内分泌检查。

特别要注意对下丘脑的保护及对其危象的防治，否则可引起严重后果。当进行药物注射治疗时应注意保护下丘脑功能，术前应使用下丘脑功能保护剂，如地塞米松，并服用抗癫痫药物，这对防止下丘脑功能衰竭有裨益。

下面是1例颅咽管瘤引起的下丘脑损害而导致死亡的病例。

患者，男，34岁。因进行性视物模糊伴多饮、多尿8个月于1997年1月28日住院。近1年来偶觉头痛，未在意。7～8个月以来在头痛剧烈时伴恶心、呕吐。半年来视力呈进行性下降及视物模糊。按眼科疾病治疗，4个多月来出现睡眠增多、倦怠，伴多尿，逐渐出现多饮、多尿与视物重影而多方求治无改善，左眼球逐渐出现微痛伴突出和活动障碍，在当地行脑MRI检查发现鞍区囊性肿瘤而转入中国人民解放军总医院第六医学中心治疗。

入院时检查：心、肺、肝、肾功能正常，神经系统检查显示左侧眼球微隆起，左眼睑下垂，左眼球各方向活动受限，眼球固定于外展位，动眼神经、滑车神经瘫，左眼瞳孔大于右眼，光反应右侧正常。眼底视神经乳头苍白无水肿，余神经系统正常。

脑CT与MRI检查显示在鞍区上囊性病变，突入第三脑室，引起双侧脑室扩大，诊断囊性颅咽管瘤可能性大（图7.4、图7.5）

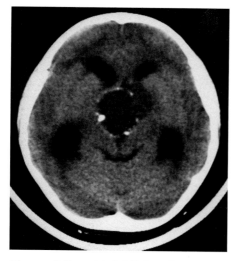

图7.4　术前CT显示囊性颅咽管瘤突入第三脑室并致严重脑积水，颅内压升高

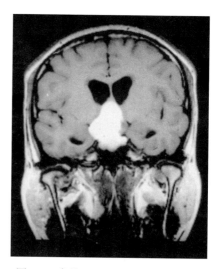

图7.5　术前MRI显示鞍上囊性肿瘤

经常规检查与术前准备后于 1987 年 2 月 6 日在局部麻醉下行立体定向囊腔穿刺囊内同位素置入手术。头皮消毒后在局部麻醉下先安装立体定位框架,到 CT 室行三维定位扫描,在 CT 片上计算出囊肿靶点 X、Y、Z 三维坐标系数,囊内容体积与同位素液剂量,回手术室在局部麻醉下取右额区前正中线旁开 2.5cm 处钻孔穿刺术。进入靶点抽出酱油样黏稠囊液 20ml。抽液过程中患者无任何不适,抽出囊液后自觉头脑清楚,用含止血酶的生理盐水冲洗囊腔至抽出液变清亮时注入 ^{32}P 同位素 1.5mCi,观察 3min 后活动头部无任何不适,拔出穿刺针局部压迫包裹,手术结束。手术经过顺利,患者自觉视力改善,多饮症状好转与尿量减少,住院 5 天出院回家疗养。

术后 3 个月、6 个月复查,除左侧动眼神经瘫痪无改善外,其他症状较前减轻,多饮、多尿现象显著改善,开始参与部分工作(图 7.6)。到 1987 年 12 月,第 3 次复查见囊肿基本消失,脑室位置正常(图 7.7)。11 年后于 1998 年 2 月 11 日感冒后头痛发热,一般药物治疗后发现两眼睑水肿,检查心肺无特殊异常,随之又出现多饮、多尿现象,再次转入中国人民解放军总医院第六医学中心行 MRI 检查发现鞍区又出现多囊性肿瘤并突入第三脑室(图 7.8)。

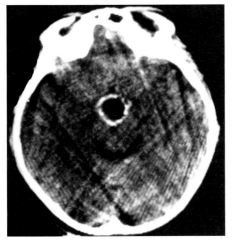

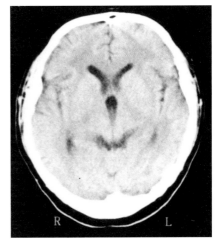

图 7.6　行脑室腹腔分流术并立体定向内放疗后 3 个月脑 CT 复查显示肿瘤明显缩小,脑积水消失

图 7.7　术后 10 个月 CT 复查显示肿瘤消失

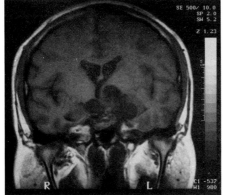

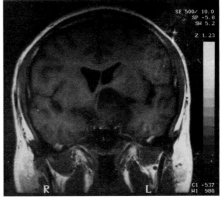

图 7.8　11 年后再次复查显示肿瘤复发呈多囊性

于 1998 年 2 月 20 日在 CT 引导下先行鞍区较大囊肿抽液分次内放疗手术,手术经过顺利,抽出淡黄色囊液 20ml,注入 ^{32}P 1.2mCi,显示三个囊腔互不相通,术后休息 1 周,症状有改善。又于 2 月 28 日进行再次 CT 引导下对另一鞍区囊肿穿刺,又抽出囊液 30ml,注入 ^{32}P 1.25mCi。手术经过顺利,患者意识清楚,自觉头痛减轻,视力有好转,但术后 2h 患者体温突然升高,寒战,几分钟后意识不清,转入昏迷。随即右侧肢体出现抽搐,经降温、气管插管、抗惊厥、脱水等综合性抢救治疗,病情无改善。患者于 24h 后自主呼吸停止,72h 后多中枢衰竭死亡。

本例的诊治过程显示,下丘脑受病变影响,出现几次压迫加重与缓解的变化,表现出急性下丘脑损害甚至衰竭的过程。今后在此类病变治疗时应特别重视对下丘脑功能的保护与监测。

第三节　颅内占位症状和体征

颅内占位症状常见于肿瘤向鞍上发展至一定程度或侵及第三脑室患者,特别是肿瘤压迫或堵塞室间孔导致脑脊液循环障碍或脑积水时可引起颅内压升高症状。肿瘤占位效应及脑积水引起的颅内高压症状并无特异性,一般表现为头痛、恶心、呕吐、食欲缺乏等,少数表现为视神经乳头水肿及一侧或双侧的展神经麻痹,偶尔也发生偏瘫、癫痫及其他脑神经损伤症状。

肿瘤导致占位效应、颅内压升高或肿瘤刺激硬脑膜可能是产生这些症状的主要原因。头痛有时是儿童患者的唯一主诉。头痛多表现为双颞部持续性胀痛,早期头痛可自行或对症治疗后缓解。随着颅内压逐渐升高,症状逐渐加重。室间孔被颅咽管瘤堵塞可引起颅内压急剧升高,头痛加重并伴有呕吐,甚至出现昏迷。

与头痛、头晕类似,恶心、呕吐也是颅内肿瘤和其他占位性疾病常见的非特异性症状,尤其颅内压持续升高时常见。当颅咽管瘤引起脑脊液循环障碍时,除囟门未闭的婴儿能在初期部分缓解颅内压升高外,其他年龄段的患者颅内压升高可呈不同程度的加重。在颅内压升高的初期,呕吐后,头痛、头晕可缓解,同时此期的呕吐多表现为不典型的非喷射状呕吐,呕吐物多为胃内容物,少数因有上消化道出血而混有咖啡色液体。

笔者早期(1991 年前)统计的 125 例颅咽管瘤患者中,5 例伴有上消化道出血。如患者表现为典型的喷射状呕吐,则表明颅内压升高已达相当严重的程度,此时查体多可发现患者有视神经乳头水肿和颈强直等脑膜刺激症状。

下面是颅咽管瘤引起第三脑室阻塞后治疗的病例。

患者,男,30 岁,因头痛、头晕、恶心、呕吐 5 个月,加重 2 周入院。患者于入院前 5 个月无任何原因开始出现头痛、头晕,休息或对症治疗后可缓解,2 周后症状逐渐加重,伴恶心、呕吐、食欲缺乏。以后症状呈进行性加重,有时伴复视。入院前 2 周症状加重,存在明显头痛,呕吐剧烈,不能进食。近 2 天患者呈嗜睡状态。经 MRI 扫描显示鞍区囊性占位病变突入第三脑室并导致严重梗阻性脑积水,先行脑室腹腔分流术后,再行立体定向颅咽管瘤囊液穿刺内放疗,术后症状基本消失。1 年后复查 CT 显示肿瘤明显缩小,脑室系统恢复正常，已恢复原工作。

第四节 其他相关症状和体征

颅咽管瘤所导致的精神神经症状并非罕见，包括精神症状、癫痫和神经反射亢进或反射异常等。当颅咽管瘤侵犯额叶、颞叶或颅内压严重升高时，则患者可能会出现精神症状，表现为神志淡漠或狂躁。

在统计的 125 例颅咽管瘤中，发现淡漠、嗜睡、睡眠增多、记忆力改变、定向力变化、情绪异常等为 15 例（12%），该症状出现频率位于头痛、头晕、恶心、呕吐、视觉改变及月经异常之后。颅咽管瘤引起癫痫的比例不大，其机制不详，可能与颅咽管瘤侵犯颞叶、下丘脑和边缘系统有关。

颅咽管瘤向后发展压迫中脑大脑脚，可引起一侧或双侧肢体（或躯体）出现神经反射亢进或病理反射，表现为肱二头肌反射亢进、膝反射亢进、踝阵挛、Babinski 征、Hoffmann 征、Oppenheim 症等病理征阳性等。

另外，颅咽管瘤向颅前窝底发展，可以导致嗅神经受损，嗅觉丧失，Petito 统计中有 4 例，占 1.7%。笔者的 125 例统计组中，记录有嗅觉丧失者 4 例，占 3.2%，这提示嗅觉丧失也不可忽视。

颅咽管瘤引起听力下降甚至失聪虽不多见，但也有报道。目前可查到的文献中只有 5 例颅后窝巨大颅咽管瘤导致患儿失聪的报道。听力障碍被认为更多发生于复发的颅后窝颅咽管瘤，而原发的颅后窝颅咽管瘤更多地表现为鞍上区神经组织受压迫症状。

因此，对于听力障碍的患儿，除了考虑一般的先天性或后天性听觉系统疾病外，也应该想到颅内肿瘤特别是颅咽管瘤的可能。而据目前已有资料看，颅后窝颅咽管瘤约有 1/3 可造成一侧或双侧的听力障碍，此比例甚至较该部位的胶质瘤导致的听力障碍概率还要高。

1976 年 Petito 列举了 241 例颅咽管瘤患者的临床症状及其相应频率，见表 7-1，此表所列症状与我国学者相关报道基本一致。

表 7-1 颅咽管瘤患者症状与体征频率表

症状与体征	数量	百分比（%）
头痛	188	78.0
视觉改变	172	71.4
月经异常	87	36.1
恶心和（或）呕吐	83	34.4
激素异常	77	32.0
视神经乳头水肿	61	25.3
嗜睡	46	19.1
自主行为紊乱	25	10.4
偏瘫	18	7.5
痉挛、癫痫	17	7.1

续表

症状与体征	数量	百分比（%）
尿崩症	15	6.2
反射亢进、异常反射	6	2.5
颈僵硬或疼痛	4	1.7
展神经麻痹	1	0.4
嗅觉丧失	1	0.4
舞蹈征	1	0.4
去大脑强直	1	0.4
无症状	5	2.1
共计	241	100

总之，视功能改变、内分泌改变和头痛是该肿瘤的特异性临床症状。三者兼备者必须高度怀疑颅内肿瘤，其中以颅咽管瘤最为可能。

中国人民解放军总医院第六医学中心 630 例（内放疗组）颅咽管瘤的临床表现症状与体征频率统计见表 7-2。

表 7-2 颅咽管瘤患者主要症状与体征

症状与体征	例数	百分比（%）
头痛、头晕、倦怠、无力	615	97.62
视力损害或视野缺损	600	95.24
多饮、多尿、体温不稳	450	71.43
内分泌紊乱	200	31.75
发育停止、肥胖	70	11.11
垂体功能低下	90	14.29
血糖升高	40	6.35
朦胧与嗜睡	75	11.90
颅内压高、恶心、呕吐	195	30.95
精神障碍	60	9.52
癫痫症状	50	7.94
侧偏体征	80	12.70
一侧动眼神经瘫及复视	70	11.11
小脑体征	35	5.56
反射亢进或异常	80	12.70
共计	630	100

（李明昌 李雪松 穆林森）

参 考 文 献

苟泽辉，彭玉兰，2018. 颅咽管瘤术中超声表现 1 例. 中国医学影像技术，34（6）：835.

郭莹，钟历勇，2016. 儿童与青少年期颅咽管瘤患者神经内分泌功能受损特点比较研究. 中华内分泌代谢杂志，32（7）：579-583.

蒋紫娟，成月花，2017. 1 例颅咽管瘤患者术后并发被害妄想的护理. 中华护理杂志，52（6）：754-756.

金凯，赵刚，王育波，等，2017. 原发性颅内软骨肉瘤 2 例报告及文献复习. 吉林大学学报（医学版），43（6）：1256-1259.

李靖，任亚娟，左春慧，等，2016. 颅咽管瘤术后水钠代谢紊乱的护理. 北京医学，38（2）：172-175.

刘洋，卢琳，龚凤英，等，2017. 炎症与鞍区肿瘤的研究进展. 医学综述，23（16）：3174-3178.

刘雨春，崔红培，2018. 经额外侧锁孔入路手术切除鞍区颅咽管瘤临床分析. 中国实用神经疾病杂志，21（18）：2033-2038.

陆永建，薛庆澄，1984. 颅咽管瘤的早期诊断和治疗. 天津医药，（4）：195-199.

路帅宾，于在涛，李鹏波，等，2018. 初发颅咽管瘤患者术后长期生命质量的影响因素. 中华神经外科杂志，34（9）：910-914.

马学毅，史轶繁，1983. 颅咽管瘤的内分泌功能紊乱（56 例临床分析）. 北京医学，（2）：75-78.

许律西，孙绿茵，陈兴荣，1998. 颅咽管瘤长期误诊为精神分裂症一例. 中华精神科杂志，（1）：42.

张晓梅，雷帅臣，邓刚，等，2012. 以眼部病变为首发症状的颅内病变临床分析. 医药前沿，2（10）：206-207.

张志梅，张倩辉，朱亚军，等，2018. 颅咽管瘤术后甲状腺功能减退转归为甲状腺功能亢进 1 例. 疑难病杂志，17（4）：417-418.

Azizi AA，Hessler K，Leiss U，et al，2017. From symptom to diagnosis-the prediagnostic symptomatic interval of pediatric central nervous system tumors in Austria. Pediatr Neurol，76：27-36.

Berk K，Powirtowska M，Korzeniecka-Kozerska A，2018. Micturition disorders as the first symptom of multiple pituitary hormone deficiency caused by craniopharyngioma. J Paediatr Child Health，54（1）：105-106.

Connolly ES Jr，Winfree CJ，Carmel PW，1997. Giant posterior fossa cystic craniopharyngiomas presenting with hearing loss. Report of three cases and review of the literature. Surg Neurol，47（3）：291-299.

Ersahin Y，Yurtseven T，Ozgiray E，et al，2005. Craniopharyngiomas in children：turkey experience. Childs Nerv Syst，21（8-9）：766-772.

Feletti A，Marton E，Mazzucco GM，et al，2010. Amaurosis in infancy due to craniopharyngioma：a not-exceptional but often misdiagnosed symptom. Neurosurg Focus，28（4）：E7.

Fjalldal S，Holmer H，Rylander L，et al，2013. Hypothalamic involvement predicts cognitive performance and psychosocial health in long-term survivors of childhood craniopharyngioma. J Clin Endocrinol Metab，98（8）：3253-3262.

Grkovic D，Barisic S，2016. Postoperative visual recovery following surgical treatment of craniopharygiomas. Med Pregl，69（3-4）：79-84.

Haraguchi K，Morimoto S，Tanooka A，et al，2000. Craniopharyngioma presenting a symptom of pituitary apoplexy and hyponatremia：a case report. No Shinkei Geka，28（12）：1111-1115.

Hernandez-Estrada RA，Kshettry VR，Vogel AN，et al，2017. Cholesterol granulomas presenting as sellar masses：a similar，but clinically distinct entity from craniopharyngioma and Rathke's cleft cyst. Pituitary，20（3）：325-332.

Hoffmann A，Boekhoff S，Gebhardt U，et al，2015. History before diagnosis in childhood craniopharyngioma：associations with initial presentation and long-term prognosis. Eur J Endocrinol，173（6）：853-862.

Jung TY，Jung S，Moon KS，et al，2010. Endocrinological outcomes of pediatric craniopharyngiomas with anatomical pituitary stalk preservation：preliminary study. Pediatr Neurosurg，46（3）：205-212.

Larijani B，Bastanhagh MH，Pajouhi M，et al，2004. Presentation and outcome of 93 cases of craniopharyngioma. Eur J Cancer Care，13（1）：11-15.

Lee YY，Wong TT，Fang YT，et al，2008. Comparison of hypothalamopituitary axis dysfunction of intrasellar and third ventricular craniopharyngiomas in children. Brain Dev，30（3）：189-194.

Manley PE，McKendrick K，McGillicudy M，et al，2012. Sleep dysfunction in long term survivors of craniopharyngioma. J Neurooncol，108（3）：543-549.

Muller H，2018. Craniopharyngioma - a chronic disease. Swiss Med Wkly，148：w14548.

Ni W，Shi X，2018. Interventions for the treatment of craniopharyngioma-related hypothalamic obesity：a systematic review. World Neurosurg，118：e59-e71.

Nishio Y，Takashima S，Taguchi Y，et al，2001. A case of craniopharyngioma with chemical meningitis as an initial symptom. No To Shinkei，53（10）：957-960.

Pastuszak Z，Tomczykiewicz K，Piusinska-Macoch R，et al，2015. The occurrence of tumors of the central nervous system in a clinical observation. Pol Merkur Lekarski，38（224）：88-92.

Patel VS，Thamboo A，Quon J，et al，2017. Outcomes after endoscopic endonasal resection of craniopharyngiomas in the pediatric population. World Neurosurg，108：6-14.

Peterson RK，Ashford JM，Scott SM，et al，2018. Predicting parental distress among children newly diagnosed with craniopharyngioma. Pediatr Blood & Cancer，65（10）：e27287.

Rostami E，Witt Nystrom P，Libard S，et al，2017. Recurrent papillary craniopharyngioma with BRAFV600E mutation treated with neoadjuvant-targeted therapy. Acta Neurochir（Wien），159（11）：2217-2221.

Shirane R，Ching-Chan S，Kusaka Y，et al，2002. Surgical outcomes in 31 patients with craniopharyngiomas extending outside the suprasellar cistern：an evaluation of the frontobasal interhemispheric approach. J Neurosurg，96（4）：704-712.

Taylor M，Couto-Silva AC，Adan L，et al，2012. Hypothalamic-pituitary lesions in pediatric patients：endocrine symptoms often precede neuro-ophthalmic presenting symptoms. J Pediatr，161（5）：855-863.

Wan MJ，Zapotocky M，Bouffet E，et al，2018. Long-term visual outcomes of craniopharyngioma in children. J Neurooncol，137（3）：645-651.

Webb SM，2018. Clinical outcomes of childhood craniopharyngioma：can we do better? Endocrine，62（1）：1-2.

Younus I，Forbes JA，Ordonez-Rubiano EG，et al，2018. Radiation therapy rather than prior surgery reduces extent of resection during endonasal endoscopic reoperation for craniopharyngioma. Acta Neurochir（Wien），160（7）：1425-1431.

第八章　颅咽管瘤的辅助检查

第一节　头 颅 平 片

在 CT 和 MRI 应用以前，头部 X 线平片和脑室造影是检查脑瘤最重要的辅助手段，其中脑室造影属于有创检查，但使用的含碘造影剂有可能导致患者发生较严重的过敏反应，使得此项检查比较烦琐，风险也相对较大。

随着神经解剖成像技术的进步，脑室造影帮助确诊颅咽管瘤的方法已被彻底淘汰，头部 X 线平片检查的应用已逐渐减少，但平片仍可为诊断和鉴别诊断提供很有意义的资料，2/3 的成人患者和超过 90% 的儿童患者可以在普通 X 线平片中显示颅内异常。其中，85% 的儿童患者和 40% 的成人患者可分别被检测到有钙化。总体来说，80% ～ 90% 的患者头颅平片有异常改变，主要表现在以下 3 个方面。

（1）蝶鞍部钙化斑：头颅平片可很好地显示颅咽管瘤的钙化，有文献报道此钙化很常见。约 2/3 的患者可见鞍内和（或）鞍上有钙化斑，钙化易发生于 30 岁以下患者，儿童钙化率较成人高 1 倍以上，达 80% ～ 90%，而鞍区其他类型的肿瘤则很少出现钙化。钙化多呈不规则斑片状，也可为分散的点状，个别囊壁钙化表现为弧线形或蛋壳形，可出现肿瘤的轮廓。X 线平片上所见的钙化率较实际为低，平片未见钙化的常于手术中或在镜下见到。X 线平片上鞍区钙化出现较早，有的是在出现症状前拍摄头颅平片时偶然发现。

（2）蝶鞍改变：肿瘤逐渐增大可致蝶鞍扩大或破坏，但程度常与肿瘤大小不相称，见于 35% 左右的患者。肿瘤向鞍上生长，多压迫后床突及鞍背，使其从上而下发生骨质萎缩、破坏，故后床突常变尖、脱钙或消失。鞍背变短，蝶鞍口前后径扩大，呈扁平状，蝶鞍常呈盆形或碟形扩大，少数呈球形扩大。如肿瘤发生在鞍内，则出现垂体腺瘤的 X 线改变。但肿瘤位于鞍上高位者，蝶鞍未受影响，也可无蝶鞍变化。

（3）颅内压增高症：肿瘤增大导致颅内压增高后，头颅平片可表现颅内压增高症，即颅缝分离、指压迹增多、蝶鞍后床突吸收等。其约见于 60% 的患者，以儿童多见。

第二节　头 颅 CT 和 MRI 检查

当前 CT 和 MRI 扫描检查已经成为辅助诊断颅咽管瘤的首选检查手段。头颅 CT 平扫及增强扫描是简便而快捷的检测手段，CT 在确定肿瘤钙化及区别颅咽管瘤是囊性还是实性时一般优于 MRI，而 MRI 检查可更好地显示肿瘤轮廓、三维空间及肿瘤和其周边的位置关系，是手术治疗前不可缺少的定位手段。

术前 CT 和 MRI 两种检查缺一不可，笔者主张常规进行 CT 和 MRI 检查。而且 CT 和

MRI 检查也是术后确定颅咽管瘤切除范围及是否有残留和颅咽管瘤复发的主要方法。其中增强 CT 扫描的意义较大。有学者依据儿童术后增强 CT 影像将术后残留的颅咽管瘤分为 5 级。

颅咽管瘤在 CT 检查中常表现为鞍区较规则的圆形或椭圆形占位，CT 值高低与密度变化和肿瘤内容物成分有关。实性瘤体往往表现高或中等密度，实性部分及囊壁 CT 平扫呈等密度。实性肿瘤的钙化不规则，可表现为围绕肿瘤周边的一圈高密度影外，也可表现为肿瘤内部的散点状或片状高密度斑块。增强扫描后可见中等均匀强化或线状强化。囊性颅咽管瘤的囊液则表现为类似脑脊液信号的低密度，含胆固醇结晶或脂类物质多呈更低密度，CT 值可达 10HU 左右。囊性颅咽管瘤的钙化在 CT 上多表现为围绕囊液周围的环形密度增高影，囊壁可见小斑点状钙化或斑片状钙化。

128 层多平面三维重建 CT 诊断颅咽管瘤具有一定优势，较好地补充了常规 5mm 层厚的 CT 图像扫描的不足，可局部放大，任意斜面切割、旋转及鞍区颅骨薄层重建，获取对病变周围的显微结构最佳的图像性能显示，评判颅底骨质或蝶鞍扩大情况，明确肿瘤位置、质地、生长方式、钙化情况及毗邻间脑、脑干等结构的关系。薄层 CT 扫描能更好地了解肿瘤钙化分布，增强 CT 可判断肿瘤与血管关系，三维重建 CT 图像数据可以和 DSA、MRI 等融合，辨明肿瘤、钙化、血管、脑组织、骨质五者之间的关系（图 8.1）。

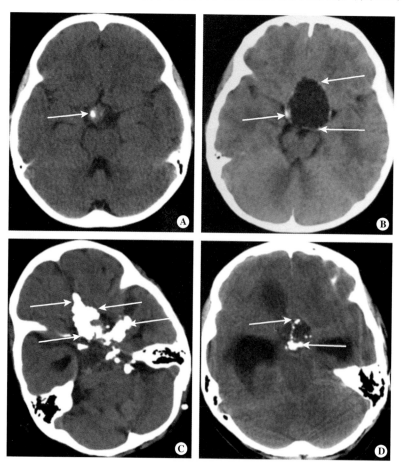

图 8.1   颅咽管瘤钙化的 CT 表现

A. 鞍区点状钙化；B. 环状钙化；C. 片状钙化；D. 蛋壳样钙化

　　MRI 检查对颅咽管瘤的诊断具有独特的价值，其最大的优势为无骨伪影，又可以清楚显示病变与邻近脑组织结构的关系。颅咽管瘤中的 T_1 MRI 信号多变，可以是高信号、等信号、低信号或混杂信号，而 T_2 信号则较一致，多为长 T_2 信号。显示肿瘤坏死组织时为 T_1 低信号 T_2 高信号，显示丰富的胆固醇结晶时为 T_1 高信号 T_2 低信号，显示角蛋白碎屑和实体瘤时为 T_1 等信号 T_2 高信号，显示正铁血红蛋白时 T_1、T_2 均为高信号，显示钙化时 T_1、T_2 均为低信号。增强扫描，囊性颅咽管瘤及囊实混杂的颅咽管瘤的囊性部分常见边缘强化、囊内不强化，是因为肿瘤细胞周围间质微血管最多，许多微血管分布在沿肿瘤边缘的柱状基底细胞，而在中间网状星形细胞层微血管少见，钙化和小囊集中区域无微血管。

　　颅咽管瘤 MRI 信号变化多样与其病理发生和瘤内内容物成分多少相一致，囊液中含有蛋白质、胆固醇、含铁血红素和钙类，成分含量的比例与 MRI 信号密切相关。笔者曾经分析了经病理检查证实的颅咽管瘤 CT 片 55 份、MRI 片 58 份：CT 影像表现为等密度者 4 例，高密度者 13 例，低密度者 31 例，混杂密度者 7 例，有钙化者 35 例，其中儿童患者钙化者 24 例；MRI 影像表现为长 T_1 长 T_2 者 27 例，短 T_1 长 T_2 者 16 例，等 T_1 长 T_2 者 8 例，短 T_1 混杂 T_2 者 6 例，长 T_1 短 T_2 者 1 例。

　　MRI 的三维影像常可清晰地显示颅咽管瘤沿组织间隙扩张式生长的特点及肿瘤与垂体、视交叉、下丘脑及第三脑室的空间位置关系。如果 MRI 和（或）CT 确定有鞍区囊性占位且垂体可辨，则一般可考虑为颅咽管瘤。阅读 MRI 片时，可依据下列影像表现特点分析判断垂体柄和视交叉的方向和位置：第三脑室前端受压移位和乳头体移位方向、冠状面囊壁顶端近似横向走行光滑的条索状影、矢状位扫描见囊壁前方光滑锐利的条索状影等征象（图 8.2、图 8.3）。

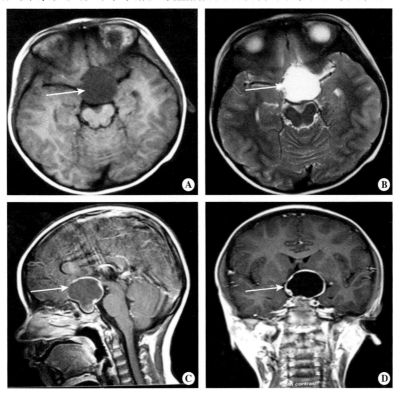

图 8.2　囊性颅咽管瘤的 MRI 表现

A. 囊液呈 T_1 低信号；B. 囊液呈 T_2 高信号；C、D. 囊壁呈环状强化

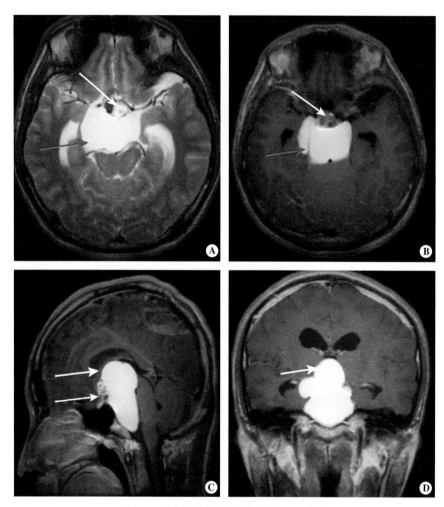

图 8.3　囊实混合性颅咽管瘤的 MRI 表现

A. MR T_1 加权像，囊液呈高信号（白色箭头），实体肿瘤呈等信号（红色箭头）；B. MR T_2 加权像，囊液呈高信号（白色箭头），
实体肿瘤呈等信号（红色箭头）；C、D. MR 增强扫描显示实体肿瘤明显强化

　　CT 和 MRI 影像学图像可以明确显示颅咽管瘤生长方向，对脑组织形成压迫的部位和程度，是囊性还是实体，是否合并脑积水，这都将有助于医师对治疗方案的制订、手术入路和肿瘤切除程度的选择和判断。一组 58 份 MRI 和 55 份 CT 扫描图像中，肿瘤突入第三脑室内者 28 例，合并脑积水者 29 例。

　　值得注意的是，当颅咽管瘤向颅前窝、颅中窝、颅后窝甚至鼻腔内生长时，其影像学表现可以很不典型。例如，有学者报道，1 例鞍上颅咽管瘤向第三脑室内生长，其 MRI 影像特征为 T_1、T_2 和质子像均表现为高信号的主影像，对诊断造成困难。各种类型的颅咽管瘤在神经解剖成像学上的表现特征图像见图 8.4，附鞍区颅咽管瘤向各部位生长特点（根据一组 450 例统计分析）。

　　近年来，随着 3.0T MRI 的应用，一些新的脑肿瘤功能成像技术，如弥散加权成像（diffusion weighted imaging，DWI）、弥散张量成像（diffusion tensor imaging，DTI）、

脑功能磁共振成像（brain functional MRI，fMRI）、灌注加权成像（perfusion weighted imaging，PWI）、磁共振波谱（magnetic resonance spectroscopy，MRS）、磁敏感加权成像（susceptibility weighted imaging，SWI）等飞速发展，可以观察和描述脑肿瘤微观结构，帮助鉴别颅脑肿瘤和非肿瘤性病变。

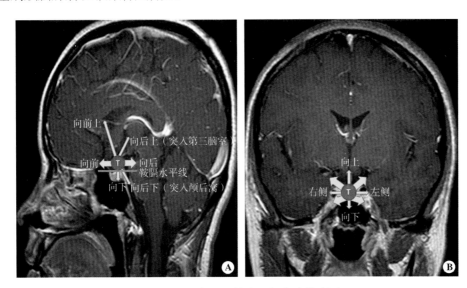

图 8.4　450 例颅咽管瘤生长方式模式图

　　例如，使用功能磁共振成像（fMRI）与视野检查观察颅咽管瘤等视路疾病患者视网膜拓扑投射的分布，fMRI 检查结果与常规视野计检查的结果有很好的对应关系，可以反映视路疾病患者的视野缺损对应的皮质反应。楔形刺激的功能图像显示，初级视皮质的极角拓扑投射的空间序列与视野相反。距状裂下方的视皮质主要对应对侧上方视野，距状裂上方主要对应对侧下方视野。刺激患眼不能诱导出与相应视野缺损相关的初级视皮质的激活，存在相应视皮质反应的减少。

　　液体衰减反转恢复（fluid attenuated inversion recovery，FLAIR）因颅咽管瘤囊液含水，而呈低信号、稍低信号，且水分子运动不受限制，因此 DWI 上病灶表现为低信号。颅咽管瘤镜下多见出血和钙化，因此在 SWI 上表现为低信号。FLAIR 病灶多表现为低信号、稍低信号；实性颅咽管瘤病灶整体 DWI 上均表现为低信号，边界清晰。SWI 上病灶内或边缘可见条状或斑片状低信号区，代表出血和钙化。

　　H-MRS 是一种无创的分子影像学技术而被广泛地应用于鉴别颅内肿瘤。Chernov 等对 40 例鞍上肿瘤患者的 MRS 分析表明，H-MRS 能够为首次诊断提供有价值的信息，并且还可能有效地应用于这些病变的鉴别诊断。在 H-MRS 上，颅咽管瘤多出现 Lip 峰，无明显的 NAA 峰和 Cho 峰缺乏，这与肿瘤还有一定的脂质成分有关。王运韬报道 4 例可见较高的 Lip 峰和 Lac 峰及较低的 Cho 峰、NAA 峰；2 例无明显 Cho 峰、NAA 峰，也无 Lip 峰，但出现 Lac 峰，推测可能是肿瘤细胞由于缺氧而发生无氧酵解，产生过多乳酸的缘故。但是，目前对 H-MRS 用于鞍上肿瘤的鉴别价值仍然存在争议，临床上应该结合常规 MRI 进行综合分析。

　　SWI 是一种以 T_2 加权梯度回波序列作为基础，根据不同组织间的磁敏感性差异提供对比增强机制的新技术。钙化对于颅咽管瘤及其他颅内病变的诊断和鉴别诊断是十分重要的征象，但其在常规 MR 序列（T_1WI、T_2WI）上信号表现各异，不能明确鉴别。SWI 利用不同组织间的磁敏感性差异形成图像对比，可同时获得幅度图、相位图像（图8.5）。SWI 对磁场的不均匀性很敏感，由于血液中的大多数产物如脱氧血红蛋白、正铁血红蛋白和含铁血黄素等都为顺磁性物质，在相位图上表现为高信号；SWI 图像中表现为明显的低信号，SWI 能较常规 MR 序列更清晰、敏锐地显示出血部位；相位图对于磁场中磁敏感性不同的物质敏感，使引起局部磁场变化的物质得以突出地显示。血液代谢产物、铁质沉积等顺磁性物质相位呈负向偏移，在校正相位图上表现为低信号；而钙化为抗磁性物质，相位为正向偏移，在校正相位图上表现为高信号，据此可以鉴别出血灶与钙化灶，对于颅咽管瘤与其他颅内病变的鉴别诊断具有十分重要的价值。

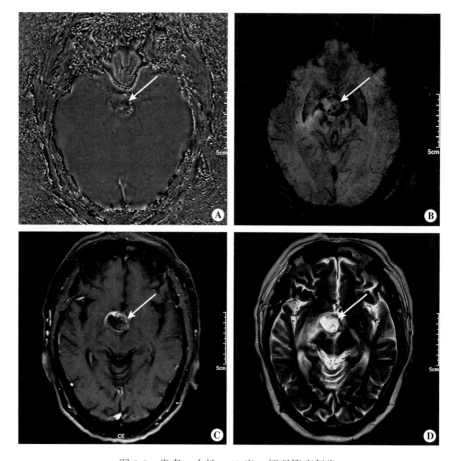

图 8.5　患者，女性，60 岁，颅咽管瘤复发

A. 磁敏感加权成像相位图，钙化相位为正向偏移，表现为高信号；B. 磁敏感加权成像幅度图；C. T_1 增强囊液呈低信号；
D. T_2 液呈高信号

第三节　脑血管造影及其他影像学检查

　　脑血管造影检查诊断颅咽管瘤并无特异性，不是颅咽管瘤的常规检查项目。但是，脑血管造影有助于排除鞍区血管性疾病，帮助术者评估颅咽管瘤的血供来源，指导治疗。目前，脑血管造影的操作路径一般不再采用并发症较高、危险性较大的颈动脉穿刺术，多选择有创的经股动脉或桡动脉穿刺全脑血管数字减影术（DSA）或无创简便易行的 CT 血管成像（CTA）、磁共振血管成像（MRA）等。

　　需要指明的是，DSA 是侵袭性检查方法，对于某些临床尚难以区分的脑血管性病变（如动脉瘤）与脑肿瘤（包括颅咽管瘤），或颅咽管瘤合并烟雾病、动脉瘤等血管性病变，三维 DSA 是鉴别颅咽管瘤和血管性疾病的金标准，特异性高。只在需要与侵及鞍区（颈内动脉虹吸部或大脑前动脉起始段）的巨大动脉瘤相鉴别时才实施这项特殊的检查。

　　Okuyama 报道，9 例前交通动脉瘤患者合并 2 例颅咽管瘤的病例中，应用 MRA 视神经三维影像可以通过磁共振的表面遮盖显示法（shaped surface display，SSD）技术，快速辨别动脉瘤和颅咽管瘤合并的病例，而不需要行有创的 DSA 检查。

　　鞍区肿瘤血管造影的主要征象是大脑前动脉向上向后移位。如肿瘤向后生长，基底动脉则后移位；如肿瘤长入第三脑室，则可出现脑积水型的血管改变，即侧裂动脉向外上移位，大脑前动脉垂直上移。

　　多层螺旋 CT（multi-slice CT，MSCT）、脑血管 CTA 及容积显示（volume rendering，VR）成像技术等在脑血管造影方面具有优势，多层螺旋 CT 扫描仪是于 1998 年新开发应用的计算机成像系统，由于在长轴方向设置了多排探测器，因而在一次扫描旋转过程中可同时获得 4 个层面以上的数据图像，扫描机架采用间接传动技术，可在 0.5s 内完成 1 周旋转扫描，因而 MSCT 扫描速度明显提高。

　　与单层螺旋 CT 相比，MSCT 具有扫描速度快、扫描层薄、扫描范围大、图像清晰等优点，非常适于进行 CTA 检查，能获得较为纯粹的动脉期血管图像，并且减少了造影剂的总量。颅咽管瘤属乏血供肿瘤，由于肿瘤强化程度差，VR 图像也不能如实显示肿瘤的大小，因此应结合横断图像进行诊断和测量，才能获得较为准确的数据。

　　气脑造影及同位素脑室造影是侵袭性较大的检查，常可显示鞍上肿瘤导致的鞍区变化，如视交叉池抬高或消失、第三脑室前部充盈缺损等。如室间孔被堵塞，其还可显示第三脑室充盈缺损及侧脑室扩大，这是肿瘤充满第三脑室，阻塞 Monro 孔，导致脑脊液循环障碍所致。

　　由于 CT 和 MRI 技术可高度清晰、立体化地显示鞍区肿瘤，不仅无创、可精确对肿瘤定位，还可能根据肿瘤形态特点及其与邻近组织结构的位置关系对肿瘤进行较准确的定位诊断，其优点非传统气脑造影和同位素脑室造影可比，一经问世和普及，后者即很快被淘汰，现在很少有人采用气脑造影和同位素脑室造影进行鞍区肿瘤的辅助诊断。

　　PET/SPECT、脑电图检查对颅咽管瘤诊断也有帮助，但无特异性，可辅助鞍区疾病鉴别诊断（图 8.6）。

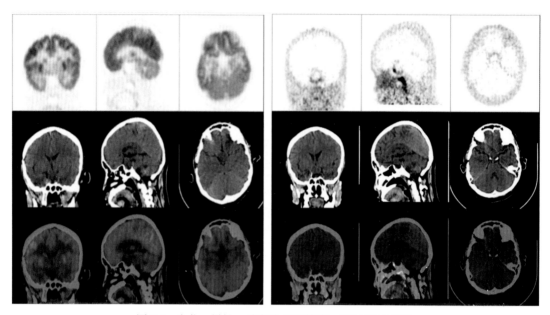

图 8.6　患儿，男性，诊断为颅咽管瘤，鞍区 PET 扫描

此图由中国人民解放军总医院第六医学中心核医学科梁英魁副主任提供

第四节　内分泌功能检查

治疗前详尽的内分泌功能评价是制订治疗计划、估计术后可能出现的问题及并发症发生率不可缺少的重要指标。其包括患者饮水与排尿量，血电解质，血和尿的渗透压，早晨基础血皮质醇水平，基础甲状腺功能，生长激素水平，成人及青春期患者的黄体生成素、卵泡刺激素及催乳素水平等。

德国 J. Honegger 提供了一套较全面而又严格的颅咽管瘤患者治疗前内分泌功能检测方案，具体如下。

一、腺垂体功能评价

1. 基础指标　包括血清皮质醇（cortisol）、促甲状腺素（TSH）、黄体生成素（LH）、卵泡刺激素（FSH）、催乳素（PRL）、T_3、T_4 及雌激素（E_2，女）和睾酮（男）等。

2. 应激指标　包括促肾上腺皮质激素释放激素（ACTH）刺激后血皮质醇、促甲状腺素释放激素（TRH）刺激后血 TSH、促性激素释放激素（LH-RH）刺激后血 LH 和 FSH 及胰岛素刺激后血生长激素（GH）。

具体方法：使用 250μg ACTH、200μg TRH、100μg LH-RH 静脉推注，30min 后抽取静脉血检查。结果判定：ACTH 刺激后，皮质醇水平低于 18μg/dl 或较基础值上升少于 7μg/dl 者判断为肾上腺功能低下；甲状腺激素水平低于正常下限伴有对 TRH 刺激不敏感，判断为甲状腺功能减退；LH-RH 刺激后 LH 较基础值上升不足 3 倍和 FSH 较基础值上升不足 2 倍者判断为性腺功能低下；生长激素缺乏则定义为胰岛素耐受试验后 GH 值低于 7ng/ml。胰岛素刺激试验比较复杂，具体操作步骤如下：抽血前先在肘前静脉插管，抽血查基础激素值后，迅速静脉推注胰岛素 0.1 ～ 0.3U/kg 体重，分别于药物注射后 30min、45min、60min、90min 和 120min 抽血检查激素，抽血检查基础值的时间以上午 9：00 较理想。该方法可以检查刺激后皮质醇和生长激素。

但由于该方法刺激后皮质醇激素的测定结果与 ACTH 刺激试验相关性良好，而后者又省事、省时、副作用少，因此，检测刺激后皮质醇不再使用胰岛素刺激试验，仅在检测生长激素时使用该方法。全垂体功能低下的诊断依据是：除了催乳素外，所有腺垂体分泌激素水平均低下，对于未到发育阶段的儿童患者可以不考虑生长激素和性激素指标（因为患者发育前该指标可以很低）。

二、神经垂体功能

神经垂体功能主要是检测患者的饮水量和排尿量，监测血浆渗透压和尿渗透压。正常血浆渗透压为 280 ～ 295mOsm/kg，尿渗透压至少应 2 倍于该值。接受手术疗法的患者，术前和术后 1 周及手术后 3 个月评估必须接受所有内分泌检查。除了以上化验指标外，身高异常、便秘或大便次数减少、脉率降低及女性的月经周期异常等也是考察的重要指标。辅助检查还可发现，心电图各导联均呈低电压，且 P 波宽而低平，血压偏低，血红蛋白偏低等特点。

（张红波　熊晓星　陈谦学　郑奎宏　于　新）

参 考 文 献

陈婉琪，2015. 垂体大腺瘤的 1H-MRS 及 T1ρWI 的初步研究. 广州：南方医科大学.

戴慧，李建军，漆剑频，等，2010. 颅咽管瘤的 MRI 表现及病理分析. 放射学实践，25（4）：389-392.

戴平丰，胡吉波，周晓俊，等，2002. 颅咽管瘤的 MRI 信号模式. 临床放射学杂志，21（4）：260-263.

江楠楠，朱敏，孙海辉，等，2012. 鞍区占位性病变的 MRI 诊断及鉴别诊断. 上海医学影像，21（2）：131-134.

姜亮，殷信道，2015. 磁共振功能成像在脑肿瘤诊断中的应用价值. 中国 CT 和 MRI 杂志，（1）：112-115.

荆晶，许兵强，段少银，等，2014. 颈内动脉 - 眼动脉区域常见病变的 CT、MR 影像表现. 中华解剖与临床杂志，19（3）：200-203.

李红英，渐楠，2014. 鞍区囊性病变的 CT、MRI 诊断. 磁共振成像，（3）：170-173.

刘年元，韩福刚，张玉忠，等，2015. 鞍区实性颅咽管瘤的 MR 诊断. 临床放射学杂志，34（8）：1322-1324.

漆松涛，潘军，2002. 垂体柄的影像学辨认在颅咽管瘤手术中的意义. 第一军医大学学报，22（6）：569-571.

沈旭中，汤伟军，叶纹，等，2010. 视路疾病患者脑功能性磁共振成像初步观察. 中华眼底病杂志，26（4）：343-348.

唐兴，印弘，张斌，等，2014.MRI 在鞍区毛细胞型星形细胞瘤和颅咽管瘤鉴别诊断中的应用. 实用放射学杂志，30（3）：390-393，398.

王芳芳，张敏鸽，胡粟，等，2012. 最大似然法在鞍区囊性病变 MRI 诊断中的价值初探. 放射学实践，27（3）：284-288.

王全，包礼杰，孙臣义，等，2013.3.0TMR 在颅咽管瘤诊断中的价值探讨. 中国医疗设备，28（2）：133-134.

王小红，2012. 鞍区肿瘤 MRI 诊断及鉴别诊断探讨. 临床和实验医学杂志，11（19）：1561-1562.

王运韬，廖江，曹喜生，等，2014. 颅咽管瘤的 MRI 诊断与临床病理对照. 功能与分子医学影像学杂志（电子版），3（2）：38-42.

肖德勇，王守森，赵琳，等，2013."液 - 液平面"征象在鞍区病变中的鉴别诊断价值. 中华神经外科杂志，29（8）：776-

780.

严定芳，陈军，刘金欢，等，2011. 颅咽管瘤的 MRI 诊断及误诊分析. 中华临床医师杂志（电子版），5（10）：2935-2939.

张志强，张强，2015. 颅咽管瘤的影像学表现与临床病理分析. 中国煤炭工业医学杂志，18（11）：1881-1885.

赵彩蕾，干芸根，谢晟，等，2015. 儿童累及下丘脑肿瘤的临床及 MRI 影像学表现. 实用放射学杂志，（2）：189-192.

朱越，2008. 颅咽管瘤磁共振诊断价值. 中国现代医生，46（22）：113，116.

Álvarez Salgado JA，González-Llanos Fernández de Mesa F，Villaseñor Ledezma JJ，et al，2016. Ectopic craniopharyngioma and Gardner's syndrome：case report and literature review. Neurocirugia，28（2）：97-101.

Apps JR，Hutchinson JC，Arthurs OJ，et al，2016. Imaging invasion：micro-CT imaging of adamantinomatous craniopharyngioma highlights cell type specific spatial relationships of tissue invasion. Acta Neuropathol Commun，4（1）：57.

Chernov MF，Kawamata T，Amano K，et al，2009. Possible role of single-voxel（1）H-MRS in differential diagnosis of suprasellar tumors. J Neurooncol，91（2）：191-198.

Hernández-Estrada RA，Kshettry VR，Vogel AN，et al，2017. Cholesterol granulomas presenting as sellar masses：a similar，but clinically distinct entity fromcraniopharyngioma and Rathke's cleft cyst. Pituitary，20（3）：325-332.

Hoffmann A，Boekhoff S，Gebhardt U，et al，2015. History before diagnosis in childhood craniopharyngioma：associations with initial presentation and long-term prognosis. European Journal of Endocrinology，173：853-862.

Jeong TS，Yee GT，Kim NR，2017. Malignant transformation of craniopharyngioma without radiation therapy：case report and review of the literature. J Korean Neurosurg Soc，60（1）：108-113.

Kasuya H，Matsumoto M，Munakata R，et al，2009. Separate demonstration of arterial- and venous-phase by 3D-CT angiography for brain tumors using 64-multidetector row CT：3D-CT arteriography and 3D-CT venography. Fukushima J Med Sci，55（1）：7-22.

Kinoshita Y，Tominaga A，Usui S，et al，2014. A craniopharyngioma with spontaneous involution of a gadolinium-enhanced region on magnetic resonance imaging. Surg Neurol Int，5：128.

Kinoshita Y，Yamasaki F，Tominaga A，et al，2016. Diffusion-weighted imaging and the apparent diffusion coefficient on 3T MR imaging in the differentiation of craniopharyngiomas and germ cell tumors. Neurosurg Rev，39（2）：207-213；discussion 213.

Lakhanpal SK，Glasier CM，James CA，et al，1995. MR and CT diagnosis of carotid pseudoaneurysm in children following surgical resection ofcraniopharyngioma. Pediatr Radiol，25（4）：249-251.

Lee IH，Zan E，Bell WR，et al，2016. Craniopharyngiomas：radiological differentiation of two types. J Korean Neurosurg Soc，59（5）：466-470.

Li Q，Wang C，Xu J，et al，2015. Endovascular treatment for fusiform dilation of internal carotid artery following craniopharyngioma resection：a case illustration. J Child Neurol，30（10）：1354-1364.

Lo AC，Howard AF，Nichol A，et al，2016. A cross-sectional cohort study of cerebrovascular disease and late effects after radiation therapy for craniopharyngioma. Pediatr Blood Cancer，（5）：786-793.

Martinez-Gutierrez JC，D'Andrea MR，Cahill DP，et al，2016. Diagnosis and management of craniopharyngiomas in the era of genomics and targeted therapy. Neurosurg Focus，41（6）：E2.

Mortini P，Gagliardi F，Bailo M，et al，2016. Magnetic resonance imaging as predictor of functional outcome in craniopharyngiomas. Endocrine，51（1）：148-162.

Müller HL，Kaatsch P，Warmuth-Metz M，et al，2003. Childhood craniopharyngioma-diagnostic and therapeutic strategies. Monatsschr Kinderheilkd，151：1056-1063.

Müller HL，2008. Childhood craniopharyngioma. Recent advances in diagnosis，treatment and follow-up. Horm Res，69：193-202.

Nozaki M，Tada M，Matsumoto R，et al，1998. Rare occurrence of inactivating p53 gene mutations in primary non-astrocytic tumors of the central nervous system：reappraisal by yeast functional assay. Acta Neuropathol（Berl），95（3）：291-296.

Ogilvy-Stewart A，Ryder W，Gattamaneni H，et al，1992. Growth hormone and tumour recurrence. BMJ，304：1601-1605.

Okamoto H，Harada K，Uozumi T，et al，1985. Spontaneous rupture of a craniopharyngioma cyst. Surg Neurol，24：507-510.

Okuyama T，Fukuyama A，Fukuyama K，et al，2005. Three-dimensional imaging of the optic nerve using magnetic resonance angiography-application to anterior communicating artery aneurysm and craniopharingioma. No Shinkei Geka，33（4）：351-5.

Palevsky PM，1998. Hypernatremia. Semin Nephrol，18：20-30.

Patrick BS，Smith RR，Bailey TO，1974. Aseptic meningitis due to spontaneous rupture of craniopharyngioma cyst case report. J Neurosurg，41：387-390.

Petito CK，DeGirolami U，Earle KM，1976. Craniopharyngiomas：a clinical and pathological review. Cancer，37（4）：1944-1952.

Phillip M, Moran O, Lazar L, 2002. Growth without growth hormone. J Pediatr Endocrinol Metab, 15 (Suppl 5): 1267-1272.

Pinto G, Bussieres L, Recasens C, et al, 2000. Hormonal factors influencing weight and growth pattern in craniopharyngioma. Horm Res, 53: 163-169.

Plowman PN, Wraith C, Royle N, et al, 1999. Stereotactic radiosurgery IX. Craniopharyngioma: durable complete imaging responses and indications fortreatment. Br J Neurosurg, 13: 352-358.

Pollack IF, Lunsford LD, Slamovits TL, et al, 1988. Stereotaxic intracavitary irradiation for cystic craniopharyngiomas. J Neurosurg, 48: 227-233.

Pollock BE, Lunsford LD, Kondziolka D, et al, 1995. P-32 intracavitary irradiation of cystic craniopharyngiomas: current technique and long-term results. Int J Radiation Oncology Biol Phys, 33: 437-446.

Prasad D, Steiner M, Steiner L, 1995. Gamma knife surgery for craniopharyngioma. Acta Neurochir (Wien), 134 (3-4): 167-176.

Pusey E, Kortman KE, Flannigan BD, et al, 1987. MR of craniopharyngiomas: tumor delineation and characterization. AJNR, 8: 439-444.

Raimondi AJ, 1993. Craniopharyngioma: complications and treatment failures weaken case for aggressive surgery. Crit Rev Neurosurg, 3: 7-24.

Rajan B, Ashley S, Gorman C, et al, 1993. Craniopharyngioma: long-term results following limited surgery and radiotherapy. Radiother Oncol, 26: 1-10.

Regine WF, Mohiuddin M, Kramer S, 1993. Long-term results of pediatric and adult craniopharyngiomas treated with combined surgery and radiation. Radiotherapy and Oncology, 27: 13-21.

Rheinboldt M, Blase J, 2011. Exophytic hypothalamic cavernous malformation mimicking an extra-axial suprasellar mass. Emerg Radiol, 18 (4): 363-367.

Ricarte IF, Funchal BF, Miranda Alves MA, et al, 2015. Symptomatic cerebral vasospasm and delayed cerebral ischemia following transsphenoidal resection of a craniopharyngioma. J Stroke Cerebrovasc Dis, 24 (9): e271-273.

Robertson PL, DaRosso RC, Allen JC, 1997. Improved prognosis of intracranial non-germinoma germ cell tumors with multimodality therapy. J Neurooncol, 32: 71-80.

Rougerie J, 1979. What can be expected from the surgical treatment of craniopharyngiomas in children. Report of 92 cases. Child's Brain, 5: 433-449.

Sadatomo T, Sakoda K, Yamanaka M, et al, 2001. Mazindol administration improved hyperphagia after surgery for craniopharyngioma—case report. Neurol Med Chir, 41: 210-212.

Salford LG, Persson BRR, Brun A, et al, 1993. A new brain tumor therapy combining bleomycin with in vivo electropermeabiliration. Biochem Biophys Res Commun, 194 (2): 938-943.

Samii M, Bini W, 1991. Surgical treatment of craniopharyngiomas. Zentralbl Neurochir, 52: 17-23.

Samii M, Tatagiba M, 2001. Craniopharyngioma//Kae AH, Laws J ER. Brain Tumors. 2nd ed. London: Churchill livingstone: 943-964.

Sarubi JC, Bei H, Adams EF, et al, 2001. Clonal composition of human adamantinomatous craniopharyngiomas and somatic mutation analyses of the patched (PTCH), Gsalpha and Gi2alpha genes. Neurosci Lett, 310 (1): 5-8.

Satoh H, Uozumi T, Arita K, et al, 1993. Spontaneous rupture of craniopharyngioma cysts. A report of five cases and review of the literature. Surg Neurol, 40: 414-419.

Savas A, Erdem A, Tun K, et al, 2000. Fatal toxic effect of bleomycin on brain tissue after intracystic chemotherapy for a craniopharyngioma: case report. Neurosurgery, 46: 213-216.

Shida N, Nakasato N, Mizoi K, et al, 1998. Symptomatic vessel narrowing caused by spontaneous rupture of craniopharyngioma cyst: case report. Neurol Med Chir, 38: 666-668.

Shinohara O, Shinagawa T, Kubota C, et al, 1997. Spontaneous reduction of a recurrent craniopharyngioma in an 8-year-old female patient: case report. Neurosurgery, 41: 1188-1190.

Sims E, Doughty D, Macaulay E, et al, 1999. Stereotactically delivered cranial radiation therapy: a ten-year experience of linac-based radiosurgery in the UK. Clin Oncol, 11 (5): 303-320.

Sipos EP, Tamargo RJ, Epstein JI, et al, 1997. Primary intracerebral small-cell osteosarcoma in an adolescent girl: report of a case. J Neurooncol, 32: 169-174.

Skarin G, Nillius SJ, Ahlsten G, et al, 1984. Induction of male puberty by long-term pulsatile subcutaneous LH-RH therapy. Ups J

Med Sci, 89: 73-80.

Sklor CA, 1994. Craniopharyngioma: endocine squealer of treatement pediatr. Neurosurgery, 21 (Suppl): 120-123.

Skorzewska A, Lal S, Waserman J, et al, 1989. Abnormal food-seeking behavior after surgery for craniopharyngioma. Neuropsychobiology, 21: 17-20.

Sogg RL, Donaldson SS, Yorke CH, 1978. Malignant astrocytoma following radiotherapy of a craniopharyngoima. Case report. J Neurosurg, 48 (4): 622-627.

Soroa R, Heiskanen O, 1986. Craniopharyngioma in finland. Acta Neurochir, 81: 85-89.

Sorva R, 1988. Children with craniopharyngioma. Early growth failure and rapid postoperative weight gain. Acta Paediatr Scand, 77: 587-592.

Steno J, 1985. Microsurgical topography of craniopharyngiomas. Acta Neurochir, 35 (Suppl): 94-100.

Stewart PM, Corrie J, Seckl JR, et al, 1988. A rational approach for assessing the hypothalamo-pituitary-adrenal axis. Lancet, 1: 1208-1210.

Strauss L, Sturm V, Georgi P, et al, 1982. Radiosotope therapy of cystic craniopharyngiomas. Int J Radiat Oncol Biol Phys, 8: 1581-1585.

Sturm V, Wowra B, Clorius J, et al, 1988. Intracavitary irradiation of cystic craniopharyngiomas//Lunsford LD. Modern Steretactic Neurosurgery. Boston: Martinus Nijhoff: 229-233.

Sweet WH, 1976. Radical surgical treatment of craniopharyngioma. Clin Neurosurg, 23: 52-79.

Sweet WH, 2000. Craniopharyngiomas: a summary of data//Schmidek A, Sweet WH. Operative Neurosurgical Techniques. Philadelphia: Saunders WB.

Symon L, Pell MF, Habib AHA, 1991. Radical excision of craniopharyngioma by the temporal route: a review of 50 patients. Br J Neurosurg, 5: 539-549.

Symon L, 1983. Microsurgery of the hypothalamus with special reference to craniopharyngioma. Neurosurg Rev, 6: 43-49.

Szeifert GT, Julow J, Slowik F, et al, 1990. Pathological changes in cystic craniopharyngiomas following intracavital 90yttrium treatment. Acta Neurochir (Wien), 102: 14-18.

Tachibana O, Yamashima T, Yamashita J, et al, 1994. Immunohistochemical expression of chorionic gonadotropin and P-glycoprotein in human pituitary glands and craniopharyngiomas. J Neurosurg, 80: 79-84.

Takahashi H, Nakazawa W, Shimura T, 1982. Evaluation of postoperative intratumoral injection of bleomycin for craniopharyngioma in children. J Neurosurg, 62: 120-127.

Takeuchi K, 1975. A clinical trial of intravenous bleomycin in the 1972 treatment of brain tumors. Int J Clin Pharmacol, 12: 419-426.

Takeuchi K, 1976. Effect of Bleomycin on Brain Tumors. GANN Monograph on Cancer Research, 117-132.

Tanaka S, Nikei H, Manaka S, et al, 1994. A case of malignant lymphoma in the skull base. No Shinkei Geka, 22: 73-78.

Tanaka S, Nishio S, Morioka T, 1989. Radiation-induced osteosarcoma of the sphenoid bone. Neurosurgery, 25: 640-643.

Tarbell NJ, Barnes P, Scott RM, et al, 1994. Advances in radiation therapy for craniopharyngiomas. Pediatr Neurosurg, 21 (Suppl 1): 101-107.

Thapar K, Stefaneanu L, Kovacs K, et al, 1994. Estrogen receptor gene expression in craniopharyngiomas: an in situ hybridization study. Neurosurgery, 35: 1012-1017.

Tounekti O, Pron G, Belehradek J, et al, 1993. Bleomycin, an aptosis-mimetic drug that induces two types of cell death depending on the number of moleucules internalized. Cancer Res, 53: 5462-5469.

Uchino Y, Saeki N, Iwadate Y, et al, 2000. Recurrence of sellar and suprasellar tumors in children treated with hGH—relation to immunohistochemical study on GH receptor. Endocr J, 47 (Suppl): S33-36.

Ujifuku K, Matsuo T, Takeshita T, et al, 2010. Malignant transformation of craniopharyngioma associated with moyamoya syndrome. Neurol Med Chir, 50 (7): 599-603.

Urdaneta N, Chessin H, Fisher JJ, 1976. Pituitary adenomas and craniopharyngiomas: analysis of 99 cases treated with radiation therapy. Int J Radiat Oncol Biol Phys, 1: 895-902.

Ushio Y, Arita N, Yoshimine T, et al, 1987. Glioblastoma after radiotherapy for craniopharyngioma: case report. Neurosurgery, 21: 33-38.

Vajtai I, Kopniczky Z, Buza Z, et al, 2001. Cholesterol granuloma at the sella region: a new method of the differential diagnosis of craniopharyngioma. Orv Hetil, 142: 451-457.

Van den Berge JH, Blaaum G, Breeman WAP, et al, 1992. Intercavitary brachtherapy of cystic craniopharyngiomas. J Neurosurg,

77：545-550.

van Putten JW，Baas P，Codrington H，et al，2001. Activity of single-agent gemcitabine as second-line treatment after previous chemotherapy or radiotherapy in advanced non-small-cell lung cancer. Lung Cancer，33（2-3）：289-298.

Vaquero J，Zurita M，de Oya S，et al，1999. Expression of vascular permeability factor in craniopharyngioma. J Neurosurg，91：831-834.

Voges J，Sturm V，Lehrke R，et al，1997. Cystic craniopharyngioma：long-term results after intracavitary irradiation with stereotactically applied colloidal β-emmitting radioactive sources. Neurosurgery，40（2）：263-270.

Wang L，Shi X，Liu F，et al，2016. Bypass surgery to treat symptomatic fusiform dilation of the internal carotid artery followingcraniopharyngioma resection：report of 2 cases. Neurosurg Focus，41（6）：E17.

Wang YX，Jiang H，He GX，2001. Atypical magnetic resonance imaging findings of craniopharyngioma. Australas Radiol，45（1）：52-57.

Warmuth-Metz M，Gnekow AK，Müller H，et al，2004. Differential diagnosis of suprasellar tumors in children. Klin Pädiatr，216：323-330.

Weiss M，Sutton L，Marcial V，et al，1989. The role of radiation therapy in the management of childhood craniopharyngioma. Int J Radiat Oncol Biol Phys，17：1313-1321.

Wen DY，Seljeskoy EL，Haines SJ，1992. Microsurgical management of craniopharyngiomas. Br J Neurosurg，6：467-474.

Wisoff JH，1994. Surgical management of recurrent craniopharyngiomas. Pediatr Neurosurg，21（suppl 1）：108-113.

Wolf GT，2001. Commentary：phase Ⅲ trial to preserve the larynx：induction chemotherapy and radiotherapy versus concurrent chemotherapy and radiotherapy versus radiotherapy-intergroup trial r91-11. J Clin Oncol，19（Suppl 1）：28S-31S.

Xu J，Zhang S，You C，et al，2006. Microvaseular density and vascular endotheSal growth factor have little correlation with prognosis of craniopharyngioma. Surg Neurol，66（Suppl 1）：s20-s34.

Yamazaki ZI，Muller WEG，Zahn R，1973. Action of bleomycin on programmed synthese influence on enzymatic DNA，RNA and protein synthesis. Biochim Biophys Acta，308：412-421.

Yasargil MG，Curcic M，Kis M，et al，1990. Total removal of craniopharyngiomas approaches and long -term results in 144 patients. J Neurosurg，73：3-11.

Yeom KW，Mitchell LA，Lober RM，et al，2014. Arterial spin-labeled perfusion of pediatric brain tumors. AJNR Am J Neuroradiol，35（2）：395-401.

Yokotani T，Koizumi T，Taniguchi R，et al，1997. Expression of alpha and beta genes of human chorionic gonadotropin in lung cancer. Int J Cancer，71：539-544.

Yoshizawa H，Matsutani M，Miyoshi A，et al，1995. Successful treatment with combined chemotherapy（carboplatin，etoposide，adyiamycin，bleomycin）and radiotherapy for recurrent intracranial malignant germ cell tumor：case report. No Shinkei Geka，23：549-553.

Young SC，Zimmerman RA，Nowell MA，et al，1987. Giant cystic craniopharyngiomas. Neuroradiology，29：468-473.

Yu X，Liu ZH，Tian ZM，et al，1998. CT-guided stereotactic biopsy of deep brain lesions：report of 310 cases. Chin Med J，111：361-363.

Zumkeller W，Saaf M，Rahn T，et al，1991. Demonstration of insulinlike growth factor binding protein in the cyst fluid of patients with craniopharyngioma. Neuroendocrinology，54：196-201.

第九章 颅咽管瘤的诊断和鉴别诊断

本章主要介绍了颅咽管瘤的临床诊断依据，同时阐述了鞍区及其周围好发的其他肿瘤性和非肿瘤性病变的临床特点及辅助检查等内容，以与颅咽管瘤相鉴别。

第一节 颅咽管瘤的诊断

颅咽管瘤的诊断主要依靠临床表现和神经影像学检查，同时患者的生长发育、智力情况和内分泌改变等可辅助诊断。需要注意的是，颅咽管瘤在被确诊之前可能出现较长时间的非特异性的症状，如颅咽管瘤体型体貌、视功能改变、非典型头痛头晕等症状，不容易引起重视，常导致诊断延迟。

根据临床症状如头痛、视功能改变、内分泌改变及其他颅内高压或脑积水症状，不难追踪为脑肿瘤。结合 CT 和 MR 资料显示，鞍区（鞍上、鞍内、鞍旁或鞍内外）圆形或椭圆形占位，囊性病变伴钙化，与垂体、下丘脑和第三脑室的空间位置关系十分密切等特征，以及 X 线平片显示的蝶鞍周围钙化、蝶鞍变异程度轻微等特点，多可诊断为颅咽管瘤。

如果为儿童或青春期前患者，可出现垂体内分泌功能低下、发育迟滞、侏儒症等症状。约 1/3 的患者有尿崩症，表现为多饮、多尿、肥胖、身高及生殖器发育不良等症状。如果CT 及 MR 检查显示鞍区囊性占位，伴有环形钙化，则无论有无视功能改变都应考虑颅咽管瘤的可能。当肿瘤为不规则、多囊或分叶时，较难与该部位多见的表皮样囊肿、脑膜瘤、巨大动脉瘤等疾病相区分。

发生于鞍区部位的多种肿瘤均可能对该区域的垂体、视交叉及下丘脑造成损毁性或压迫性损伤，产生类似颅咽管瘤的临床症状，故需要与颅咽管瘤进行鉴别。常需与颅咽管瘤鉴别的肿瘤包括：鞍区脑膜瘤、下丘脑 - 视神经部位的胶质瘤、颅底中线部位的表皮样囊肿和皮样囊肿、脂肪瘤、下丘脑错构瘤、突破鞍膈并向第三脑室生长的垂体瘤、Rathke 囊肿、鞍区生殖细胞瘤等。另外，炎性病变如垂体或漏斗的脓肿及鞍上巨大颈内动脉瘤等较罕见的疾病也需与之鉴别。下文将容易与颅咽管瘤混淆的常见和不常见的鞍区及颅中窝底疾病及其鉴别要点一一列举。

第二节 颅咽管瘤与蝶鞍区其他肿瘤的鉴别诊断

一、垂体腺瘤

【概述】

垂体腺瘤（pituitary adenoma）是常见的鞍区良性肿瘤，发生率在颅内肿瘤中仅低于胶质细胞瘤和脑膜瘤，垂体腺瘤约占颅内肿瘤的 10%，人群发生率一般为 1/10 万，近年来有增多的趋势。分泌型或非分泌型的垂体腺瘤大多见于 15 岁以后。在大体形态上，垂体腺瘤可分为微腺瘤（直径＜ 1.0cm）、大腺瘤（直径＞ 1.0cm）和巨大腺瘤（直径＞ 3.0cm）。

【临床表现】

垂体中的各种内分泌细胞均可发生为相应的内分泌细胞腺瘤，引起内分泌功能异常。在早期微腺瘤阶段即可出现内分泌功能亢进征象。随着腺瘤的生长，可压迫和侵蚀垂体组织及其周围结构，产生内分泌功能障碍、视力和视野障碍及脑神经受累的表现和脑部症状。

垂体腺瘤临床表现多种多样，功能性垂体腺瘤可表现为肢端肥大症、巨人症、库欣综合征、闭经泌乳综合征或性功能减退，少数人表现为甲状腺功能亢进（简称甲亢）或甲状腺功能减退（简称甲减）；无功能性垂体腺瘤患者则无明显的内分泌功能失调症状，可仅表现为视力视野改变或颅内压增高症。

1. 内分泌表现

（1）催乳素腺瘤：最常见，占垂体腺瘤的 40% ～ 60%，临床上女性以血浆中催乳素（PRL）水平升高，雌激素减少所致的闭经 - 溢乳 - 不育（Forbis-Albright 综合征）为临床特征，重者可出现腋毛及阴毛脱落、皮肤苍白细腻、皮下脂肪增多、乏力、易疲倦、嗜睡及性功能减退等临床表现；男性表现为性功能减退、阳痿、乳腺增生、胡须稀少，重者可出现生殖器萎缩、精子数目减少、不育等。

（2）生长激素腺瘤：占分泌型垂体腺瘤的 20% ～ 30%。由于血浆中生长激素（GH）持续分泌过多，水平升高，早期微腺瘤即可导致全身代谢紊乱，引起骨骼、软组织和内脏器官过度生长等一系列变化。病程较长，进行性发展，在青春期前发病，骨骺尚未融合者，表现为巨人症；成年人骨骺融合者，则表现为肢端肥大症，即面容改变、额头变大、下颌突出、鼻大、唇厚、舌肥厚、发音变粗、手掌变厚、手指变粗。并发症状包括食欲增加、多毛发、皮肤粗糙、色素沉着；重者表现为全身乏力、头痛、关节痛、性功能减退、闭经不育及糖尿病。

（3）促肾上腺皮质激素腺瘤：占垂体腺瘤的 5% ～ 15%。由于垂体腺瘤持续分泌过多促肾上腺皮质激素（ACTH），从而引起肾上腺皮质增生，皮质醇分泌过多，导致全身脂肪、蛋白质代谢异常及水、电解质平衡紊乱，临床主要表现为皮质醇增多症（库欣综合征），即向心性肥胖，重者出现闭经、性欲减退及全身乏力等。

（4）促甲状腺素腺瘤：罕见，约 1%。由于促甲状腺素（TSH）分泌过多，T_3、T_4 升高，表现为甲亢或甲减症状。临床上尚可见甲状腺炎患者经同位素治疗后出现继发性甲减，负反馈引起促甲状腺素腺瘤。

（5）促性腺激素腺瘤：很罕见。由于卵泡刺激素（FSH）和黄体生成素（LH）分泌过多，血浆中激素水平升高，早期可无症状，晚期临床上表现为性功能失调，如阳痿、性欲减退、闭经、不育、睾丸萎缩、精子数目减少。本病很少单独存在，常与其他激素细胞如 PRL 细胞并存。

（6）多分泌功能细胞腺瘤：在临床上指腺瘤内含有 2 种或 2 种以上的分泌激素细胞，有多种内分泌功能失调的混合证候。最常见的是 GH ＋ PRL。其他还有 GH ＋ ACTH、PRL ＋ ACTH、PRL ＋ LH 或 FSH、GH ＋ ACTH ＋ TSH。

（7）无内分泌功能细胞腺瘤：占垂体腺瘤的 20% ～ 35%，多见于中年男性和绝经后女性，以往称垂体嫌色细胞腺瘤，因缺乏血浆激素水平而临床上无明显内分泌失调症状。当肿瘤较大时，患者可出现视交叉压迫症状和颅内压增高症状或伴有垂体功能低下的症状。

2. 头痛 早期约2/3的患者有头痛，主要位于眶后、前额和双颞侧，程度轻，间歇性发作，多由肿瘤直接刺激或颅内压增高引起垂体硬脑膜囊及鞍膈受压所致。当肿瘤突破鞍膈，鞍内压降低，疼痛则可减轻或消失。晚期头痛可由肿瘤向鞍旁发展侵及颅底硬脑膜及血管和压迫三叉神经而引起。少数巨大腺瘤向鞍上发展突入第三脑室，造成室间孔或中脑导水管梗阻，出现颅内压增高时，头痛较剧烈，或肿瘤坏死、出血，肿瘤内压力急剧增高。瘤壁破裂致垂体卒中性蛛网膜下腔出血者表现为突发剧烈头痛，并伴有其他神经系统症状。

3. 视力、视野障碍 多在中晚期出现。早期垂体腺瘤尚未压迫视路，多无视力、视野障碍。随着肿瘤增大，60%～80%的病例可因压迫视路不同部位，而致不同视功能障碍。典型者多为双颞侧偏盲。视路纤维排列典型的为颞上象限先受累，初呈束状缺损，后连成片，先影响红视野，后影响白视野。随着肿瘤增大，依次出现颞下、鼻下、鼻上象限受累，甚至全盲。如肿瘤偏向一侧，出现单眼偏盲或全盲。少数视交叉前置者，肿瘤向鞍后上方发展累及第三脑室，也可无视力、视野障碍。视力障碍严重者多为晚期肿瘤引起视神经萎缩所致。

4. 其他脑神经和脑损害 如肿瘤向后上生长压迫垂体柄和（或）下丘脑，可出现尿崩症和（或）下丘脑功能障碍；如向后上累及第三脑室、室间孔、中脑导水管，可出现头痛、呕吐等颅内压增高症；如肿瘤突破鞍膈，向前方伸展至额叶，可引起精神症状、癫痫、嗅觉障碍；向侧方侵入海绵窦，可发生动眼神经、滑车神经、展神经、三叉神经麻痹，突向颅中窝可引起颞叶癫痫；向后长入脚间池、斜坡压迫脑干，可出现交叉性麻痹、昏迷或去大脑强直等；向下突入蝶窦、鼻腔和鼻咽部，可出现鼻出血、脑脊液漏，并发颅内感染。

5. 垂体卒中（pituitary apoplexy） 最常见于大腺瘤，为急性瘤内出血。瘤体急剧扩大，使鞍膈膨胀，表现为垂体腺瘤患者突然出现剧烈头痛、呕吐；如压迫视交叉，则视力急剧下降，严重者在几分钟内完全失明；两侧海绵窦受压，有球结膜水肿，动眼神经、滑车神经、展神经、三叉神经麻痹，眼球运动受限；血液和坏死的肿瘤组织流入蛛网膜下腔或第三脑室时可有颈强直、头痛等；下丘脑受压可见急性受累症状，如呕吐咖啡样物、高热、血糖升高等；急性垂体功能不全，可出现昏迷、休克。

【辅助检查】

1. X线平片 如瘤体很小，如直径＜5mm的垂体内微腺瘤，蝶鞍可以没有变化，完全正常。随着肿瘤增大，大多有蝶鞍球形扩大的表现，无钙化。鞍底骨质吸收或破坏，后床突鞍背变薄、直立或破坏，甚至出现游离的后床突，前床突和鞍结节也可有骨质吸收。肿瘤生长不对称时，出现"双鞍底"征。

2. CT 表现为鞍内或鞍上高或略高密度病灶。部分瘤内有低密度区，提示有坏死、囊变或陈旧性出血。增强扫描多有强化。垂体微腺瘤需用高分辨率CT冠状增强扫描，在CT平扫时表现为垂体内局部性稀疏的低密度病变，增强后较正常垂体组织强化差，表现为垂体上界上突、垂体柄偏移。垂体卒中瘤内急性出血者可显示圆形、边界清楚的高密度区或高低密度混合区。疑有肿瘤生长进入蝶窦、鼻腔或颞骨锥部时，CT可有助于评估骨质侵蚀情况。

3. MRI 微腺瘤最好用冠状面观察，可见垂体内有异常信号，垂体上缘局灶性对称或不对称上突，垂体柄移位，鞍底下陷或轻微下陷。T_1WI平扫较其正常垂体信号低。增强后正常垂体组织强化较腺瘤更早、更强，而使腺瘤呈低信号。动态增强特别有助于检出小的微腺瘤。最好在动态增强早期观察，注射对比剂后 1 ～ 4min，正常垂体组织的信号强度可能刚开始下降，而腺瘤的强化峰值出现较晚，故正常垂体较微腺瘤信号高。而注射对比剂后延迟 1h，则可显示腺瘤的信号强度较正常垂体组织高。在 T_2WI，腺瘤可能为等信号或高信号（图 9.1、图 9.2）。

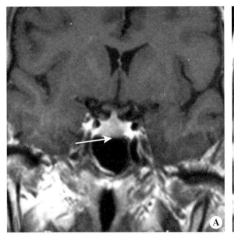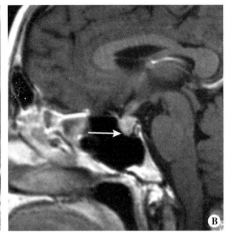

图 9.1　患者，女性，58 岁，头痛、多饮、多尿 3 个月，垂体微腺瘤

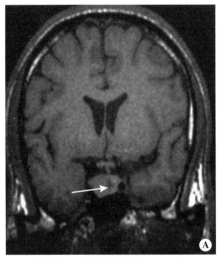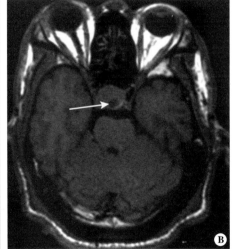

图 9.2　患者，男性，43 岁，肢端肥大症 7 年，垂体微腺瘤

大腺瘤时，鞍内垂体信号消失。瘤体常超出蝶鞍，向鞍上发展，占据鞍上池，呈特征性的"腰"征，可见视神经、视交叉和视束移位、抬高、变薄，甚至突入第三脑室或侧脑室；向两侧发展侵入海绵窦，呈外膨状，邻近的颈内动脉及其分支受压移位或被包绕。出现颈内动脉包裹提示已侵犯海绵窦。排除海绵窦被侵犯的最可靠的征象是肿瘤和海绵窦之间尚有正常的垂体组织。肿瘤向下可突入蝶窦。大部分大腺瘤与微腺瘤有相同的信号特征而强化不同。大腺瘤可有长 T_1、长 T_2 的囊性变区域。实体者 T_1、T_2 和质子密度加权像表

现与脑组织等信号。囊变与坏死区呈长 T_1、长 T_2 信号。垂体卒中瘤内出血除急性期外，在所有成像序列中均呈高信号；后期血液产物可见血块分层（图 9.3～图 9.8）。

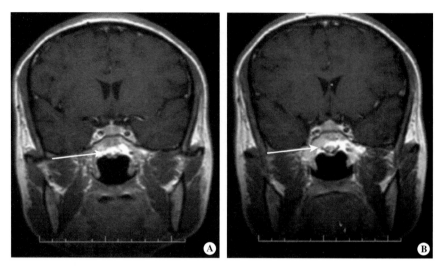

图 9.3　患者，女性，33 岁，四肢乏力 2 年，头痛、失眠 1 个月，垂体腺瘤

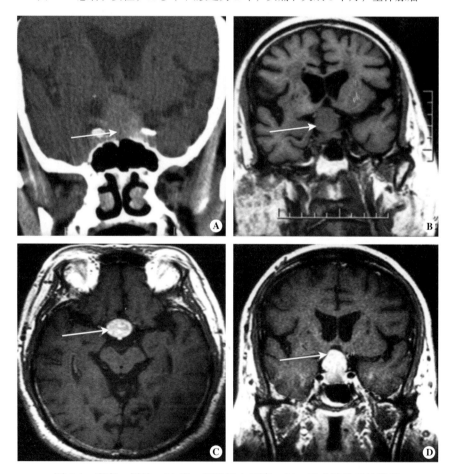

图 9.4　患者，男性，71 岁，双眼视力下降 1 年，无功能性垂体腺瘤

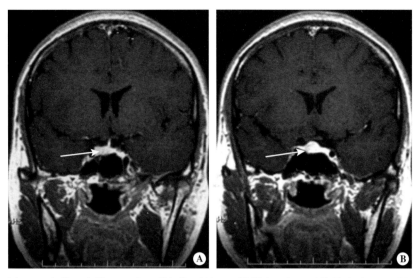

图 9.5　患者，女性，27 岁，月经期延长，经量增多 1 年，垂体腺瘤（PRL 型）

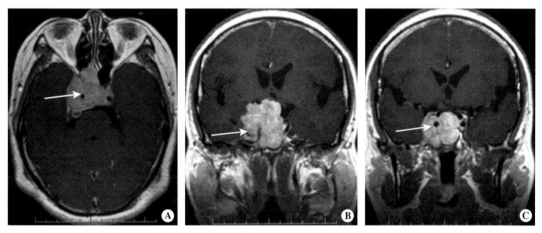

图 9.6　患者，女性，47 岁，停经 15 年，泌乳 10 年，头痛、眼胀 3 天，巨大垂体腺瘤（侵及海绵窦，
包绕颈内动脉）

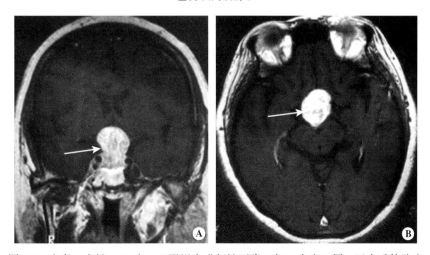

图 9.7　患者，女性，60 岁，双眼视力进行性下降 1 年，头痛 1 周，巨大垂体腺瘤

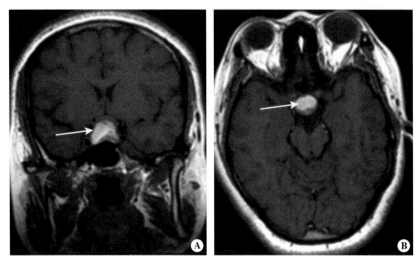

图 9.8　患者，女性，33 岁，月经稀少伴泌乳 2 年，PRL 型垂体腺瘤伴垂体卒中

4. 血管造影　一般不进行血管造影检查，其主要征象为前循环动脉移位、上抬或包绕等。对于可疑垂体腺瘤合并动脉瘤等，CTA、MRA、DSA 可辅助明确诊断。

【与颅咽管瘤鉴别要点】

成年人出现垂体功能障碍、双颞侧偏盲、视神经乳头原发性萎缩、蝶鞍球形扩大，应首先考虑垂体腺瘤。颅咽管瘤发病年龄较轻，多在 20 岁以前发病，但也有成年后发病者。垂体腺瘤不论分泌型或非分泌型，大多见于 15 岁以后，一般不产生颅内压增高的症状，肿瘤压迫视交叉造成视野改变比较典型，常有典型的双颞侧偏盲，无生长发育迟缓，眼底如有改变，均为原发性视神经萎缩，也有多饮、多尿表现，但尿量不太多，尿比重不低。蝶鞍大多呈球形扩大而无钙化。颅咽管瘤的尿崩症表现为尿量多、尿比重低，半数患者可出现视神经乳头水肿和继发性萎缩，鞍区及鞍上钙化。垂体腺瘤 CT 多表现为实性，无钙化，而颅咽管瘤的显著特点是 CT 显示有钙化，MRI 信号多变，囊壁呈环形强化或不均匀强化。

二、鞍结节脑膜瘤

【概述】

鞍结节脑膜瘤（tuberculum sellae meningioma）为鞍上脑膜瘤（suprasellar meningioma）中最常见的一种，后者尚包括起源于前床突、鞍膈和蝶骨平台的脑膜瘤。鞍结节脑膜瘤占颅内脑膜瘤的 4% ～ 10%，居第 4 位，在鞍区肿瘤中居第 3 位。其多见于成年人，发病年龄为 21 ～ 68 岁，平均为 49 岁。女性多见，约为男性的 2 倍。

【临床表现】

该病临床上几乎都有不同程度的视力、视野障碍，其中 80% 以上以视力障碍为首发症状，其视力多呈缓慢的进行性减退，视力损害的程度与肿瘤大小不成比例。单侧视力障碍占 55%，双侧视力障碍占 45%。双眼有不对称、不规则的视野缺损，可表现为双颞侧偏盲或单眼失明，另一只眼颞侧偏盲多见，占 70%。该病也可表现为单眼视力、视野基本正常，另一只眼颞侧偏盲。眼底视神经乳头原发性萎缩多见，可高达 80%，还可表现为双眼视神经乳头萎缩。

头痛为另一常见症状，50% 以上患者有头痛病史。早期较轻，多以额颞部为主，也可以表现为眼眶、双颞部疼痛。晚期引起颅内压增高者，头痛加剧。

早期一般无内分泌功能障碍，少数患者至晚期才出现垂体内分泌障碍和下丘脑损害症状，如性欲减退、阳痿和闭经等。

少数病例表现为精神障碍，如嗜睡、记忆力减退、焦虑等，可能与肿瘤压迫额叶底面有关。个别患者还可出现嗅觉减退或丧失、癫痫，动眼神经、三叉神经麻痹，锥体束征和 Foster-Kennedy 综合征。

【辅助检查】

1. X 线平片　约 50% 的患者头颅平片可以有阳性发现，可显示鞍结节、蝶鞍前壁及其附近的蝶骨平台骨质增生，甚至呈结节增生，可累及前床突与蝶骨小翼。但有时 X 线平片可见鞍背骨质吸收或破坏。蝶鞍一般正常不扩大，偶尔可见垂体窝变大，类似垂体瘤的表现。钙化少见。X 线平片如发现视神经孔与眶上裂扩大，多表明肿瘤向视神经孔和眶上裂生长。

2. 脑血管造影　如肿瘤较小，则不一定有血管移位征象。中等以上大小的肿瘤，可出现大脑前动脉第一段及前交通动脉向上、向后移位。脑膜瘤有供血动脉及肿瘤血管染色，通常眼动脉可增粗并有分支向鞍结节肿瘤供血。典型征象是，正位像显示大脑前动脉水平段抬高，双侧前动脉起始段合成半圆形。有时于鞍结节处可见由微血管构成的肿瘤轮廓，或以鞍结节为中心的放射状异常血管影。

3. CT　多为鞍上均匀等密度或高密度实性团块病灶，增强扫描显示肿瘤影像均匀一致的明显强化，很少有囊性变。骨窗像可见鞍结节骨质密度增高或降低。冠状扫描可以判断肿瘤与蝶鞍、视交叉的关系。

4. MRI　显示 T_1WI 呈较为均匀的信号，稍低于周围脑组织；但长 T_2 的肿瘤内常因有斑块样的低信号区，呈不均匀信号，这是该处肿瘤血供丰富的结果。肿瘤主要位于鞍上且偏前，与正常垂体组织之间有间隙；也可见肿瘤位于鞍上池内、垂体上方，基底位于鞍结节，多数向后上方发展较显著，可见特征性的"燕尾或脑膜尾"征（图 9.9）。

【与颅咽管瘤鉴别要点】

鞍结节脑膜瘤好发于成年人，少见垂体内分泌障碍和下丘脑损害症状。早期无内分泌变化，无尿崩症。一般首先侵袭视器，引起视力或视野改变，双颞侧偏盲较少，多为一只眼颞侧偏盲，视神经乳头原发性萎缩，然后才有垂体内分泌功能障碍的症状，其典型特点是有视力、视野严重障碍，但垂体-下丘脑功能却基本正常。蝶鞍多无明显改变，无蝶鞍扩大。常有鞍结节部位的骨质增生或破坏，累及前床突和蝶骨小翼，很少有钙化，基底位于鞍结节。脑血管造影有明显染色，眼动脉有分支穿过颅底供应鞍结节及其附近组织，常可见由鞍结节向后上方呈放射状。CT 或 MR 增强扫描一般表现均匀一致的明显强化。

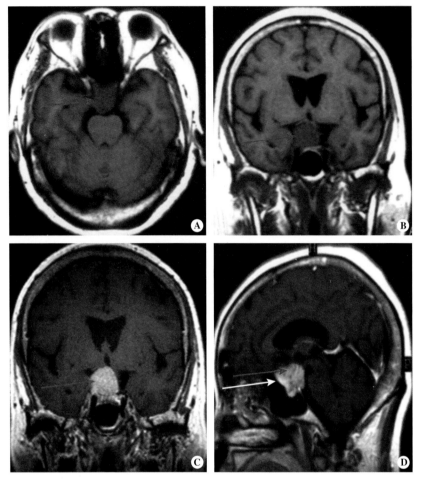

图 9.9　患者，女性，64 岁，右侧面瘫伴口齿不清 1 个月，鞍结节脑膜瘤（红色箭头），脑膜尾征（白色箭头）

三、鞍上生殖细胞瘤

【概述】

鞍上生殖细胞瘤（suprasellar germinoma）既往又称异位松果体瘤，在鞍区肿瘤中居第 4 位。鞍上生殖细胞瘤可生长在鞍上、垂体柄或下丘脑。由于缺乏包膜，肿瘤可种植到蛛网膜下腔和脑室系统。本病多见于儿童及青春期，70% 的患者年龄分布在 7 ～ 20 岁。女性多于男性，男女之比约为 1 : 2。

【临床表现】

神经垂体功能障碍比较突出，尿崩症常为大多数患者首发和长期的唯一症状，表现为多饮、多尿，每天尿量为 3000 ～ 5000ml，甚至高达 10 000ml。

随着肿瘤生长，视力障碍和视野缺损逐渐出现，多数为双颞侧偏盲或同向性偏盲，或视野向心性缩小，也可表现为一只眼失明，另一只眼颞侧偏盲等。眼底检查显示视神经乳头呈原发性或继发性萎缩。

累及垂体可造成腺垂体功能低下，患者可出现性欲减退等症状，儿童期发病可出现发育迟滞，多表现为身材矮小伴消瘦，有时出现性早熟症状。

少数患者有发热、呼吸改变。头痛多位于额部，半数以上伴有恶心和呕吐。有的患者可出现动眼神经、滑车神经功能障碍。部分患者可出现颅内压增高。

【辅助检查】

1. X线平片　大多数患者蝶鞍正常，极少数扩大或破坏，鞍上多无钙化，但个别患者可见鞍上钙化。有些病例可表现为颅内压增高症状。

2. 脑血管造影　表现为鞍上占位征象。

3. CT　可见鞍区类圆形高密度或稍高密度区，边界清楚，质地均匀一致，偶见内有散在钙化点，无囊变，增强扫描高密度区可见全部明显均匀强化或部分强化。发生室管膜或室管膜下转移时，侧脑室和第三脑室周围出现带状高密度影。

4. MRI　一般密度均匀，无坏死、囊性变、钙化和出血，表现为等或长 T_1 和 T_2 异常信号影。极少数囊变区显示更长 T_1 和 T_2 信号。由于肿瘤起源于下丘脑，肿瘤生长部位多在第三脑室和漏斗结合部，可向鞍膈上下浸润，增强扫描显示病变明显强化。室管膜或室管膜下肿瘤转移播散病灶也明显强化（图9.10）。

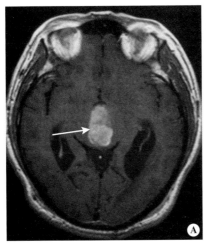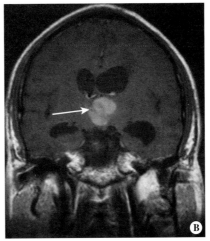

图9.10　患者，男性，48岁，言语混乱，步态不稳1个月，鞍上生殖细胞瘤

【与颅咽管瘤鉴别要点】

凡儿童及青春期患者存在长期不愈的尿崩症，久之又出现腺垂体及神经垂体功能障碍，并伴有视野颞侧偏盲及原发性视神经乳头萎缩者，应首先考虑为鞍上生殖细胞瘤。其中尿崩症症状突出，发生率高达75%，且均为首发症状，并可有性早熟表现。肿瘤无囊变，蝶鞍多正常，罕有钙化，可侵入鞍内，但与垂体之间有界线。颅咽管瘤约1/3的患者有尿崩症，其中1/10为首发症状；垂体内分泌激素测定表现为水平正常或低下。其鉴别诊断可依赖实验室检查，因为生殖细胞瘤的血清和脑脊液中可检测到β-hCG特异性升高，而颅咽管瘤只是在囊液中可能有该激素异常。垂体功能检查并动态观察也是确诊生殖细胞瘤的可靠手段。

四、视神经－视交叉部神经胶质瘤

【概述】

儿童视神经－视交叉部神经胶质瘤（optic pathway glioma）多为分化良好、级别较低的星形细胞瘤；而在成年人，肿瘤多呈侵袭性，伴出血、坏死，可见异形细胞、假栅栏和众多异常分裂象。视神经－视交叉部神经胶质瘤发源于视交叉、视神经及下丘脑的神经胶质细胞，以星形胶质细胞多见，其他包括多形性胶质母细胞瘤、少突胶质细胞瘤、室管膜瘤和混合性胶质瘤。发源于下丘脑的胶质瘤向下发展可压迫视神经或视交叉，发源于视交叉的胶质瘤则可向上侵入下丘脑。临床上少见，约占儿童颅内肿瘤的4%。本病多发于儿童及青年，发病年龄为7～20岁，患者中约3/4年龄小于12岁。

【临床表现】

多数患者以视力、视野改变为主，常为单侧视力减退，逐步累及对侧。随着肿瘤增大，患者可出现视野改变和单侧突眼等临床表现。同向偏盲和一只眼失明，另一只眼视野部分缺损的情况也常见。单侧视神经胶质瘤患者的主要表现为患侧眼球突出，大多向外、向下，患侧视力障碍、视野缩小及视神经乳头水肿，而视神经乳头多呈原发性萎缩。一般无眼球运动障碍，常合并梗阻性脑积水所致视力减退，双侧减退的程度常不一致。

头痛多位于额颞部，常为首发症状，并伴恶心、呕吐。

内分泌障碍症状少见，肿瘤侵犯下丘脑和垂体，患者可出现下丘脑－垂体功能障碍，临床表现为闭经、性欲减退、多饮、多尿、嗜睡及肥胖等。

【辅助检查】

1. X线平片 蝶鞍多正常，有时蝶鞍扩大，多数无钙化，偶在鞍上可见钙化斑。肿瘤如为颅内眶型，常有眼球突出，可见到双侧视神经孔不等大，患侧较正常侧扩大。

2. CT 肿瘤生长多不规则，为等或低密度病灶，可沿视神经、视束浸润，受累视神经增粗。可见囊性变，罕有钙化。增强扫描呈不均匀强化、轻度强化或无强化。

3. MRI 肿瘤呈哑铃形，等T_1、等T_2信号，或略长T_1、T_2信号，增强扫描可见轻度或中度强化。受累视神经呈梭形增粗肿大，可发生于眶内或颅内，也可同时受累。发生于颅内者可累及视交叉，甚至累及对侧视神经及同侧视束。如继续生长，则可向第三脑室前部或鞍上发展。

【与颅咽管瘤鉴别要点】

视神经－视交叉部神经胶质瘤也好发于儿童及青春期，内分泌障碍症状少见。视力、视野受损明显，一般自一侧视神经生长，且表现为单眼症状。常有眼球突出，一侧或两侧视神经管扩大是重要的诊断依据，视交叉显著增粗，强化明显。视交叉直径大于6mm，激素治疗症状不改善时考虑视交叉胶质瘤。垂体内分泌功能测定多为正常。

五、胆　脂　瘤

【概述】

颅内胆脂瘤（表皮样囊肿）是由胚胎时期残余的外胚层皮肤组织发展起来的。鞍区为好发部位之一，多生长在颅底或鞍旁。肿瘤可位于硬脑膜下或硬脑膜外，但以前者最多见，为分叶状，边缘类似扇贝，有包绕或在正常神经结构中缓慢生长的趋势。临床上少见，在颅内肿瘤中占 0.7%～2%。其常见于成年人，最多发于 30～50 岁人群，其高峰年龄为 40 岁。男性略多于女性，或无明显性别差异。

【临床表现】

位于鞍上的肿瘤可压迫视觉神经纤维，造成进行性视力减退和视野缺损（多为双颞侧偏盲），为早期的主要临床表现，一般病情进展缓慢，发生严重视力减退和失明者较少见。久之肿瘤可引起视神经乳头原发性萎缩。少数患者可有内分泌功能障碍，表现为性功能减退、多饮、多尿及下丘脑损害的其他症状。

肿瘤向前发展可出现额叶症状，向后突入第三脑室者可有颅内压增高症状；肿瘤位于鞍旁者常向颅中窝扩展，有时因肿瘤累及三叉神经节而主要表现为三叉神经痛，也可同时出现面部感觉麻木、颞肌与咬肌无力；如果同时累及颅中窝、颅后窝，可有不同程度的动眼神经、滑车脑神经或三叉神经受累的表现，并可产生脑积水。

【辅助检查】

1. X 线平片　显示颅底有骨质破坏，蝶鞍正常或扩大，眶上裂、视神经孔、前床突处有骨质吸收。位于鞍旁的胆脂瘤有时累及三叉神经，岩骨尖可有骨质吸收。

2. CT　呈低密度影像，CT 值多为负值，稍高于脑脊液密度，偶可见少许边缘钙化。可沿脑池生长，边界清楚但不规则，无强化。少数表现为混合密度或高密度影，为囊内出血或囊内容物皂化。

3. MRI　因其含脂性成分较多，常呈短或长 T_1、长 T_2 信号，且可出现不均匀信号，无强化。在 T_1WI 和 T_2WI 上，信号强度等于或稍高于脑脊液信号强度。质子密度像则稍高于脑脊液信号。MRS 可显示囊肿内脂质情况，有些含有可溶性脂质多，T_1 和 T_2 呈高信号，称为白色表皮样囊肿。有些表皮样囊肿内脂质少，呈 T_1 和 T_2 低信号，而胆固醇结晶、钙化及陈旧性出血较多，称为黑素表皮样囊肿。DWI 一般表现为高信号，具有特征性。

【与颅咽管瘤鉴别要点】

颅内胆脂瘤的临床特点为病史长，视力减退缓慢进展，出现原发性视神经萎缩和双颞侧偏盲，下丘脑-垂体功能常正常。个别患者有性功能减退、多饮、多尿等垂体损害症状。肿瘤向额叶发展者可出现额叶症状，向后突入第三脑室者阻塞室间孔时可出现颅内压增高症状、累及大脑脚者可出现锥体束征。颅骨平片显示蝶鞍正常，视神经孔、视交叉沟等可有局限性破坏。垂体内分泌测定多为正常。在镜下胆脂瘤外层为结缔组织，内壁为复层鳞状上皮及脱落的角化物并成层排列，以与颅咽管瘤相鉴别。尽管如此，当肿瘤完全位于鞍内（罕见），信号不典型时，颅内胆脂瘤与颅咽管瘤难以鉴别。CT 呈负值，低密度，颅咽管瘤呈等或低密度。MRI 不强化，DWI 呈高信号，颅咽管瘤呈低信号，环形强化或不均匀强化。

六、皮样囊肿

【概述】

皮样囊肿（dermoid cyst）是一种先天性肿瘤，常见于鞍区及脑桥周围。发生率低于表皮样囊肿，两者的比例为 1 ∶（4 ～ 10），仅占颅内肿瘤的 0.1% ～ 0.7%。皮样囊肿常见于青少年和儿童。男女发生率无差异，但有文献报道男孩多见。

【临床表现】

病程较长，位于鞍区者可出现视力、视野障碍。随肿瘤生长，晚期可出现内分泌功能障碍及颅内压增高症状。

【辅助检查】

1. X 线平片　可发现鞍区骨质缺损或局限性骨质侵蚀。

2. CT　表现为圆形或类圆形低密度影，边界清楚，可有钙化，一般不强化。个别患者边缘可见有轻微强化。

3. MRI　显示混杂信号，肿瘤实质呈短 T_1 高信号，钙化部位为低信号。在 T_1WI 上常可见肿瘤内脂肪的高信号，偶见脂 - 液平面。钙化可为无信号区，CT 显示更清楚。

皮样囊肿破裂时，内容物涌入蛛网膜下腔和脑室导致化学性脑膜炎，在脑脊液内可见多个边界清楚的脂肪微粒，CT 为低脂肪密度，T_1WI 为高信号。

【与颅咽管瘤鉴别要点】

一般无明显内分泌症状，很少有颅内压增高症状。蝶鞍正常，有钙化。皮样囊肿 MRI 呈脂质信号，壁厚不强化，而颅咽管瘤有强化，信号多变。

七、畸　胎　瘤

【概述】

畸胎瘤（teratoma）较少见，占颅内肿瘤的 0.2% ～ 1%，多见于青少年，一般见于 30 岁以下。女性多于男性，但有文献报道男性多于女性。

【临床表现】

症状不典型。患者常出现视力、视野损害，尿崩症和垂体功能低下。

【辅助检查】

1. X 线平片　发现鞍区有骨骼成分，个别患者有牙齿影像。

2. CT　肿瘤密度不均匀，多呈高密度，可有部分囊性混杂密度影和钙化或牙齿等更高密度影，边界清楚。增强扫描实质性部分可强化。

3. MRI　短 T_1 高信号，瘤内有低信号。最大特点是肿瘤呈不均质信号，多种成分混杂。

【与颅咽管瘤鉴别要点】

畸胎瘤与颅咽管瘤也不易鉴别。如果局限于鞍内，畸胎瘤常须手术中确诊，瘤内出现骨骼和牙齿时可辅助诊断。颅咽管瘤呈环形强化或不均匀强化。

八、下丘脑错构瘤

【概述】

下丘脑错构瘤（hypothalamic hamartoma）又称下丘脑神经元错构瘤（hypothalamic neuronal hamartoma）或灰结节错构瘤（hamartoma of the tuber cinereum），是一种罕见的

先天性脑组织发育异常性病变，多起自灰结节和乳头体。下丘脑错构瘤并非真正的肿瘤，由大小不同、似灰质样的异位脑组织构成，常起源于灰结节和乳头体，有蒂或无蒂与之相连，伸向后下方，进入脚间池，有时突入第三脑室，偶可位于视交叉前，或游离于脚间池。下丘脑错构瘤可独立存在，或同时伴有单个或多个脑和脑外先天性畸形，包括胼胝体缺如、视-隔发育不良、灰质异位、微小脑回畸形、大脑半球发育不良、囊肿、多指、面部畸形及心脏缺陷等。此病临床上很罕见，确切的发生率尚无统计。本病多于儿童早期发病，女性略多于男性。

【临床表现】

有蒂的错构瘤主要表现为性早熟，而无蒂的则多以痴笑样癫痫（gelastic epilepsy）为主。导致单纯性早熟的下丘脑错构瘤一般体积较小，直径＜1.5cm者多为性早熟；而直径＞1.5cm者多有痴笑样癫痫。

1. 痴笑样癫痫 是一种以发笑为主要表现的部分性癫痫，主要起源于颞叶。下丘脑错构瘤的痴笑样癫痫为间脑性癫痫，起源于下丘脑。痴笑样癫痫常在儿童早期发病，多为新生儿期；以后随年龄增长而发作逐渐频繁，持续时间延长，并且可出现各种类型的癫痫，如局限性发作、复杂部分性发作、强直阵挛性发作、跌倒发作和其他伴有棘慢波的癫痫类型，可同时伴有认知障碍。痴笑样癫痫常短暂发作（＜30秒），特征为与患者平时发出不成比例的重复性暴发样笑，伴有相同的脑电图如明确位于下丘脑的低电压慢波，继之为快速棘波放电，其频率进行性下降，其变异型常是一个持续时间较长的棘波放电。

诊断痴笑样癫痫应符合下述指标：①发笑具有反复发作性及刻板性；②无外界诱因；③可伴发其他类型的癫痫；④发作期或间期脑电图有癫痫表现。痴笑样癫痫为真正的间脑性癫痫发作，目前认为下丘脑错构瘤是真正的致痫灶，其发病机制尚不明确，一般认为是肿瘤对边缘系统的机械性压迫所致。

2. 性早熟 多数性早熟是脑源性的，性早熟中43%的男孩及14%的女孩是源于脑功能失常，多为下丘脑错构瘤；其次为下丘脑星形细胞瘤、松果体区肿瘤；少数为脑积水、脑炎、颅咽管瘤及鞍上囊肿。

性早熟常表现为生长发育快。男性患儿声音变粗、阴茎和睾丸增大、易勃起、面部出现痤疮、脾气较急躁等；女性患儿表现为乳房发育、乳头及小阴唇有色素沉着、阴道出现分泌物、月经来潮、出现阴毛等。骨龄明显超过实际年龄，致使骨骺早闭而导致身材矮小。

内分泌检查显示性激素水平异常增高，男孩睾酮和女孩雌二醇均达到青春期水平。同时因出现青春期性格而导致患儿心理发育障碍和行为异常。性早熟发生的可能机制：①肿瘤局部压迫；②异常神经元连接；③独立的内分泌活动。或三者共同起作用。

【辅助检查】

1. 脑电图 发作间期正常，轻度广泛异常或额颞独立的痫样放电；而发作期为广泛的背景节律性抑制，主要在颞叶中线区，可有颞叶或额颞区的局部癫痫样放电。深部电极显示发作期有下丘脑错构瘤的放电，且可通过刺激下丘脑错构瘤而引起痴笑样癫痫发作。应用立体定向深部多电极技术研究发现，发作性痴笑与下丘脑错构瘤的低电压快速放电活动密切相关，而不涉及邻近的前后下丘脑及其他部分。

2. SPECT 在发作期垂体及错构瘤有过度灌注，且发作期血 GH、LH、FSH 升高，提示癫痫起源于下丘脑区域，可能位于错构瘤。

3. CT 主要表现为鞍背、垂体柄后方、脚间池、中脑前池及鞍上池的异常等密度占位病变，可伴有第三脑室前部变形，因下丘脑错构瘤本身是正常的脑组织，其血脑屏障正常，故无强化。

4. MRI 是诊断下丘脑错构瘤的首选检查，T_1 加权像的矢状位及冠状位可最大限度地提供病变与周围结构关系的信息，其特征为无强化的 T_1 加权像上稳定的等信号；T_2 加权像为等或高信号，病变为有蒂或无蒂，边界清晰，位于垂体柄后方、视交叉与中脑间，可突向第三脑室底。但不能显示动眼神经与错构瘤及错构瘤与脑干的粘连。

典型的下丘脑神经元错构瘤在 MR 影像上表现为位于中线灰结节、乳头体处的圆形或椭圆形肿块，病灶边缘清楚，内部信号均匀。T_1WI 上其信号强度类似于脑皮质信号强度，T_2WI 上表现为等信号或稍高信号强度影。

临床上表现为单纯痴笑样癫痫的肿瘤呈等 T_2 信号强度影，而表现为性早熟的病例 T_2WI 上则为高信号强度影。此外，T_2WI 上肿瘤可表现为不均匀性高信号强度影，这是由肿瘤内的坏死、脂肪或钙化所致。MR 矢状位检查可显示肿块的全貌，视交叉无增粗和移位；横断面见病变位于鞍上池视交叉的后方及双侧视束之间。由于下丘脑神经元错构瘤是一种异位的神经组织团块，故静脉注入对比剂后肿块无强化（图 9.11）。

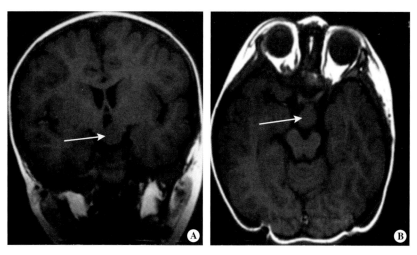

图 9.11 患儿，女性，3 岁，阴道出血 1 年，双侧乳房增大半年，错构瘤

【**与颅咽管瘤鉴别要点**】

婴幼儿性早熟多数继发于下丘脑错构瘤。患儿出现早熟或痴笑样癫痫，MRI 显示灰结节和乳头体球形肿块伴典型信号改变，应首先考虑本病。下丘脑错构瘤的诊断主要依据临床表现和影像学检查。幼儿或儿童出现性早熟、痴笑样癫痫，MRI 显示脚间池占位，注射药物后无强化，则首先考虑错构瘤的可能性。对 MRI 应动态随诊，若显示病变在形状、大小及信号强度上多年无变化，可以证实本病。

颅咽管瘤导致性早熟者极为罕见，迄今仅有 1 例颅咽管瘤致性早熟的报道。因此，鉴别诊断不是太困难。根据本病上述的临床表现和 MR 征象，术前做出定性诊断并不困难。当肿块内部信号不均匀时，下丘脑神经元错构瘤是一种异位的神经组织肿块，静脉注射对比剂后无病理性强化；鞍上池其他实性肿瘤或肉芽肿样病变注射药物后则均可见异常强化影。

九、脂　肪　瘤

【概述】

颅内脂肪瘤（lipoma）常合并有其他中枢神经系统先天性畸形，如胼胝体缺失、脊柱裂等。此肿瘤罕见，在鞍区更少。

【临床表现】

脂肪瘤位于灰结节部位可产生下丘脑受损症状。靠近脑室系统的肿瘤可引起梗阻性脑积水，患者多表现为智力障碍。

【辅助检查】

1. CT　显示低密度、质地均一的病灶，CT 值为 –50 ～ –100HU。

2. MRI　显示 T_1、T_2 双高信号，不增强。病灶呈均质性。

【与颅咽管瘤鉴别要点】

根据特征性的 CT 和 MRI 影像学表现，颅内脂肪瘤与颅咽管瘤鉴别无太大困难。

十、第三脑室肿瘤

【概述】

第三脑室肿瘤（tumor of the third ventricle）多发生于青年或成年人，性别无明显差异。

【临床表现】

第三脑室肿瘤主要表现为颅内压增高症状，早期可有颅内压增高引起的视神经乳头水肿、继发性视神经萎缩，展神经麻痹较常见。如是黏液囊肿引起的颅内高压，其可引起间歇性发作性头痛，头痛与体位、头位等有关，仰卧位易致发作，俯卧位或膝胸位易使头痛减轻或消失，亦可呈阵发性颅内压增高，出现 Bruns 综合征及强迫头位。

第三脑室前部肿瘤直接或间接压迫视交叉可产生不对称的视交叉综合征，视神经萎缩，视野呈不规则缺损，不完全性颞侧偏盲；第三脑室后部肿瘤因压迫中脑可出现双眼不能上视。

本病一般无内分泌障碍，肿瘤侵犯下丘脑时也可出现尿崩症、嗜睡、肥胖、糖尿病、性功能减退等症状。

【辅助检查】

1. X 线平片　可见松果体钙化、移位。蝶鞍往往无特殊改变，鞍上无病理性钙化。

2. CT　多为均一高密度、圆形或卵圆形、边界光滑的病灶，脑室有扩大，肿瘤很少有钙化。

3. MRI　显示第三脑室内异常占位信号（图 9.12）。

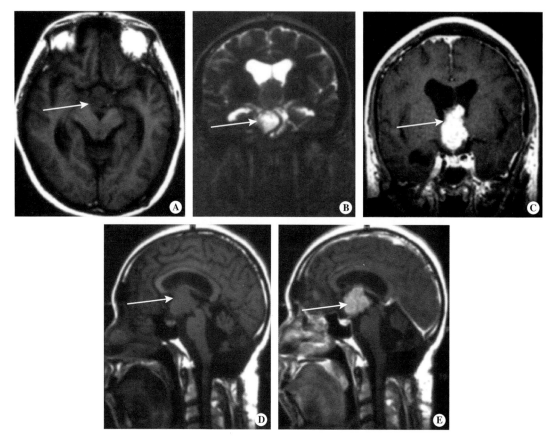

图 9.12　患者，男性，38 岁，头痛伴步态不稳 3 个月，第三脑室脉络丛乳头状瘤

【与颅咽管瘤鉴别要点】

第三脑室肿瘤早期出现颅内压增高，并进行性加重，可呈发作性头痛，一般无蝶鞍改变，无钙化，无内分泌症状。肿瘤可阻塞脑脊液循环的通路和压迫第三脑室周围结构而出现相应的临床症状。其典型表现为颅内压增高、发作性头痛及意识障碍。向侧方生长的肿瘤可压迫视束而出现视力减退及视野缺损。患者的发作性头痛与体位密切相关，患者仰卧时易引起发作。根据以上情况，第三脑室肿瘤与颅咽管瘤不难鉴别。

十一、软　骨　瘤

【概述】

一般认为软骨瘤（chondroma）由颅底骨缝处胚胎残余的软骨细胞发展而来。颅内的软骨瘤好发于颅底部硬脑膜外，鞍旁的前部及后部，发生于前部者可出现动眼神经、滑车神经、三叉神经、展神经受累症状，发生于后部者则出现三叉神经、展神经麻痹症状。此病罕见，占颅内肿瘤的 0.06 ～ 0.15%，多为青壮年，女性稍多。

【临床表现】

病程较长，本病多无颅内压增高症状。脑神经麻痹是最常见的体征。临床上常表现为眼球突出和眼部疼痛，动眼神经麻痹，视力障碍和视野缺损。视神经呈原发性萎缩。垂体受累症状罕见。

【辅助检查】

1. X 线平片　显示局限性边缘不规则的骨质破坏密度减低区，鞍上常见散在的密度增高的钙化影，边缘有时呈骨质增生硬化。

2. CT　可见颅底区不均匀高密度影，肿瘤呈分叶状，边界清楚，多可见钙化与骨化。囊性变区为低密度。增强后，无钙化和囊性变区可发生轻度不规则强化。骨窗像可见骨质明显破坏。

3. MRI　显示 T_1WI 为不均匀低信号，T_2WI 为中至高信号，而钙化和骨化部分则表现为低信号区。增强扫描呈不均质强化（图 9.13）。

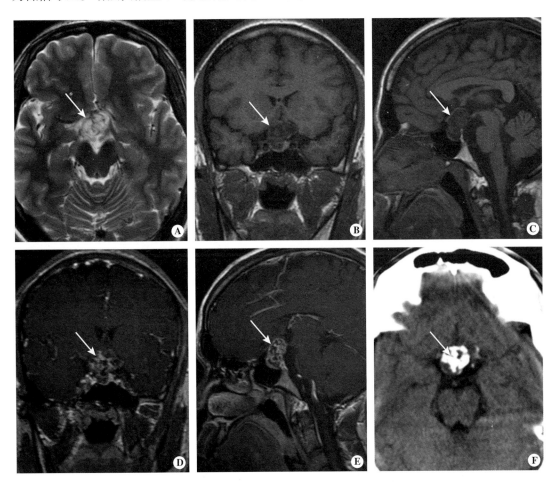

图 9.13　患者，男性，27 岁，鞍区和鞍上区域的颅内软骨瘤

【与颅咽管瘤鉴别要点】

根据临床表现、影像学特点，本病易与颅咽管瘤相鉴别。

十二、脊　索　瘤

【概述】

脊索瘤（chordoma）是先天性良性肿瘤，生长缓慢，常位于颅底中央部（如斜坡），可向鞍区生长，有多发脑神经麻痹。临床上少见，其占颅内肿瘤的 0.15%～0.2%。成年人较多，儿童很少发生。发病平均年龄为 35～40 岁，男女患病比为 3：2。

【临床表现】

该病病程较长，平均在 3 年以上。头痛为最常见的症状，约 70% 的患者有头痛病史。主要症状为多发性脑神经障碍、头痛、视力减退、双颞侧偏盲、视神经乳头原发性萎缩。

1. 鞍部脊索瘤　部分患者有垂体功能低下，主要表现为性欲减退、阳痿、闭经、毛发脱落、乏力、易疲倦、肥胖等。视神经受压产生视力减退、原发性视神经萎缩。

2. 鞍旁部脊索瘤　主要表现为动眼神经、滑车神经、展神经麻痹，其中以展神经受累较为多见。脑神经麻痹可为双侧，但常为单侧。少数有下丘脑受累症状，出现多饮、多尿、嗜睡、肥胖等。眼球运动障碍较为显著，向鞍上发展较显著时可出现视力损害。

【辅助检查】

1. X 线平片　有重要的诊断意义，显示鞍背、后床突、斜坡、岩骨尖、颅中窝底、蝶骨大翼、蝶鞍、蝶窦等广泛性骨质侵蚀破坏或消失，蝶鞍扩大，1/3～1/2 的患者可见团状或片状肿瘤钙化斑。

2. CT　颅底部类圆形或不规则形低密度或略高密度区和结节状钙化，边界较清楚。多数只在肿瘤外缘有强化效果或不强化，少数可有均一轻度强化。内有残存的被破坏的碎骨片。

3. MRI　T_1WI 显示等信号或低信号区；T_2WI 显示中度至明显的高信号。瘤内囊变区呈更长 T_1、长 T_2 信号，钙化为黑色无信号影，蜂窝状改变。肿瘤呈轻度至中度强化（图 9.14）。

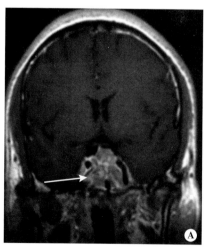
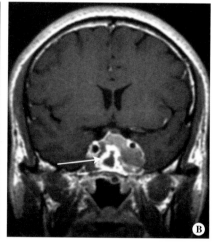

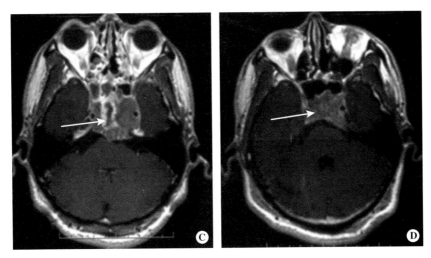

图 9.14　患者，男性，38 岁，头痛、恶心伴双眼复视 1 年，脊索瘤

【与颅咽管瘤鉴别要点】

根据长期头痛，并有多组脑神经损害症状，颅骨平片显示颅底如蝶鞍部及斜坡部骨质可有明显破坏并有钙化；也常见有钙化，垂体内分泌素测定多为正常或低下，诊断基本确定。

十三、软骨肉瘤

【概述】

软骨肉瘤（chondrosarcoma）以蝶骨和斜坡为好发部位。临床上少见，占颅内肿瘤的 0.15% ~ 0.16%。发病年龄为 35 ~ 45 岁，男女患病比约为 2 ∶ 1。

【临床表现】

早期常无明显症状，以后逐渐出现局部肿块、脑神经麻痹和颅内压增高症状。有时可引起垂体功能低下。

【辅助检查】

1. CT　在斜坡或鞍旁可发现等密度或略高密度影，瘤内有钙化。增强扫描肿瘤不强化或轻度强化。鼻旁窦或鼻腔常受累，邻近骨质受侵蚀。

2. MRI　长 T_1、长 T_2 信号。钙化部分为黑色无信号影，囊变区呈更长 T_1、长 T_2 信号；增强扫描呈轻度强化（图 9.15）。

【与颅咽管瘤鉴别要点】

根据临床表现、影像学特点，本病易与颅咽管瘤相鉴别。

十四、巨细胞瘤

【概述】

巨细胞瘤（giant cell tumor）又称破骨细胞瘤，源于骨髓内非成骨性结缔组织的间胚叶细胞，发生于蝶鞍后部。本病少见。

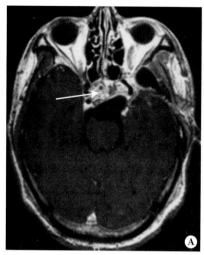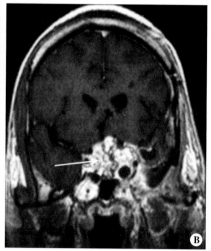

图 9.15　患者，男性，37 岁，鞍区上斜坡软骨肉瘤

【临床表现】

早期肿瘤体积较小，常无症状。肿瘤达到一定体积时，可引起相应症状，如脑神经麻痹和头痛等。

【辅助检查】

1. X 线平片　有 3 种不同的表现：①多囊型，为不规则的多房状骨破坏区，内有残留的骨小梁间隔，瘤壁规则，呈高密度线条状影；②单囊型，也呈膨胀性改变，但瘤内无骨小梁间隔；③单纯骨破坏型，非膨胀性的骨破坏。

2. CT　表现为均一的高密度灶，不强化或仅有轻度强化。

【与颅咽管瘤鉴别要点】

巨细胞瘤主要症状为第 Ⅱ ～ Ⅵ 对脑神经功能障碍，脑神经损害常无一定顺序，可影响一侧或双侧。X 线表现主要为边缘不规则的骨质破坏区，边缘呈密度增高的线样影，中心破坏区可呈不规则囊状，也可有斑点状残缺骨小梁，骨瘤多为膨胀性生长。

十五、转 移 瘤

【概述】

有症状的垂体转移瘤（metastases）少见，最常见来自乳腺癌、肺癌和白血病或淋巴瘤。血源性转移瘤可直接累及下丘脑、垂体柄或垂体，或累及蝶骨，继而蔓延至海绵窦或蝶鞍。

【临床表现】

许多患者表现为尿崩症。好发于神经垂体，可能与其有直接动脉血供有关。

【辅助检查】

MRI　在 T_1WI 常为低信号，T_2WI 可为低到高信号，注射对比剂后强化。病变生长迅速，漏斗增粗，蝶鞍骨质破坏多于变形。

【与颅咽管瘤鉴别要点】

有原发肿瘤病史及病程较短可帮助鉴别。

第三节　颅咽管瘤与蝶鞍区其他非肿瘤性疾病的鉴别诊断

一、Rathke 囊肿

【概述】

Rathke 囊肿（rathke cleft cyst）是起源于垂体 Rathke 囊的先天性发育异常，为良性上皮性囊肿，又称垂体囊肿、上皮黏液囊肿、上皮样囊肿、Rathke 袋囊肿或垂体胶样囊肿。正常人的腺垂体、神经垂体之间有 13% ～ 22% 存在着直径 1 ～ 5mm 的小囊肿，一般认为是来自颅咽管又称为 Rathke 袋（或裂）的残留组织。胚胎期的垂体 Rathke 囊大多数退化消失，只有个别没有退化，形成 Rathke 囊肿。

囊肿可完全位于鞍内或进入鞍上，常无症状，偶见于尸检，在 2% ～ 26% 的尸检中，垂体远部和中间部可发现 Rathke 囊肿。囊肿增大可引起垂体功能减退、蝶鞍扩大、视交叉受压。垂体 Rathke 囊肿很少见，发生率占垂体区病变的 3.1% ～ 3.5%。本病常见于 30 ～ 60 岁中年女性，平均患病年龄为 34.6 ～ 38 岁，女性约为男性的 2 倍，平均病程为 23.5 ～ 34.9 个月。

【临床表现】

临床症状和体征均可以与颅咽管瘤类似，临床症状依次为头痛、垂体功能障碍，可表现为闭经、溢乳、尿崩症、皮质醇及性腺功能低下、视功能障碍等。

【辅助检查】

1. X 线平片　显示蝶鞍体积扩大，鞍底骨质稀疏变薄，鞍背骨质稀疏等征象。

2. CT　显示鞍内囊肿性低密度病灶，边界清楚，但与蛛网膜下腔不通。蝶鞍薄层 CT 扫描显示垂体区圆形低密度、等密度或混杂密度肿物，增强 CT 扫描显示肿物环状强化或不规则强化。

3. MRI　显示鞍内或向鞍上发展的圆形或椭圆形肿物，大小为 1 ～ 3cm。多数边界清楚，少数边界不清，肿物内容物多均匀，少数不均匀。T_1WI 多呈低等信号至高低混杂信号，T_2WI 为高信号；其不同的信号变化是由于囊肿内容物的蛋白含量不同。当囊肿内容物与脑脊液相类似或蛋白质含量低于 15mg/L 时，T_1WI 显示低信号，T_2WI 显示高信号。当蛋白质含量增高时，其表现为 T_1、T_2 双高信号。

囊肿含有黏液或浆液，含有浆液成分的囊肿在 CT 上呈低密度，在 T_1WI 上呈相对垂体的低信号；而含有黏液成分的囊肿在 CT 上为高密度，在 T_1WI 上为高信号。强化和钙化少见。如有强化，则限于囊壁（图 9.16）。

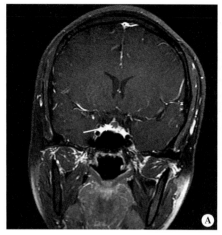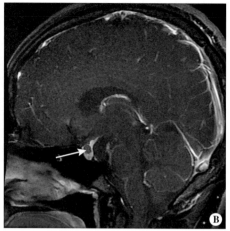

图 9.16   患者，女性，35 岁，Rathke 囊肿

【与颅咽管瘤鉴别要点】

垂体 Rathke 囊肿手术前较难明确诊断，容易诊断为垂体腺瘤、垂体瘤卒中、颅咽管瘤等。当 CT 及 MRI 显示鞍内或鞍内向鞍上发展的圆形或类圆形肿物，边界清楚，密度或信号均匀，没有强化，而周边较易强化，尤其当肿物直径 1cm 左右，与周围垂体组织存在较明显边界时，应考虑垂体 Rathke 囊肿，多通过手术才能确诊。动态 MRI 复查无变化者 Rathke 囊肿可能性大，易变化者颅咽管瘤可能性大。

临床上本病与鞍区囊性颅咽管瘤非常相像，有的学者将垂体 Rathke 囊肿归为颅咽管瘤三种病理分型中的一种，称为上皮样囊肿型或 Rathke 囊肿型。但由于 Rathke 囊肿与颅咽管瘤临床治疗效果、预后差别很大，多数学者仍将两者区分开。病理上，垂体 Rathke 囊肿的囊壁被覆单层立方纤毛柱状上皮，内含黏液，而囊性颅咽管瘤的囊壁为复层鳞状上皮，有实性上皮细胞巢，常常伴有钙化。临床上垂体 Rathke 囊肿很少复发，预后良好，而囊性颅咽管瘤容易复发，预后不良。影像学特征也可以与颅咽管瘤相仿，但常无钙化，无增强效应。最终常需手术鉴别。

二、空 蝶 鞍 症

【概述】

空蝶鞍症（empty sella turcica）是指鞍膈孔扩大或鞍膈消失，鞍内空虚并被脑脊液所填充，原有垂体萎缩并偏居于一侧的疾病，分为原发性、继发性和垂体腺瘤伴发三种类型。临床上少见，中年发病，女性多于男性。

【临床表现】

1. 原发性空蝶鞍症   无明显的颅内原因，可能由于先天性鞍膈孔过于宽大或鞍膈完全缺失（占 21.5%），蛛网膜垂入鞍腔，蛛网膜随脑脊液搏动长期持续被冲击，占据鞍腔大部分，并将垂体挤压于下后方或一侧，蝶鞍逐渐扩大。其多见于中年肥胖（80%）且合并高血压的女性。文献报道 68% ~ 87% 为中年经产妇，与妊娠分娩的生理性垂体体积增大有关。

临床表现为头痛，其部位、程度和间隔时间不一。患者也可有视力障碍，有的患者可发生视野缺损，视力减退和视野缺损往往没有规律。眼底常有原发性视神经萎缩。伴有良性颅内压增高者可能有视神经乳头水肿。少数患者有轻度垂体内分泌功能障碍。

2. 继发性空蝶鞍症　可发生于垂体肿瘤手术切除或放射治疗后，或者由其他原因造成的垂体坏死所致。其临床表现与原发性者基本相同，但视力障碍更为突出。其原因可能是术后鞍膈外发生脑膜粘连，鞍内空腔又发生积液，积液形似鞍内肿瘤向上压迫视交叉；或因巨大肿瘤被切除后，蝶鞍大而空虚，术前牵拉变长、变扁而又松弛的视神经自行坠沉于鞍内。另外，放射治疗可引起视交叉的血管损害，手术后脑膜粘连同样也可以损害此处血管或视交叉而导致同样的视觉障碍。本型可有内分泌功能障碍，手术时可见鞍膈孔异常宽大。

3. 垂体腺瘤伴发空蝶鞍症　少数垂体肿瘤，特别是有分泌活动的腺瘤可同时发生空蝶鞍。手术时见鞍内充满脑脊液，并非肿瘤囊性变的空腔。其原因尚不清楚，但鞍膈孔异常扩大仍为常见因素。

【辅助检查】

1. X 线平片　方形蝶鞍和深蝶鞍（蝶鞍入口至鞍底的垂直距离大于前后径）具有诊断特征。蝶鞍扩大和容积增加。此外，蝶鞍骨质疏松、脱钙常见于颅内高压者，也可见前床突变尖、鞍背变薄和双鞍底等改变。

2. 气脑造影　为诊断空蝶鞍的可靠方法。气脑造影可见气体进入充满蝶鞍腔。侧位中线断层上可分为三种类型：水平疝、前部疝、广泛疝。

3. CT　对空蝶鞍的诊断敏感，蝶鞍内空腔呈低密度区，CT 值一般为 8～12HU，而肿瘤中心性坏死 CT 值为 0～35HU。空蝶鞍鞍上池正常，肿瘤常压迫鞍上池而使其封闭。但若无症状，生前很难发现。诊断关键为脑池造影 CT 扫描，发现造影剂进入蝶鞍的蛛网膜下腔。

4. MRI　表现为鞍内低密度病灶或脑脊液信号，无强化。垂体平坦，紧贴鞍底，而垂体柄仍居中，T_1WI 中线矢状位显示最佳。视力障碍的症状可见于长期病例，表现为视交叉进入空蝶鞍（图 9.17）。

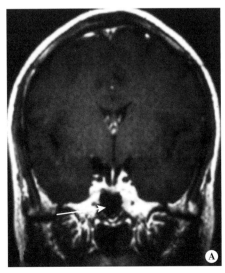 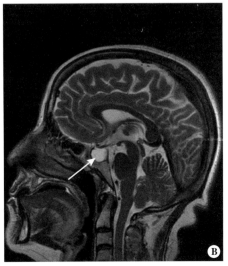

图 9.17　患者，女性，38 岁，空蝶鞍症

【与颅咽管瘤鉴别要点】

主要鉴别方法为气脑造影，或用阳性对比剂造影，高分辨率的MRI可更清楚地显示。CT鞍上池造影可见鞍内液体与颅内脑脊液沟通，有助于鉴别。空蝶鞍无钙化，颅咽管瘤钙化多见。MRI增强扫描多不强化，而颅咽管瘤呈瘤壁强化或不均匀强化。

三、蛛网膜囊肿

【概述】

蛛网膜囊肿（arachnoid cyst）罕见，约占颅内占位性病变的1%。15%的蛛网膜囊肿发生于蝶鞍和鞍旁。其多见于儿童和青少年，男性多见。

【临床表现】

该病病程一般较长，囊肿可缓慢增大，引起脑积水、视力减退和视野缺损，少数患者有内分泌障碍症状。

【辅助检查】

1. X线平片　典型特征是囊肿邻近骨质吸收变薄。

2. CT　显示脑脊液密度的圆形低密度区，无钙化和强化是其特征。其能更好地显示邻近骨质的改变；蝶鞍扩大或双鞍底。

3. MRI　显示边缘光滑的类似脑脊液信号强度的团块影。受挤压有位移的神经组织的边缘信号强度正常。

【与颅咽管瘤鉴别要点】

根据病史、症状、体征及影像学表现，其与颅咽管瘤鉴别多无困难。

四、垂 体 脓 肿

【概述】

垂体脓肿（pituitary abscess）罕见，自1914年Simmonds首次报道1例以来，文献报道约60例。北京协和医院1979～1997年行鞍区病变经口鼻蝶窦显微手术1510例，经手术证实垂体脓肿病例共7例，占0.5%。男性5例，女性2例，平均发病年龄为38.8岁，平均病程为2.3年。其多在手术或尸检中偶然被发现。

蝶鞍周围或身体其他部位的感染灶可引起垂体组织感染，形成脓肿；鞍区其他病变如垂体腺瘤出血坏死，或者鞍区病变手术后合并感染也可引起垂体脓肿，但仍有许多病例找不到感染灶。垂体脓肿的致病菌与其他部位脓肿相同，但由于使用抗生素，脓液往往培养不出致病菌。

【临床表现】

一般为全身性疾病的垂体部位的表现。本病多发生于应用免疫抑制剂、激素后。有蝶窦炎的患者易出现。可在50%的患者中找到感染源。90%的患者表现为头痛，70%有蝶鞍区占位症状及内分泌低下症状，33.3%表现为脑膜炎。术后死亡率为40%。其他表现：尿崩症，尿量为5000～10 000ml；前额眉间处疼痛，有时为剧烈头痛；视力、视野障碍；

女性月经紊乱、闭经；眼外肌麻痹；腺垂体功能减退，表现为易感冒、乏力、食欲缺乏、反应迟缓。内分泌功能检查表明，肾上腺皮质及甲状腺功能低下；男性表现为性腺功能低下。

【辅助检查】

1. X线平片　蝶窦体层摄片均有蝶鞍球形扩大，骨质破坏变薄，有时可见鞍底骨质消失。放射诊断上可见蝶窦扩大或破坏，与肿瘤鉴别困难。

2. CT　显示鞍区圆形肿物，低密度或等密度，密度高低与脓肿内黏液成分有关。

3. MRI　显示鞍内向鞍上发展的圆形或椭圆形病变，T_1低信号、等信号或混杂信号，T_2高信号或低信号，信号均匀或不均匀（图9.18）。

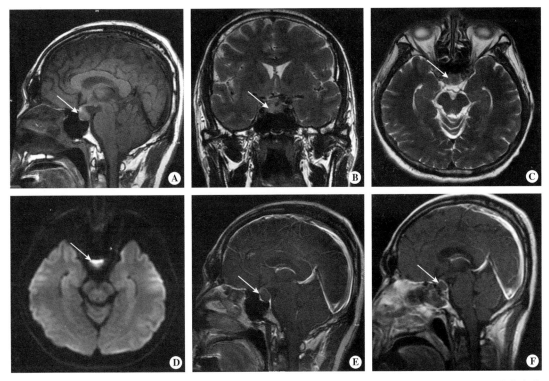

图9.18　患者，男性，52岁，因高热后出现间断头痛伴多饮、多尿2个月入院。头颅MRI显示鞍内占位病变向鞍上凸起；病变呈稍长T_1信号（A）和不均匀较长T_2信号（B，C）；DWI呈高信号（D），增强扫描垂体呈环形强化（E）；术后次日MRI复查显示病变体积缩小（F）

【与颅咽管瘤鉴别要点】

若鞍区病变不大，但引起较严重的蝶鞍骨质破坏，表现为尿崩症和垂体功能低下，则应首先考虑垂体脓肿。炎性疾病可结合病史进行鉴别。由于抗生素的发展和广泛使用，很多患者常无明显感染症状，因此鉴别诊断相当困难。垂体脓肿术前容易被误诊为垂体腺瘤、垂体腺瘤卒中、囊性颅咽管瘤或先天性囊肿等。

当鞍区肿物患者出现以下征象时，应首先考虑为垂体脓肿：①尿崩症、垂体功能低下等，同时伴有甲状腺、肾上腺、性腺等靶腺功能低下，需服用皮质醇来改善症状；②症状突然加重，出现剧烈疼痛、全身感染、眼外肌麻痹等海绵窦受压的症状；③蝶鞍体层摄片显示蝶鞍骨质明显破坏，甚至骨质消失；④鞍区肿物直径为 1 ～ 2cm；⑤ CT 检查显示鞍区囊性肿物，中央均匀低密度，没有强化，周边呈不均匀的等密度或高密度，多有薄层强化；⑥ MRI 检查显示鞍内或鞍内向鞍上发展的圆形、类圆形或椭圆形肿物，边界清楚，表现为 T_1 低信号时 T_2 高信号，T_1 高信号时 T_2 低信号，有时表现为等信号或混杂信号，其信号的变化与脓肿的内容物有关。相比之下，垂体腺瘤早期很少引起垂体功能低下和尿崩症，颅咽管瘤多为鞍上肿物，病程较长，有生长发育障碍。增强扫描呈环形强化，常伴有海绵窦强化。

五、蝶 窦 囊 肿

【临床表现】

蝶窦囊肿（sphenoid cyst）病程较长，以慢性头痛和视力障碍为主要症状，可于数日内突然失明，其他颅内神经系统的损害不明显。鼻咽腔检查可见患侧鼻腔中鼻甲较突出，中鼻道狭窄。鼻腔镜检查可见蝶窦壁向前外膨隆。

【辅助检查】

1. X 线平片 显示蝶窦腔扩大，周围骨质可变薄而吸收。有时在手术中发现蝶窦骨壁消失，但在 X 线平片上却仍有一较薄的明显骨缘显影，这是蝶窦的囊壁增厚所致。

2. CT 和 MRI 检查可发现蝶窦内占位病灶。

【与颅咽管瘤鉴别要点】

蝶窦穿刺可证实诊断，骨壁很薄，有的壁薄如纸，轻刺即入囊腔，窦腔较宽大，拔出针芯即有咖啡色较黏稠液体溢出，肉眼见有发亮的胆固醇结晶，有时因液体较稠而不易溢出。如颅底破坏，可见搏动性液体排出。化验检查囊液含有胆固醇结晶。颅咽管瘤极少数可发生于蝶窦，蝶窦囊肿无钙化，形态规则，MRI 显示 T_2 信号高，不强化。

六、视交叉蛛网膜炎

【概述】

视交叉蛛网膜炎（arachnoiditis of optic chiasm）属颅底型脑蛛网膜炎的一部分。病程长且有感染病史。本病多见于成年人。

【临床表现】

临床主要表现为视力减退和视野不规则缺损、缩小。视力减退常较明显，但发展缓慢，常有症状缓解期，轻重不等，严重者在短期内（1 ～ 2 周）视力可突然下降甚至失明，可一只眼发病，也可两眼同时受累；一般多见单眼渐进性视力障碍，数月后另一只眼受累，也有长期仅局限于一只眼者。

视野常呈不规则的向心性缩小，其他可见旁中心暗点、鼻侧视野缩小、水平型视野缩小，不对称同向偏盲和不典型的双颞侧视野缩小等。局部形成囊肿时，可出现较典型的双颞侧偏盲。有时一只眼周边视野缩小，另一只眼呈颞侧偏盲、象限盲或双眼周边缩小等。

眼底检查常见原发性视神经萎缩、炎性视神经萎缩、视神经乳头充血或水肿，两眼可在不同病程中出现不同程度的变化。偶见 Foster-Kennedy 综合征。约 10% 的患者视神经乳头仍正常。此外，尚可见少数有动眼神经麻痹、展神经麻痹、眼球震颤、瞳孔不等大或一侧瞳孔对光反射消失，偶有眼球突出者，无颅内压增高。严重时也可出现腺垂体及神经垂体功能减退的症状。

根据视神经受累部位的不同可将其分为 4 类。

1. 轴性视神经炎综合征 占 25%，先有一只眼视力急剧下降，几周后另一只眼视力也发生障碍，一般数月内视力即可发生严重障碍，也有在数月内即失明者，中心暗点为其特征。早期眼底正常，晚期视神经乳头颞侧苍白。

2. 原发性视神经萎缩综合征 占 13%，视力逐渐下降，向心性视野缩小及原发性视神经萎缩。

3. 视交叉综合征 占 15%，视力逐渐下降，颞侧视野缩小或偏盲，但不呈垂直正切，原发性或继发性视神经萎缩。

4. 其他 视交叉和视束等不同部位也可受病变累及而引起同向偏盲、鼻侧视野缩小或水平性视野缩小等症状，但罕见。

本病可有发热、轻微颈强直、前额、眼眶部两颞侧或球后疼痛，疼痛多较重且较持久。下丘脑、垂体等受累可有性功能减退、嗜睡、多饮、多尿、基础代谢降低、糖耐量增高等。

【辅助检查】

1. X 线平片 显示蝶鞍正常。

2. 气脑造影 显示视交叉池不充盈或充盈不良。

3. CT 无鞍区占位性病变。

4. MRI 高分辨率 MRI 有助于发现局部形成的较小的囊肿。

【与颅咽管瘤鉴别要点】

1. 有脑部邻近组织感染史（如鼻窦炎）或全身感染病史及颅脑外伤史。

2. 发病缓慢，少数为急性或亚急性，常有较长的缓解期。

3. 可有颅内压增高表现。

4. 内分泌障碍较轻或无，垂体内分泌测定正常或减退。

5. 视力减退发生早，与眼底改变程度不相吻合，视野呈不规则特征性改变。

6. 确诊必须依据手术探查证实。

七、颅内动脉瘤

【概述】

颅内动脉瘤（intracranial aneurysms）一般在鞍上或鞍旁，鞍内动脉瘤罕见。鞍旁动脉瘤可起于前交通支、眼动脉、床突上段颈内动脉或后交通动脉。动脉瘤向鞍内延伸可导致垂体受压。本病多见于中老年人。

【临床表现】

症状多突然发生，患者可突然出现头痛，特别是一侧额部、眶部痛及一侧动眼神经麻痹。若动脉瘤破裂，腰椎穿刺脑脊液为血性。鞍内动脉瘤罕见，患者可出现双颞侧偏盲、垂体功能减退及蝶鞍扩大。

鞍区动脉瘤有时也可以出现类似颅咽管瘤的症状，但缺乏内分泌功能障碍表现，以眼球运动障碍和视力损害为主要表现，且视力损害的程度和眼球运动障碍的出现时间与病变大小不成比例。

【辅助检查】

1. X 线平片　蝶鞍多无明显改变，偶尔可见扩大。有血栓形成者在 X 线下可显示钙化斑，部分栓塞还可有增强效应。

2. 脑血管造影　可确诊动脉瘤。

3. CT　显示高密度圆形占位，伴周边环形钙化影；病变边缘清晰，注射对比剂后可显著增强，且与颈内动脉等脑底动脉关系密切。动脉瘤可增大并侵蚀前床突。

4. MRI　呈长 T_1、长 T_2 信号，极易与颅咽管瘤混淆，此时需要借助 DSA 以进一步确诊。MRI 可见病变内部的流空效应，病变和脑底动脉环相连，可有附壁血栓。其可鉴别肿瘤和血栓形成或非血栓形成性动脉瘤。

5. CTA 或 MRA　基本可以明确诊断，3D-DSA 是诊断血流动力学动脉瘤的金标准（图9.19）。

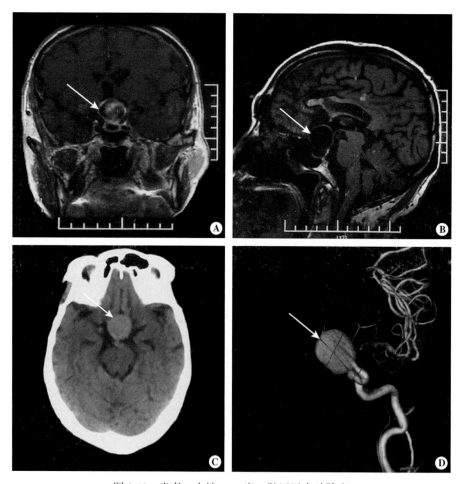

图 9.19　患者，女性，36 岁，鞍区巨大动脉瘤

【与颅咽管瘤鉴别要点】

颅内动脉瘤常易误诊为垂体腺瘤或颅咽管瘤，但多见于中年以后。若有突发性头痛及单侧第Ⅲ、Ⅳ、Ⅵ和Ⅵ对脑神经的突然麻痹，蝶鞍无改变，应考虑动脉瘤的可能。CTA、MRA、DSA 是排除动脉瘤的可靠诊断方法。

八、结核性脑膜炎和蝶鞍结核瘤

【结核性脑膜炎】

结核性脑膜炎（tuberculous meningitis）可造成颅内广泛性粘连，导致颅内压增高。有的因结核钙化，在鞍上可出现钙化斑而误诊为颅咽管瘤并进行手术治疗。其鉴别主要根据病史，在询问病史时，应详细追问患者的既往史，了解过去是否患过结核性脑膜炎，以兹鉴别。

【蝶鞍结核瘤】

蝶鞍结核瘤（tuberculoma）少见，可能由血行播散而来或由颅底直接漫延。基底部脑膜炎则是结核瘤更典型的类型，其临床表现与结节病相似。86% 的患者结核病向鞍上延伸至垂体柄或下丘脑。CT 和 MRI 一般可见漏斗增厚伴明显强化。MRI T_1 呈等信号，MRI T_2 呈低信号，环形或结节性强化，无钙化。结合病史及影像学，本病可与颅咽管瘤明确鉴别。

九、结　节　病

【概述】

结节病（sarcoidosis）是一种系统性疾病，病因不明。组织学上，其特征是多发非干酪样肉芽肿，有缓慢纤维化的趋势。中枢神经系统结节病少见，导致基底部慢性软脑膜炎，可沿血管周隙入脑，可累及脑实质任何部位。视交叉、下丘脑或垂体柄一般会受累。结节病常发生于 20～40 岁，女性多见。

【临床表现】

尿崩症、内分泌功能障碍和视力受损常见。

【辅助检查】

CT 平扫呈等密度或略高密度肿块，类圆形或不规则形，边界清楚，单发或多发。周围无水肿或有轻度水肿，多发结节性增强改变。MRI 可能显示垂体柄均匀增粗、强化。在 T_1WI 和 T_2WI 上一般均为相对灰质的等信号影。下丘脑结节病结节强化均匀，可见鞍上池内软脑膜强化。脑结节病常伴有脑积水表现，合并脑缺血少见。

十、托－亨综合征

【概述】

托－亨综合征（tolosa-Hunt syndrome）是一种特发性感染病变，特征是肉芽组织由眶上裂经海绵窦形成。病理类似于眼眶的炎性假瘤。

【临床表现】

临床症状有严重的间歇性眼眶后疼痛，第Ⅲ、Ⅳ、Ⅵ对脑神经支配的眼肌麻痹；V_1支配区感觉缺失。

【辅助检查】

CT 和 MRI 可显示强化团块，病灶使海绵窦扩大，可能进入眶上裂或眶尖，或沿颅中窝底扩展，经激素治疗后消散。在 T_1WI 上其为低到中等信号强度，在 T_2WI 上相对灰质为等信号。海绵窦或眼上静脉血栓形成可导致颈内动脉海绵窦段狭窄。

十一、交通性脑积水

【概述】

交通性脑积水（communicating hydrocephalus）可有慢性感染史，可使脑室普遍扩张，第三脑室前部也扩大，伸至蝶鞍使其扩大。

【临床表现】

视力、视野可有障碍，少数患者也有内分泌症状，如闭经、肥胖等。垂体内分泌检查多正常或功能低下。

【与颅咽管瘤鉴别要点】

CT 和 MRI 扫描可排除鞍区占位性病变，协助鉴别诊断。

十二、胆固醇肉芽肿

最近匈牙利医师提出，一种称为胆固醇肉芽肿（cholesterol granuloma）的病变常与颅咽管瘤尤其是造釉细胞瘤样型颅咽管瘤伴发，也可单发。其临床特点、病理学表现都十分类似颅咽管瘤。他在 15 例预先诊断为颅咽管瘤的患者中发现了 3 例该病变。最终确诊须靠病理检查。

（张红波　李雪松　邹扬帆　穆林森　陈　琳　刘宗惠）

参 考 文 献

陈炳桓，1994. 立体定向放射神经外科学. 北京：北京出版社.

陈小涵，刘宗惠，康桂泉，等，1992. 立体定向 ^{32}P 内放疗后脑瘤的临床病理研究. 中华神经外科杂志，8：253-255.

段国升，朱诚，1994. 手术学全集（神经外科卷）. 北京：人民军医出版社：158-167.

冯文，廖述才，吴高峰，2000. 颅咽管瘤囊腔、脑室 - 腹腔分流术 11 例报告. 立体定向和功能神经外科杂志，13（4）：226.

黄河清，陈家康，文超勇，等，2000. 颅内囊性病变立体定向穿刺加内引流术 12 例报告. 立体定向和功能神经外科杂志，13（4）：225.

江荣才，刘宗惠，朱诚，2001. 颅咽管瘤原代培养和博来霉素的体外抑瘤实验. 中华神经外科杂志，17：29-31.

金自孟，史轶蘩，卢双玉，1997. 弥凝片治疗中枢性尿崩症. 中华内分泌代谢杂志，13：141-144.

匡培根，1984. 实用神经解剖学与综合征. 北京：中国人民解放军总医院：92-103.

李春鹰，罗世祺，1998. 下丘脑错构瘤研究的新进展. 中华神经外科杂志，14（3）：183-185.

李继硕，1992. 神经解剖学. 西安：第四军医大学出版社：125-134.

李庆彬，1998.胚胎残余组织肿瘤 // 王忠诚.神经外科学.武汉：湖北科学技术出版社：530-541.

李宣海，王向民，倪海星，1997.肿瘤标志物的检测与临床.北京：人民卫生出版社：99.

刘玉光，吴承远，2001.颅咽管瘤 // 吴承远，刘玉光.临床神经外科学.北京：人民卫生出版社：350-362.

刘宗惠，胡威夷，1995.神经系统疾病定位诊断学.北京：海洋出版社：203-216.

刘宗惠，李士月，于新，等，1999.CT 引导立体定向颅咽管瘤瘤内置入放射性同位素治疗的研究.中华神经外科杂志，15：72-75.

刘宗惠，田增民，汪允干，等，1995.立体定向脑瘤间质内放疗手术方法探讨.中华神经外科杂志，11：318-321.

刘宗惠，于新，田增民，等，1995.颅咽管瘤立体定向核素内放疗（附 220 例临床分析）.解放军医学杂志，20：470-472.

罗世祺，李春德，马振宇，等，2000.下丘脑错构瘤所致单纯性早熟的显微外科治疗.中华神经外科杂志，16：341-344.

马景孟，朱金栋，1990.颅内肿瘤的诊断和鉴别诊断 // 孟广远.神经外科疾病的诊断和鉴别诊断.北京：人民卫生出版社：313-403.

任祖渊，1998.垂体腺瘤 // 王忠诚.神经外科学.武汉：湖北科学技术出版社：489-522.

石祥恩，王忠诚，黄文宇，2000.颅咽管瘤全切术后水钠平衡紊乱的治疗.中华神经外科杂志，16：210-212.

史玉泉，1995.实用神经病学.上海：上海科学技术出版社：736-737.

童绎，1996.颅内炎症 // 李凤鸣.眼科全书.北京：人民卫生出版社：3102-3103.

王忠诚，1979.神经外科学二：颅内肿瘤.北京：人民卫生出版社：302-316.

王忠诚，1998.神经外科学.武汉：湖北科学技术出版社：528-532.

徐德生，郑立高，康春生，等，2000.颅内囊性肿物伽玛刀治疗的容积效应.立体定向和功能神经外科杂志，13（1）：19-21.

徐淑云，1994.临床用药指南.合肥：安徽科学技术出版社：152-1154.

薛庆澄，1990.神经胶质瘤 // 薛庆澄.神经外科学.天津：天津科学技术出版社：248，293-304.

杨敏洁，邵剑波，2001.蝶鞍和鞍旁病变影像诊断.放射学实践，16（1）：67-68，136-137.

杨义，任祖渊，苏长保，等，1998.垂体脓肿的诊断和经蝶窦显微手术治疗.中华神经外科杂志，14（5）：300-302.

杨义，任祖渊，苏长保，等，1999.垂体 Rathke 囊肿的诊断和经蝶窦手术治疗.中华神经外科杂志，15（2）：76-78.

尹昭炎，1990.脑垂体腺瘤 // 薛庆澄.神经外科学.天津：天津科学技术出版社：280-293.

于新，刘宗惠，田增民，等，1996.CT 引导立体定向脑深部病变活检术.中华神经外科杂志，12：164-167.

于新，周东学，刘宗惠，等，2001.伽玛刀结合囊内照射治疗颅咽管瘤的临床疗效分析.中华医学杂志，81（2）：86-89.

袁树斌，雷进，唐轶，等，2000.旋转式伽玛刀治疗颅咽管瘤的初步报告.立体定向和功能神经外科杂志，13（3）：153-154.

张方成，李俊，徐卫明，等，1999.鞍区肿瘤术后脑性盐耗综合征的诊断与治疗.中华神经外科杂志，15：315-316.

张天锡，1991.神经外科基础与临床.上海：百家出版社：134-148.

张玉琪，王忠诚，1998.脂肪瘤 // 王忠诚.神经外科学.武汉：湖北科学技术出版社：571-572.

赵继宗，1998.脑膜瘤 // 王忠诚.神经外科学.武汉：湖北科学技术出版社：472-473.

只达石，1998.软骨瘤 // 王忠诚.神经外科学.武汉：湖北科学技术出版社：571.

周定标，1997.常见颅底肿瘤 // 周定标.颅底肿瘤手术学.北京：人民军医出版社：2-22.

祖广智，1998.蝶鞍部肿瘤 // 王忠诚.神经外科学.武汉：湖北科学技术出版社：522-527.

Acevedo HF，Tong JY，Hartsock RJ，1995. Human chorionic gonadotropin-beta subunit gene expression in cultured human fetal and cancer cells of different types and origins. Cancer，76：1467-1475.

Adamson TE，Wiestter OD，Kleihues P，et al，1990. Correlation of clinical and pathological features in surgically treated craniophryngiomas. J Neurosurg，73：12-17.

Adnane J，Muro-Cacho C，Mathews L，et al，2002. Suppression of rho B expression in invasive carcinoma from head and neck cancer patients. Clin Cancer Res，8（7）：2225-2232.

Adolfo A，1996. Analysis of human bleomycin hydrolase：cloning and expression a cystein proteinase involved in chemotherapy resistance. Cancer Res，56（8）：1746-1750.

Atkin SL，Coady AM，White MC，et al，1996. Hyponatraemia secondary to cerebral salt wasting syndrome following routine pituitary surgery. Eur J Endocrinol，135：245-247.

Backlund EO，Axellsson B，Bergstrand CG，et al，1989. Treatment of craniopharyngiomas-the stereotactic approach in a ten to twenty three years perspective Ⅰ surgical radiological and ophthalmological aspects. Acta Neurochir，99：11-19.

Backlund EO，Tohansson L，Sarby B，1972. Studies on craniopharyngiomas Ⅱ. Treatment by stereotaxic and radiosurgery. Acta Chir Scand，138：749-759.

Backlund EO，1973. Studies on craniopharyngiomas Ⅲ. Stereotaxic treatment with intracystic yttrium-90. Acta Chir Scand，139：

237-247.

Barreca T，Perria C，Francaviglia N，et al，1984. Evaluation of anterior pituitary funtion in adult patients with craniopharyngiomas. Acta Neurochir，71：263-272.

Baskin DS，Wilson CB，1986. Surgical management of craniopharyngiomas. A review of 74 cases. J Neurosurg，65：22-27.

Blaaum G，Van den Berg JH，1991. Radiological results of intracavitary brachytherapy of cystic craniopharyngioma in childhood and adolescence. Advanced in Neurosurgery，19：158-161.

Black PM，Loeffer JS，1997. Cancer of the Nervous System. Oxford：Blackwell Science：414-422.

Boiardi A，Silvani A，Valentini S，et al，1993. Chemotherapy as first treatment for primary malignant non-Hodgkin's lymphoma of the central nervous system preliminary data. J Neurol，24（2）：96-100.

Bond WH，Richards D，Turner E，1965. Experience with radioactive gold in the treatment of craniopharyngioma. J Neurol Neurosurg Psychiatry，28：30-38.

Brat DJ，James D，Jedlicka AE，et al，1999. Molecular genetic alterations in radiation-induced astrocytomas. AJP，154：1431-1438.

Broggi G，Giorgi C，Franzini A，et al，1989. Preliminary results of intracavitary treatment of craniopharyngioma with bleomycin. J Neurosurg Sci，33：145-148.

Buatti JM，Bova FJ，Friedman WA，et al，1998. Preliminary experience with frameless stereotactic radiotherapy. Int J Radiat Oncol Biol Phys，42（3）：591-599.

Butenandt O，Jocham A，Schwarz HP，et al，1998. Childhood onset of GH deficiency：reassessment of GH status and effects of substitution. Growth Horm IGF Res，8（Suppl A）：9-13.

Carpenter RC，Chamberlin GW，Frazier CH，1937. The treatment of hypophyseal stalk tumors by evacauation and irradiation. AJR，38：162-177.

Cavalheiro S，Veiga F，Orlando J，et al，1996. Use of bleomycin in intratumoral chemetherapy for cystic craniopharyngioma：casae report. J Neurosurg，84：124-126.

Cavazzuti V，Fischer EG，Welch K，et al，1983. Neurological and psychophysiological sequelae following different treatments of craniopharyngioma in children. J Neurosurg，59：409-417.

Chang TK，Wong TT，Huang B，1995. Combination chemotherapy with vinblastine，bleomycin，cisplatin and etoposide（VBPE）in children with primary intracranial germ cell tumors. Med Pediatr Oncol，24（6）：368-372.

Choi JU，Kim DS，Kim SH，1999. Endoscopic surgery for obstructive hydrocephalus. Yonsei Med J，40（6）：600-607.

Chung WY，Pan HC，Guo WY，et al，1998. Protection of visual pathway in gamma knife radiosurgery for craniopharyngiomas. Stereotact Funct Neurosurg，70（Suppl 1）：139-151.

Crotty TB，Scheithauer BW，Young WF Jr，et al，1995. Papillary craniopharyngioma：a clinicopathological study of 48 cases. J Neurosurg，83：206-214.

Davies E，Clarke C，Anthony H，1996. Malignant cerebral glioma：survial，disability，and morbidity after radiotherapy. BMJ，313：1507-1512.

De Vile CJ，Grant DB，Kendall BE，et al，1996. Management of childhood craniopharyngioma：can the morbidity of radical surgery be predicted. J Neurosurg，85：73-81.

Donnet A，Schmitt A，Dufour H，et al，1999. Neuropsychological follow-up of twenty two adult patients after surgery for craniopharyngioma. Acta Neurochir Wien，141：1049-1054.

Duff JM，Meyer FD，Ilstrup DM，et al，2000. Long-term outcomes for surgically resected craniopharyngiomas. Neurosurgery，46：291-302.

Ebel H，Rieger A，Spies EH，et al，1995. Stereotactic cysto-ventricular shunting in diencephalic（arachnoid）cysts and failure in cystic craniopharyngeoma. Minim Invasive Neurosurg，38（1）：41-47.

Edmonds BT，Wyckoff J，Yeung YG，et al，1996. Elongation factor-1a is an overexpressed actin binding protein in metastatic rat mammary adenocarcinoma. Journal of Cell Science，109：2705-2714.

Ellenbogen RG，Moores LE，1997. Endoscopic management of a pineal and suprasellar germinoma with associated hydrocephalus：technical case report. Minim Invasive Neurosurg，40（1）：13-15.

El-Sissy NA，Rashad NA，1999. CK13 in craniopharyngioma versus related odontogenic neoplasms and human enamel organ. East Mediterr Health J，5（3）：490-502.

Erasmus RT，Matsha TE，1998. The frequency，aetiology and outcome of sever hyponatremia in adult hospitalised patients. Cent Afr

Med，44：154-158.

Fahlbusch R，Honegger J，Paulus W，et al，1999. Surgical treatment of craniopharyngiomas：experience with 168 patients. J Neurosurg，90：251-257.

Fischer EG，Welch K，Bell JA，et al，1985. Treatment of craniopharyngiomas in children 1972-1981. J Neurosurg，62：496-501.

Fischer EG，Welch K，Shillito J Jr，et al，1990. Craniopharyngiomas in children：long-term effects of conservative surgical procedures combined with radiation therapy. J Neurosurg，73：534-540.

Frank F，Fabrizi AP，Frank G，et al，1995. Stereotactic management of craniopharyngiomas. Stereotact Funct Neurosurg，65：176-183.

Fried LF，Palevsky PM，1997. Hyponatremia and hypernatremia. Med Clin North Am，81：585-609.

Front T，1992. Review：do anticancer agents reach the tumor target in the human brain? Cancer Chemother Pharmacol，（30）：251-260.

Garre WL，Hossaing MO，Fondelli P，et al，1996. Is chemotherapy effective therapy for intracranial immature teratoma? A case report. Cancer，77（5）：977-982.

Goel A，1995. Preoperative shunts in suprasellar tumours. Br J Neurosurg，9（2）：189-193.

Gonzales-Portillo G，Tomita T，1998. The syndrome of inappropriate secretion of antidiuretic hormone：an unusual presentation for childhood craniopharyngioma：report of three cases. Neurosurgery，42：917-922.

Graham PH，Gallamanei HR，Birch JM，1992. Paediatric craniopharyngiomas：a regional review. B J Neurosurg，6：187-194.

Graham PH，Gallamanei HR，Birch JM，1995. Pediatric craniopharyngiomas：current technique and long-term results. Int J Radiation Oncology Biol Phys，33：437.

Green JA，Kirwan JM，Tierney JF，2001. Survival and recurrence after concomitant chemotherapy and radiotherapy for cancer of the uterine cervix：a systematic review and meta-analysis. Lancet，358（9284）：781-786.

Guevara JA，Bunge HJ，Heinrich JJ，et al，1988. Cystic craniopharyngioma treated by 90-yttrium silicate colloid. Acta Neurochir，42（Suppl）：109-112.

Habrand JL，Ganry O，Couanet D，et al，1999. The role of radiation therapy in the management of craniopharyngioma：a 25-year experience and review of the literature. Int J Radiat Oncol Biol Phys，44：255-263.

Haisa T，Ueki K，Yoshida S，1994. Toxic effect of bleomycin on the hypothalamas following its administration into a cystic craniopharyngioma. Br J Neurosurg，8：747-750.

Hammar M，Berg AA，1990. Long term androgen replacement therapy does not preclude gonadotrophin-induced improvement on spermatogenesis. Scand J Urol Nephrol，24：17-19.

Hayakawa T，Ushio Y，Morimoto H，et al，1976. Uptake of bleomycin by human brain tumors. J Neurol Neurosurg Psychiatry，39：341-349.

Hayakawa T，1974. The uptake，distribution and anti-tumor activity of bleomycin in gliomas in the mouse. European J of Cancer，10：137-142.

Herrmann HD，Westphal M，Winkler K，et al，1994. Treatment of nongerminomatous germ-cell tumors of the pineal region. Neurosurgery，34：524-529.

Hetelekidis S，Barnes PD，Tao ML，et al，1993. Twenty-year experience in childhood craniopharyngioma. Int J Radiat Oncol Biol Phys，27：189-193.

Hoffman HJ，De Silva M，Humphreys RP，et al，1992. Aggressive surgical management of craniopharyngiomas in children. J Neurosurg，76：47-52.

Hoffman HJ，1994. Surgical management of craniopharyngioma. Pediatr Neurosurg，21（suppl 1）：44-49.

Honegger J，Adams EF，Buchfelder M，et al，1994. Presence of basic fibroblast growth factor（bFGF）mRNA in craniopharyngiomas. Exp Clin Endocrinol，102（Suppl）：226.

Honegger J，Buchfelder M，Fahlbusch R，et al，1992. Transsphenoidal microsurgery for craniopharyngioma. Surg Neurol，37：189-196.

Honegger J，Buchfelder M，Fahlbusch R，1999. Surgical treatment of craniopharyngiomas：endocrinological results. J Neurosurg，90（2）：251-257.

Honegger J，Mann K，Thierauf P，et al，1995. Human chorionic gonadotrophin immunoactivity in cystic intracranial tumours. Clin Endocrinol，42：235-241.

Honegger J，Renner C，Fahlbusch R，et al，1997. Progesterone receptor gene expression in craniopharyngiomas and evidence for biological activity. Neurosurgery，41：1359-1364.

Hoon DS，Sarantou T，Doi F，et al，1996. Detection of metastatic breast cancer by beta-hCG polymerase chain reaction. Int J Cancer，69：369-374.

Huk WJ，Mahlstedt J，1983. Intracystic radiotherapy（90Y）of craniopharyngiomas：CT-guided stereotaxic implantation of indwelling draioage system. AJNR，4：803-866.

Inore HK，Kohga H，Kakegawa T，et al，1994. Radiosensitive craniopharyngiomas：the role of radiosurgery. Acta Neurochir（Wien），（Suppl）62：43-46.

Inoue HK，Nakamura M，Ono N，1993. Radiosensitive squamous cell craniopharyngioma：clinical and pathological comparison with the adamantinomatous type. Noshuyo Byori，10（1）：27-31.

Isaac MA，Hahn SS，Kim JA，et al，2001. Management of craniopharyngioma. Cancer J，7（6）：516-520.

Ito M，Jamshidi J，Yamanaka K，2001. Does craniopharyngioma metastasize? Case report and review of the literature. Neurosurgery，48：933-935.

Jakacki RI，Cohen BH，Jamison C，et al，2000. Phase Ⅱ evaluation of interferon-alpha-2a for progressive or recurrent craniopharyngiomas. J Neurosurg，92：255-260.

Jameson JL，Hollenberg AN，1993. Regulation of chorionic gonadotropin gene expression. Endocr Rev，14：203-221.

John MD，Fredric BM，Duane MI，et al，2000. Long-term outcomes for surgically resected craniopharyngiomas. Neurosurgery，46：291-302.

Julow J，Lanyi F，Hadja M，et al，1985. The radiotherapy of cystic craniopharyngiomas with irrtracystic instillation of 90Y silicate colloid. Acta Neurochir，74：94-99.

Kamal R，Jindal A，Suri A，et al，1999. Effect of craniopharyngioma fluid on femoral vessels of rat. Neurol Res，21（8）：796-798.

Kim MS，Lee SI，Sim SH，1999. Brain tumors with cysts treated with Gamma Knife radiosurgery：is microsurgery indicated? Stereotact Funct Neurosurg，72（Suppl 1）：38-44.

Kimler BT，Lia C，Evans RG，et al，1992. Intracerebral chemotherapy in the 9L rat brain tumor model. J Neurooncol，14（3）：191-200.

King TT，1979. Removal of intraventricular craniopharyngiomas through the lamina terminalis. Acta Neurochir，45：277-286.

Kitanaka C，Shitara N，Nakagomi T，et al，1989. Postradiation astrocytoma. Report of two cases. J Neurosurg，70（3）：469-474.

Kobayashi T，Kageyama N，Ohara K，1981. Internal irradiation for cystic craniopharyngioma. J Neurosurg，55：896-903.

Kobayashi T，Tanaka T，Kida Y，1994. Stereotactic gamma radiosurgery of craniopharyngiomas. Pediatr Neurosurg，21（suppl 1）：69-74.

Kobayshi T，Kageyama N，Okara K，1990. Internal irradiation for cystic craniopharyngioma. J Neurosurg，55：896-903.

Komaki S，Komaki R，Choi H，et al，1977. Radiation- and drug-induced intracranial neoplasm with angiographic demonstration. Neurol Med Chir，17：55-62.

Konovalov AN，Corelyshev SK，1992. Surgical treatment of anterior third ventricle tumours. Acta Neurochir（Wien），118：33-39.

Konovalov AN，1993. Craniopharyngioma：complications and their avoidance // Apuzzo MLJ. Brain Surgery：Complication Avoidance and Management. New York：Churchill Livingstone：362-368.

Kramer S，McKissock W，Concannon JP，1961. Craniopharyngioma. Treatment by combined surgery and radiation therapy. J Neurosurg，18：217-226.

Kulkarni V，Daniel RT，Pranatartiharan R，2000. Spontaneous intraventricular rupture of craniopharyngioma cyst. Surg Neurol，54：249-253.

Kurosaki M，Saeger W，Ludecke DK，2001. Immunohistochemical localisation of cytokeratins in craniopharyngioma. Acta Neurochir（Wien），143：147-151.

Landolt AM，Zachmann M，1991. Results of transsphenoidal extirpation of craniopharyngiomas and Rathke's cysts. Neurosurgery，28：410-415.

Laws ER Jr，1994. Transsphenoidal removal of craniopharyngioma. Pediatr Neurosurg，21（Suppl 1）：57-63.

Lee DK，Jung HW，Kim DG，et al，2001. Postoperative spinal seeding of craniopharyngioma. Case report. J Neurosurg，94：617-620.

Leksell L，Backlund ED，Johansson L，1967. Treatment of craniopharyngiomas. Acta Chir Scand，133：345-350.

Lippens RJ，Rotteveel JJ，Otten BJ，et al，1998. Chemotherapy with Adriamycin（doxorubicin）and CCNU（lomustine）in four children with recurrent craniopharyngioma. Europ J Paediatr Neurol，2：263-268.

Liu LX，Liu ZH，Jiang HC，et al，2002. Profiling of differentially expressed genes in human gastric carcinoma by cDNA expression array. World J Gastroenterol，8（4）：580-585.

Liu ZH，Tian ZM，Yu X，et al，1996. Stereotactic intratumour irradiation with nuclide for craniopharyngiomas. Chin Med J，109：219-222.

Liu ZH，1996. Stereotactic intratumour irradiation with nuclide for craniopharyngiomas. Chin Med J，103：219-222.

Liwnicz BH，Berger TS，Liwnicz RG，et al，1985. Radiation-associated gliomas：a report of four cases and analysis of postradiation tumors of the central nervous system. Neurosurgery，17：436-445.

Lu K，Chen HJ，1996. Successful multidisciplinary treatment of an endodermal sinus tumor of the pineal region. J Formos Med Assoc，95：646-649.

Lunsford LD，Levine G，Gumerman LW，1985. Comparison of computerized tomographic and radionuclide methods in determining intracranial cystic tumor volumes. J Neurosurg，63：740-744.

Lunsford LD，Pollock BE，Kondziolka DS，et al，1994. Stereotactic options in the management of craniopharyngioma. Pediatr Neurosurg，21（Suppl 1）：90-97.

Lunsford LD，1989. Stereotactic treatment of craniopharyngioma intracavitary irradiation and radiosurgery. Contemp Neurosurg，11：1-6.

Maat-Schieman ML，Bots GT，Thomeer RT，et al，1985. Malignant astrocytoma following radiotherapy for craniopharyngioma. Br J Radiol，58（689）：480-482.

Madersbacher S，Kratzik C，Gerth R，et al，1994. Human chorionic gonadotropin（hCG）and its free subunits in hydrocele fluids and neoplastic tissue of testicular cancer patients：insights into the in vivo hCG-secretion pattern. Cancer Res，54：5096-5100.

Manaka S，Teramoto A，Takahura K，1985. The efficacy of radiotherapy for craniopharyngioma. J Neurosurg，62：648-656.

Mandal AK，Saklayen MG，Hillman NM，1997. Predictive factors for high mortality in hypernatremic patients. Am J Emerg Med，15：130-132.

Marcillac I，Troalen F，Bidart JM，et al，1992. Free human chorionic gonadotropin beta subunit in gonadal and nongonadal neoplasms. Cancer Res，52：3901-3907.

Maston DD，Crigler JF，1969. Management of craniopharyngioma in childhood. J Neurosurg，30：377-390.

Matsuo M，Yonemitsu N，Zaitsu M，et al，2001. Expression of prostaglandin H synthase-2 in human brain tumors. Acta Neuropathol（Berl），102（2）：181-187.

McMurry FG，Hardy R Jr，Dohn DF，et al，1997. Long term results ihn the management of craniopharyngiomas. Neurosurgery，1（3）：238-241.

Mokry M，1999. Craniopharyngiomas：a six year experience with Gamma Knife radiosurgery. Stereotact Funct Neurosurg，72（Suppl 1）：140-149.

Moyle WR，Campbell RK，Myers RV，et al，1994. Co-evolution of ligand-receptor pairs. Nature，368：251-255.

Mudgil AV，Repka MX，2000. Childhood optic atrophy. Clin Experiment Ophthalmol，28（1）：34-37.

Mundinger F，Ostertay DB，Biry W，et al，1980. Stereotactic treatment of brain lesion：biopsy interstitial radiotherapy（Iridium-192 and Iodine-125）and drainage procedures. Appl Neurophysiol，43：198.

Nelson GA，Bastian FO，Schlitt M，et al，1988. Malignant transformation in craniopharyngioma. Neurosurgery，22：427-429.

Nobru M，Sato H，1976. Clinical and follow-up studies of 81 craniopharyngiomas. Acta Media of Biologica，24（2）：117-126.

第十章　颅咽管瘤的现代治疗观点

20 世纪 60 年代末期，Yasargil 等首先将显微外科技术与观念引入神经外科领域，极大地提高了颅内肿瘤的治疗效果，其后发展起来的现代神经影像学、神经内镜和神经导航等技术及其在神经外科中的应用进一步改善了各种深部脑肿瘤的预后。尽管如此，颅咽管瘤因其特殊的病理解剖特点而治疗仍存在较大困难，虽作为一种良性肿瘤，但治疗结果也不能令人满意，成为神经外科公认的难点之一。尤其在治疗策略和治疗方法的选择等方面尚存在很多争议。结合文献和笔者的治疗经验，现将目前国内外有关颅咽管瘤治疗的难点、热点和争议总结叙述如下。

第一节　颅咽管瘤治疗目标

颅咽管瘤的最佳治疗方法还没有形成共识。无论是新发还是复发颅咽管瘤，最好的治疗方案应能达到以下主要目标：①缓解颅内压增高的症状；②缓解视神经受压迫症状；③改善垂体激素功能不足或采取替换治疗及所有其他各种补充支持措施；④预防肿瘤再生和进展；⑤将与肿瘤和治疗相关的急性期和远期的死亡率和病残率降到最低水平；⑥维持患者的长期生活质量，包括远期神经功能、认知、心理社会功能等。所有治疗方案和治疗策略都应围绕以上目标进行选择和实施。因为发病时的年龄、大小、侵及范围及肿瘤囊实体成分比例等因素不同，所以需要根据患者的具体病情选择个体化治疗方案。

目前为止，还没有关于没有周围结构明显压迫的肿瘤（无症状颅咽管瘤）的长期临床和影像学随访观察结果，对所有影像学证实为颅咽管瘤的患者均建议干预治疗。患者的临床表现和影像学表现决定了治疗方法的选择。当肿瘤压迫症状和体征明显时则很有必要进行手术切除治疗，以囊性为主的肿瘤可以采取液体抽取和囊内注射放射性同位素或药物治疗。在神经外科医师的手术经验很丰富且不会造成肿瘤周围重要解剖结构明显损害的情况下，可考虑进行肿瘤肉眼下或显微镜下全切除。影像学证实有肿瘤残留的患者容易出现局部肿瘤进展，再次手术切除的死亡率和病残率更高，所以未达到全切除的患者于手术后应辅助外放射治疗。

这种治疗方法对于儿童患者是有争议的，在正在发育过程中的脑组织的放射性损伤（随着新的放射治疗计划和治疗技术的发展也许会有改善）和后续肿瘤复发反复手术治疗之间需要进行平衡。对有些没有产生视神经、下丘脑及其他重要结构压迫症状的患者，通过活检明确诊断后进行放射治疗也是一种可以避免手术风险的治疗选择。对以囊性为主的颅咽管瘤，先行囊肿穿刺抽吸囊液，缩小肿瘤体积后再行放射治疗，可减少放射治疗的不良后果。

大部分临床研究显示，肿瘤全切除术后仍有很高的复发率，即使是很有经验的神经外科医师，全切除术后也有高达 20% ～ 50% 的复发率。曾经被认为是最终目标的手术全切除现在已经被重新考虑，认为其仅适用于肿瘤体积较小且没有对邻近结构形成明显侵犯的患者。复发性肿瘤则更具复杂性，至今尚没有关于其理想治疗策略的共识。人们提出的可供选择的治疗方案包括次全切除术后临床观察、次全切除术后外放射治疗、应用放射性同位素或博来霉素的囊内疗法。

不论是新诊断的还是复发性颅咽管瘤，部分切除术后辅助放射治疗是有效的。但也有学者指出，放射治疗存在潜在并发症尤其是视路放射性损伤，特别是对儿童患者。

因此囊内疗法因具有较好的肿瘤控制率和很低的不良反应发生率而成为一种有效的治疗选择，也可以延迟放射治疗或手术切除，从而使患者获益，特别是对单一的单纯性囊性肿瘤。

第二节　各种治疗方法介绍和评价

一、治疗前检查和随访

在正式实施手术切除或放射治疗等治疗前，除获取临床表现和影像学检查资料外，还必须获取全面的神经眼科学和内分泌学资料。神经影像学检查包括头部 CT、MRI 平扫和增强检查。眼科学检查除了标准的视力和眼底检查外，还须包含全视野检查和视野图测定。许多鞍上区占位患者就诊时有双颞偏盲。小于 5 岁的幼儿难以实施视野检查。

神经内分泌检查时，通过严格测量患者的液体出入量，同时检测其血尿钠、渗透压及尿比重，确定是否有尿崩症。术前还必须详细检查骨龄及胰岛素生长因子 -1（IGF-1）、黄体生成素（LH）、卵泡刺激素（FSH）、雌激素或睾酮、甲状腺素（T_3）等激素水平。术前检查可以发现 75% 以上的临床"哑"症状患者有上述 1 种、几种或所有激素异常，特别是促肾上腺皮质激素（ACTH）异常。围术期应合理应用醋酸去氨加压素（DDAVP），预防性应用"应激"剂量的糖皮质激素替代治疗，高度警惕患者体液和水、电解质的变化，以上措施均有助于患者顺利度过围术期。

术后应进行定期检查和严密的长期随访。术后检查和随访的目的是确定肿瘤是否全切除，全切除后监测肿瘤是否复发，残留或复发肿瘤对后续治疗的反应，患者各种神经功能（包括神经功能、视神经功能、垂体功能、下丘脑功能）的变化情况，是否有与治疗有关的并发症发生，患者的认知、心理行为学和生理社会学功能及综合生活质量等，为是否需要进行进一步干预治疗（如激素替代治疗、药物治疗或心理行为干预等）提供依据。

术后 48 ～ 72h MRI 检查可确定肿瘤是否存在残留及下丘脑结构是否完整，术后 1 个月的临床随访可作为手术效果的判断依据。肿瘤全切除者应遵循 2 年内每 6 个月随访 1 次，以后每年随访原则，肿瘤残留或复发者应根据病情缩短随访间隔时间。

许多儿童治疗后有可能存在接受正常学校教育的能力下降和行为异常。因此，除了标准的神经心理检测外，还要求有经验的心理医师对患儿的社会行为和接受学校教育的能力进行评价。有研究者正致力于建立颅咽管瘤长期随访的测评方法，如 Villani 等介绍的功能评分法。

二、外科手术

（一）手术策略

颅咽管瘤手术全切除曾经是神经外科医师的唯一治疗目标，原因是肿瘤是良性的，全切除后患者可获得长期生存。但这也带来了较高的手术风险和复发率，特别是远期病残率和患者生活质量的下降。目前一致的观点是对下丘脑和视觉结构未形成明显侵犯者可选择保留视觉和下丘脑功能的肿瘤全切除。但对肿瘤体积大，靠近视神经和（或）下丘脑者，是进行全切除还是有限的切除（如活检），部分或次全切除则存在很大争议，许多学者对这些患者施行根治性全切除持有批评观点，因为这类患者的根治性手术可能会带来严重的神经功能缺失，尤其是下丘脑功能障碍，以及儿童全切除术后的高复发率。不全切除后残留肿瘤的进展率为 71% ～ 90%，不全切除术后经辅助外放射治疗的肿瘤进展率却只下降至 21%。De Vile 等于 1996 年第一次证实了下丘脑受到侵犯的颅咽管瘤患者的根治性全切除尝试与长期病残率的相关性。

迄今为止，发表的文献并没有完全解决关于颅咽管瘤最佳治疗方法的争议（肉眼下手术全切除还是部分切除后外射治放疗）。手术和放射治疗的疗效也存在争议。另外，依据目前为止的回顾性文献资料，放射治疗的时机选择，即残留肿瘤术后立即进行放射治疗，还是先进行临床观察，待发现肿瘤复发或出现进展后再进行放射治疗，对患者生活质量的影响也没有完全结论。

一组有关患者智商（IQ）的回顾性研究结果显示，单一手术全切除术后患者的 IQ 减少了 9.8，而部分切除辅助外放射治疗后仅减少 1.25。复发颅咽管瘤的再次手术后患者 IQ 则下降了 13.1，这些数据说明肿瘤的全切除和（或）再次手术似乎对患者神经认知功能的负面影响要较部分切除术后辅助外放射治疗更大。

囊性肿瘤合并梗阻性脑积水患者的治疗目标是尽快缩小肿瘤体积，可选择立体定向囊液穿刺抽吸或内镜辅助肿瘤活检及囊壁的穿通术，在很多情况下随着肿瘤体积缩小，脑积水的梗阻原因解除，脑积水会随之消失，有时这种微小创伤的操作可以避免开颅手术。当然也可以考虑先行分流手术解决脑积水后再治疗肿瘤。

（二）手术切除程度

手术切除程度的选择是多年来争议的重要问题。颅咽管瘤治疗的最大挑战之一是确定手术全切除、次全切除、部分切除、活检或进行保守治疗的最好适应证。Sweet 曾提出肿瘤周围胶质反应层的概念，这种现象有利于肿瘤的切除，但是在手术过程中却经常发现肿瘤与颈内动脉、视神经和视交叉及下丘脑明显粘连，特别是在有钙化存在或肿瘤突入脑室系统或脑池的情况下。肿瘤全切除的死亡率仍高达 16%，手术并发症发生率为 1.1% ～ 16.7%。

对于肿瘤的切除程度目前存在两种截然不同的态度：以法国巴黎的 Necker 医院为代表的激进派更强调手术治疗，他们最近的报道结果显示 96% 的患者实现了肿瘤的完整全切除（23%）或次全切除（73%），次全切除后只有 50% 的患者接受了放射治疗。而北美的医师则更主张选择保守的手术治疗方法，他们最近对患者采取了适度积极的手术策略，仅有 42% 的患者选择了有限的手术切除后辅助放射治疗。

　　国内目前也存在两种不同的治疗观点，即积极的手术全切除和手术部分切除辅助其他综合治疗，或采取创伤和手术风险更小的囊内疗法或放射治疗。现在似乎存在这样一个趋势，即过去以手术治疗为主的治疗中心正向放射治疗转变，而以往实施保守外科治疗的中心正转向于更为激进的外科治疗策略。根据患者的具体病情选择不同的治疗方案的个体化治疗策略受到人们的推崇，但这需要更多各种疗效及预后影响因素的证据支持。目前国外正在进行针对病残率的风险因素和患者生活质量的治疗策略的多中心前瞻性研究。

（三）手术风险平衡策略 / 方案

　　累及视交叉以上下丘脑的颅咽管瘤会引发高致残率，而且下丘脑受侵犯的体积越大、部位越高、累及程度越重，则下丘脑功能障碍的发生率越高且程度越重。切除向鞍上发展超过乳头体水平的颅咽管瘤必然会危及下丘脑结构，并可导致顽固性、影响患者生活质量的肥胖和其他下丘脑症状。

　　2015 年 Mortini 等首次提出术前 MRI 表现的与下丘脑受侵相关的影像学变量，并确定这些变量与患者的临床特征、长期随访结果及预后相关。随后他们进一步证实下丘脑在 T_2 加权像 /FLAIR 像呈高信号，垂体柄无法辨认，视交叉移位，乳头体受侵，肿瘤向视交叉后方扩展和漏斗隐窝或视上隐窝不能识别等有助于确定下丘脑受到侵犯。

　　已经证实患者肥胖的程度的确与下丘脑病变程度呈正相关，因此下丘脑结构和功能的保护成为颅咽管瘤患者治疗中的一个重要内容，最近的多篇文献对术前、术后与下丘脑结构损伤有关的 MRI 分类方法进行了研究，目的在于探索建立一种下丘脑功能保护的风险平衡手术策略。这也说明人们已经认识到这一问题的严重性和解决这一问题的迫切性。

　　考虑到颅咽管瘤的最终治疗目标，目前越来越多的学者不推荐对下丘脑受到侵犯的颅咽管瘤患者施行肿瘤全部切除治疗。De Vile 等于 1996 年发表了第一篇关于下丘脑受到侵犯的颅咽管患者的根治性全切除尝试与长期病残率的相关性报道，近年来也有关于下丘脑功能保护治疗策略的多篇文献报道，现介绍如下。

　　Puget 提出根据下丘脑受侵犯程度决定儿童颅咽管瘤患者治疗方案的术前分类系统，建议根据术前 MRI 表现的下丘脑受肿瘤侵犯的程度分级决定下丘脑保护的治疗方案。0 级或 0 度：肿瘤未侵犯下丘脑，容易进行全切除且不会出现下丘脑损伤者，应选择肿瘤全切除；1 级或 I 度：肿瘤侵犯下丘脑，下丘脑受压变形或抬高，但无明显下丘脑损伤表现，下丘脑结构仍可见，可尝试肿瘤全切除，如果不能完成全切除则可行再次手术切除 + 放射治疗；2 级或 II 度：肿瘤已明显侵犯下丘脑，下丘脑结构显示不清，特别是已经出现下丘脑功能异常的证据者，此时手术全切除的风险增加，应考虑部分切除后辅助放射治疗。

　　根据这一方案，Elowe-Gruau 等报道一项单中心颅咽管瘤患者的不同治疗方法的比较研究，回顾了 1985 ～ 2002 年接受部分切除辅助放射治疗的 60 例儿童颅咽管瘤患者，前瞻性研究了 2002 ～ 2010 年 65 例进行下丘脑保护性手术方案的颅咽管瘤患者，根据术前下丘脑受侵犯的分级决定下丘脑保护性手术切除方案。最后一次随访时，接受丘脑保护性手术治疗患者的严重肥胖（体重指数 > 3 个标准差）的发生率明显低于接受广泛切除手术治疗的患者（分别为 28% 和 54%）。这是第一次通过比较同一单位同样手术经验的手术团队施行手术治疗的不同组别的报道，两组的平均手术操作次数是相同的，排除了因手术经验带来的结果分析的偏差，结果证明了下丘脑保护策略的有效性和可行性。在多变量分析中，术前下丘脑受到侵犯和下丘脑保护性手术是术后严重肥胖发生的独立预测因素。

2007 年 Garre 等提出了儿童颅咽管瘤的风险平衡的改良治疗方案：0 度和Ⅰ度肿瘤可尝试由有经验的医师进行肿瘤全切除，如不能全切除则辅助放射治疗；Ⅱ度囊性肿瘤行囊液抽吸辅助放射治疗。

2010 年 Van Gompel 等利用 MRI 分级来预测成人颅咽管瘤患者的术后肥胖风险，发现肿瘤不规则强化和下丘脑 T_2 信号改变预示更明显的下丘脑受侵和更严重的体重增加。此研究进一步加速了下丘脑保护手术方式的提出。

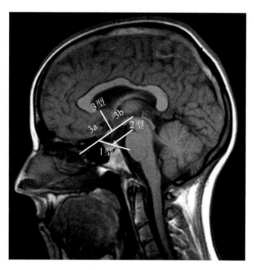

图 10.1　仿 Flitsch 颅咽管瘤分型

2011 年 Müller 等根据术前 MRI 下丘脑肿瘤侵犯／损害的分级提出了治疗方案。将向乳头体方向扩展的肿瘤分级为下丘脑前部或后部受损／病变。0 级或 0 度：肿瘤未侵犯下丘脑，应选择肿瘤全切除；1 级或Ⅰ度：肿瘤侵犯下丘脑前部，未侵犯乳头体及其以上的下丘脑，可尝试肿瘤全切除，不能完成全切除者辅助放射治疗；2 级或Ⅱ度：肿瘤已侵犯下丘脑前部和后部即侵犯乳头体以上区域，建议行保护下丘脑功能的部分切除术后辅助放射治疗方案(图 10.1)。经 120 例患者的治疗及平均 3 年随访，发现手术后出现下丘脑损伤的患者在术后随访期内表现为体重指数（BMI）增高和自我评价的生活质量降低。

Flitsch 等对这一分级系统进行了改良，根据术前的 MRI 表现提出了不同的手术入路方案，将 1 级或Ⅰ度肿瘤分为鞍膈上及鞍膈下肿瘤，提出位于鞍膈下肿瘤行经蝶入路手术切除，2 级或Ⅱ度肿瘤施行经颅入路的下丘脑保护性次全切除手术。

肿瘤侵及第三脑室也是术后病残率发生的重要影响因素。Steno 等发现，与脑室外肿瘤相比，向第三脑室内扩展的颅咽管瘤增加了下丘脑并发症的发生率。Fjalldal 根据下丘脑和第三脑室受侵犯的程度提出了儿童颅咽管瘤分级方法。0 级或 0 度：肿瘤未侵犯下丘脑，应选择肿瘤全切除；1 级或Ⅰ度：肿瘤向鞍上生长但未侵犯第三脑室，尝试肿瘤全切除治疗；2 级或Ⅱ度：肿瘤向鞍上发展进入或侵犯第三脑室，行下丘脑保护性次全切除并辅助放射治疗。20 年的随访结果显示，对已证实肿瘤扩展至第三脑室的颅咽管瘤进行全切除术可损害患者的认知能力和心理健康。

依据肿瘤大小、下丘脑受侵犯程度和脑积水存在与否，Spoudeas 等提出了肿瘤分级及下丘脑功能保护的手术治疗策略。0 级或 0 度：肿瘤未侵犯下丘脑，应选择肿瘤全切除；1 级或Ⅰ度：肿瘤大小为 2～4cm，无脑积水，无下丘脑损伤症状，未侵犯第三脑室，可以尝试肿瘤全切除；2 级或Ⅱ度：视交叉后肿瘤，大小超过 4cm，存在脑积水和下丘脑受

损症状，侵犯或未侵犯第三脑室，此型肿瘤治疗原则为部分切除辅助放射治疗。Mallucci
等根据此分级方法提出了自己的治疗方案，建议对合适的病例进行分期手术切除，一期手
术的目的是缓解囊肿压力并降低二次手术风险。

也有学者提出根据神经功能缺损程度评分量表（CCSS）来判断儿童颅咽管瘤患者的
临床结果（通过最后一次随访时神经系统检查、视觉状态、垂体功能、下丘脑功能和教育
/ 职业状态 5 种指标进行综合评估）。他们认为这种术前 CCSS 评估比临床特征如性别、
年龄、部位、肿瘤大小和脑积水存在与否等更好地预测术后疗效。

所有的上述治疗策略的核心推荐要点如下：①在下丘脑受到肿瘤侵犯的情况下，选择
有限的手术切除并辅助术后放射治疗是明智的；②颅咽管瘤应由有经验的多学科团队（神
经外科医师、内分泌科医师、神经肿瘤科医师、眼科医师、神经病学医师、神经心理学医
师和康复医师）实施治疗，特别是对于年龄＜ 5 岁的儿童患者。

虽然下丘脑保护手术策略将正常 BMI 的百分比从 17% 提高到了 38%，但临床上下丘
脑受侵犯患者术后出现明显体重增加的可能性仍维持在 62%，且近半数患者会发展为病态
性肥胖。目前需要做的工作是对儿童期颅咽管瘤术前分期进行进一步规范和标准化，其中
最重要的是对大家提出的各种下丘脑损伤 / 侵犯程度的分级方法对预测下丘脑性肥胖这一
严重影响生活质量的价值进行比较。

现将以上观点总结于图 10.2。

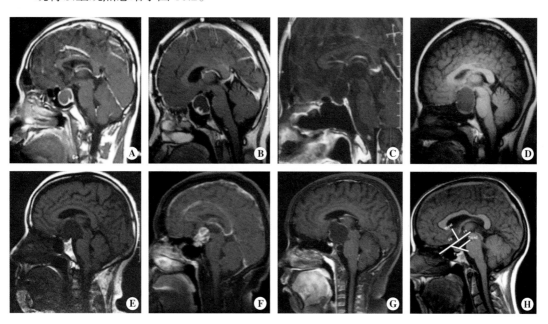

图 10.2　各种治疗观点

A. 肿瘤位于鞍内，适合经鼻蝶入路，应尽量全切除肿瘤；B. 肿瘤向鞍上发展，压迫视神经和视交叉，适合经鼻蝶入路，应尽
量全切除肿瘤；C. 肿瘤向鞍上发展，为视交叉前型，可经蝶或经额入路，由于未侵犯下丘脑，应尽量全切除肿瘤；D. 肿瘤
向鞍上发展侵犯下丘脑前部（乳头体以前），可选择经鼻蝶或经额入路，应尽量全切除肿瘤；E. 肿瘤已经侵犯下丘脑后部，
但丘脑结构仍清楚可见，可谨慎尝试全切除肿瘤；F. 肿瘤已明显侵犯下丘脑后部，下丘脑结构显示不清楚，应选择保留下丘
脑功能的部分肿瘤切除术；G. 肿瘤已明显侵犯肿瘤下部、后部及第三脑室，下丘脑结构显示不清楚，应选择保留下丘脑功能
的部分肿瘤切除术；H. 仿 Flitsch 颅咽管瘤分型，依据肿瘤位置分为 1 型（经蝶）、2 型（视交叉和视神经乳头下型，经蝶或
开颅）、3 型（视交叉和乳头体上型），其中视交叉和乳头体上型又分乳头体前、后型（开颅）

（四）经颅入路手术切除

经典的经额下入路或经额颞入路仍是目前最常用的经颅切除肿瘤的手术入路。其适用于向鞍上发展、视交叉前及视交叉后甚至向第三脑室内扩展的颅咽管瘤。此入路的最大优点之一是术中可以充分显露视交叉和颈内动脉，但同时也因为视神经和视交叉对手术视野的阻挡而成为其缺点，而且术中对垂体柄的分辨也很困难。肿瘤突入第三脑室时可开放视交叉后方的终板池进行肿瘤切除。

国内有学者对经胼胝体－透明隔－穹窿间入路切除颅咽管瘤进行了详细的临床研究，结论是该手术入路是切除第三脑室前部、第三脑室内及中线部位颅咽管瘤的最佳入路之一。由于术野暴露清楚，在直视下操作，从而可减少术后并发症的发生，也可以采取经侧脑室和 Monro 孔入路切除脑室内的大体积肿瘤，尤其是有梗阻性脑积水存在时。

除常规神经外科手术后早期并发症如出血、感染、癫痫和卒中外，经该入路手术切除颅咽管瘤还有其特有的包括视觉损伤和电解质失平衡等下丘脑功能障碍的并发症，有些患者此后果可以十分严重。尿崩症和其他内分泌异常如垂体功能低下的发生率可以高达 80% ～ 90%。

（五）经蝶入路手术切除

经蝶入路手术切除包括显微镜下肿瘤切除和内镜辅助下经鼻蝶肿瘤切除术，最初应用此手术入路时，其适应证只限于位于蝶鞍内的小体积肿瘤。但随着手术技术和手术设备及经验的发展和积累，以及手术入路本身的方便性，手术适应证已逐渐扩大至向鞍上甚至向第三脑室方向扩展的颅咽管瘤。鞍膈以下或伴有蝶鞍扩大的颅咽管瘤已被部分学者视为经蝶入路切除肿瘤的首先选择，而且这一观点也逐渐被广泛接受。

与鞍膈下颅咽管瘤相比，经蝶入路手术适应证扩展至鞍上型颅咽管瘤也带来了不同发生率的内分泌和神经生理方面的并发症，特别是肿瘤全切除的病例。经鼻内镜入路手术的脑脊液鼻漏发生率约为 10%，这也增加了发生脑膜炎的风险。这种术后并发症的发生率与选择手术入路的正确与否及手术者的经验密切相关。

与经颅手术相比，经鼻内镜手术的优点包括避免了开颅手术的创伤和脑组织牵拉，增加了视交叉以下区域复杂神经血管解剖的暴露，减少了对周围重要神经血管操作的影响，因此术后视觉损伤、尿崩症及内分泌缺陷发生率均较低。住院时间也明显缩短。虽然本术式开展的时间较短，但临床治疗结果足以证明，单纯内镜手术切除技术可以达到与开颅手术相近的切除，而且可以得到更好的内分泌功能保留和视力改善率。这种手术有大部分取代经颅手术的发展趋势。

（六）经额显微镜入路或经鼻内镜入路的优缺点

几种经额入路（经额下入路、经额颞入路、经纵裂终板入路、经侧脑室入路、经胼胝体－透明隔－穹窿间入路）或联合入路均可获得相应术区的充分暴露，各具有其优势和相应的局限性，在选择手术入路时应根据肿瘤的部位和性质，更要考虑手术者的经验和习惯。经鼻内镜入路最大的优势是可以暴露视交叉下区域的解剖结构，避免了对视神经和颈内动脉及其他相关结构的牵拉和操作。两种手术入路的基本术中操作如分离和切除技术是相同的，包括分离蛛网膜和保护神经血管结构，肿瘤囊内分块切除缩小肿瘤体积后再仔细分离囊壁。

总结 1996 ～ 2014 年文献中报道的统计数据，显示了两种手术入路的效果对比，经颅手术和内镜手术的肿瘤全切除率分别为 16% ～ 90% 和 17% ～ 72%，手术相关死亡率分别为 1% ～ 24% 和 0 ～ 2%；术后新的垂体功能低下和尿崩症的发生率分别为 43% ～ 74%、70% ～ 79% 和 44% ～ 67%、9% ～ 58%；术后视力改善率分别为 25% ～ 75% 和 68% ～ 93%，术后视力下降率分别为 6% ～ 15% 和 0 ～ 7%。

从以上数据可以看出，在手术死亡率、视神经保护和内分泌功能障碍方面，内镜组要优于开颅手术组，这可能与内镜入路对漏斗、垂体柄和垂体上动脉等解剖结构的暴露改善和视路结构的操作与牵拉减少及视觉器官的穿支血管的分辨和保护等影响因素有关。由于内镜入路避免了对大脑皮质的牵拉、暴露及其他操作影响，其术后癫痫发生率（0）也明显低于经颅手术组（8.5%）。

经鼻内镜手术的最大问题是术后出现脑脊液漏。尽管肿瘤切除术后颅底缺损的修复材料和修复技术有了明显改善和提高，术中带血管供应的鼻中隔黏膜瓣和术后腰大池引流的应用也有效降低了术后脑脊液漏的发生率，但术后仍有 5% ～ 10% 的患者出现了脑脊液漏。也有研究显示内镜治疗组术后脑脊液漏的发生率（18.4%）明显高于经颅手术组（2.6%）。

通过现有文献资料很难对经颅和经鼻手术切除的疗效及并发症等进行全面而精确的对比分析研究，经颅手术有较长历史，有大量患者的长期随访结果，而经鼻内镜手术的历史则相对较短，接受经鼻内镜手术的患者数量也较少，而且随访时间也相对较短。这种对比分析还受到其他多种因素的限制，如肿瘤特点（大小、位置、神经血管粘连程度等）是否具有一致性、手术者的经验和对手术切除程度的态度等。近年来文献中报道的经鼻内镜手术切除颅咽管瘤的结果确实显示了可以接受的肿瘤控制率和较好的功能保留率。

（七）医师和医院的经验对手术结果的影响

对颅咽管瘤患者来说，神经外科医师的经验（包括术前病情判断、术中操作等）与其治疗结果具有相关性。Sanford 和 Boop 分别于 1994 年和 2007 年报道经不同经验的神经外科医师治疗后可出现治疗结果的显著差异。近来有研究发现，肿瘤的位置和手术后下丘脑损伤与患者的肥胖程度和生活质量明确相关，而且治疗中心的规模大小和患者收治的数量也对治疗结果有影响。一般来说，大规模治疗中心的治疗较为保守，其手术全切率和下丘脑损伤率均低于中型和小型规模的治疗中心。

由于医疗机构的规模和医师的手术经验可对术后结果和患者的长期生活质量产生重大影响，已有不少专家强调对患者的诊断和治疗策略应组织有经验的多学科小组讨论，充分利用医院内所有的神经外科、神经放射科、神经内分泌科、神经眼科、放射肿瘤和心理学专业的经验和资源，采用最先进、最合理的方案对颅咽管瘤患者实施治疗。

还有学者呼吁应由医疗机构建立医疗机构和神经外科医师治疗颅咽管瘤患者的具体标准，由卫生行政部门组织对优秀的医疗机构和神经外科医师进行认证，并授权由具有一定规模的医疗机构和具有足够专业知识和经验的专家进行颅咽管瘤的诊断、分级、治疗和护理。

（八）保护下丘脑功能的治疗策略

对于没有侵犯视交叉和（或）下丘脑的颅咽管瘤，大家已形成共识，即首选手术完全切除肿瘤，尤其是在第一次治疗时。但也有学者报道在进行组织学分析时也常发现部分肿瘤并不像以前大家理解的颅咽管瘤与正常组织结构间具有明确的蛛网膜间隔或界线（垂体柄例外），而是肿瘤呈"手指征"样浸润周围正常组织，并且肿瘤切除程度与预后具有相关性。

以往存在争议的是对邻近结构特别是下丘脑和（或）视交叉已形成侵犯的肿瘤，目前大多数学者认为，为避免严重的术后病残率和远期生活质量下降，明智的选择是对这类肿瘤进行保留视神经、下丘脑结构完整性和（或）避免进一步损害的部分切除，对残留肿瘤进行密切的临床观察或辅助放射治疗。其他可供选择的治疗方法有囊内导管植入并皮下Ommaya储液囊埋藏，可以反复囊液穿刺减压并注入药物进行囊内疗法。质子束疗法和伽马刀治疗也是保护下丘脑功能的治疗选择，尤其是对于复发或小体积的残余肿瘤。

三、放射治疗

常规普通放射治疗对颅咽管瘤的疗效是肯定的。作为重要的辅助治疗手段，其最佳适应证是未能完成手术全部切除或因手术风险大而不适合手术切除的患者。文献中报道放射治疗可以获得令人满意的长期肿瘤控制率。

放射治疗方式包括常规或适形分次放射治疗、调强放射治疗、质子束放射治疗和囊内放射性同位素间质放射治疗。立体定向放射治疗包括立体定向放射外科和分次立体定向放射治疗，作为更加精确的治疗技术，具有更精细的肿瘤靶区设置，使靶区内接受高剂量照射的正常脑组织体积和邻近重要结构明显减少。立体定向放射治疗过程中，肿瘤边界和周围正常重要结构之间的距离是保护正常组织和保障足够肿瘤放射剂量的关键因素。

（一）常规放射治疗

常规放射治疗是颅咽管瘤患者的一种重要治疗手段，对肿瘤残余或复发者更是如此。甚至有一些学者主张对有些选择性病例可以单独应用放射治疗。次全切除术结合辅助放射治疗的总体疗效要明显优于单独应用次全切除术，而且其对肿瘤的长期控制效果与手术全切相似。

因此，未达到手术全切除者应接受术后施行辅助外放射治疗。大家普遍接受的常规分次放射治疗的靶区总剂量为54Gy，每次1.8Gy，共施行30次分次放射治疗。总剂量低于50Gy则易复发，而高于60Gy则放射毒性增大。照射的靶容积常包含全部肿瘤（包括实体和囊性部分）。

在决定是否进行再次手术切除和（或）放射治疗时应重点考虑颅咽管瘤的部位和肿瘤进展的可能性及患者的年龄因素。建议尽可能延迟施行年幼患者尤其是低龄儿童的放射治疗。无论是儿童还是成人患者均应进行放射治疗后的长期影像学和临床随访观察。

许多回顾性研究发现常规放射治疗具有良好的远期效果，所报道的10年、20年的无肿瘤进展生存率分别高达 95% 和 54%。肿瘤控制率与放射治疗剂量有关，Sung 等报道一组 49 例接受手术辅助外放射治疗的患者中，肿瘤照射剂量分为 < 50Gy、55 ～ 57Gy、60 ～ 70Gy 三组，其肿瘤复发率分别为 46.7%、16% 和 22.2%（最高照射剂量组的复发原因为照射野以外的肿瘤复发）。

　　Fisher 等观察到次全切除辅助外放射治疗的儿童患者具有较高的独立生活能力。Regine 和 Kramer 在一组 15 例儿童颅咽管瘤患者中发现，接受放射剂量大于和小于 54Gy 的肿瘤复发率分别为 15% 和 50%。Varlotto 等在一组 24 例受试者中注意到总的照射剂量在 60Gy 以上者中无治疗失败发生，但由于缺乏相关的随机对照研究试验，最佳的放射总剂量和分次方案仍未确定。

　　放射治疗的近期并发症包括水肿、视神经炎和视交叉损伤。远期并发症有内分泌障碍、视觉异常、神经认知功能障碍、继发恶性肿瘤、烟雾病后继发脑梗死、放射性坏死等。与根治性手术相比，放射治疗导致的内分泌并发症发生较晚，尿崩症的发生率也更低。放射治疗并发症的发生及其严重程度与患者接受的总剂量和分次剂量、正常组织暴露的范围及年龄较小有关。

　　通常来说，颅咽管瘤在影像学上有明显边界。与其他原发性脑肿瘤相比，颅咽管瘤很少侵袭性生长，最小安全边界的许可范围最大为 5mm。这种肿瘤生物学特性有利于 MRI 引导的高精确性三维适形放射治疗技术的应用，而且有取代传统放射治疗技术的趋势。现代高能量设备和 55Gy 的总体放射剂量和小于 1.8Gy 的每次放射剂量可减小放射治疗的毒性反应。

　　随着现代影像学技术和治疗计划系统的发展和应用，立体定向放射治疗技术为颅咽管瘤的放射治疗提供了新的治疗途径，除可以达到肿瘤区域的精确覆盖外，即可以完成单次大剂量治疗（立体定向放射外科），也可以施以多次分剂量治疗（分次立体定向放射治疗）。

　　现代立体定向放射治疗系统可以提供肿瘤内剂量分布的精确计算，也可以使周围正常组织内的受照剂量陡然下降。如果存在囊性肿瘤成分，放射治疗期间应进行仔细的肿瘤体积监测，治疗期间一旦出现囊性肿瘤体积的变化，治疗计划应及时做出相应调整。

（二）质子束疗法

　　质子束疗法是近年来用于临床治疗的放射治疗新技术，质子束由于在穿过组织时具有独特的"逆剂量分布"的物理特性，即在一定的组织穿透深度粒子释放的剂量增加并达到最大值（Bragg 峰），在 Bragg 峰以外范围内几乎没有剂量积累，因此在各种放射线治疗中具有最理想的放射生物学效应。

　　2006 年 Fitzek 等报道了接受联合质子－光子放射治疗的 15 例术后残留或复发的颅咽管瘤患者，实际 5 年和 10 年的局部肿瘤控制率分别为 93% 和 85%，10 年生存率为 72%。未发现与治疗相关的神经认知功能缺失，质子束治疗后患者的功能状态、学习技能和专业能力均无改变。同年 Luu 等报道了 16 例经质子束治疗的患者，局部肿瘤控制率达到 87.5%（14/16）。

　　由于质子束治疗设备和技术复杂，目前此治疗方法仅在较少的治疗中心开展，现有的临床效果资料很有限，所以还不能与其他放射疗法进行治疗价值对比。但质子束疗法具有潜在的放射治疗优势，如更好的靶区剂量适形、周围结构接受的照射剂量更低等，可以减少放射治疗副作用发生的风险。随着更多的治疗中心能够开展质子束治疗和足够时间的随访资料的提供，预计将会有更多临床资料证实本治疗方法的良好前景。

（三）立体定向放射外科

伽马刀是最常用和最经典的单次大剂量聚焦放射治疗系统。最好的治疗适应证是小体积的实体成分为主且影像学上边界清楚的肿瘤，肿瘤边缘应与重要结构如脑干、视神经、视交叉等有一定距离。在治疗颅咽管瘤时，肿瘤的体积和肿瘤与周围重要神经结构的密切关系是伽马刀应用的主要限制因素。一般认为，视神经、其他脑神经和脑干的最大照射耐受剂量分别为 9 ～ 10Gy、10 ～ 15Gy 和 12 ～ 14Gy。

在已发表的临床研究中，伽马刀治疗后颅咽管瘤的生长控制率为 67% ～ 94%。直接与伽马刀治疗有关的并发症发生率为 0 ～ 38%，内分泌功能下降的发生率为 0 ～ 19%，神经功能并发症发生率为 0 ～ 2%。

Niranjan 等分析了 46 例术后残留或复发颅咽管瘤患者的伽马刀治疗结果，5 年的总生存率和肿瘤控制率分别为 97% 和 68%，垂体功能正常者均未出现垂体功能低下。认为将全部肿瘤体积（囊性和实体部分）覆盖于处方剂量内是影响无肿瘤进展生存时间的重要因素。

Yoshimasa 等报道应用伽马刀治疗颅咽管瘤患者 107 例，随访超过 6 个月的共 98 例患者，平均随访时间是 65.5(6 ～ 148)个月，肿瘤平均直径和平均体积分别为 18.8mm 和 3.5ml，平均最大剂量和处方剂量分别为 21.8Gy 和 11.5Gy。结果肿瘤完全反应率和部分反应率分别为 19.4% 和 67.4%，肿瘤控制率为 79.6%，肿瘤进展率为 20.4%。5 年和 10 年的实际生存率和无肿瘤进展生存率分别为 94.1% 和 91%、60.8% 和 53.8%。6 例患者（6.1%）出现了视力和内分泌功能障碍加重。结论是伽马刀治疗颅咽管瘤安全有效，不良反应发生率低，可作为手术后复发颅咽管瘤的辅助治疗。

在另一项包括 10 项临床研究 264 例接受伽马刀治疗的儿童和成人颅咽管瘤患者的综述中，其总体、实体肿瘤、囊性肿瘤和混合性肿瘤的控制率分别为 75%、90%、80% 和 59%，而放射治疗引起的病残率为 4%（0 ～ 19%），平均死亡率为 0.5%。

立体定向放射外科对于大多数小体积肿瘤可达到有效的肿瘤控制，特别适用于外科切除后边界清楚的残余肿瘤或复发的小实体肿瘤；特别是在常规外放射治疗失败后。对于囊实混合性颅咽管瘤可以施行立体定向放射外科和囊内治疗的联合治疗方案（图 10.3），对实体部分肿瘤进行放射外科治疗的同时，囊性部分实施立体定向囊液抽吸同位素内放射治疗或博来霉素内化疗，这或许能提供更好的治疗效果。还需要更多的长期随访临床研究来评价其在抑制肿瘤生长中的作用，以及对神经认知和神经内分泌功能的影响。

（四）立体定向放射治疗

立体定向放射治疗是近年来在立体定向放射外科的基础上发展而来的，是一种立体定向放射外科的精确局部照射与分次放射治疗的放射生物学优势相结合的治疗模式。与常规放射治疗相比，立体定向放射治疗对靶区的照射剂量更集中，对靶区周边正常解剖结构的

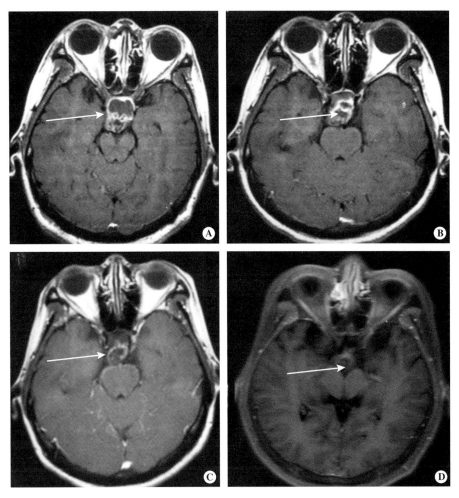

图 10.3　患者，女性，30 岁，确诊为颅咽管瘤，行伽马刀结合囊内照射治疗

A. 治疗前；B、C、D. 分别为治疗后 4 个月、8 年、15 年头部 MRI 复查结果，肿瘤明显缩小，无生长迹象

保护更有效。与立体定向放射外科相比，立体定向放射治疗降低了每次的放射剂量，同时增加了总体放射剂量，尤其适用于肿瘤体积较大者，理论上讲，这种放射治疗将急性和远期毒性降至最低。

　　虽然立体定向放射治疗颅咽管瘤的文献资料并不多，但几组较大临床资料显示其具有良好前景的结果。Schulz-Ertner 等应用此方法治疗 26 例患者，包括 21 例成人和 5 例儿童，9 例作为外科切除后的辅助治疗，17 例为复发肿瘤或术后进展性生长肿瘤，靶区包含肿瘤周边 2mm，平均照射剂量为 52.2Gy。结果 10 年的实际局部肿瘤控制率为 100%，总体生存率为 83%。副作用包括轻度急性毒性反应，治疗过程中 2 例患者出现囊性肿瘤增大，其中 1 例进行了立体定向穿刺治疗。随访 7 个月至 12 年（中位随访 4 年），出现垂体功能损害者 16.6%，无视力恶化、放射性坏死或继发性恶变。这种治疗还需要更多包括远期肿瘤控制率和相关副作用，特别是对神经认知功能影响的大组病例研究。

Tatsuya Kobayashi 等于 2015 年通过对 30 例经伽马刀放射治疗（最大处方剂量为23.6Gy，平均边缘剂量为 11.7Gy）的颅咽管瘤患者进行随访研究发现：8 例患者获得肿瘤完全缓解，12 例部分缓解，6 例肿瘤大小无改变，3 例患者因肿瘤进展而死亡。放射治疗有效率为 69%（20/29），肿瘤控制率为 89.7%（26/29）；10 例患者出现了视力改善，没有患者出现新发神经－内分泌症状或原有症状加重。笔者认为，颅咽管瘤治疗后导致预后差的一个重要因素就是肿瘤复发；肿瘤部分切除辅助伽马刀治疗后与肿瘤复发有明显相关性的因素为肿瘤大小和放射治疗剂量；对于体积较大或不能手术的肿瘤，推荐应用立体定向分次放射治疗来避免对周围重要结构的损伤。

（五）关于放射治疗时机的争议

在临床实践中，术后残余肿瘤放射治疗的最佳时机并不清楚，也没有得到一致认识。一些学者赞成患者手术后临床状况许可时应立即进行术后放射治疗以防止肿瘤进展。相反，也有一些学者倾向于先采用临床观察的态度，尽可能推迟放射治疗的时间，降低放射治疗的必要性及与放射治疗有关的不良后果。

一些文献提供了强有力的证据证明术后立即进行放射治疗可显著延迟肿瘤的进展。但也有其他文献报道认为，术后先进行密切的临床观察，待出现肿瘤进展的证据时再进行放射治疗更合理有效，这种观望方案的总体生存率在统计学上并没有受到任何影响。

最近有 3 项临床研究对术后直接放射治疗方案和肿瘤进展后再行放射治疗方案进行了回顾性比较。Moon 发现两组之间的总体生存率和无肿瘤进展生存率并无差异。Tomita 和Bowman 分析结果显示术后观望组和术后立即放射治疗组的 5 年和 10 年总体无肿瘤复发生存率分别为 83% 和 70%、71% 和 36%。而不完全切除术后没有进行放射治疗组的 5 年无肿瘤复发生存率仅为 9%。出现肿瘤进展后再进行放射治疗也可达到相似的 70% 的最终整体生存率和 90% 的无肿瘤进展生存率，这意味着出现肿瘤进展再进行放射治疗具有更好的疗效。

需要强调的是，由于存在一些不同的疗效影响因素（如治疗指征、治疗时患者状态、肿瘤性质及大小等）和不明原因（如医务人员的经验和设备的状态等），很难对这些研究结果进行准确的判断和对比。

四、囊内治疗

（一）囊内照射治疗

囊内照射治疗（间质内放射治疗）由 Leksell 和 Liden 于 1952 年首次报道，是通过立体定向技术抽取囊液，缓解肿瘤周围的组织受压后，将放射性同位素置入囊性颅咽管瘤内，使大量的高能量射线释放于囊壁，破坏肿瘤囊壁具有分泌能力的上皮细胞，达到液体分泌减少、囊肿壁皱缩和控制肿瘤生长的治疗目的。

相关的临床研究已经证实几种 β 射线源和 γ 射线源（磷 -32、钇 -90、铼 -186 和金 -198）均具有控制肿瘤生长的疗效。各种放射源的放射物理学和生物学指标各不相同，在选择理想的同位素放射源时，应综合考虑其半衰期、组织穿透力、放射活度和放射能量等因素。目前应用较多的是纯 β 射线放射性同位素钇 -90 和磷 -32，而铼 -186 和金 -198 是 γ 射线源同位素，临床应用的报道较少。

可以通过一些技术措施将同位素渗漏到周围组织的风险降到最低，如合适的体位和穿刺路径，正确的囊腔体积计算和细穿刺针等。尤其是当病变十分靠近视觉通路时应更加小心谨慎。

立体定向放射性同位素的囊内治疗具有侵袭性小、疗效肯定、并发症发生率和死亡率低等优势，可以作为一种可选择性治疗方法，主要应用于单囊性颅咽管瘤，特别是各种治疗后复发的颅咽管瘤。以往是否有过放射治疗史对本治疗并无明显影响。在置入治疗前应除外囊内液体渗漏至蛛网膜下腔的可能性。

并发症主要有感染、出血、同位素外渗漏所致的神经功能损害及对视觉功能的不利影响。有研究显示，与根治性显微外科手术治疗相比，微创立体定向放射治疗和囊内放射治疗具有更好的临床结果，但在选择最有效的同位素和对患者长期生活质量影响（视力、内分泌和认知能力）方面仍需要进一步研究。

（二）囊内博来霉素置入治疗囊性复发性颅咽管瘤

1985 年 Takahashi 首先报道囊内置入肿瘤化疗药物（博来霉素）治疗囊性颅咽管瘤，置入囊内的导管与埋藏在头皮下的 Ommaya 储液囊相连接，既可达到引流囊液减少肿瘤压迫的目的，又可通过囊内注入博来霉素达到控制囊壁肿瘤细胞生长的目的。

导管置入技术包括立体定向、开颅手术、超声引导下经皮质或经脑室穿刺及脑室镜辅助的方式。其通过注入的药物对囊壁肿瘤细胞的直接接触和杀伤作用实现。这种治疗方法对因肿瘤部位或与周围解剖关系密切粘连而再次切除手术困难的术后复发囊性颅咽管瘤是一种有效的治疗手段。

有些患者也可因注入的博来霉素漏出至囊肿以外而导致较严重的各种神经毒性反应，如下丘脑损伤、视力下降、甚至失明、听力丧失、脑梗死、肿瘤周围水肿等，因此在药物注入前应行彻底的神经影像学检查以确保排除囊液渗漏的可能性。目前有限的临床研究报道提示囊内博来霉素治疗对囊性为主的单囊性颅咽管瘤是一种有前途的治疗选择。

当然，还需要大组的病例及长期的随访研究来证实囊内博来霉素应用在肿瘤控制、延迟具有潜在损伤作用的手术切除和（或）放射治疗中的真正作用和价值，并确定最佳治疗方案和能够预测远期疗效的明确适应证标准。有关颅咽管瘤博来霉素囊内化疗转归详见第十四章。

（三）囊内干扰素治疗

这种新的治疗方法具有最短的临床应用历史，Cavalheiro 于 2005 年首次报道 9 例经囊内干扰素治疗的儿童囊性颅咽管瘤患者，随访期为 12 ～ 42 个月（平均 23 个月），结果肿瘤完全消失 7 例，肿瘤部分缩小 2 例。

此后的数组报道进一步证实了该治疗方法的确切疗效，除较为满意的肿瘤控制率外，还因干扰素的安全性（即使注射入脑室系统也不会产生严重的副作用）较高而减少了与治疗相关的并发症，也有学者发现在治疗失败的病例行再次手术切除时，肿瘤与周围解剖结构并无明显粘连，不会增加再次手术切除的难度。

囊内干扰素疗法为颅咽管瘤提供了一种很有前景的治疗选择，但由于临床应用时间较短，最佳治疗剂量和给药方案也未统一认识，更缺乏远期的疗效结果，特别是有关患者生活质量的远期结果，从而需要更多病例和更长随访时间的临床研究。也有学者建议将治疗前后的神经心理学测试作为将来囊内治疗临床研究方案的一部分。

（四）作为术前辅助手段

首都医科大学附属北京天坛医院于 2017 年发表文章对儿童巨大囊性颅咽管瘤（肿瘤最大直径 ≥ 4cm，囊肿占肿瘤体积的 80% ～ 90%）的两种手术方案（Ommaya 囊穿刺抽吸囊液联合二期手术切除与单纯手术切除）进行了临床对比分析。分期组首先通过立体定向穿刺置入 Ommaya 囊，并间断抽吸囊液（每 2 天抽吸 1 次，共持续 7 ～ 10 天），患者症状缓解后行二期手术切除。结果分期组与单纯手术组的肿瘤全切率分别为 72.73% 和 28.57%，术后内分泌紊乱发生率分别为 45.45% 和 71.43%，两组有显著差异。进而得出结论：囊液穿刺抽吸联合二期手术的治疗模式对于儿童巨大颅咽管瘤的治疗更加有效。笔者认为分期手术的优点如下：①持续的囊液抽吸可缩小肿瘤体积，进而缓解肿瘤对周围组织的压迫和粘连；②随着肿瘤的缩小，二期手术对下丘脑等重要毗邻结构的损伤也大幅度减少；③持续的囊液穿刺抽吸有利于缓解颅内高压等。

第三节 初次治疗的选择

针对初次接受治疗和术后复发或残留患者的治疗思路和治疗原则是有明显差异的。

对于神经外科医师和第一次接受治疗的颅咽管瘤患者，全部切除肿瘤是最理想的选择。尽管外科手术技术取得了很大进步，但颅咽管瘤的手术切除仍面临严峻挑战，特别是体积巨大、形状不规则、钙化明显、与周围神经血管粘连严重者，更不易完成手术全切除且伴有潜在的风险。

手术入路的选择原则是取得良好的肿瘤暴露和减少脑组织的损伤。入路选择应根据肿瘤的部位、密度、质地、钙化程度、形状、大小及手术医师的偏好和经验。目前仍以经颅手术入路为主，常见入路包括经额入路、经翼点入路、经终板入路、经纵裂胼胝体入路、经皮质入路、经双额入路和联合手术入路。经蝶入路主要适用于位于鞍内的肿瘤，但目前手术适应证有扩大至鞍上肿瘤的趋势。

病情复杂者可选择联合手术入路或分期手术治疗。合并脑积水或以囊性成分为主者，脑室内脑脊液或囊液释放后可使局部手术操作空间增大，方便肿瘤切除。也有学者主张对囊性肿瘤体积巨大者可先行囊液穿刺抽吸或引流，肿瘤体积缩小后有利于手术切除。

有些患者的肿瘤全切除是完全可以完成的，目前文献报道的经影像学证实的肿瘤完全切除率为 18% ～ 84%。影响肿瘤全切除的因素有肿瘤大小和部位、是否有脑积水存在、肿瘤钙化、肿瘤与周围重要神经和血管的粘连。有学者认为，当肿瘤直径＞4cm时肿瘤全切除率为0，肿瘤位于视交叉后及第三脑室内者全切除难度明显增加，肿瘤钙化的比例越高、程度越重，则越不利于肿瘤全切除，也有学者在病理切片中发现有些肿瘤已明显侵入邻近脑组织。

当然，手术医师的经验也很重要，这包括医师的手术技巧，在手术过程中对肿瘤和邻近结构及其相互关系的判断，以及医师对治疗策略的理解和态度等。曾有一篇报道发现在56例首次接受手术治疗的患者中，肿瘤未能完成全切除的原因为肿瘤与下丘脑粘连（26.8%）、手术野暴露不佳（21.4%）、肿瘤钙化明显（14.3%）、肿瘤与穿支血管粘连（10.7%）、肿瘤与大血管粘连（7.1%）、手术切除过程中出现严重心动过缓（5.4%）、高龄（3.6%），同时存在的动脉瘤破裂导致出血过多（1.8%）、囊壁菲薄（1.8%）和术中判断已完成全切除（7.1%）。术中CT或MRI的应用可能有助于复杂颅咽管瘤的术中处理。

颅咽管瘤早期的围术期死亡率可高达41%，近年来随着显微外科技术及相关学科和领域的发展，尤其是神经内分泌学和术前、术后激素替代治疗的出现，首次手术的围术期死亡率已降至1.7%～5.4%。

与部分切除或次全切除相比，肿瘤全切除手术的围术期死亡率和病残率明显上升，但对视力的影响则无明显差别。在一组93例患者的报道中，全切除和部分切除术后视力下降的发生率分别为6%和7%。手术切除对垂体功能的影响也是明确的，文献中报道术后单一垂体激素分泌不足的发生率为GH 88%～100%、FSH/LH 80%～95%、ACTH 55%～88%、TSH 39%～95%和抗利尿激素25%～86%。至少3种垂体激素分泌不足的发生率为54%～100%。有学者发现术后内分泌功能缺失的程度与肿瘤切除范围有关，而另一些学者不认同此观点。

非手术全切除辅助常规外放射治疗可显著降低肿瘤复发率并能延长复发时间，这一结论已经得到广泛认可。

第四节　肿瘤复发的危险因素和复发肿瘤的治疗

一、肿瘤复发的危险因素

复发肿瘤可能来源于肿瘤邻近脑组织内胶质细胞增生带中的残存颅咽管瘤细胞，即使肿瘤肉眼下全切除，术区及周围也可能有肿瘤细胞残留。肿瘤平均复发时间为1～4.3年，也有术后26年甚至30年后复发者。原位复发多见，远处复发非常罕见，其可能机制是术中操作所致的肿瘤细胞转移和脑膜种植或脑脊液播散转移。

影响肿瘤复发的因素很多，但还缺乏可以预测肿瘤复发的临床、影像学和病理学行为因素和标准。除治疗方式可以明显影响肿瘤复发以外，对确定肿瘤其他复发预测因素还没有形成一致意见。

经影像学证实为手术全切除的10年肿瘤复发率为0～62%，部分或次全切除的10年肿瘤复发率为 25%～100%，部分切除或次全切除术后辅助放射治疗的 10 年肿瘤复发率为 10%～63%。Rajan 等发现术后接受放射治疗的患者中，手术切除程度（活检或囊液抽吸，次全切除或部分切除和全切除）并不是复发的独立影响因素，这提示放射治疗对控制体积大小不同的肿瘤同样有效。单纯放射治疗的 10 年肿瘤复发率为 0～23%。

有学者报道肿瘤诊断时的年龄并不影响手术后肿瘤复发的风险，多组接受不同方式治疗后的统计学结果证实，儿童和成人颅咽管瘤的肿瘤局部控制率无明显差别。当在儿童患者内部进行对比时，则发现发病年龄是影响肿瘤复发的风险因素。例如，De Vile 等在一组 75 例儿童患者中发现 5 岁以下是明显的肿瘤复发预测因素。文献报道中未发现性别和肿瘤大小对复发产生影响。

影像学表现是否对肿瘤复发产生影响也未形成一致意见，一些研究提示体积大、钙化并侵犯其他重要结构或引起明显脑积水可能增加肿瘤复发率，而且由于这些特点也影响了肿瘤的全切除率和切除程度，从而这样的结果也反映了手术结果对复发率的影响。但 Eldevik 等的研究并没有发现任何影像学表现对肿瘤复发的预测作用。Duff 和 Weiner 等也证实肿瘤的大小并不影响患者预后。也有研究发现，肿瘤的部位（鞍内、鞍外或鞍内鞍外）、信号密度、钙化、脑积水或第三脑室壁及顶部受到侵犯等因素均与不良预后无关。

肿瘤的病理类型对预后的影响也存在争议，有研究提示乳头型肿瘤预后较好，但也有研究不支持这一观点。

对肿瘤增殖标志物 MIB-1 的免疫反应活性的预后价值研究也显示出不同的结果。Nishi 等的研究显示，复发和非复发肿瘤间存在差异，而其他研究则不支持这一结论。Weiner 发现肿瘤中存在的有丝分裂象与肿瘤复发无明确关系。

二、复发肿瘤的治疗

以往的手术或放射治疗均可导致肿瘤周围及手术区域瘢痕和粘连，导致局部解剖关系显示不清，这明显增加了再次手术切除的难度，降低了再次肿瘤全切除的可能性，而且会明显增加手术风险，这导致复发颅咽管瘤的治疗更加困难。与首次手术治疗相比，再次手术的肿瘤全切除率明显下降（仅为 0～25%），而且围术期病残率和死亡率明显增加（10.5%～24%），这提示对许多复发颅咽管瘤患者来说，姑息性手术切除或其他非手术治疗方法成为最现实的治疗手段。

放射治疗对复发肿瘤的疗效同样也是确切的，可能是复发肿瘤的主要治疗手段。Stripp 等报道应用放射治疗方法治疗复发肿瘤的 10 年实际局部肿瘤控制率为 83%。Kalapurakal 等对 14 例儿童复发肿瘤患者应用放射治疗后，结果 5 年无肿瘤生存率为 100%，而单纯行手术治疗而未行辅助放射治疗者的 5 年无肿瘤生存率为 0。Karavitaki 等的临床研究结果也发现，部分切除、单纯放射治疗或部分切除辅助放射治疗的 2.5 年局部肿瘤控制率分别为 50%、83% 和 100%，具有明显的统计学差异。

有报道 25 例复发颅咽管瘤接受放射治疗后 10 年无肿瘤进展生存率可达 72%，而且治疗结果并不受是否接受再次手术的影响，复发肿瘤接受放射治疗后肿瘤控制率与首次手术后辅助放射治疗组的肿瘤控制率相近，说明放射治疗对原发肿瘤和复发肿瘤的疗效是一致的。

　　囊性肿瘤更容易复发且肿瘤体积更容易在短时间内明显增大而引起压迫症状，此类复发肿瘤进行再次手术全切除的可能性更小。立体定向单次同位素囊内治疗可以作为治疗选择之一。经 Ommaya 囊反复穿刺抽吸可达到减小肿瘤体积的目的，结合囊内化疗或其他治疗方法也可使部分患者得到有效的肿瘤控制。其他的治疗选择有囊肿与脑室或脑池穿通术、囊肿和蝶窦间建立永久性通道使囊液持续得到引流等。

　　Paul Klimo Jr 等于 2015 年对接受手术治疗后辅助适形放射治疗（总体剂量为 54Gy，每次 1.8Gy，一周 5 次，共 38 次，持续 6 周）的 97 例儿童颅咽管瘤患者进行回顾性研究。在放射治疗后随访过程中有 18 例患者出现了肿瘤复发，其中包括 9 例囊性、3 例实性和 6 例囊实混合性。中位复发时间为 4.62 年。5 年和 10 年的无治疗生存率分别为 89.0% 和 76.3%。复发后的囊性肿瘤以放置 Ommaya 囊或进行手术切除为主，实性病变以手术切除为主。复发患者中有 3 例死亡，其中 1 例死于围术期并发症。结果显示儿童颅咽管瘤的总体复发率接近 20%。笔者认为，对于复发肿瘤，应该在不损伤下丘脑等重要器官前提下尽可能全切肿瘤；仅进行囊内减压不利于患者长期生存；对于二次手术切除后的残留肿瘤可考虑再次行立体定向放射治疗。

第五节　成人发病和儿童发病的颅咽管瘤

　　最近的研究结果显示，除了成人颅咽管瘤患者的肿瘤钙化率较低外，儿童和成人颅咽管瘤的神经影像学表现和特点并没有显著差异。在一些研究中发现成人脑积水的发生率低于儿童，但其他学者则认为在这方面没有任何区别。根据文献，在儿童发病和成人发病的颅咽管瘤之间的年龄相关性差异与组织学诊断、生物学行为、临床表现、治疗方法和随访期有关。

　　儿童颅咽管瘤中生长发育迟缓和身材矮小为主要临床表现。由于儿童期颅咽管瘤患者的总体生存率和放射治疗率较高，从而强烈建议对这些患者进行长期随访，并评估发生继发性恶性肿瘤的风险。

　　Kendall-Taylor 等对儿童颅咽管瘤患者和成人颅咽管瘤患者进行了对比研究，发现两个组别的健康状况和生活质量均较差，大多数儿童和成人颅咽管瘤患者患有垂体功能不全，60% 患有尿崩症，几乎所有患者均存在超重或肥胖。

第六节　目前颅咽管瘤治疗中存在的关键问题

　　1. 肿瘤侵犯和（或）治疗相关的下丘脑病变是出现下丘脑性肥胖和其他并发症而降低颅咽管瘤患者生存期和生活质量的主要危险因素。

　　2. 有待通过比较已发表的下丘脑损伤 / 受侵程度评估分级系统对儿童颅咽管瘤可预测严重下丘脑性肥胖的术前分期系统进行标准化。

　　3. 推荐由经验丰富的多学科团队执行初始风险因素评估和下丘脑保留策略的实施，以进一步预防下丘脑损伤和随之而来的下丘脑性肥胖。

4. 一旦出现下丘脑受侵犯，不应该再尝试颅咽管瘤全切除手术。

5. 儿童颅咽管瘤相对罕见，其手术治疗应该集中于拥有很好的神经外科专家和对颅咽管瘤有专门研究的大型神经外科中心。

6. 下丘脑性肥胖的治疗选择非常有限。对于儿童颅咽管瘤患者来说，不可逆的减肥手术是有效的，但在法律和道德方面存在争议。

7. 伴有下丘脑性肥胖的颅咽管瘤患者饮食行为发生了改变，但其解剖学原因尚未确定。

8. 为探索下丘脑性肥胖的新治疗方案，对颅咽管瘤的分子遗传学及身体成分的下丘脑的神经内分泌调控的深入研究势在必行。

9. 针对 *BRAF* 突变的乳头型颅咽管瘤患者的靶向治疗目前正在研究。

小　结

颅咽管瘤是起源于拉特克囊残留物的少见上皮肿瘤，虽在组织学上呈现良性表现，但常伴有不良甚至灾难性后果。肿瘤由实性和（或）囊性成分组成，各种成分均可引起症状且对不同治疗方法有不同的反应。以往，积极的手术切除被认为是标准和最佳的治疗方式，但肉眼下肿瘤全切除常伴有较高的病残率，如视力下降、动眼神经瘫痪、重要脑组织损伤引起的下丘脑性肥胖和记忆问题，而且单纯手术治疗的复发率也较高。目前，应用以缓解周围脑组织和脑神经受压，解除占位效应和消除脑积水为目的，较为保守的手术切除方式（如次全切除、部分切除、抽取囊液并行各种囊内疗法、囊壁与脑室或蛛网膜下腔穿通造瘘术等）已成为被大多数学者接受的治疗方案。

颅咽管瘤仍是神经外科医师面临的挑战，由于缺乏前瞻性随机临床研究，最佳的治疗方法还存在争议。也没有确定能够提示最佳预后的临床和影像学表现及治疗选择。进一步了解病理学发生机制，建立病理学和分子水平的预后相关因素，以及确定适合患者的最佳个体化治疗方案似乎是当务之急。

首次诊断为颅咽管瘤的风险平衡手术策略的目的是最大限度地切除肿瘤，但前提是保留视觉功能和下丘脑结构的完整性，防止严重后遗症的发生，将对患者的生活质量产生不利影响的因素降至最低程度。当下丘脑受到侵犯时，推荐应用下丘脑保护手术策略，防止引起下丘脑损伤及相关的严重后遗症。残留肿瘤的局部放射治疗可有效预防肿瘤进展。

由于肿瘤侵犯下丘脑尤其是下丘脑后部结构会对患者的临床过程产生必然的影响，故颅咽管瘤应该被认为是一种反复发作的慢性疾病，需要进行不间断的临床监控和治疗，不仅是为患者提供最佳的生活质量，也需要获取更多信息以达到最大限度地降低肿瘤本身和各种治疗有关的严重后果的目的。视力、垂体和下丘脑损伤导致的内分泌障碍是影响患者生活质量的最主要因素，在整个治疗过程中，包括初次治疗和反复治疗方案的确定和临床随访，均应有眼科医师和内分泌科医师的参与。

颅咽管瘤的治疗选择见图 10.4。

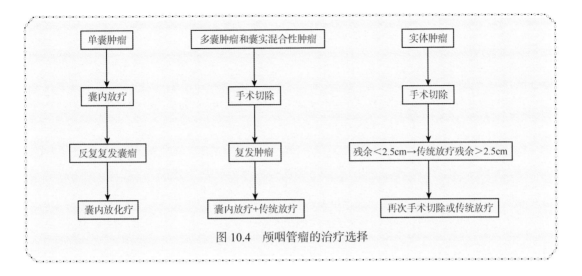

图 10.4　颅咽管瘤的治疗选择

（于　新　张红波　刘　利　陈　琳　刘宗惠）

参 考 文 献

江荣才，刘宗惠，朱诚，等，2001.博来霉素囊内应用治疗颅咽管瘤的初步探讨.中华神经外科杂志，17（6）：363-366.

刘宗惠，2006.颅脑伽玛刀治疗学.北京：人民卫生出版社.

刘宗惠，李士月，于新，等，1999.CT引导立体定向颅咽管瘤瘤内置入放射性核素治疗的研究.中华神经外科杂志，15（2）：72-75.

刘宗惠，于新，田增民，等，1995.颅咽管立体定向核素内放疗（附220例临床分析）.解放军医学杂志，20（6）：470-472.

孙君昭，田增民，于新，等，2009.立体定向32P内放射治疗老年颅咽管瘤.中华神经外科疾病研究杂志，8（1）：60-63.

于新，张剑宁，刘锐，等，2013.伽玛刀联合立体定向间质内放疗治疗囊实体混合性颅咽管瘤的远期疗效分析.中华外科杂志，51（7）：631-635.

于新，张剑宁，刘锐，等，2015.延伸至后颅窝的巨大囊性颅咽管瘤的临床特点和间质内放疗.中华神经外科杂志，31（6）：592-597.

于新，张剑宁，孙君昭，等，2011.立体定向手术联合伽玛刀治疗颅内病变.立体定向和功能性神经外科杂志，24（3）：149-152.

于新，周东学，李士月，等.2004联合应用立体定向间质内放疗及γ刀治疗复发性颅咽管瘤.中华神经外科疾病研究杂志，3（1）：42-46.

于新，周东学，刘宗惠，等，2001.伽玛刀结合囊内照射治疗颅咽管瘤的临床疗效分析.中华医学杂志，81（2）：86-89.

Alen JF，Boto GR，Lagares A，et al，2002. Intratumoural bleomycin as a treatment for recurrent cystic craniopharyngioma. Case report and review of the literature. Neurocirugia，13：479-485.

Ali ZS，Bailey RL，Daniels LB，et al，2014. Comparative effectiveness of treatment options for pediatric craniopharyngiomas. J Neurosurg Pediatr，13：178-188.

Ansari SF，Moore RJ，Boaz JC，et al，2016. Efficacy of phosphorus-32 brachytherapy without external-beam radiation for long-term tumor control in patients with craniopharyngioma. J Neurosurg Pediatr，17：439-445.

Backlund EO，1989. Colloidal radioisotopes as part of a multimodality treatment of craniopharyngiomas. J Neurosurg Sci，33：95-97.

Bailey S，Parkes J，2015. Intracystic interferon therapy in childhood craniopharyngioma：who，when and how? Clin Endocrinol，82：29-34.

Barriger RB，Chang A，Lo SS，et al，2011. Phosphorus-32 therapy for cystic craniopharyngiomas. Radiother Oncol，98（2）：207-212.

Bartels U，Laperriere N，Bouffet E，et al，2012. Intracystic therapies for cystic craniopharyngioma in childhood. Front Endocrinol（Lausanne），3：39.

Blackburn TP，Doughty D，Plowman PN，1999. Stereotactic intracavitary therapy of recurrent cystic craniopharyngioma by instillation of 90yttrium. Br J Neurosurg, 13: 359-365.

Boop FA, 2007. Craniopharyngioma. J Neurosurg, 106: 1-2; discussion 2.

Broggi G, Franzini A, Cajola L, et al, 1994. Cell kinetic investigations in raniopharyngioma: preliminary results and considerations. Pediatr Neurosurg, 21 (Suppl 1): 21-23.

Buchfelder M, Schlaffer SM, Lin F, et al, 2013. Surgery for craniopharyngioma. Pituitary, 16: 18-25.

Burrell S, Hebb ALO, Imran SA, et al, 2016. Visualization of 90Yttrium colloid within a cystic craniopharyngioma using PET/CT/MRI fusion. Can J Neurol Sci, 44 (2): 192-193.

Cáceres A, 2005. Intracavitary therapeutic options in the management of cystic craniopharyngioma. Childs Nerv Syst, 21: 705-718.

Carmel PW, Antunes JL, Chang CH, 1982. Craniopharyngiomas in children. Neurosurgery, 11: 382-389.

Cavalheiro S, Dastoli PA, Silva NS, et al, 2005. Use of interferon alpha in intratumoral chemotherapy for cystic craniopharyngioma. Childs Nerv Syst, 21: 719-724.

Cavalheiro S, Di Rocco C, Valenzuela S, et al, 2010. Craniopharyngiomas: intratumoral chemotherapy with interferon-alpha: a multicenter preliminary study with 60 cases. Neurosurgical Focus, 28: E12.

Cavalheiro S, Sparapani FV, Franco JO, et al, 1996. Use of bleomycin in intratumoral chemotherapy for cystic craniopharyngioma. J Neurosurg, 84: 124-126.

Chiou SM, Lunsford LD, Niranjan A, et al, 2001. Stereotactic radiosurgery of residual or recurrent craniopharyngioma, after surgery, with or without radiation therapy. Neuro-Oncology, 3 (3): 159-166.

Cho WS, Kim SK, Wang KC, et al, 2012. Vasculopathy after intracystic bleomycin administration for a recurrent cystic craniopharyngioma: case report. J Neurosurg Pediatr, 9 (4): 394-399.

Chung WY, Pan DH, Shiau CY, et al, 2000. Gamma knife radiosurgery for craniopharyngiomas. J Neurosurg, 93 (Suppl 3): 47-56.

Chung WY, Pan HC, Guo WY, et al, 1998. Protection of visual pathway in gamma knife radiosurgery for craniopharyngiomas. Stereotact Funct Neurosurg, 70 (Suppl 1): 139-151.

Dastoli PA, Nicácio JM, Silva NS, et al, 2011. Cystic craniopharyngioma: intratumoral chemotherapy with alpha interferon. Arq Neuropsiquiatr, 69 (1): 50-55.

Derrey S, Blond S, Reyns N, et al, 2008. Management of cystic craniopharyngiomas with stereotactic endocavitary irradiation using colloidal 186Re: a retrospective study of 48 consecutive patients. Neurosurgery, 63: 1045-1052; discussion 1043-1052.

Elliott RE, Sands SA, Strom RG, et al, 2010. Craniopharyngioma clinical status scale: a standardized metric of preoperative function and posttreatment outcome. Neurosurgical Focus, 28: E2.

Elowe-Gruau E, Beltrand J, Brauner R, et al, 2013. Childhood craniopharyngioma: hypothalamus-sparing surgery decreases the risk of obesity. J Clin Endocrinol Metab, 98: 2376-2382.

Fischer EG, Welch K, Shillito J Jr, et al, 1990. Craniopharyngiomas in children. Longterm effects of conservative surgical procedures combined with radiation therapy. J Neurosurg, 73 (4): 534-540.

Flitsch J, Aberle J, Burkhardt T, 2015. Surgery for pediatric craniopharyngiomas: is less more?. J Pediatr Endocrinol Metab, 28: 27-33.

Flitsch J, Müller HL, Burkhardt T, 2011. Surgical strategies in childhood craniopharyngioma. Front Endocrinol (Lausanne), 2: 96.

Frank F, Fabrizi AP, Frank G, et al, 1995. Stereotactic management of craniopharyngiomas. Stereotact Funct Neurosurg, 65 (1-4): 176-183.

Gopalan R, Dassoulas K, Rainey J, et al, 2008. Evaluation of the role of Gamma Knife surgery in the treatment of craniopharyngiomas. Neurosurg Focus, 24 (5): E5.

Guevara JA, Bunge HJ, Heinrich JJ, et al, 1988. Cystic craniopharyngioma treated by 90yttrium silicate colloid. Acta Neurochir Suppl, 42: 109-112.

Ha Z, Chapple K, Little AS, 2014. National treatment trends, complications, and predictors of in-hospital charges for the surgical management of craniopharyngiomas in adults from 2007 to 2011. Neurosurgical Focus, 37: E6.

Hankinson TC, Palmeri NO, Williams SA, et al, 2013. Patterns of care for craniopharyngioma: survey of members of the american association of neurological surgeons. Pediatr Neurosurg, 49: 131-136.

Hasegawa T, Kobayashi T, Kida Y, 2010. Tolerance of the optic apparatus in single-fraction irradiation using stereotactic radiosurgery: evaluation in 100 patients with craniopharyngioma. Neurosurgery, 66 (4): 688-694.

Hasegawa T，Kondziolka D，Hadjipanayis CG，et al，2004. Management of cystic craniopharyngiomas with phosphorus-32 intracavitary irradiation. Neurosurgery，54（4）：813-820；discussion 820-822.

Hernandez J，Morel C，Gonzalez A，et al，2002. Uso de la bleomicina mediante un reservorio local en pacientes con craneofaringiomas quísticos. Med Int Mex，18（6）：273-277.

Hoffmann A，Boekhoff S，Gebhardt U，et al，2015. History before diagnosis in childhood craniopharyngioma：associations with initial presentation and long-term prognosis. Eur J Endocrinol，173：853-862.

Hoffmann A，Warmth-Metz M，Gebhardt U，et al，2014. Childhood craniopharyngioma - changes of treatment strategies in the trials KRANIOPHARYNGEOM 2000/2007. Klin Pädiatr，226：161-168.

Hukin J，Steinbok P，Lafay-Cousin L，et al，2007. Intracystic bleomycin therapy for craniopharyngioma in children：the canadian experience. Cancer，109：2124-2131.

Hukin J，Visser J，Sargent M，et al，2005. Childhood craniopharyngioma：vancouver experience. Childs Nerv Syst，21：758-765.

Iannalfi A，Fragkandrea I，Brock J，et al，2013. Radiotherapy in craniopharyngiomas. Clin Oncol，25（11）：654-667.

Ierardi DF，Fernandes MJ，Silva IR，et al，2007. Apoptosis in alpha interferon（IFN-alpha）intratumoral chemotherapy for cystic craniopharyngiomas. Childs Nervous System，23：1041-1046.

Ingraham FD，Scott HW，2010. Craniopharyngiomas in children. J Pediatr，29：95-116.

Isaac MA，Hahn SS，Kim JA，et al，2001. Management of craniopharyngioma. Cancer J，7（6）：516-520.

Ishida M，Hotta M，Tsukamura A，et al，2010. Malignant transformation in craniopharyngioma after radiation therapy：a case report and review of the literature. Clin Neuropathol，29：2-8.

Jackson AS，St George EJ，Hayward RJ，et al，2003. Stereotactic radiosurgery. XVII. Recurrent intrasellar craniopharyngioma. Br J Neurosurg，17：138-143.

Jakacki RI，Cohen BH，Jamison C，et al，2000. Phase Ⅱ evaluation of interferonalpha-2a for progressive or recurrent craniopharyngiomas. Neurosurg，92：255-260.

Jeon C，Kim S，Shin HJ，et al，2011. The therapeutic efficacy of fractionated radiotherapy and gamma-knife radiosurgery for craniopharyngiomas. J Clin Neurosci，18（12）：1621-1625.

Jiang R，Liu ZH，Zhu C，2002. Preliminary exploration of the clinical effect of bleomycin on craniopharyngiomas. Stereotact Funct Neurosurg，78：84-94.

Julow J，Backlund EO，Lányi F，et al，2007. Long-term results and late complications after intracavitary yttrium-90 colloid irradiation of recurrent cystic craniopharyngiomas. Neurosurgery，61（2）：288-295；discussion 295-296.

Julow J，Lányi F，Hajda M，et al，1997. Treatment of cystic craniopharyngiomas with yttrium 90 solution. Neurosurg Focus，153：e6.

Julow J，Lányi F，Hajda M，et al，2007. Stereotactic intracavitary irradiation of cystic craniopharyngiomas with yttrium-90 isotope. Prog Neurol Surg，20：289-296.

Julow JV，2013. Intracystic irradiation for craniopharyngiomas. Pituitary，16：34-45.

Karavitaki N，Brufani C，Warner JT，et al，2005. Craniopharyngiomas in children and adults：systematic analysis of 121 cases with long-term follow-up. Clin Endocrinol，62：397-409.

Kilday JP，Caldarelli M，Massimi L，et al，2017. Intracystic interferon-alpha in pediatric craniopharyngioma patients：an international multicenter assessment on behalf of SIOPE and ISPN. Neuro-Oncology，19（10）：1398-1407.

Kim SD，Park JY，Park J，et al，2007. Radiological findings following postsurgical intratumoral bleomycin injection for cystic craniopharyngioma. Clinical Neurology and Neurosurgery，109：236-241.

Klimo P Jr，Venable GT，Boop FA，et al，2015. Recurrent craniopharyngioma after conformal radiation in children and the burden of treatment. J Neurosurg Pediatr，15（5）：499-505.

Kobayashi T，Kida Y，Hasegawa T，2003. Long-term results of gamma knife surgery for craniopharyngioma. Neurosurg Focus，14（5）：e13.

Kobayashi T，Kida Y，Mori Y，et al，2005. Long-term results of gamma knife surgery for the treatment of craniopharyngioma in 98 consecutive cases. J Neurosurg，103（6 Suppl）：482-488.

Kobayashi T，Tsugawa T，Hatano M，et al，2015. Gamma knife radiosurgery of craniopharyngioma：results of 30 cases treated at Nagoya Radiosurgery Center. Nagoya J Med Sci，77（3）：447-454.

Kobayashi T，2009. Long-term results of gamma knife radiosurgery for 100 consecutive cases of craniopharyngioma and a treatment strategy. Prog Neurol Surg，22：63-76.

Kobayashi T, Tanaka T, Kida Y, 1994. Stereotactic gamma radiosurgery of craniopharyngiomas. Pediatr Neurosurg, 21（Suppl 1）：69-74.

Kobayashi T, Tsugawa T, Hatano M, et al, 2015. Gamma knife radiosurgery of craniopharyngioma：results of 30 cases treated at Nagoya Radiosurgery Center. Nagoya J Med Sci, 77：447-454.

Kortmann RD, 2011. Different approaches in radiation therapy of craniopharyngioma. Front Endocrinol（Lausanne）, 2：100.

Kubo O, Takakura K, Miki Y, et al, 1971. Intracystic therapy of bleomycin for craniopharyngioma effect of bleomycin for cultured craniopharyngioma cells and intracystic concentration of bleomycin. No Shinkei Geka,（2）：683-688.

Kumar PP, Good RR, Skultety FM, et al, 1986. Retreatment of recurrent cystic craniopharyngioma with chromic phosphorus-32. Journal of the National Medical Association, 78（6）：543-549.

Lafay-Cousin L, Bartels U, Raybaud C, et al, 2007. Neuroradiological findings of bleomycin leakage in cystic craniopharyngioma. Report of three cases. J Neurosurg, 107：318-323.

Lee CC, Yang HC, Chen CJ, et al, 2014. Gamma Knife surgery for craniopharyngioma：report on a 20-year experience. J Neurosurg, 121（Suppl 2）：167-178.

Lena G, Paredes AP, Scavarda D, et al, 2005. Craniopharyngioma in children：marseille experience. Childs Nerv Syst, 21：778-784.

Liscak R, 2013. Gamma Knife Radiosurgery. New York：Nova Science Publishers.

Liu ZH, 1996. Stereotactic intratumour irradiation with nuclide for craniopharyngiomas. Chin Med J, 103（3）：219-222.

Liubinas SV, Munshey AS, Kaye AH, 2011. Management of recurrent craniopharyngioma. J Clin Neurosci, 18（4）：451-457.

Lo AC, Howard AF, Nichol A, et al, 2014. Long-term outcomes and complications in patients with craniopharyngioma：the British Columbia cancer agency experience. Int J Radiat Oncol Biol Phys, 88：1011-1018.

Lunsford LD, Pollock BE, Kondziolka DS, et al, 1994. Stereotactic options in the management of craniopharyngioma. Pediatr Neurosurg, 21（Suppl1）：90-97.

Mallucci C, Pizer B, Blair J, et al, 2012. Management of craniopharyngioma：the Liverpool experience following the introduction of the CCLG guidelines. Introducing a new risk assessment grading system. Childs Nerv Syst, 28：1181-1192.

Merchant TE, Kiehna EN, Sanford RA, et al, 2002. Craniopharyngioma：the St. Jude Children's research hospital experience 1984-2001. Int J Radiat Oncol Biol Phys, 53：533-542.

Minniti G, Esposito V, Amichetti M, et al, 2009. The role of fractionated radiotherapy and radiosurgery in the management of patients with craniopharyngioma. Neurosurg Rev, 32：125-132.

Mortini P, Gagliardi F, Bailo M, et al, 2016. Magnetic resonance imaging as predictor of functional outcome in craniopharyngiomas. Endocrine, 51：148-162.

Mortini P, Gagliardi F, Boari N, et al, 2013. Surgical strategies and modern therapeutic options in the treatment of craniopharyngiomas. Crit Rev Oncol Hematol, 88：514-529.

Mottolese C, Stan H, Hermier M, et al, 2001. Intracystic chemotherapy with bleomycin in the treatment of craniopharyngiomas. Child's Nerv Syst, 17：724-730.

Mottolese C, Szathmari A, Berlier P, et al, 2005. Craniopharyngiomas：our experience in Lyon. Childs Nerv Syst, 21：790-798.

Müller HL, Gebhardt U, Faldum A, et al, 2012. Xanthogranuloma, Rathke's cyst, and childhood craniopharyngioma：results of prospective multinational studies of children and adolescents with rare sellar malformations. J Clin Endocrinol Metab, 97：3935-3943.

Müller HL, Gebhardt U, Teske C, et al, 2011. Post-operative hypothalamic lesions and obesity in childhood craniopharyngioma：results of the multinational prospective trial KRANIOPHARYNGEOM 2000 after 3-year follow-up. Eur J Endocrinol, 165：17- 24.

Müller HL, 2010. Childhood craniopharyngioma-current concepts in diagnosis, therapy and follow-up. Nat Rev Endocrinol, 6：609-618.

Müller HL, 2011. Consequences of craniopharyngioma surgery in children. J Clin Endocrinol Metab, 96：1981-1991.

Müller HL, 2013. Paediatrics：surgical strategy and quality of life in craniopharyngioma. Nat Rev Endocrinol, 9：447-449.

Müller HL, 2014. Childhood craniopharyngioma：treatment strategies and outcomes. Expert Rev Neurother, 14：187-197.

Müller HL, 2015. Craniopharyngioma-pediatric management//Evans JJ, Kenning TJ, Craniopharyngiomas - comprehensive diagnosis, treatment and outcome. Munich, Germany：Elsevier：429-458.

Musolino A, Munari P, Blond S, et al, 1985. Stereotactic treatment of expansive craniopharingioma cysts by endocavitary irradiation（186Rh, 198Au, 90Y）[in French]. Neurochirurgie, 31：169-178.

Netzeband G, Sturm V, Georgi P, et al, 1984. Results of stereotactic intracavitary irradiation of cystic craniopharyngiomas.

Comparison of the effects of yttrium-90 and rhenium-186. Acta Neurochir Suppl，33：341-344.

Nicolato A，Foroni R，Rosta L，et al，2004. Multimodality stereotactic approach to the treatment of cystic craniopharyngiomas. Minim Invas Neurosurg，47：32-40.

Niranjan A，Kano H，Mathieu D，et al，2009. Radiosurgery for craniopharyngioma. Int J Radiat Oncol Biol Phys，78：64-71.

Ogawa Y，Kawaguchi T，Tominaga T，2014. Outcome and mid-term prognosis after maximum and radical removal of craniopharyngiomas with the priority to the extended transsphenoidal approach-a single center experience. Clin Neurol Neurosurg，125：41-46.

Ohmori K，Collins J，Fukushima T，2007. Craniopharyngiomas in children. Pediatr Neurosurg，43（4）：265-278.

Pan DH，Lee LS，Huang CI，et al，1990. Stereotactic internal irradiation for cystic craniopharyngiomas：a 6 year experience. Stereotact Funct Neurosurg，54-55：525-530.

Pettorini BL，Inzitari R，Massimi L，et al，2010. The role of inflammation in the genesis of the cystic component of craniopharyngiomas. Childs Nerv Syst，26：1779-1784.

Plowman PN，Wraith C，Royle N，et al，2000. Stereotactic radiosurgery. IX. Craniopharyngioma：durable complete imaging responses and indications for treatment. Br J Neurosurg，13：352-358.

Pollock BE，Lunsford LD，Kondziolka D，et al，1995. Phosphorus-32 intracavitary irradiation of cystic craniopharyngiomas：current technique and long-term results. Int J Radiat Oncol Biol Phys，33（2）：437-446.

Pollock BE，Lunsford LD，Slamovits TL，et al，1988. Stereotaxic intracavitary irradiation for cystic craniopharyngiomas. J Neurosurg，68：227-233.

Prasad D，Steiner M，Steiner L，1995. Gamma knife surgery for craniopharyngioma. Acta Neurochir（Wien），134（3-4）：167-176.

Rath SR，Lee S，Kotecha RS，et al，2013. Childhood craniopharyngioma：20-year institutional experience in Western Australia. J Paediatr Child Health，49：403-408.

Raza SM，Schwartz TH，2014. How to achieve the best possible outcomes in the management of retroinfundibular craniopharyngiomas? World Neurosurg，82：614-616.

Saleem MA，Hashim AS，Rashid A，et al，2013. Role of gamma knife radiosurgery in multimodality management of craniopharyngioma. Acta Neurochir Suppl，116：55-60.

Sanford RA，1994. Craniopharyngioma：results of survey of the American society of pediatric neurosurgery. Pediatr Neurosurg，21（Suppl 1）：39-43.

Schubert T，Trippel M，Tacke U，et al，2009. Neurosurgical treatment strategies in childhood craniopharyngiomas：is less more? Childs Nerv Syst，25：1419-1427.

Shahzadi S，Sharifi G，Andalibi R，et al，2008. Management of cystic craniopharyngiomas with intracavitary irradiation with ^{32}P. Arch Iranian Med，11（1）：30-34.

Sharma J，Bonfield CM，Singhal A，et al，2015. Intracystic interferon-α treatment leads to neurotoxicity in craniopharyngioma：case report. J Neurosurg Pediatr，16：301-304.

Sofela AA，Hettige S，Curran O，et al，2014. Malignant transformation in craniopharyngiomas. Neurosurgery，75：306-314.

Solari D，Cavallo LM，Cappabianca P，2014. Surgical approach to pituitary tumors. Handb Clin Neurol，124：291-301.

Steinbok P，Hukin J，2010. Intracystic treatments for craniopharyngioma. Neurosurg Focus，28（4）：E13.

Steno J，Bizik I，Steno A，et al，2011. Craniopharyngiomas in children：how radical should the surgeon be? Childs Nerv Syst，27：41-54.

Strauss L，Sturm V，Georgi P，et al，1985. Radioisotope therapy of cystic craniopharyngiomas. Int J Radiat Oncol Biol Phys，8：1581-1585.

Suh JH，Gupta N，2006. Role of radiation therapy and radiosurgery in the management of craniopharyngiomas. Neurosurg Clin North Am，17：143-148.

Szeifert GT，Julow J，Slowik F，et al，1990. Pathological changes in cystic craniopharyngiomas following intracavital 90yttrium treatment. Acta Neurochir（Wien），102：14-18.

Szeifert GT，Kondziolka D，Levivier M，et al，2007. Stereotactic intracavitary irradiation of cystic craniopharyngiomas with yttrium-90 isotope. Prog Neurol Surg Basel Karger，20：289-296.

Szeifert GT，Bálint K，Sipos L，et al，2007. Pathological findings in cystic craniopharyngiomas after stereotactic intracavitary irradiation with yttrium-90 isotope. Prog Neurol Surg，20：297-302.

Takahashi H，Yamaguchi F，Teramoto A，2005. Long-term outcome and reconsideration of intracystic chemotherapy with bleomycin for craniopharyngioma in children. Childs Nerv Syst，21：701-704.

Thompson D，Phipps K，Hayward R，2005. Craniopharyngioma in childhood：our evidence-based approach to management. Child's Nerv Syst，21：660-668.

Tian ZM，Liu ZH，Kang GQ，et al，1992. CT-guided stereotactic injection of radionuclide in treatment of brain tumors. Chin Med J，105（12）：987-991.

Ulfarsson E，Lindquist C，Roberts M，et al，2002. Gamma knife radiosurgery for craniopharyngiomas：long-term results in the first Swedish patients. J Neurosurg，97（5 Suppl）：613-622.

Van den Berge JH，Blaauw G，Breeman WA，et al，1992. Intracavitary brachytherapy of cystic craniopharyngiomas. J Neurosurg，77：545-550.

Van Gompel JJ，Nippoldt TB，Higgins DM，et al，2010. Magnetic resonance imaging-graded hypothalamic compression in surgically treated adult craniopharyngiomas determining postoperative obesity. Neurosurgical Focus，28：E3.

Voges J，Sturm V，Lehrke R，et al，1997. Cystic craniopharyngioma：long-term results after intracavitary irradiation with stereotactically applied colloidal β-emitting radioactive sources. Neurosurgery，40：263-270.

Xu Z，Yen CP，Schlesinger D，et al，2011. Outcomes of Gamma Knife surgery for craniopharyngiomas. J Neurooncol，104（1）：305-313.

Yomo S，Hayashi M，Chernov M，et al，2009. Stereotactic radiosurgery of residual or recurrent craniopharyngioma：new treatment concept using Leksell gamma knife model C with automatic positioning system. Stereotact Funct Neurosurg，87：360-367.

Yu X，Liu ZH，Li SR，2000. Combined treatment with stereotactic intrcavitary irradiation and gamma knife surgery for craniopharyngiomas. Stereotact Funct Neurosurg，75（2-3）：117-122.

Yu X，Zhang J，Liu R，et al，2015. Interstitial radiotherapy using phosphorus-32 for giant posterior fossa cystic craniopharyngiomas. J Neurosurg Pediatr，15（5）：510-518.

Zhu W，Li X，He J，et al，2017. A reformed surgical treatment modality for children with giant cystic craniopharyngioma. Child's Nerv Syst，33（9）：1491-1500.

第十一章　颅咽管瘤手术治疗的方法与技术

显微外科手术治疗颅咽管瘤的开颅途径和入路主要有额下、翼点和额底纵裂三种。由于对一些鞍内生长的肿瘤采取经蝶窦手术、经额部胼胝体切开穹窿间隙入路达第三脑室前部切除肿瘤会有记忆缺失，应用此入路时应慎重。内镜经鼻－蝶窦手术是一种与显微外科完全不同的手术方式。医师选择手术治疗时，需要权衡肿瘤的位置、大小、生长方向、钙化程度、囊肿所处的位置、脑积水程度及脑脊液循环通路等。目前显微神经外科理念是中线脑结构外的肿瘤，取脑结构外手术入路优选切开脑结构切除肿瘤的手术入路。

手术前 15%～30% 的颅咽管瘤患者有脑积水，对慢性脑积水行术中脑室外引流以重建脑脊液通路可使脑组织产生一定程度的回缩，有利于手术操作和控制术后颅内压力。对巨大瘤囊伴脑积水行术中囊液外引流也有利于脑组织回缩，便于手术。如果肿瘤结构以囊性为主，无须进行脑室引流，经单侧入路就足以完成肿瘤切除。

第一节　翼点入路

翼点入路由 Yasargil 所提倡，目前应用较为广泛。通过分开侧裂，充分显露鞍上池的视神经和颈内动脉等之间结构，利用视神经前间隙、视神经－颈内动脉间隙、颈内动脉－动眼神经间隙、颈内动脉分叉部间隙、终板间隙等切除肿瘤。这种手术入路为从侧面观察肿瘤提供了良好的视角，尤其适用于鞍旁、鞍上偏向一侧的肿瘤，但是从前方观察肿瘤视角不佳，可选择位于鞍上、鞍上－鞍内、鞍上－第三脑室、鞍上－外侧裂生长的肿瘤。对于位于纵裂、蝶鞍内或向斜坡、颅后窝生长的肿瘤，完全切除会有困难。

取翼点手术入路，同时还要考虑囊性、实性、钙化和复发性肿瘤的特征，大的钙化肿瘤累及下丘脑结构，需要利用颈内动脉和视神经的间隙切除肿瘤，分离切除大的钙化会有困难，下丘脑结构损害严重。囊性和复发性肿瘤会与脑实质结构和神经、血管粘连。一般手术取非优势半球左侧（右侧）入路，对有视力障碍的患者，应取视力损害较重侧手术入路，其原因是肿瘤偏向视力损害重侧生长，同时手术对保护一侧较好的视力有利。

手术方法：患者取平卧位，仰卧，头位抬高 15º，侧偏 30º～60º，头后仰 20º，颧骨隆凸处术野最高点（图 11.1）。切口起自耳

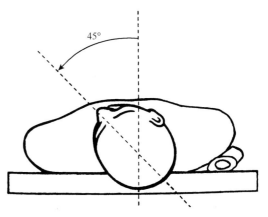

图 11.1　翼点入路手术患者的头位

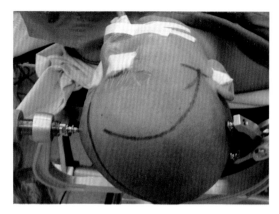

图 11.2　翼点入路患者头位与手术切口

前、上方 1cm，垂直于颧弓上达颞嵴，从颞嵴急转向前达中线旁 1 ～ 2cm（发际线内）（图 11.2）。

保护颞浅动脉与面神经颞支要点：①皮下与筋膜之间的颞浅动脉可保留在皮瓣内或皮瓣外；②筋膜下剥离皮瓣，颞肌与头皮分别牵开时，面神经颞支损伤率约为 30%。颞肌筋膜的前 1/4 分为颞浅筋膜和颞深筋膜两层，其间存在纤维脂肪层，面神经额颞支穿行于其中，采用筋膜间入路可避免面神经额颞支损伤。菱形骨瓣要点：第一孔为额颧缝上方，颞线下方；第二孔为第一孔上方 3 ～ 4cm 额骨上，距眶上沿 1 ～ 2cm；第三孔为顶骨颞线，冠状缝后方；第四孔为蝶颞缝后方颞骨鳞部。除去骨瓣要点：颞窝骨咬除要充分，颞叶、额叶显露基本要与颅前窝和颅中窝平齐。

围绕蝶骨嵴弧形切开硬脑膜翼点和扩大翼点入路是颅咽管瘤切除术最常用的入路。利用颅前窝底、颅中窝底和去除蝶骨嵴，牵开外侧裂达鞍区，利用颈内动脉和视神经间隙切除肿瘤（图 11.3、图 11.4）。

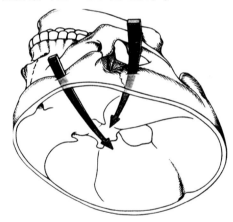

图 11.3　翼点入路通过颅前窝底，去除蝶骨嵴和颅中窝底达鞍区

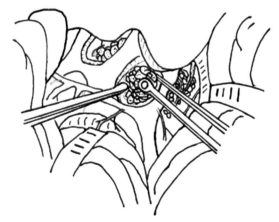

图 11.4　翼点入路的鞍区利用间隙

右侧翼点入路有利于减少对优势半球的牵拉，对绝大多数右利手的医师而言，操作也更为方便。如果将单侧翼点入路扩大到中线或颞底，即使要切除生长到对侧视交叉甚至向后生长到斜坡的肿瘤也不困难。翼点入路是到达鞍上区最短且最直接的路径，通过它可以看到视交叉后肿瘤。手术时骨瓣要尽可能低，尽量到达颅前窝底水平，但最好要避免打开额窦，以免术后发生脑脊液漏并导致感染。一旦额窦开放，剥离窦黏膜，以脂肪或明胶海绵推压包埋，随后以骨蜡封闭窦口，覆以骨膜瓣。

为了能更好地从各个方向观察颅内视器，建议磨除蝶骨嵴，这样可以拓宽术者视野，减少对脑组织的牵拉。硬脑膜切口最好与颅底走行一致，也呈弧形，这样可以避免操作时损伤大脑皮质，并使皮质得到很好的保护。对硬脑膜悬吊则可以防止形成硬脑膜外血肿（图 11.5）。

硬脑膜打开后，释放外侧裂的脑脊液，采取三步法达鞍区，首先要轻抬额叶到额底嗅束外侧，尽可能放出脑脊液后，牵开颞叶到引入蝶顶窦的颞极桥静脉。其次沿嗅束达视神经，使颞叶进一步向颞底牵开，扩大显露视神经间隙。最后剪开鞍上蛛网膜，开放鞍上池和颈动脉池显露肿瘤（图11.6）。

扩大翼点入路能达到联合单侧额下入路和翼点入路的效果。顺着蝶骨嵴边沿打开脑池，跨越视神经，可以到达肿瘤对侧，完全显露肿瘤。经额下抬起额叶，还可以显露同侧和对侧大脑前动脉的 A_1 段和 A_2 段及前交通动脉。要防止血管主干和穿支损伤，切记不要牵拉位于大脑前动脉 A_1 段后面的额叶，并用一小片棉片保护该动脉。在显露肿瘤过程中，可能会有视神经和视交叉出血，

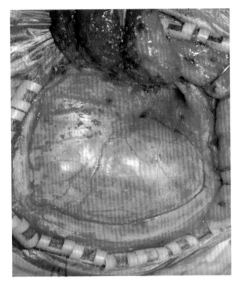

图11.5 翼点入路开颅，除去骨瓣后显示外侧裂上下额颞叶部分

但是只要在出血处放上一小片止血海绵一般就足以成功止血。视器周围有小的出血时，术者不必应用电凝急于止血，不适当的操作可能会导致视神经或视束损伤，同时会有下丘脑结构的缺血，现用止血海绵和棉片压迫一定时间止血，会有止血效果。

切除瘤体的步骤：先抽吸肿瘤的囊液，分离囊壁，分块切除肿瘤。实体肿瘤要碎块切除，较大的肿瘤钙化多与周围结构粘连，应碎块切除，切忌整块分离较大的钙化灶，以免损伤肿瘤周围神经、血管结构。手术全过程应该在肿瘤切除的腔内进行，操作以牵拉肿瘤为主，而不是牵拉肿瘤周围的脑结构。术中保护下列结构：视交叉、视束下小的穿通动脉、垂体柄，术中可见纵行于垂体柄的髓纹样结构，其由垂体门脉系统经过所形成，可作为鉴别标志。如果肿瘤术中易于从这些结构分离，可将肿瘤切除。粘连严重的肿瘤不可勉强切除，以免损伤下丘脑结构（图11.7）。

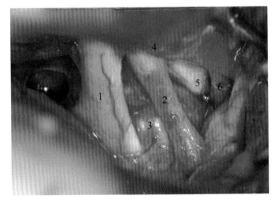

图11.6 右侧翼点入路，通过颈内动脉和视神经等间隙显露鞍上颅咽管瘤

1. 视神经；2. 颈内动脉；3. 鞍上肿瘤；4. 前床突；5. 中床突；
6. 动眼神经

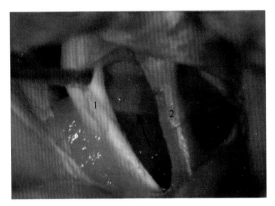

图11.7 右侧翼点入路，通过颈内动脉和视神经等间隙切除鞍上颅咽管瘤后显示垂体柄（箭头）并保护好

1. 视神经；2. 颈内动脉

颅咽管瘤患者多数情况下有视交叉前置（即较短的双侧视神经和视交叉接近蝶骨的平板），造成手术入路困难。但实际上，在多数患者中，这是由于肿瘤抬起第三脑室底，第三脑室前隐窝闭塞，视交叉弧形前移所致的假性视交叉前置。可利用视神经和颈内动脉间隙取瘤，这是翼点入路切除鞍上区肿瘤常用的间隙，利用此间隙可切除视交叉后和第三脑室底前部的肿瘤，在终板间隙主要切除第三脑室内的肿瘤。在颈内动脉外侧间隙主要切除脚间窝和斜坡上部的肿瘤。经额下磨开鞍结节，经蝶窦切除蝶鞍内的肿瘤。

显露术野之初即应充分分块切除肿瘤，使其体积减小，以寻找分隔肿瘤与周围组织的解剖界面。但对囊性肿瘤，通过减压即可达到该显露目的。另外，要保持蛛网膜和瘤囊的完整性。同时，可选择多种路径。如果肿瘤充满了第三脑室则可将视交叉推向前方，将视束挤向外侧，如肿瘤把第三脑室底向上抬起，第三脑室前隐窝闭塞，与终板融合，形成纸样薄的终板融合膜，呈囊球薄壁，则可切开终板融合膜直接切除肿瘤。肿瘤向第三脑室内生长时，在肿瘤与下丘脑间常有一胶质组织隔离带。如果两者间没有胶质组织隔离，肿瘤与下丘脑粘连十分紧密，全切肿瘤则必然导致下丘脑损伤。此时，试图根治性切除肿瘤将导致术后神经及神经内分泌并发症。

视器移位常使术中解剖空间狭小并可导致视交叉前置。此时可以从肿瘤表面由外向内分块切除肿瘤，并进入肿瘤内进行囊内切除。肿瘤缩小后，可电凝肿瘤供血动脉，锐性分离肿瘤及其周围组织结构。操作时必须注意保护环绕正中隆起的动脉吻合支。这些血管吻合环供血给视交叉和视束的下表面，如损伤则可能导致视觉缺损。肿瘤后部及肿瘤向上进入第三脑室内部分很少有大动脉供血，而且它们与周围组织的粘连常常也不很紧密。因此，向上生长到第三脑室内的残余瘤块可以用镊子或显微夹拉出。

一般初发的肿瘤后下常与第三脑室底膜（Liliequest膜）分隔，蛛网膜分离基底动脉和大脑后动脉，使之免受肿瘤侵袭，并使得生长在该部位的肿瘤大部分仅须使用牵拉法就可轻易切除。复发或钙化较大的肿瘤会与后循环血管粘连，直接生长至基底动脉和大脑后动脉下方的肿瘤则通常与它们紧密粘连，切除时必须要避免后循环血管损伤和出血，否则会有致命性危险。另外，对于肿瘤体积较大，向鞍上外侧生长者，肿瘤会与后交通动脉粘连和包裹，在切除对侧肿瘤时也要防止损伤后交通动脉。

尽管扩大翼点入路对大部分患者的颅咽管瘤切除已经足够，但是翼点入路本身也有局限。当肿瘤完全位于鞍内或第三脑室内，伸展到额下、颞下，巨大实体瘤波及鞍旁和第三脑室时，必须考虑选用其他入路。

第二节　额底纵裂入路

除翼点入路外，由 Shibuya 较早报道的额底纵裂入路，适用于鞍上和突入第三脑室内的肿瘤。利用此入路可沿额底分开纵裂，达终板间隙和视交叉前间隙切除肿瘤。对于鞍内部分，也可以通过磨除鞍结节的方法予以切除。额底纵裂入路常用于颅咽管瘤切除，由于翼点入路本身的局限，故使用翼点入路切除视交叉前肿瘤时手术通路显得狭窄。而颈内动脉的穿通支可能会阻挡在视神经 - 颈内动脉三角的外侧面，不利于术者观察。用翼点入路进行蝶鞍后方巨大颅咽管瘤切除时也常无法充分显露术野。通过额底纵裂入路则可以直视视交叉前和第三脑室内肿瘤，翼点入路与额底纵裂入路的利弊比较见表 11.1。

表 11.1　颅咽管瘤翼点入路与额底纵裂入路利弊比较

比较的项目	翼点入路	额底纵裂入路
头皮	易损伤面神经额支，颞肌萎缩	无
骨板	需要去除蝶骨嵴	无
显露	分开外侧裂	牵开双额内侧面
手术距离	近	远
肿瘤部位	鞍旁偏向一侧生长	视交叉前后，第三脑室生长
神经与血管	干扰一侧视神经、颈内动脉及穿支	干扰视交叉及前交通动脉复合体
大钙化处理	困难大	可以切除
术后并发症	易损伤垂体柄、乳头体和漏斗	易损伤视上核、视旁核

　　手术方法：手术取平卧位，双额发迹内冠状切口，右额切口颧骨上 1cm，左侧过颞顶线即可，见图 11.8。右额颅骨瓣扩大到颅前窝底水平，此时会有额窦开放。骨瓣过中线 1cm，防止左侧中线处骨瓣对纵裂牵开的阻碍，见图 11.9，有利于术中左侧牵拉脑镰，扩大纵裂通道。剪开硬脑膜后，限制纵裂牵开的有额下桥静脉、额中桥静脉和额后桥静脉。一般在额中桥静脉前分开纵裂。额下桥静脉限制分开纵裂，可将其电凝离断。如果额中桥静脉呈丛状汇入矢状窦，可把部分前支离断，后部有所保留，避免术后额叶水肿，见图 11.10。额部纵裂分大脑镰上前纵裂部分和大脑镰下后纵裂部分。上前部分属于内侧额回，有大脑镰分隔，容易分开。后下部分的终板旁回和嗅旁回没有大脑镰分隔，左右部分脑回和脑沟犬齿交错，需要细致分离，如损伤过重，术后出现双额内侧水肿，则挤压下丘脑产生脑中心疝。因双额叶内侧面位非对称性，大脑前动脉 A_2 段往往呈前后排列走行，非并列平行走向，在胼胝体膝部比较容易寻找，从胼胝体膝部大脑前动脉 A_2 段远端向近端分开，达前交通动脉，大脑前动脉 A_2 段下方属于终板旁回，前交通动脉前下方脑回为嗅旁回。

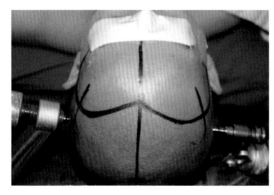

图 11.8　经额底纵裂入路手术时患者的体位与切口

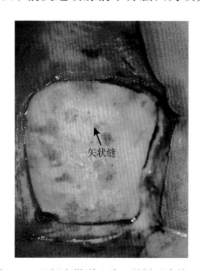

矢状缝

图 11.9　经额底纵裂入路，骨瓣过中线 1cm

此时前交通动脉分开后充分显露终板、视交叉及其前间隙。当肿瘤向视交叉后生长时，肿瘤会将第三脑室底顶起，第三脑室前间隙闭塞，与终板融合形成终板融合膜。视交叉前移，形成视交叉前置。切开终板融合膜即可到达肿瘤（图 11.11～图 11.13）。此时，第三脑室移位，视上核、视旁核和视前核向前外侧移位，这些核团主要涉及水、电解质平衡。而腹后内侧核和被内侧核向后外侧移位，这两个核团功能损害会导致自主神经功能紊乱和肥胖。乳头体核和后核核团损害出现记忆力下降和意识障碍。手术中，乳头体、视交叉、漏斗和

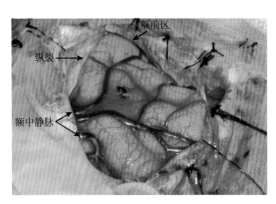

图 11.10　经额底纵裂入路，翻开硬脑膜，见额部桥静脉

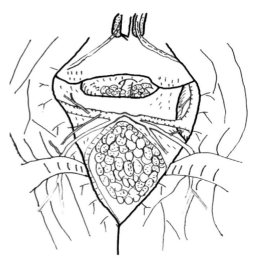

图 11.11　分开额部纵裂后，显露视交叉前间隙和终板间隙肿瘤

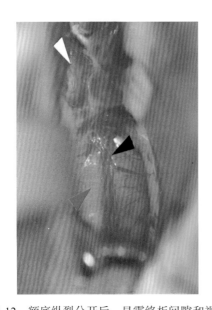

图 11.12　额底纵裂分开后，显露终板间隙和视交叉前间隙，见终板融合膜下肿瘤

黑色箭头和红色箭头分别指示终板穿通动脉和视交叉；白色箭头指示终板融合膜下肿瘤

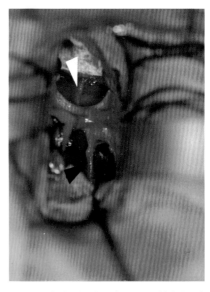

图 11.13　额底纵裂入路，通过终板间隙切除肿瘤后，见垂体柄（白色箭头）和终板穿通动脉（黑色箭头），需保护好

视束前部是重要的解剖标志，手术应给予鉴别。当肿瘤向下生长时，视交叉抬起，视交叉前间隙扩大，可从视交叉前间隙切除肿瘤。随着肿瘤的切除，第三脑室底部肿瘤下落，第三脑室前间隙开放，会有脑脊液流出，此时要注意保护漏斗和垂体柄的下丘脑结构的标志。垂体柄可有三种情况：①肿瘤钙化完全把垂体柄破坏，垂体柄无法辨认，应从漏斗部位尽可能保留其长度，减少术后并发症的发生；②垂体柄保留，垂体柄比较粗大，表面没有肿瘤累及的痕迹，此时要注意肿瘤是从漏斗部生长，还是在垂体柄内生长，在高倍镜下切开，探查垂体柄，避免肿瘤残留；③肿瘤附着垂体柄，此时要仔细辨别垂体柄与肿瘤组织。一般来说，垂体柄为细小血管的髓纹样结构，肿瘤是灰白色上皮样组织。

正常情况下，大脑前动脉的 A_2 段来自同侧的 A_1 段，为主要供血动脉。A_1 和 A_2 交界处由较细的前交通动脉连接。约 40% 的大脑前动脉和前交通动脉发生变异，主要的变异有一侧 A_1 段血管细小，发育不良；另一侧 A_1 段粗大，供给双侧 A_2 段，前交通动脉粗大，近似发育不良侧 A_1 段，两侧 A_2 段间隙狭小，终板间隙显露不佳。前交通动脉变异包括窗畸形、两支或三支脉前交通动脉。另外，还有前交通动脉发出粗大的终板动脉，形成三支 A_2 段，阻碍终板间隙和视交叉前间隙的显露，见图 11.14、图 11.15。

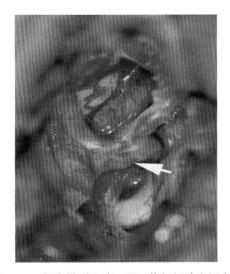

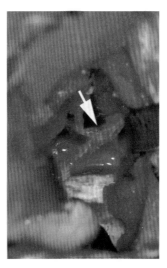

图 11.14　额底纵裂入路，通过终板间隙和视交叉前间隙，见右侧大脑前动脉 A_1 段发育不良，前交通动脉呈窗畸形（箭头所示）

图 11.15　额底纵裂入路，通过终板间隙和视交叉前间隙切除肿瘤时，前交通动脉呈窗畸形出血，9-0线缝合后（箭头所示）

第三节　经胼胝体切开穹窿间隙入路

位于第三脑室内的颅咽管瘤也可以采用经胼胝体切开穹窿间隙入路，即利用此入路直接进入第三脑室前部而切除进入第三脑室的肿瘤。具体的手术路径既可以经胼胝体或经额，也可以经侧脑室。通过此入路切除这种类型的肿瘤应该尽可能地显露第三脑室。可经穹窿间隙进入第三脑室，也可经室间孔进入第三脑室。

这种入路由于不符合经过脑结构的间腔和裂孔切除肿瘤，以便最低程度地损伤脑结构的原则，目前很少使用。但是，对于肿瘤巨大，为了达到肿瘤全切，有时必须采用脑内与脑外联合入路进行分期手术。该入路可以是经侧裂、经蝶或经双侧额下入路。有时也可以选择联合经翼点和经胼胝体入路切除这种肿瘤。这是因为经翼点入路并不能很好地到达第三脑室，而经胼胝体入路则不能很好地到达终板下方和视器周围，只有结合此两种方法才可能彻底切除该部位肿瘤。但是，这种联合手术也有缺陷：经翼点入路和经胼胝体入路两者的最佳手术体位略有差别，从而很难在手术时找到一个同时适于两者的最佳体位，而这可导致术中脑组织受到无意牵拉，或造成穹窿或下丘脑－垂体轴的多发伤。

第四节　经蝶窦手术

经蝶窦手术适合切除起源于垂体窝的鞍膈下颅咽管瘤，但局限于蝶鞍内的小颅咽管瘤术前常难以确诊。这个部位的占位性病变以垂体腺瘤和 Rathke 囊肿更常见，而这两种病变通过经蝶窦入路都不难切除。然而，由于在蝶鞍内切除颅咽管瘤没有足够的空间用来切开或牵拉垂体，且颅咽管瘤与垂体柄和鞍膈常粘连紧密，要切除该肿瘤比切除垂体瘤更困难。另外，经蝶手术后处理该肿瘤的残余及早期发现肿瘤复发也很困难。当鞍内颅咽管瘤体积巨大时，分离肿瘤与重要组织结构间的粘连将很困难，切除后要重建鞍底，防止视交叉脱垂或脑脊液漏也十分困难。如果鞍内颅咽管瘤向后生长侵及颅中窝或颅后窝，要想全部切除肿瘤，还必须联合经翼点、经颞或颞下入路，甚至结合颅后窝入路。

第五节　部分切除术后辅助外放疗

由于颅咽管瘤周围解剖关系复杂且常与肿瘤紧密粘连，要想完全将肿瘤分离开并非易事，此时肿瘤常难以全部切除，对此，有人主张进行术后辅助外放疗。

一、历史沿革

1937 年，Carpenter 等首先报道，将颅咽管瘤囊液抽尽后，施以外放疗可使肿瘤长期不复发。Kramer 等则于 1961 年首先详尽报道使用现代外放射治疗颅咽管瘤的技术要点，从此该技术逐步受到重视。

迄今为止，对手术次全切除加术后辅助外放疗的疗效仍存在争议。有人认为，该疗法根本无助于防止残余肿瘤复发，且副作用大，应该尽量不用；有人则认为，虽然外放疗可明显抑制囊液形成，但难以破坏颅咽管瘤上皮细胞，因此预防残瘤复发的作用十分有限；相反，也有人坚信该疗法可显著抑制肿瘤复发并明显延长患者生存时间，疗效与手术全切一样好，且较手术全切安全，是治疗颅咽管瘤的最佳疗法。另外，该疗法与手术根治术孰优孰劣也一直存在争议且迄今无一致结论。

目前比较一致的看法是，除小于 4 岁的儿童患者，在手术全切不可能时，结合保守手术与术后传统外放疗是一种理想疗法。次全切除的肿瘤常于术后 40 个月内复发，复发中位时间为 12 个月，因此年龄 < 4 岁的儿童外放疗时间可延迟至 4 ~ 5 岁或肿瘤开始复发时施行。据统计，一组 61 例儿童颅咽管瘤患者接受次全切除加术后辅助外放疗后 10 年生存率高达 91%。

二、施 行 原 则

外放疗常采用 6MV 或更高能的直线加速器。术后照射范围要覆盖整个肿瘤，特别是所有已切除实体结构或囊性结构的残余瘤腔，因为术后复发往往即起源于手术残腔。放射中心面积为 30cm² 左右，时间剂量因子为 83 左右较好。标准放射剂量是每天分次剂量 1.8Gy，总量为 54 ~ 55Gy，放射剂量低于 45Gy 者一般被认为无效。

三、并　发　症

外放疗除了导致常见的脱发、皮疹、骨髓造血功能障碍外，颅咽管瘤外放疗的晚期并发症还包括学习障碍（儿童患者）、卒中及神经内分泌异常，以及放疗诱发的脑膜瘤、恶性胶质瘤，或放疗引起的血管异常导致的自限性脑出血、脑坏死、精神症状及近端颈内动脉损害导致的烟雾病等。截至 1985 年，共有 96 例因外放疗导致颅内肿瘤的报道，其中 24 例为胶质母细胞瘤；截至 1993 年，共有 7 例颅咽管瘤接受外照射导致胶质母细胞瘤的报道。

外放疗诱发照射野胶质瘤与剂量似无相关性，24 ~ 55Gy 的放疗剂量可导致胶质瘤。目前对其致胶质瘤的机制已经有所研究。以分子生物学方法对 9 例 5 ~ 25 年间接受外照射，现在于照射野发生恶性胶质瘤的患者进行基因分析，发现放疗可导致 *P53*、*EGFR*、*P16* 和 *MTAP* 等基因改变，但无明显的 *PTEN* 及 *K-ras* 基因异常。以往的研究认为，原发性胶质瘤中常有抑癌基因 *PTEN* 突变，而放疗诱发的其他肿瘤则常见原癌基因 *K-ras* 的激活或抑癌基因的双碱基缺失，认为放疗诱发胶质瘤具有其独特的肿瘤发生学分子机制。

四、长 期 疗 效

对脑肿瘤进行放疗的目的：抑制肿瘤生长、延长患者生存时间、提高患者生活质量。对不同的肿瘤而言，其效果不尽相同。就恶性脑胶质瘤而言，接受外放疗者 6 个月和 12 个月的生存率分别为 70% 和 39%。放疗前临床状况良好、生存超过 6 个月的患者中，68% 出现放疗后症状加重或严重的精神倦怠，17% 有严重的功能缺失且不能恢复。放疗后生存时间、生活质量与患者治疗前临床状况有显著相关性。放疗前临床状况很差者接受外放疗并无裨益，而全身情况良好的患者，接受放疗后也可产生副作用。全身状况良好（WHO 临床表现状况 0 ~ 2 级）的恶性胶质瘤患者，若未接受进一步治疗，其完全自理能力至少可以保存 6 个月以上，接受放疗后则常导致生活质量下降甚至不能自理，因此，放疗可能并非最佳治疗。颅咽管瘤的放疗长期疗效与此类似。

有学者对 37 例接受传统外放疗（术后辅助外放疗和单纯外放疗各约 50%）的儿童颅

咽管瘤患者进行长达 25 年的追踪随访发现，该疗法的确可显著延长患者的生存时间，但是 37 例中有 9 例死亡，而生存者中功能障碍发生率为 86%，死亡和功能障碍均与治疗初始症状及治疗显著相关。放疗导致的内分泌损害、视觉障碍及神经功能异常的概率分别达 97%、34% 和 40%，超过 1/3 的生存者都有生活自理能力的部分或全部丧失，且 1 例患者在接受放疗 9 年后出现照射野多形胶质母细胞瘤，可见放疗带来的副作用十分惊人。分析结果认为，是否应用了现代影像学技术、是否结合手术与外放疗及放疗剂量是否 ≥ 55Gy 等均与患者的生活质量显著相关。

五、影响疗效的因素

Regine 等从 1958 年开始致力于颅咽管瘤外放疗的研究，其长期追踪随访 58 例患者，将患者分为成人（≥ 16 岁）和儿童（< 16 岁）两组，详尽分析了外放疗的施行原则、疗效、并发症及影响疗效的因素。结果：死亡 29 例（50%），明确为放射线导致死亡的 7 例（12%），导致并发症的 29 例（50%），包括内分泌、神经精神、视力等损害，其中 1 例导致放射灶胶质母细胞瘤。

儿童和成人颅咽管瘤的疗效不尽相同。儿童颅咽管瘤 5 年和 15 年生存率分别达 84% 和 72%，显著优于成人的 54% 和 51%，但儿童颅咽管瘤复发率高达 26%，而成人复发率仅 18%。影响儿童患者疗效的因素：原发肿瘤预后优于继发肿瘤，手术切除肿瘤多者优于手术切除少者，放疗剂量 > 54Gy 者优于 < 54Gy 者，但最大放疗剂量 > 61Gy 的并发症发生率则显著高于总剂量 < 61Gy 的并发症发生率。

与儿童患者略微不同的是，肿瘤是否原发对成人颅咽管瘤的放疗预后并无影响，但年龄则显著影响其疗效。年龄 > 50 岁者预后差于 < 50 岁者，且有显著差别。笔者推测年龄对成人颅咽管瘤预后影响的原因可能是：发生于年龄 > 50 岁者的颅咽管瘤较小于此年龄者更具侵袭性。最后，放射影像学的进步提高了肿瘤放疗的精确定位，也是提高疗效的原因之一。

总之，手术切除结合外放疗是治疗颅咽管瘤的有效方法之一，但副作用也显而易见。应用时应权衡放疗对患者生存时间与生活质量的双重影响。要想通过外放疗获得较长时间且无症状的生存期，则必须在控制肿瘤复发的同时尽可能减轻其副作用。

如今，计算机技术与神经放射学的有机结合促进了立体定向神经外科的发展，其采纳类似光学聚焦的原理，通过对电离射线的多点分割照射病灶，将射线"聚焦"于中心病灶，从而大大降低电离射线对病灶周围正常脑组织的放射性损伤，即提高了疗效又减轻了副作用。目前该技术已经应用于颅咽管瘤的治疗，初步结果令人兴奋，且无明显的副作用，是适用于颅咽管瘤很有前景的新的辅助性疗法。

第六节 手术治疗并发症及其处理

由于颅咽管瘤颅内所在位置与下丘脑、垂体、视神经及 Willis 环关系密切，无论是开颅手术切除还是立体定向囊内放疗或化疗均可导致并发症发生。常见的并发症无外乎颅内压升高、组织损害和内分泌异常 3 种，因此，其治疗与上文所述类似。尿崩症为最常见的症状，可分为暂时性尿崩症、永久性尿崩症、三相型尿崩症。三相型尿崩症在多饮、多尿期间出现短暂性的症状缓解，一般为几天，其发生机制被认为与神经垂体组织变性坏死后一过性释放的抗利尿激素（ADH）有关。

为防止出现三相反应现象，对于早期尿崩症最好的治疗方法是早期应用补液疗法，必要时用短效 ADH，以防止体液潴留。三相型尿崩症常表现为水、电解质平衡紊乱，其中两种较常见的并发症是低钠血症和高钠血症。颅咽管瘤术后发生水钠失衡的概率为 70% ～ 75%。

许多学者认为，手术治疗颅咽管瘤的最大困难不在于术中肿瘤的切除，而在于如何避免和治疗术后并发症。甚至有些有经验的显微神经外科专家也认为要完全纠正颅咽管瘤术后水钠失衡并无十分把握，原因在于水钠失衡的临床机制较复杂，尽管低钠血症和高钠血症机制不同，但临床表现却可类似，低钠血症中又有 ADH 分泌增高和正常两种类型，不同类型的水钠失衡治疗完全不同，因此，及时诊断和鉴别诊断是治疗的关键，而治疗措施是否得当、及时则决定预后。值得注意的是，放疗（外放疗或间质内放疗）也可导致类似并发症。

一、高钠血症

【定义】

正常人血钠值为 130 ～ 145mmol/L，当血钠超过 150mmol/L 时，称为高钠血症。

【病因及病理】

高钠血症的病因可分为神经源性和医源性两种。前者如神经外科手术侵扰下丘脑导致患者 ADH 减少的尿崩症、渴感缺乏等；后者如补盐过多、透析过度等。神经源性潴钠原因是下丘脑前外侧渴感中枢受损导致 ACTH/ADH 分泌失衡，ACTH 值过高引起肾小管潴钠排钾。

细胞外高钠高渗，细胞内低钠低渗，使细胞失水萎陷，进而产生一系列病理变化，可导致脑血管受牵拉、撕裂，毛细血管出血，蛛网膜下腔、皮质下及硬脑膜下积血等，也可造成大静脉血栓形成。

急性高钠血症的临床表现常无特异性，多有知觉减退、烦躁、癫痫、昏迷等表现，易与原发性颅内疾病引起的症状相混淆。如对此类患者进行脑脊液监测则可发现颅内压下降，严重者甚至无脑脊液流出，脑脊液蛋白升高（94% 的患者可大于 50mg/L），病理检查可发现脑血管损害严重，蛛网膜下腔出血、硬脑膜下血肿、脑内血肿、脑血管血栓形成及脑萎陷均为常见征象。

血生化检查可见血糖、血钾和血钙下降。患者即使存活，多遗留严重的永久性脑损伤后遗症，如癫痫、智力减退和瘫痪等。急性高血钠患者死亡率大于 40% ～ 60%。研究表明，高血钠持续时间越长且患者血压一直维持在低水平者死亡概率越大。

【诊断】

有发生水钠失衡的病因因素且血钠水平持续高于正常值，伴或不伴尿少、神经精神症状，均应考虑高钠血症的可能。张天锡推荐清醒患者血浆渗透压高于305mOsm/kg或血钠高于150mmol/L而不感到口渴者即应诊断高钠血症。

【治疗】

在明确诊断后，治疗刻不容缓，可补充低渗液体，同时使用皮质醇激素减轻下丘脑损伤，并适当补钾。低渗液可选用5%葡萄糖注射液，也有人使用鼻饲大量蒸馏水的方法。补液量应适当控制，务必防止血钠过快下降引起继发性脑水肿。当尿量较多时，还可使用ADH 5U皮下注射，每天1次，对降低血钠大有裨益。

尽管如此，临床情况多变，患者的临床表现与理论并不一致。笔者曾处理过1例因医源性因素和神经源性因素综合作用导致的高钠血症患儿，曾因颅咽管瘤接受过2次开颅手术、3次立体定向囊内^{32}P内放疗，后半年因突发意识障碍、发热入院。查体：精神萎靡、饮食呛咳、发热（38.5～39℃），无多饮、多尿，无恶心、呕吐，体征为右眼失明，左眼视力为10cm处手动，左侧肢体肌张力高，病理征阳性，脑CT显示第三脑室内不规则的钙化伴混杂密度占位，大小约3.5cm×6cm×3cm，第三脑室、第四脑室明显扩张，X线片显示右上肺炎，血常规显示白细胞高，血电解质正常；予抗感染、脱水及脑室外引流，当血常规正常、右上肺炎吸收后，于全身麻醉状态下行左翼点入路开颅肿瘤切除术，术中见陈旧性硬脑膜外出血，予清除血肿，切除80%瘤体，术腔置管外引流。

术后大剂量使用地塞米松，液体出入量平衡，但术腔无引流液引出，腰穿无脑脊液，血钠高达181.7mmol/L，血糖高达24.4mol/L，血氯161.1mmol/L。血钾、肾功能正常，即予停钠盐，改用5%葡萄糖注射液，加入胰岛素，24h入量2000ml，仍持续昏迷，并发气道梗阻性呼吸衰竭、呼吸性酸中毒，予气管切开，碳酸氢钠纠酸，应用胰岛素，血钠、血氯仍高，3天后少尿，联合应用呋塞米和垂体后叶激素5IU，补钾，连续3天复查血电解质仅见血氯稍高，余正常，生命体征正常，但意识仍未恢复，复查CT见右侧大脑中动脉供血区大面积梗死。患者家属要求自动出院，1周后患者死于院外。

尽管患者经1周左右救治血电解质已基本正常，但因肿瘤完全位于第三脑室内，手术严重侵扰了下丘脑，导致急性高钠血症，细胞内失水，脑血容量不足，严重影响脑血管功能，使大脑中动脉痉挛并有血栓形成，最终导致死亡。垂体后叶激素的应用是降低血钠的关键，尽管其应用前提是尿量充足，但在本例尿量不足的情况下，一方面充分保证入量并排除肾功能异常，另一方面使用呋塞米提高尿量，使得垂体后叶激素的应用成为可能，这为以后处理类似情况提供了参考。

二、低 钠 血 症

【定义】

当血钠＜130mmol/L时即可认为有低钠血症。血钠＜130mmol/L且＞120mmol/L；血浆渗透压＞240mOsm/kg时可以没有症状；血钠＜120mmol/L时可有消化道症状和神经症状，如易激惹、肌肉跳动、嗜睡、无力、反应迟钝、意识模糊等；血钠＜105mmol/L时则可有惊厥和死亡危险。有研究认为，严重低血钠（＜115mmol/L）者死亡率可达62%。尽管如此，只要诊断正确、救治及时，低钠血症的预后大多较好，有人甚至认为神经外科术后的低钠血症具有自限性，多可在正确处理后 2 周内恢复正常。

【病因及病理】

目前与神经外科相关的低钠血症有两种。一种为脑性耗盐综合征（cerebral salt wasting syndrome，CSWS），是 1950 年由 Peters 等首先提出的，他认为由于各种因素的影响，脑内某些特定物质的分泌增多或 ACTH 分泌减少，抑制了肾小管对钠的重吸收，从而在排水的同时大量失钠，导致低钠血症。现在认为血中心房利钠肽（ANP）可能是主要的影响因子，其在血液中含量过高可竞争性抑制肾小管的 ADH 受体，导致大量的钠随着排尿流失。其特点是尿量增多、尿钠升高、血钠下降，同时有一定程度的脱水症状，监测中心静脉压常可发现其值低于正常。临床表现有虚弱、食欲缺乏、恶心、呕吐、癫痫甚至精神恍惚等。

另一种类型的低钠血症是 1957 年由 Schwartz 等最先提出的，他认为低钠血症是由于下丘脑受刺激因素的影响，ADH 分泌过高，从而使体内水潴留，造成低钠血症，命名为抗利尿激素分泌不当综合征（syndrome of inappropriate secretion of antidiuretic hormone，SIADH）。其多发生在术后下丘脑功能开始恢复或在下丘脑结构损伤较轻的情况下，ADH 分泌开始增加后出现低血钠。其与应用垂体后叶激素过量及输注过多不含盐液体有关。SIADH 术后更常见，主要机制为术后 ADH 分泌相对过多，导致体内水潴留、低血钠及低血浆渗透压。补水过多或医源性使用 ADH 过多也可导致 SIADH。实验室诊断标准是：①低血钠；②低血浆渗透压；③尿钠升高；④尿渗透压比血浆渗透压高，同时无肾脏和肾上腺疾病。其中，血和尿中 ADH 的检测对于诊断并非是必不可少的指标，但有助于诊断。其致病原因可以是肺炎、曲菌病、结核、应用化疗药及颅内血肿、脑挫裂伤、脑肿瘤、蛛网膜下腔出血、脑血栓形成、中枢神经系统感染等，但最多的是异位 ADH 分泌增多，包括肺癌、胰腺癌、十二指肠癌、霍奇金病、甲状腺瘤、淋巴肉瘤和网状细胞肉瘤等。另外，长春新碱、长春碱、环磷酰胺、氯磺丙脲、氨甲酰氮䓬、巴比妥类药、麻醉剂等也可促进 ADH 分泌而导致 SIADH。

SIADH 和 CSWS 的临床表现与实验室指标几乎完全一样，但两者发病机制不同，治疗方案完全不同，因此，必须进行鉴别。主要的区别是 CSWS 通常有低血压、心动过速、皮肤干燥、血中尿素氮升高等临床表现，且中心静脉压低于正常，而 SIADH 没有上述指标的异常。有人建议，如果治疗时无法确定患者是 SIADH 还是 CSWS，则可以先按 SIADH 的限水补钠治疗，如病情持续加重，则说明是 CSWS 而非 SIADH，此时再改变治疗方案尚为时不晚。

【诊断】

其他疾病如甲状腺功能低下、肾上腺功能低下也可导致低血钠，需与以上两类低钠血症鉴别。甲状腺功能减退症的患者发生低钠血症的原因是甲状腺素低下，使进入肾小管的稀释液减少，同时促进 ADH 持续分泌，进而减少水的排出，临床表现除了低钠外，还常有表情冷漠、反应迟钝、皮肤干燥、毛发易碎干燥、食欲缺乏、舌头肥大、罐状腹同时伴脐疝、声音低沉、肢端寒冷、真性黏液水肿等。

肾上腺功能低下发生低钠是由于盐皮质激素低下导致血钠减少，进而使肾小球滤过率降低、肾小管对水的重吸收增多；而糖皮质激素可使 ADH 分泌的阈值升高，直接作用于肾小管降低水渗透压、增加肾小管排水量，一旦糖皮质激素减少，也可加重低钠血症。其临床表现常有虚弱、腹痛、发热、意识模糊、恶心、呕吐，并且还常伴有低血压、脱水、皮肤色素沉着，血检可见低钠、高钾和尿素氮升高。另外，有学者报道，单纯催乳素升高而血检 ADH 正常也可能导致低血钠，怀疑催乳素可能也有 ADH 的功能。

【治疗】

CSWS 的治疗应首先补足盐分，可以静脉输注 3% 高渗盐水或口服补盐，ADH 的应用则应在尿量足够多时开始。SIADH 的治疗原则是限水、补钠，并结合应用皮质醇激素、甲状腺素，同时注意维持血钾平衡。张天锡主张使用呋塞米加高渗盐水治疗低钠血症。无论什么类型的低钠血症，治疗时 24h 内血钠升高应控制在小于 15mmol/L，血钠升高过快易导致中心性髓鞘坏死，可直接导致死亡；血钠升高过快还可增加肺的负担，而细胞内液减少过快，还有导致脑容积突然缩小而引起脑出血的危险。

近来也有学者认为，如能在 12 ~ 24h 快速完全纠正严重低渗至 130mmol/L，则有助于降低死亡率和减少永久性神经后遗症的发生率。CSWS 和 SIADH 的低钠血症常可引起脑水肿、精神异常、癫痫、血管痉挛等，甚至可导致患者死亡。低钠血症纠正过快或过慢，可引起脑水肿、癫痫、渗透性脱髓鞘综合征（osmotic demyelination syndrome）和脑桥中央髓鞘溶解（central pontine myelinolysis）等，甚至导致死亡。

一般来说，低钠血症持续 42h 以上为慢性低钠血症，纠正速度不宜超过 12mmol/(L·d)，快速提升低钠仅限于症状严重或急性低钠，每小时血钠为 1mmol/L。这是由于肾性失盐引起低血钠和血容量减少而产生脑损害，同时伴有高血钾。CSWS 患者限制液体量会引起进一步脑缺血危险。CSWS 和 SIADH 除可用血清和尿电解质及晶体渗透压鉴别外，进一步鉴别可有中心静脉压、肺动脉楔压和血容量降低。

颅咽管瘤的治疗（包括开颅手术、立体定向内放疗、内化疗）均可能导致水钠失衡，如单纯低血钠、单纯高血钠、交替性血钠异常。水钠失衡非常复杂多变，需要在临床中严密观察、及时处理。这些水、电解质平衡紊乱尚需与脑盐潴留综合征（cerebral salt retention syndrome，CSRS）鉴别，该综合征与视上核、视旁核、视上垂体束及其渗透压感受器损伤有关，此时患者出现高钠血症、轻度尿崩症、全身无力、面部红肿、脉率快。由于觅水障碍，患者无明显口渴。此类患者应鼓励饮水，限制盐摄入量；5% 葡萄糖注射液静脉输入；促肾上腺皮质激素 25IU 或地塞米松 5 ~ 10mg，每天 1 ~ 2 次静脉输入治疗。

（石祥恩　于　新　陈　琳　张红波）

参 考 文 献

包志军，许济，王治国，等，2016. 额底纵裂入路切除颅咽管瘤的临床研究. 中国医师进修杂志，39（12）：1098-1101.

毕建华，王小峰，齐春晓，等，2017. 鞍上及鞍内颅咽管瘤经翼点入路和额底入路手术疗效的研究. 临床神经外科杂志，14（2）：120-125.

戴学军，王国良，王蔚，2017. 颅咽管瘤恶性转化 1 例. 中华神经外科疾病研究杂志，16（3）：274-275.

杜威，秦尚振，徐国政，等，2009. 翼点锁孔入路鞍区手术间隙的显微解剖研究. 中华实验外科杂志，26（9）：1122，1125-1126.

何江弘，徐如祥，魏群，等，2010. 立体定向手术治疗颅内囊性病变. 中华神经医学杂志，9（8）：809-811，815.

江荣才，郭阳，刘宗惠，等，2002. 影响32P 囊内放疗治疗颅咽管瘤的疗效因素分析. 立体定向和功能性神经外科杂志，15（2）：78-80.

姜金利，冯世宇，张艳阳，等，2015. 169 例颅咽管瘤手术入路及临床效果分析 . 中华医学杂志，95（11）：841-844.

李志鹏，吴鹏飞，王运杰，2015. 显微外科手术治疗颅咽管瘤 95 例预后分析 . 临床军医杂志，（5）：450-452.

李宗正，王昌盛，2006. 经翼点入路切除鞍上颅咽管瘤 27 例报告 . 宁夏医学院学报，28（6）：509-511.

刘宝国，漆松涛，2004. 影响颅咽管瘤术后复发的因素 . 中国微侵袭神经外科杂志，9（11）：523-525.

陆永建，薛庆澄，1984. 颅咽管瘤的早期诊断和治疗 . 天津医药，（4）：195-199.

邱文娟，金惠明，叶军，等，2002. 儿童颅咽管瘤术后迟发性低钠血症及治疗探讨 . 临床儿科杂志，20（7）：415-417，420.

石祥恩，周忠清，吴斌，等，2017. 颅咽管瘤切除术与下丘脑功能保护（附 1182 例报告）. 中华神经外科杂志，33（11）：1107-1112.

王国良，李天栋，高寒，等，2015. 儿童颅咽管瘤的显微手术治疗体会 . 广东医学，36（17）：2625-2628.

王辉，周章明，胡均涛，等，2010. 翼点入路显微手术切除颅咽管瘤 . 中国临床神经外科杂志，15（3）：147-148.

王伟民，丁鹏，陆斌，等，2014. 12 例经额底纵裂入路颅咽管瘤切除术手术体会 . 中国实用神经疾病杂志，17（5）：53-54.

邢吉志，李纯志，2003. 复发性囊性颅咽管瘤立体定向内放疗的效果分析 . 东南国防医药，5（2）：116-117.

于新，张剑宁，刘锐，等，2015. 延伸至后颅窝的巨大囊性颅咽管瘤的临床特点和间质内放疗 . 中华神经外科杂志，31（6）：592-597.

Abe T，Ludecke DK，1997. Recent results of primary transnasal surgery for infradiaphragmatic craniopharyngioma. Neurosurg Focus，3（6）：e4.

Abou-Al-Shaar H，Blitz AM，Rodriguez FJ，et al，2016. Expanded endonasal endoscopic approach for resection of an infrasellar craniopharyngioma. World Neurosurg，95：e612-e617.

Bao Y，Qiu B，Qi S，et al，2016. Influence of previous treatments on repeat surgery for recurrent craniopharyngiomas in children. Childs Nerv Syst，32（3）：485-491.

Bidur KC，Prasad DU，2017. Outcome following surgical resection of craniopharyngiomas: a case series. Asian J Neurosurg，12（3）：514-518.

Boehling NS，Grosshans DR，Bluett JB，et al，2012. Dosimetric comparison of three-dimensional conformal proton radiotherapy，intensity-modulated proton therapy，and intensity-modulated radiotherapy for treatment of pediatric craniopharyngiomas. Int J Radiat Oncol Biol Phys，82（2）：643-652.

Burman P，van Beek AP，Biller BM，et al，2017. Radiotherapy，especially at young age，increases the risk for de novo brain tumors in patients treated for pituitary/sellar lesions. J Clin Endocrinol Metab，102（3）：1051-1058.

Cai M，Ye Z，Ling C，et al，2019. Trans-eyebrow supraorbital keyhole approach in suprasellar and third ventricular craniopharyngioma surgery: the experience of 27 cases and a literature review. J Neurooncol，141（2）：363-371.

Chang H，Zhang J，Cao W，et al，2018. Drug distribution and clinical safety in treating cystic craniopharyngiomas using intracavitary radiotherapy with phosphorus-32 colloid. Oncol Lett，15（4）：4997-5003.

Chen LH，Liu YS，Yuan XR，et al，2003. Microsurgical treatment for craniopharyngioma combined transorbital-subfrontal and temporal craniotomy. Zhonghua Wai Ke Za Zhi，41（4）：282-285.

Cheng J，Fan Y，Cen B，2017. Effect of preserving the pituitary stalk during resection of craniopharyngioma in children on the diabetes insipidus and relapse rates and long-term outcomes. J Craniofac Surg，28（6）：e591-e595.

Clark AJ，Cage TA，Aranda D，et al，2012. Treatment-related morbidity and the management of pediatric craniopharyngioma: a systematic review. J Neurosurg Pediatr，10（4）：293-301.

Clark AJ，Cage TA，Aranda D，et al，2013. A systematic review of the results of surgery and radiotherapy on tumor control for pediatric craniopharyngioma. Childs Nerv Syst，29（2）：231-238.

Conti A，Pontoriero A，Ghetti I，et al，2018. Benefits of image-guided stereotactic hypofractionated radiation therapy as adjuvant treatment of craniopharyngiomas. A review. Childs Nerv Syst，35（1）：53-61.

Crowley RK，Thompson CJ，2015. Management of craniopharyngioma-perspectives beyond surgery and endocrinology. Eur Endocrinol，11（2）：96-97.

Dadlani R，Ghosal N，Hegde AS，2014. Should adjuvant radiotherapy be recommended for pediatric craniopharyngiomas? J Korean Neurosurg Soc，55（1）：54-56.

de Lara D，Ditzel Filho LF，Muto J，et al，2013. Surgical management of craniopharyngioma with third ventricle involvement. Neurosurg Focus，34（1 Suppl）：5.

Dho YS，Kim YH，Kim JW，et al，2018. Optimal strategy of gamma knife radiosurgery for craniopharyngiomas. J Neurooncol，140（1）：135-143.

Elliott RE, Jane JA Jr, Wisoff JH, 2011. Surgical management of craniopharyngiomas in children: meta-analysis and comparison of transcranial and transsphenoidal approaches. Neurosurgery, 69（3）: 630-643.

Emanuelli E, Frasson G, Cazzador D, et al, 2018. Endoscopic transsphenoidal salvage surgery for symptomatic residual cystic craniopharyngioma after radiotherapy. J Neurol Surg B Skull Base, 79（Suppl 3）: S256-s258.

Enchev Y, Ferdinandov D, Kounin G, et al, 2009. Radiation-induced gliomas following radiotherapy for craniopharyngiomas: a case report and review of the literature. Clin Neurol Neurosurg, 111（7）: 591-596.

Feng SY, Zhang YY, Yu XG, et al, 2018. Microsurgical treatment of craniopharyngioma: experiences on 183 consecutive patients. Medicine（Baltimore）, 97（34）: e11746.

Fernandez-Miranda JC, Gardner PA, Snyderman CH, et al, 2012. Craniopharyngioma: a pathologic, clinical, and surgical review. Head Neck, 34（7）: 1036-1044.

Flitsch J, Aberle J, Burkhardt T, 2015. Surgery for pediatric craniopharyngiomas: is less more. J Pediatr Endocrinol Metab, 28(1-2): 27-33.

Floyd JR, Cmelak A, Russell P, et al, 2009. Endoscopic, image-guided, transnasal instillation of（32）P for recurrent infrachiasmatic cystic craniopharyngioma. Minim Invasive Neurosurg, 52（3）: 137-140.

Franzone P, Berretta L, Barra S, 2006. Review of the role of radiotherapy in craniopharyngiomas: how does patient age influence management decisions. J Pediatr Endocrinol Metab, 19（Suppl 1）: 395-397.

Gautier A, Godbout A, Grosheny C, et al, 2012. Markers of recurrence and long-term morbidity in craniopharyngioma: a systematic analysis of 171 patients. J Clin Endocrinol Metab, 97（4）: 1258-1267.

Graffeo CS, Perry A, Link MJ, et al, 2018. Pediatric craniopharyngiomas: a primer for the skull base surgeon. J Neurol Surg B Skull Base, 79（1）: 65-80.

Guo F, Wang G, Suresh V, et al, 2018. Clinical study on microsurgical treatment for craniopharyngioma in a single consecutive institutional series of 335 patients. Clin Neurol Neurosurg, 167: 162-172.

Hofmann BM, Hollig A, Strauss C, et al, 2012. Results after treatment of craniopharyngiomas: further experiences with 73 patients since 1997. J Neurosurg, 116（2）: 373-384.

Hollon TC, Savastano LE, Altshuler D, et al, 2018. Ventriculoscopic surgery for cystic retrochiasmatic craniopharyngiomas: indications, surgical technique, and short-term patient outcomes. Oper Neurosurg, 15（2）: 109-119.

Iannalfi A, Fragkandrea I, Brock J, et al, 2013. Radiotherapy in craniopharyngiomas. Clin Oncol（R Coll Radiol）, 25（11）: 654-667.

Jean WC, 2018. Transcallosal, transchoroidal resection of a recurrent craniopharyngioma. J Neurol Surg B Skull Base, 79（Suppl 3）: S259-S260.

Jung TY, Jung S, Jang WY, et al, 2012. Operative outcomes and adjuvant treatment of purely third ventricle craniopharyngioma after a transcallosal approach. Br J Neurosurg, 26（3）: 355-360.

Karavitaki N, 2009. Radiotherapy of other sellar lesions. Pituitary, 12（1）: 23-29.

Karavitaki N, 2014. Management of craniopharyngiomas. J Endocrinol Invest, 37（3）: 219-228.

Kobayashi T, 2007. Treatment strategy and pathological background of radiosurgery for craniopharyngiomas. Prog Neurol Surg, 20: 180-191.

Komotar RJ, Roguski M, Bruce JN, 2009. Surgical management of craniopharyngiomas. J Neurooncol, 92（3）: 283-296.

Kunihiro N, Goto T, Ishibashi K, et al, 2014. Surgical outcomes of the minimum anterior and posterior combined transpetrosal approach for resection of retrochiasmatic craniopharyngiomas with complicated conditions. J Neurosurg, 120（1）: 1-11.

Larijani B, Bastanhagh MH, Pajouhi M, et al, 2004. Presentation and outcome of 93 cases of craniopharyngioma. Eur J Cancer Care, 13（1）: 11-15.

Lee M, Kalani MY, Cheshier S, et al, 2008. Radiation therapy and cyberKnife radiosurgery in the management of craniopharyngiomas. Neurosurg Focus, 24（5）: E4.

LeFever D, Storey C, Guthikonda B, 2018. Orbitopterional craniotomy resection of pediatric suprasellar Craniopharyngioma. J Neurol Surg B Skull Base, 79（Suppl 3）: S254-s255.

Li X, Wu W, Miao Q, et al, 2018. Endocrine and metabolic outcomes after transcranial and endoscopic endonasal approaches for primary resection of craniopharyngiomas. World Neurosurg, 121: e8-e14.

Liu JK, Eloy JA, 2018. Endoscopic endonasal approach for resection of a pediatric craniopharyngioma: operative video and technical nuances. J Neurol Surg B Skull Base, 79（Suppl 3）: S245-S246.

Liu JK，Sevak IA，Carmel PW，et al，2016. Microscopic versus endoscopic approaches for craniopharyngiomas：choosing the optimal surgical corridor for maximizing extent of resection and complication avoidance using a personalized，tailored approach. Neurosurg Focus，41（6）：E5.

Mazerkina NA，Savateev AN，Gorelyshev SK，et al，2017. Transient enlargement of craniopharyngioma cysts after stereotactic radiotherapy and radiosurgery. Zh Vopr Neirokhir Im N N Burdenko，81（6）：40-47.

Menon G，Nair S，Rajesh BJ，et al，2007. Malignant astrocytoma following radiotherapy for craniopharyngioma. J Cancer Res Ther，3（1）：50-52.

Minniti G，Esposito V，Amichetti M，et al，2009. The role of fractionated radiotherapy and radiosurgery in the management of patients with craniopharyngioma. Neurosurg Rev，32（2）：125-132；discussion 132.

Nishioka H，Fukuhara N，Yamaguchi-Okada M，et al，2016. Endoscopic endonasal surgery for purely intrathird ventricle craniopharyngioma. World Neurosurg，91：266-271.

Park HR，Kshettry VR，Farrell CJ，et al，2017. Clinical outcome after extended endoscopic endonasal resection of craniopharyngiomas：two-institution experience. World Neurosurg，103：465-474.

Pekic S，Miljic D，Popovic V，2000. Hypopituitarism following cranial radiotherapy//De Groot LJ，Chrousos G，Dungan K，et al. Endotext. South Dartmouth（MA）：MDText. com，Inc.

Pica A，Abbeel S，Von der Weid N，et al，2013. Fractionated stereotactic radiotherapy with static field conformal and non coplanar arcs for pediatric patients with craniopharyngioma：analysis of long term visual outcome and endocrine toxicity. J Radiosurg SBRT，2（3）：209-216.

Raheja A，Satyarthee GD，2017. Sphenoid wing en plaque meningioma development following craniopharyngioma surgery and radiotherapy：radiation-induced after three decades. Asian J Neurosurg，12（3）：358-361.

Rigante M，Massimi L，Parrilla C，et al，2011. Endoscopic transsphenoidal approach versus microscopic approach in children. Int J Pediatr Otorhinolaryngol，75（9）：1132-1136.

Rostami E，Witt Nystrom P，Libard S，et al，2017. Recurrent papillary craniopharyngioma with BRAFV600E mutation treated with neoadjuvant-targeted therapy. Acta Neurochir（Wien），159（11）：2217-2221.

Sankhla SK，Jayashankar N，Khan GM，2015. Endoscopic endonasal transplanum transtuberculum approach for retrochiasmatic craniopharyngiomas：operative nuances. Neurol India，63（3）：405-413.

Sankhla SK，Jayashankar N，Khan GM，2015. Extended endoscopic endonasal transsphenoidal approach for retrochiasmatic craniopharyngioma：surgical technique and results. J Pediatr Neurosci，10（4）：308-316.

Savateev AN，Trunin YY，Mazerkina NA，2017. Radiotherapy and radiosurgery in treatment of craniopharyngiomas. Zh Vopr Neirokhir Im N N Burdenko，81（3）：94-106.

Shi XE，Wu B，Zhou ZQ，et al，2006. Microsurgical treatment of craniopharyngiomas：report of 284 patients. Chin Med J，119（19）：1653-1663.

Sofela AA，Hettige S，Curran O，et al，2014. Malignant transformation in craniopharyngiomas. Neurosurgery，75（3）：306-314；discussion 314.

Stamm AC，Vellutini E，Balsalobre L，2011. Craniopharyngioma. Otolaryngol Clin North Am，44（4）：937-952，viii.

Steno J，Bizik I，Steno A，et al，2011. Craniopharyngiomas in children：how radical should the surgeon be? Childs Nerv Syst，27（1）：41-54.

Steno J，Bizik I，Steno A，et al，2014. Recurrent craniopharyngiomas in children and adults：long-term recurrence rate and management. Acta Neurochir（Wien），156（1）：113-122，discussion 122.

Takano S，Akutsu H，Mizumoto M，et al，2015. Neuroendoscopy followed by radiotherapy in cystic craniopharyngiomas-a long-term follow-up. World Neurosurg，84（5）：1305-1315. e2.

Veeravagu A，Lee M，Jiang B，et al，2010. The role of radiosurgery in the treatment of craniopharyngiomas. Neurosurg Focus，28（4）：E11.

Winkfield KM，Linsenmeier C，Yock TI，et al，2009. Surveillance of craniopharyngioma cyst growth in children treated with proton radiotherapy. Int J Radiat Oncol Biol Phys，73（3）：716-721.

Wolf P，Winhofer Y，Smajis S，et al，2016. Hormone substitution after gastric bypass surgery in patients with hypopituitarism secondary to craniopharyngioma. Endocr Pract，22（5）：595-601.

Yamada S，Fukuhara N，Yamaguchi-Okada M，et al，2018. Therapeutic outcomes of transsphenoidal surgery in pediatric patients with craniopharyngiomas：a single-center study. J Neurosurg Pediatr，21（6）：549-562.

Yamini B，Narayanan M，2006. Craniopharyngiomas：an update. Expert Rev Anticancer Ther，6（Suppl 9）：S85-S92.

Yosef L，Ekkehard KM，Shalom M，2016. Giant craniopharyngiomas in children：short- and long-term implications. Child's Nerv Syst，32（1）：79-88.

Younus I，Forbes JA，Ordonez-Rubiano EG，et al，2018. Radiation therapy rather than prior surgery reduces extent of resection during endonasal endoscopic reoperation for craniopharyngioma. Acta Neurochir（Wien），160（7）：1425-1431.

Yu X，Zhang J，Liu R，et al，2015. Interstitial radiotherapy using phosphorus-32 for giant posterior fossa cystic craniopharyngiomas. J Neurosurg Pediatr，15（5）：510-518.

第十二章 颅咽管瘤经鼻内镜入路手术切除治疗

传统的开颅手术入路对正常脑组织、血管或神经有一定程度的牵拉，并会影响病变周边的重要结构。经翼点入路和经前额纵裂入路是目前神经外科临床上治疗颅咽管瘤最常用的手术入路。其他常用的入路还有经额底入路、经胼胝体切开穹窿间隙入路等。但这些入路均存在一些无法克服的缺点：下丘脑不能充分显露，不能在直视下有效地保护下丘脑和视交叉腹后侧；手术操作受到不同程度的限制，也不能直视确认某些位置的肿瘤是否全切；手术操作野中有许多重要的血管、神经，直接影响瘤体的切除效率，并使这些重要结构有受到损伤的风险。

经蝶入路为鞍区和鞍上的病变提供了一种更为直接的手术路径。随着扩大经蝶入路的成熟，拓展的经蝶入路已成为鞍上颅咽管瘤一种安全的治疗选择。内镜经鼻蝶手术已成为颅咽管瘤治疗的未来方向。借助于视野暴露和照明设备的改善，内镜经鼻蝶的通道将得以进一步拓宽，而且最为关键的是，多层修补的颅底修复技术可以将术后脑脊液漏的风险降至最低，从而为内镜经鼻切除颅咽管瘤奠定坚实的基础。

第一节 颅咽管瘤内镜治疗的历史

经鼻蝶入路最早见于 20 世纪 70 年代，由 Hardy 等率先提出，主要应用于垂体瘤等鞍内肿瘤的切除。经鼻蝶入路手术治疗颅咽管瘤的历史起点基本平行于最初应用经鼻蝶入路切除鞍内肿瘤时期。当时有一些活跃的学者如 Hirsch 和 Cushing 等就已经运用该入路治疗一些鞍区囊性疾病，其中就包括囊性颅咽管瘤。但之后的许多年，因配套设备不足和其他一系列困难，经鼻蝶入路的发展一直处于低迷状态。直到大家重新认识该入路，Guiot 和他的学生 Hardy 又报道了一系列经鼻蝶入路成功切除颅咽管瘤的案例。美国哈佛医学院的 Edward 及其团队从 1980 年开始应用扩大经鼻蝶入路切除颅咽管瘤。随着科技的进步、内镜时代的到来，以及扩大入路的提出，为经鼻蝶入路颅咽管瘤切除术的研究注入了一剂"兴奋剂"，内镜经鼻蝶扩大入路应运而生。

美国匹兹堡大学内镜中心的 Kassam 团队率先应用内镜经鼻蝶扩大入路切除颅咽管瘤并发表论文。随后应用扩大经鼻蝶入路的学者还有 Castelnuovo 等，并提出双鼻孔四手操作技术。至此，内镜经鼻入路切除颅咽管瘤得到越来越多神经内镜医师的关注，越来越多的神经外科医师开始尝试这种手术，手术经验和入路优势也逐步得到神经外科医师的认可。国内也有一些团队于近年陆续报道内镜经鼻蝶入路切除颅咽管瘤，并取得了良好的治疗效果。

神经内镜颅底肿瘤切除术是内镜技术发展中的重要组成部分之一。因此，神经内镜在颅咽管瘤切除术中的运用也逐渐得到许多学者的重视。近年来相关基础研究与临床实践越来越多。自扩大经鼻蝶入路提出之后，随着相关设备和手术技术的发展，经鼻蝶内镜手术治疗颅咽管瘤越来越显示出其独特的优越性。

神经内镜技术的开发与应用经历了近一个世纪的历程，近 10 余年来，随着现代科学技术的迅猛发展，神经内镜技术从基础解剖研究到临床应用，从单纯内镜手术到与包括神经导航、超声等多种神经外科新技术的联合应用均取得了巨大的进展。神经内镜以其微创、住院时间短、无须脑牵拉、创伤小、术后恢复快等特点而备受神经外科医师的青睐。其现已成为许多神经外科医师的有力工具其在颅底手术领域的应用研究也逐渐为人们所重视。随着内镜设备的改进、创新和医师对内镜操作经验的不断积累，手术效果也越来越好。

第二节　内镜经鼻蝶扩大手术入路

一、术前准备和检查

术前准备应包括详细的术前 MRI 评估和熟悉毗邻解剖学关系，尤其是要确定视神经 / 视交叉、颈内动脉、大脑前动脉、大脑中动脉和垂体 / 垂体柄的位置。除此之外，还需要进行详细的神经查体。如果视神经 / 视交叉受压，还需要进行全面的神经眼科学评估，包括视力、视野和眼底检查等。所有的患者都应进行内分泌学检查，包括垂体激素水平的检测等。为了解鼻腔及鼻窦的解剖和变异，鼻窦的三维 CT 检查也是必要的。有条件者可配合术中导航和术中 MRI 技术。

二、内镜下手术操作原则

内镜经鼻技术切除颅咽管瘤常规需要 2 名能够熟练操作神经内镜的外科医师，采取镜下 "3 只手或 4 只手" 操作。助手的主要工作是术区对神经内镜扶持，为术者的双手操作提供适时、恰当的内镜照明，保持良好、清晰的显露，必要时参与术腔的冲洗和吸引器的使用。

神经内镜开始应用于切除鞍区肿瘤时，采取的方式是单通道路径，术者一手持内镜，一手操作，这种方式极大地降低了肿瘤切除的灵活性，因此也限制了内镜的推广。自从引入双鼻孔四手操作，助手负责持镜和术野冲洗后，术者的双手解放出来，以实现显微操作，因而能适应更高难度的手术，扩大了手术适应证，且操作更安全可靠。

三、手术过程

1. 准备阶段　患者取仰卧位，头部可用头架固定，后仰 15°，左偏 10° 左右。可结合术前 MRI 或 CT，神经导航注册。鼻腔及口额面部碘伏消毒两遍，常规消毒铺巾。用肾上腺素 1ml/10ml 生理盐水稀释液棉片填塞鼻腔收缩黏膜。腹部和（或）大腿外侧显露，为留取填塞的脂肪和（或）筋膜等做准备。

2. 鼻腔阶段 助手站在患者头端，持内镜从右侧鼻腔 12 点位置进入；术者位于患者右侧，从鼻孔 6 点方位操作。首先切除右侧中鼻甲，备带蒂鼻中隔黏膜瓣，以蝶窦开口后下方 0.5～1cm 处，即蝶腭动脉（sphenopalatine artery）发出始部为蒂，绕行蝶窦开口前方向上切开鼻中隔黏膜，上界为鼻中隔 - 颅底转折线以下 0.5cm，下界为鼻中隔 - 上腭转折线，前至鼻前庭皮肤黏膜交界处。剥离黏膜瓣后，将其藏于后鼻道，以备颅底重建时使用。磨除骨性鼻中隔后，针状单极从左侧鼻腔进入，将鼻中隔后部左侧黏膜完整切下，形成替补小黏膜瓣。

3. 蝶窦阶段 经双鼻通道磨除蝶窦前壁进入蝶窦和后组筛窦，由前至后暴露蝶骨平台、鞍结节、鞍底、斜坡上部骨质，两侧至蝶窦外侧壁。辨认双侧视神经隆起、颈内动脉隆起及内外侧视神经 - 颈内动脉隐窝（optic-carotid recess，OCR）等骨性标志，神经导航验证中线、双侧颈内动脉、视神经及肿瘤上下左右界位置（图 12.1）。

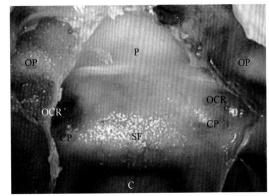

图 12.1 蝶窦后壁结构

P，蝶骨平台；OP，视神经隆起；OCR，视神经颈内动脉隐窝；CP，颈内动脉隆起；SF，鞍底；C，斜坡

4. 鞍底 - 硬脑膜阶段 高速磨钻磨开鞍底，向前扩大骨窗至鞍结节及蝶骨平台，两侧到视神经进入视神经管处的内侧缘，必要时可以前后分别扩大至前颅底和斜坡上部，两侧至海绵窦内侧缘。操作熟练者可使用小磨头制作鞍底 - 鞍结节 - 蝶骨平台后部一体化"原位骨瓣"（用于术毕颅底重建）。电凝硬脑膜后将其切开，应用流体明胶谨慎处理海绵前间窦后，于海绵前间窦上下"工"字形切开硬脑膜，暴露上界至视交叉前，下界至垂体，从垂体 - 视交叉间隙进入鞍区及鞍上，必要时可扩展经视交叉上间隙进入（图 12.2、图 12.3）。

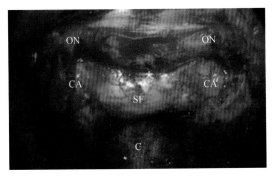

图 12.2 显露磨除蝶窦后壁骨质后的硬脑膜

ON，视神经；CA，颈内动脉；SF，鞍底；C，斜坡

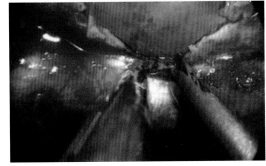

图 12.3 切开鞍结节及鞍底下方的硬脑膜

* 为海绵窦间窦

5. 肿瘤阶段 挑开蛛网膜即可见肿瘤腹侧，运用双吸引技术或结合超声吸收装置（CUSA）进行瘤内减压，再遵循显微操作原则从包膜外分离肿瘤，直视下分离肿瘤与视交叉下方、下丘脑的粘连，仔细保护垂体柄、Willis 环及其发出的分支小血管

（图 12.4）。

6. 后肿瘤阶段 肿瘤切除后用生理盐水冲洗术区数分钟（图 12.5）。

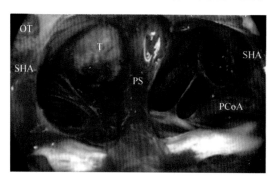

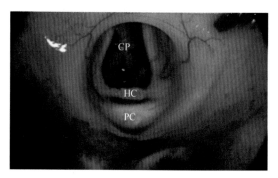

图 12.4 显露肿瘤

OT，视束；SHA，垂体上动脉；PS，垂体柄；T，肿瘤；
PCoA，后交通动脉

图 12.5 打开第三脑室底，显露第三脑室内的结构

CP，脉络丛；HC，缰联合；PC，后联合

7. 颅底重建阶段 术毕，应用人工修复材料（如人工脑膜）、自体筋膜、"原位骨瓣"、中鼻甲黏膜瓣（或替补小黏膜瓣）、带蒂鼻中隔黏膜瓣及生物胶重建颅底。鼻内用充水球囊在直视下支撑术区，膨胀海绵填塞鼻腔止血。

四、显露的原则

整个显露阶段使用带有冲洗鞘的 0° 或 30° 内镜，应用"双鼻孔"技术，可以为 3 手或 4 手操作提供足够的空间。通常内镜和吸引器在右侧鼻孔，双极、剪刀、剥离器械、磨钻或另一个吸引器在左侧鼻孔。首都医科大学附属北京天坛医院神经外科张亚卓教授团队采用右侧单鼻孔经鼻蝶入路技术，术者站在右侧，内镜、双极及吸引器等分别位于右侧鼻孔上中下 3 个区域。扩大经鼻入路通常需要双手操作，根据患者病变的部位和鼻腔结构，通常选取右侧鼻孔先行中鼻甲切除。沿中鼻甲残端后方与鼻中隔相接处，寻找蝶窦开口，并予以扩大，同时将薄层的蝶窦前壁及与之附着的鼻中隔磨除，完成彻底的双侧蝶窦开放，创造出满意的手术工作通道。此时可行左侧鼻孔的操作，为保留嗅觉，将中鼻甲自基板折断，同时向外侧移位，构建工作通道。

接下来完成双侧筛窦后部切除，注意避免破坏筛板和嗅丝。前方显露的标志是后筛动脉的水平，也就是双侧视神经的前方 4～7mm。为避免空腔术区的渗血对神经内镜的影响，需要对周边进行细致的彻底止血。

分离鼻中隔，并将其后缘 1～2cm 切除，方便术者双手操作及手术器械的应用。助手将神经内镜置于右侧鼻孔 12 点位置，术者持吸引器置于 6 点位置，这不是强行要求，主要取决于手术医师的习惯。

至此，内镜经鼻入路的显露范围包括前方的筛窦和后方的斜坡陷凹。中央的解剖学标志自后向前依次是蝶鞍、鞍结节、蝶骨平台和筛板后部，两侧的标志包括视神经管、颈内动脉隆起、内侧视神经 - 颈内动脉隐窝、外侧视神经 - 颈内动脉隐窝等，这些解剖

学标志的识别对于确定磨除颅底骨质的范围至关重要。内侧视神经 - 颈内动脉隐窝位于视神经管、颈内动脉管/海绵窦、蝶鞍上部和前颅底的汇合处，对应中床突或鞍结节外侧的压迹或气化，中床突构成了蝶窦前壁的外侧界。能否从经鼻入路见到这一标志，取决于中床突和鞍结节气化的程度。这一解剖学标志可能是扩大经鼻入路中鞍旁颅底中最重要的标志点。

最初的鞍区显露之后，依据颅咽管瘤的位置，通常需要自中央向外磨除中床突。用3mm金刚砂磨钻将骨质磨薄后，再用克氏钳取出骨片。自鞍结节向外切除视神经管至眶尖表面的骨质后，即可暴露下面的视神经及视交叉等。在磨除内侧视神经 - 颈内动脉隐窝表面的骨质时，注意要持续冲水，避免磨钻产热损伤下方的视神经。此时遇到的静脉性出血通常是由沟通两侧的海绵间窦所致，可通过填压速即纱或使用"流体明胶"止血。同时磨除增厚的鞍结节骨质。如果蝶窦气化好、颅底解剖结构清楚，可以使用直径更小（1mm、2mm）的金刚砂磨头沿上述边界磨出骨质，形成包括鞍底 - 鞍结节 - 蝶骨平台后部的完整骨瓣。成形骨瓣可用于术毕颅底骨性重建。

扩大磨除内侧视神经 - 颈内动脉隐窝表面的骨质，可以更早地识别视神经和斜坡旁的颈内动脉（位于外侧）。最为重要的是，磨除了这些骨质后，可以轻松地游离视神经 - 颈内动脉池，而无须过度牵拉内侧的肿瘤，避免损伤动脉和神经。同时也有利于保护视交叉上方的穿支血管，并将肿瘤底部的外侧血管游离出来，从而保护视神经、视交叉和漏斗滋养血管。

侧方的显露彻底完成后，如果肿瘤的前缘偏前，则需要进一步向前切除蝶骨平台前方的骨质。依据手术需要，精确个体化切开硬脑膜，利用残留的硬脑膜即可以很好地保护脑组织，也为术后颅底重建奠定了基础。此时应用导航是极为有益的，除了能够确定重要结构的位置外，还可以指导确定暴露的范围。打开前需电凝硬脑膜，因为下方就是海绵间窦。最终硬脑膜开放的面积为 $1.5 \sim 2.0 \text{cm}^2$。

五、手术切除

内镜切除颅咽管瘤（图12.6）的原则与显微镜下切除完全一致。包膜外切除是手术遵循的指导原则，包括肿瘤切除的程度。如果肿瘤与神经结构没有明确的界线，则不建议强行切除。鼻内入路切除肿瘤广受诟病的一种观点为从肿瘤的腹侧接触肿瘤，因为所有重要的神经、血管结构都位于肿瘤的背侧和周边，必然导致盲切，这其实是一种误解。事实上，内镜下切除肿瘤与显微镜下切除肿瘤相同，只有在肿瘤充分减体的基础上才能将肿瘤包膜翻转，沿包膜分离周边的血管和神经。在充分显露的基础上，与显微镜技术不同的是内镜技术对于减体手术和包膜移位更早，也更频繁。在肿瘤减体充分及包膜变薄之后，牵拉、翻转、分离包膜边缘。此时可以用吸引器对抗牵拉肿瘤，锐性分离蛛网膜或其他粘连的神经、血管结构。这种操作是小血管损伤的风险与足够的牵拉对抗力之间一种可以接受的平衡。如果吸引器/牵拉力不足，则需要进一步进行减体手术，直到吸引器牵拉对抗力足以维持分离包膜。包膜周边和包膜外重要血管的分离原则上行锐性解剖。

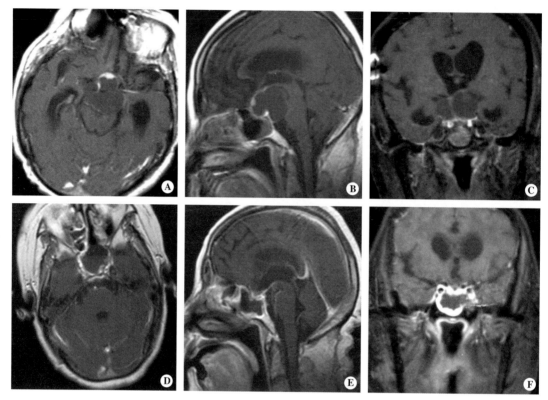

图 12.6　经鼻内镜切除颅咽管瘤的术前、术后 MRI 对比

患者，女性，72 岁，因视力下降入院，增强 MRI 显示多囊性颅咽管瘤（A～C），经鼻蝶内镜扩大入路切除颅咽管瘤后视力明显好转，术后 MRI 显示肿瘤完全切除（D～F）

六、颅 底 重 建

颅底重建是手术中的重要步骤，重建的前提是能够黏附和封闭颅底缺损，避免脑脊液漏。一旦完成了颅底缺损的黏附和封闭，肉芽组织将很快变成富含血管的屏障。用带血管蒂的黏膜骨膜瓣覆盖缺损区域是重建的最后一步，也是至关重要的一步。在重建过程中，如果出现移植物移位、脑脊液压力过高或脑脊液渗漏，则需要将移植物严密粘接在硬脑膜和周围骨质上。游离移植物宜大不宜小，一旦出现缺口，将不利于移植物的血管和肉芽组织的生成，因此，在封堵时，游离移植物要足够大，一方面对抗脑脊液压力，另一方面减少移植物移位的机会。

重建技术伴随显露和切除范围的增加而日益变得具有挑战性，颅咽管瘤常累及广泛的蛛网膜池和脑室，从而迫使重建技术不得不加以改良。

颅底重建的核心在于构建自然屏障，将蛛网膜下腔与蝶窦腔隔绝。目前为止，修补基本上都是按照 Kelly 法的 3 级原则实施的：①封闭硬脑膜下蛛网膜；②不漏水封闭颅底缺陷的骨 - 硬脑膜；③蝶窦填塞。

近来，有文献报道多种改良的颅底缺损重建技术，但是，笔者发现最可靠的重建还是带血管蒂的黏膜瓣，因为带血管蒂的黏膜瓣本身富有弹性，能够快速封闭漏口。依据不同的手术情况，通常会采用三种不同的重建技术，也就是硬脑膜下重建（内层）、硬脑膜内 - 外重建（中间层）和硬脑膜外重建（外层）。根据此方法，最有效的步骤就是把薄层的纤维蛋白胶填充在硬脑膜下，作为阻隔脑脊液的第一道隔离，同时还可以很好地封闭术区死腔。然后应用易于塑形固态或半固态的支撑物封闭骨 - 硬脑膜层，如一些合成共聚物（Jacksonville，FL）。单层人工硬脑膜放在硬脑膜外，覆盖在打开的硬脑膜上，同时用可吸收的半固态材料构建一个袖套包埋在硬脑膜外，并将人工硬脑膜拉出，覆盖在包埋体的表面。

一旦不漏水层完成，则可以覆盖多层硬脑膜材料，以支撑重建物；同时取黏膜瓣（取自中鼻甲或鼻中隔）覆盖在蝶窦后壁上，值得注意的是，需将黏膜瓣的骨膜面对着蝶窦后壁的骨质，避免黏膜面贴在骨质上，导致后期蝶窦囊肿形成；外周脂肪和纤维蛋白胶填充蝶窦腔，既可以减小死腔，又可以支撑修补材料。

七、潜在的并发症

鉴于颅咽管瘤与重要的血管、神经结构关系紧密，手术切除颅咽管瘤必然伴随着潜在的血管、神经损伤。将肿瘤从视神经、视交叉上分离，可能损伤供应这些结构的滋养血管，从而加重术后视觉障碍。直接损伤重要血管的情况较为罕见，但是一旦发生，通常会造成灾难性的后果。经电凝或夹闭血管迅速止血是非常必要的。如果术中出现严重损伤血管的情况，必须放弃进一步的切除手术，迅速完成血管造影，以评估血管及附带血液循环受损的程度、有无假性动脉瘤形成，并采取必要的干预措施。

除与开颅手术切除颅咽管瘤出现相同并发症的可能外，脑脊液鼻漏是神经内镜经鼻入路切除颅咽管瘤最为常见的并发症之一，一般也是导致手术失败的原因。早期内镜经鼻蝶切除颅咽管瘤术后脑脊液漏的发生率可高达 20% ~ 58%，手术死亡多由脑脊液漏导致颅内感染所致。因此严密的颅底重建、避免脑脊液漏成为手术重要的考量。带蒂鼻中隔黏膜瓣应用于颅底重建具有里程碑意义。随着手术经验的增加、"四手技术"的应用及新型生物胶等新材料的出现，严密的颅底缺损重建已完全能够实现。近年来，内镜经鼻蝶切除颅咽管瘤术后脑脊液漏的发生率已明显下降至 8% ~ 17%，甚至有文献报道已降至 3.8%，与常规开颅手术所致的脑脊液漏发生率几乎相当。

八、术后监护及康复

术后常规取半卧位，放置腰大池引流，每小时引流量约为 5ml，持续 24h。如果颅底重建不确切或鼻腔仍有较多脑脊液流出，腰大池引流可适当延长。术后第 2 天即可进食，以清淡易消化食物为宜，保持大便通畅。鼻腔渗液可擦除，避免擤鼻涕等，避免腹压增加导致脑脊液漏加重。术后 48h 内完成强化头颅 MRI 检查，了解肿瘤有无残留、术腔有无渗血、移植的脂肪等有无移位等。严密监测每小时尿量、尿比重等，注意有无尿崩症的发生，必要时应用醋酸去氨加压素或垂体后叶激素控制尿量，积极纠正水、电解质失衡。术后尽早复查垂体激素水平，必要时补充糖皮质激素和（或）甲状腺素等，以后每 4 ~ 6

周复查 1 次。术后 1 周可行鼻腔清创，必要时每隔 2 周随访 1 次，以防止鼻中隔黏膜瓣下囊肿形成。

第三节　内镜经鼻入路的优势和劣势及疗效评价

内镜经鼻蝶扩大入路的优势：①手术操作轴与肿瘤生长轴同向，打开蛛网膜即直视肿瘤，故肿瘤切除操作相对简单，用时短；②能直视下采取双手显微技术从肿瘤包膜外分离其与视交叉下方、下丘脑、Willis 环及其分支小血管之间的粘连，对上述组织损伤小，安全性高；③该入路沿垂体上极可尽早发现垂体柄，直视下分离和切除包绕垂体柄或生长于其内的肿瘤组织，可最大限度地保护垂体柄，减小、减轻并发症；④对脑组织无牵拉，术后反应轻，与内镜垂体瘤术后反应相当，住院时间短，能较快恢复至术前生活和工作状态；⑤视神经减压效果显著；⑥扩大入路改良变化丰富，能适应前颅底、蝶骨平台、鞍结节、视交叉池、鞍内、鞍上和斜坡等多个区域的肿瘤切除；⑦对于经颅手术后复发患者，因肿瘤腹侧解剖结构尚保留完整清晰，此时内镜经鼻蝶方式就更能凸显其优势。除了以上独特优点之外，还有研究表明此术式的手术切除率和并发症发生率与传统开颅手术相比有一定优势。

内镜经鼻入路切除颅咽管瘤的劣势：①对于向侧方延伸过长的肿瘤，显露有一定困难，为全切肿瘤带来不便和风险；②持镜助手的作用非常重要，不仅需要熟悉神经内镜的显像特点，而且要熟悉术者的手术习惯；③所有手术器械的通道只有 2 个鼻孔，操作空间狭小，完成具有一定难度的显微操作较困难，需要术者精通神经内镜和显微外科操作，并与助手有良好的默契；④尽管目前颅底重建技术已得到长足的进步，但术后脑脊液漏的发生仍有一定比例，一旦并发颅内感染，处理较为棘手。

与经颅入路颅咽管瘤切除相比，内镜经鼻入路切除颅咽管瘤具有较高的安全性和有效性。就切除的彻底程度而言，经颅手术的全切率为 9% ~ 90%，而内镜经鼻入路的全切率为 29% ~ 86%。目前还没有一个前瞻性、随机对照的临床试验来研究这一问题。但是，最近的文献研究表明，与经颅颅咽管瘤切除相比，内镜经鼻入路的全切率更高（66.9% vs 48.3%）、视力改善更多（56.2% vs 33.1%）。因此，经鼻入路切除后患者的生活质量普遍高于经颅手术者，两者的永久性尿崩症和垂体功能低下的发生率无明显差异。尽管颅底重建技术已得到明显的改进，但内镜经鼻入路脑脊液漏的发病率仍高于经颅入路（18.4% vs 2.6%）。随着新的修补材料的出现、操作技术的提高，内镜经鼻入路脑脊液漏的发病率呈明显的下降趋势，有文献报道已降至 3.8%，与传统经颅入路相差无几。经颅入路切除颅咽管瘤术后癫痫的发病率高于内镜经鼻组（8.5% vs 0）。69% 的内镜经鼻入路患者返回了术前的工作岗位，这与开颅手术切除的患者一致，现将近年来文献报道的开颅显微手术与经鼻内镜手术切除颅咽管瘤的疗效和并发症总结于表 12.1。

表 12.1　文献中报道的显微手术与内镜经鼻手术切除颅咽管瘤的结果

作者 （发表年份）	手术方式	患者 数量	患者人群	全切率 （%）	视力改善 率（%）	DI（%）		HP 或 PH（%）		脑脊液漏发 病率（%）
						术前	术后	术前	术后	
Yasargil（1990）	显微手术	144	135P，9R	100	28	23	83.3	36	58	2
Fahlbusch（1999）	显微手术	168	148P，20R	50	38	?	?	?	?	1.8
Van Effenterre（2002）	显微手术	122	P	59	48	20	57	26	66	1.6
Karavitaki（2005）	显微手术	121	P	16	61	18	43	58	68	6
Zuccaro（2005）	显微手术	153	140P，13R	69	52	14	50	28	62	3.3
Shi（2008）	显微手术	309	242P，67R	89	42	9	49	?	?	?
Frank（2006）	经鼻内镜	10	P	70	75	0	30	100	0	20
de Devitiis（2007）	经鼻内镜	10	6P，4R	70	90	30	30	50	10	20
Gardner（2008）	经鼻内镜	16	11P，5R	73	93	19	8	75	18	58
Cavallo（2009）	经鼻内镜	22	R	41	61	68	77	91	100	13.6
Campbel（2010）	经鼻内镜	14	P	29	86	7	7	57	57	36
Jane（2010）	经鼻内镜	12	9P，3R	42	78	25	44	83	6	8
Leng（2012）	经鼻内镜	24	18P，6R	69	77	21	42	75	3	3.8
Cavallo（2013）	经鼻内镜	12	10P，2R	66.7	78	25	67	67	25	17
Koutourousiou（2013）	经鼻内镜	64	47P，17R	37.5	86	30	47	63	58	23
Cavallo（2014）	经鼻内镜	103	74P，29R	68.9	75	23	48	84	44	14.6
Yadav（2015）	经鼻内镜	44	P	59	?	17	14	61	9	3.8
Ercan（2016）	经鼻内镜	25	15P，10R	80	94	36	50	80	80	12

注：DI，尿崩症；HP，垂体功能减退；PH，全垂体功能减退；P，初发颅咽管瘤；R，复发颅咽管瘤；?，不确定。

小　　结

在组织学上，尽管颅咽管瘤是一种良性肿瘤，但由于视力缺失、下丘脑功能障碍和内分泌失调对生活质量的影响，手术致残率居高不下。由肿瘤全切除导致潜在的高致残率，使得人们不得不思考替代的手术策略，以期减小由手术所致的损伤。神经外科技术和内镜经鼻入路的结合，实现了治疗思想和实践技术的有机融合。扩大内镜经鼻入路可以为中央区颅咽管瘤的切除提供一个崭新的视野，而无须牵拉脑组织。作为一种新的微侵袭治疗方式，扩大的内镜经鼻入路能提高切除率、改善术后视力和降低致残率，应用前景广阔。

（赵虎林　李志超　杨　刚　张红波）

参 考 文 献

潘军，漆松涛，龙浩，等，2009.儿童蝶鞍区及第三脑室底颅咽管瘤的临床和手术特点. 中华神经外科杂志，25：405-407.

谢申浩，2015. 神经内镜经鼻蝶扩大入路颅咽管瘤切除术研究及与传统经颅入路切除术的对比分析. 中国优秀博硕士学位论文全文数据库.

张红波，陈谦学，张亚卓，等，2015. 神经内镜经鼻蝶窦入路术后迟发性鼻出血的临床分析. 中华神经外科杂志，（9）：870-873.

张玉琪，王忠诚，马振宇，等，2005. 儿童颅咽管瘤手术治疗和长期随访. 中华神经外科杂志，21（9）：516-520.

Bal E，Öge K，Berker M，2016. Endoscopic endonasal transsphenoidal surgery，a reliable method for treating primary and recurrent/residual craniopharyngiomas：nine years of experience. World Neurosurgery，94：375-385.

Campbell PG，McGettigan B，Luginbuhl A，et al，2010. Endocrinological and ophthalmological consequences of an initial endonasal endoscopic approach for resection of craniopharyngiomas. Neurosurg Focus，28：E8.

Castelnuovo P，Pistochini A，Locatelli D，2006. Different surgical approaches to the sellar region：focusing on the "two nostrils four hands technique". Rhinology，44：2-7.

Cavallo LM，Frank G，Cappabianca P，et al，2014. The endoscopic endonasal approach for the management of craniopharyngiomas：a series of 103 patients：Clinical article. J Neurosurg，121：100-113.

Cavallo LM，Prevedello DM，Solari D，et al，2009. Extended endoscopic endonasal transsphenoidal approach for residual or recurrent craniopharyngiomas：clinical article. J Neurosurg，111：578-589.

Cavallo LM，Solari D，Esposito F，et al，2013. The endoscopic endonasal approach for the management of craniopharyngiomas involving the third ventricle. Neurosurg Rev，36：27-38.

Conger AR，Lucas J，Zada G，et al，2014. Endoscopic extendedtranssphenoidal resection of craniopharyngiomas：nuances of neurosurgical technique. Neurosurg Focus，37（4）：E10.

de Divitiis E，Cappabianca P，Cavallo LM，et al，2007. Extended endoscopic transsphenoidal approach for extrasellar craniopharyngiomas. Neurosurgery，61（5）：219-227.

Fahlbusch R，Honegger J，Paulus W，et al，1999. Surgical treatment of craniopharyngiomas：experience with 168 patients. J Neurosurg，90（2）：237-250.

Fernandez-Miranda JC，Gardner PA，Snyderman CH，et al，2012. Craniopharyngioma：a pathologic，clinical，and surgical review. Head Neck，34：1036-1044.

Frank G，Pasquini E，Doglietto F，et al，2006. The endoscopic extended transsphenoidal approach for craniopharyngiomas. Neurosurgery，59（1）：82-83.

Gardner PA，Kassam AB，Snyderman CH，et al，2008. Outcomes following endoscopic，expanded endonasal resection of suprasellar craniopharyngiomas：a case series. J Neurosurg，109：6-16.

Gupta DK，Ojha BK，Sarkar C，et al，2006. Recurrence in craniopharyngiomas：analysis of clinical and istological features. J Clin Neurosci，13（4）：438-442.

Hardy J，1971. Transsphenoidal hypophysectomy. J Neurosurg，34：582-594.

Jane JA Jr，Kiehna E，Payne SC，et al，2010. Early outcomes of endoscopic transsphenoidal surgery for adult craniopharyngiomas. Neurosurg Focus，28：E9.

Jane JA Jr，Laws ER，2006. Craniopharyngioma. Pituitary，9：323-326.

Karavitaki N，Brufani C，Warner JT，et al，2005. Craniopharyngiomas in children and adults：systematic analysis of 121 cases with long-term follow-up. Clin Endocrinol，62（4）：397-409.

Kassam A，Carrau RL，Snyderman CH，et al，2005. Evolution of reconstructivetechniques following endoscopic expanded endonasal approaches. Neurosurg Focus，19：38.

Kassam AB，Gardner P，Snyderman CH，et al，2004. Fully endoscopic endonasal resection of parasellar craniopharyngiomas：all early experience and review of the literature. Skull Base，14：21.

Koutourousiou M，Gardner PA，Fernandez-Miranda JC，et al，2013. Endoscopic endonasal surgery for craniopharyngiomas：surgical outcome in 64 patients. J Neurosurg，119：1194-1207.

Kulwin C，Schwartz TH，Cohen-Gadol AA，2013. Endoscopic extended transsphenoidal resectionof tuberculum sellae meningiomas：nuances of neurosurgical technique. Neurosurg Focus，35（6）：E6.

Laws ER，2010. Surgical outcome in 90 patients with craniopharyngiomas：an evaluation of the transsphenoidal approach. World Neurosurg，74（2/3）：254-255.

Leng LZ，Greenfield JP，Souweidane MM，et al，2012. Endoscopic，endonasal resection of craniopharyngiomas：analysis of outcome including extent of resection，cerebrospinal fluid leak，return to preoperative productivity，and body mass index. Neurosurgery，70：110-123.

Rivera-Serrano CM，Snyderman CH，Gardner P，et al，2011. Nasoseptal "Rescue" flap: a novel modification of the nasoseptal flap technique for pituitary surgery. Iaryngoscope，121（5）：990-993.

Shi XE，Wu B，Fan T，et al，2008. Craniopharyngioma: surgical experience of 309 cases in China. Clin Neurol Neurosurg，110（2）：151-159.

Van Effenterre R，Boch AL，2002. Craniopharyngioma in adults and children: a study of 122 surgical cases. J Neurosurg，97（1）：3-11.

Yadav YR，Nishtha Y，Vijay P，et al，2015. Endoscopic endonasal trans-sphenoid management of craniopharyngiomas. Asian J Neurosurg，10：10-16.

Yasargil MG，Curcic M，Kis M，et al，1990. Total removal of craniopharyngiomas. Approaches and long-term results in 144 patients. J Neurosurg，73（1）：3-11.

Zuccaro G，2005. Radical resection of craniopharyngioma. Childs Nerv Syst，21（8-9）：679-690.

第十三章　颅咽管瘤放射治疗

第一节　放射治疗策略

颅咽管瘤是鞍区良性肿瘤，也是儿童最常见的鞍区肿瘤。手术是治疗颅咽管瘤的主要手段，但因为颅咽管瘤位置深在、毗邻重要神经血管结构，所以手术难以达到完全切除，或手术全切除存在较高的死亡风险，或具有较高的严重术后并发症发生率。临床上对于手术风险高、难度大或已对下丘脑形成侵犯的颅咽管瘤，大多数学者推荐的治疗策略为在下丘脑行保护性手术，即肿瘤次全切除或部分切除后辅助放射治疗、同位素内照射、化学治疗等治疗方式以期获得更长期的肿瘤控制及降低肿瘤的复发风险。

第二节　放射治疗中枢神经系统肿瘤简介

肿瘤放射治疗（放疗）是一种利用天然或人工射线治疗肿瘤的局部治疗方法。放疗所利用的射线包括放射性同位素产生的 α、β、γ 射线，各类 X 射线治疗机或加速器产生的各种能级的 X 射线、电子线、质子束及其他粒子束等。这些射线的穿透能力不同，但都可以引起以 DNA 为主的细胞内生物大分子的电离，进而导致 DNA 双链断裂等一系列损伤。当细胞不能修复这些损伤时，细胞就凋亡或坏死，从而达到治疗肿瘤的作用。放射性同位素在颅咽管瘤，特别是囊性颅咽管瘤的治疗中具有重要的作用。

质子束因其独特的物理学特性——Bragg 峰，有可能在增殖缓慢的良性肿瘤和鞍区等重要部位的肿瘤治疗中发挥重要作用，但由于扩展 Bragg 峰技术的实现有较大难度，同时质子束的防护较 γ 射线和 X 射线难度更大，更易导致放射性污染，因而该技术的运用受到限制。目前我国仅有很少几家医院开展相关治疗和研究。当前，各种放疗设备普遍采用的是 γ 射线和 X 射线（也称光子）。

近年来放疗理论、技术、设备和临床运用发展得十分迅速。这得益于 CT、MRI 等影像技术和计算机技术的发展，也得益于与放疗相关的各种计算模型的迅速发展。当前放疗技术已完成了由二维放疗向三维放疗、四维放疗技术的升级转化。放疗剂量分配也由点剂量发展到体积剂量分配，以及体积剂量分配中的剂量调强，实现了三维适形放疗（three dimensional radiotherapy，3D-CRT）和调强放射治疗（IMRT），这两项技术构成了现代立体定向放疗（stereotactic radiotherapy，SRT）技术的主流。

3D-CRT 的技术特性主要是优化放疗的剂量分布，使放疗的剂量分布与靶区的形状保持一致，靶区周围的正常组织得以保护。IMRT 放疗较 3D-CRT 更提高了一步，可通过对射野内每一射束的输出强度进行调节，从而达到肿瘤靶区的高剂量分布适形。中枢神经系统恶性肿瘤的立体定向放疗剂量分割模式通常为分次立体定向放疗（fractionated stereotactic radiotherapy，FSRT），根治剂量单次为 1.8 ~ 2.0Gy，总剂量为 54 ~ 60Gy，共 30 次；姑息治疗时，可采用低分割立体定向放疗（hypofractionated stereotactic radiotherapy，HSRT），剂量为每 10 次 30Gy。

除立体定向放疗外，立体定向放射外科（stereotactic radiosurgery，SRS）也是现代放疗技术的一个重要组成部分，该技术包括 X 刀（X-knife）、伽马刀（γ 刀）和射波刀（cyber knife），其特征是三维、小野、集束、单次大剂量照射，通常仅做单次照射或分次在 3 次之内。该类技术具有定位精度更高和靶区之外剂量衰减得更迅速（半影区更小）的特点。SRS 常用的处方剂量一般为单次 15 ~ 20Gy。

就中枢神经系统肿瘤而言，立体定向放疗常用于各级胶质瘤、髓母细胞瘤、生殖细胞瘤、室管膜瘤、神经系统原发性淋巴瘤、脑转移瘤等疾病的治疗。SRS 常用于垂体瘤、神经鞘瘤、脑转移瘤等疾病的治疗。

第三节　放射治疗在颅咽管瘤治疗中的作用

放疗用于术后残留、复发或无法手术的颅咽管瘤已经有数十年的历史，但由于颅咽管瘤相对较低的发病率，在其治疗效果、收益、时机、并发症等方面尚未形成统一标准，发表的文献差异也较大。

1937 年，Carpenter 等首先报道，将颅咽管瘤囊液抽尽后施以常规外放疗，使肿瘤得以长期控制，开创了放疗颅咽管瘤的先河。Kramer 等于 1961 年首先详尽报道了使用常规外放疗技术治疗颅咽管瘤的技术要点。此后放疗在颅咽管瘤治疗中的作用逐步受到重视。1996 年，de Vile 等的研究表明，在颅咽管瘤治疗中辅助放疗可以有效减少疾病进展和复发的风险（P=0.004），是颅咽管瘤患者的重要预后因素。

随后德国一项随访 3 年的临床试验的多因素分析结果显示，在颅咽管瘤治疗中选择辅助放疗的患者对比没有接受辅助放疗的患者，肿瘤复发和进展的风险降低了 88%（$P < 0.001$）。手术联合术后放疗或单纯放射治疗颅咽管瘤的肿瘤长期局部控制率和患者长期生存率与根治性手术类似。对于术后残余者，联合术后放疗的 10 年局部控制率可达 77% ~ 100%，20 年总生存率为 69% ~ 92%（表 13.1）。放疗联合次全切除较根治性切除可以减少神经功能障碍的并发症。Schoenfeld 报道了 122 例颅咽管瘤患者，根治性切除后未放疗者与部分切除联合放疗者的 2 年无进展生存率及 10 年总生存率没有差别，但根治性切除后发生尿崩症及垂体功能低下的比例更高。次全切除术后放疗对比单纯手术治疗显著提高了肿瘤的局部控制率。

表 13.1　颅咽管瘤放疗相关文献总结

作者 （年份）	患者年龄 / 岁 （中位范围）	患者例数 （手术治疗）	放疗方式	无进展生存期	总生存期
Jose CC （1992）	14.0（3～57）	25	复发时放疗	5 年为 79% 10 年为 72% 20 年为 72%	5 年为 77% 10 年为 77% 20 年为 68%
Rajan B （1993）	19.0（3～68）	173（3% 全切，14% 次全切，51% 部分切除， 9% 活检，22% 囊肿抽吸术）	手术和术后放疗	10 年为 83% 20 年为 79%	10 年为 77% 20 年为 66%
Hetelekidis S（1999）	7.5（0.8～21）	15（53% 全切，47% 次全切）	手术和延迟放疗	10 年为 31%	10 年为 100%
		37（5% 全切，27% 次全切，68% 活检 / 脑 室分流 / 囊肿抽吸术）	手术和术后放疗	10 年为 86%	10 年为 86%
		9	单独放疗	10 年为 100%	10 年为 100%
Habrand JL （1999）	7.4（2～15）	19	单独放疗	5 年为 84% 10 年为 79%	5 年为 89% 10 年为 82%
		18	复发时放疗	5 年为 71% 10 年为 65%	5 年为 92% 10 年为 70%
Varlotto JM （2002）	29.0（5～69）	24（5% 全切，86% 次全切，9% 活检）	手术和术后放疗	5 年为 95% 10 年为 89% 20 年为 54%	10 年为 100% 20 年为 92%
Merchant （2002）	8.6（1～15）	15（53% 全切，47% 次全切）	手术和延迟放疗	5 年为 40%	5 年为 73%
		15（33% 次全切，67% 活检 / 囊肿抽吸术）	手术和术后放疗	5 年为 93%	5 年为 93%
Stripp DC （2004）	8.5（1.5～24.8）	57（77% 全切，16% 次全切，7% 未知）	手术和延迟放疗	10 年为 42%	10 年为 86%
		18（次全切）	手术和术后放疗	10 年为 84%	10 年为 83%
		24	复发时放疗	10 年为 84%	无记录
Karavitaki N（2005）	26.0（2.5～83）	16（全切）	手术和延迟放疗	5 年为 100% 10 年为 100% 20 年为 100%	
		51（部分切除）	手术和延迟放疗	5 年为 47% 10 年为 30% 20 年为 22%	
		33（部分切除）	手术和术后放疗	5 年为 82% 10 年为 77% 20 年为 77%	
Pemberton （2005）	28 例青少年 （＜16 岁） 59 例成人 （＞16 岁）	44（手术范围未知）	手术和术后放疗	10 年为 79% 20 年为 73%	10 年为 89% 20 年为 76%
		43	复发时放疗	10 年为 77% 20 年为 60%	10 年为 80% 20 年为 66%
Moon SH （2005）	29.0（2～64）	25（20% 全切；52% 次全切；28% 部分切除， 活检，囊肿抽吸术）	手术和术后放疗	10 年为 91%	10 年为 85%
		25	复发时放疗	10 年为 91%	10 年为 90%

续表

作者（年份）	患者年龄/岁（中位范围）	患者例数（手术治疗）	放疗方式	无进展生存期	总生存期
Lin LL（2008）	9.0（2-14）	20（70%全切，30%次全切）	手术和延迟放疗	10年为32%	无记录
		11（100%次全切/活检）	手术和术后放疗	10年为100%	
		12	复发时放疗	10年为78%	
Schoenfeld（2012）	30（11～52）	30（全切）	手术和延迟放疗	2年为75.2%	10年为96.2%
		37（次全切）	手术和延迟放疗	2年为36.2%	10年为80.8%
		46（次全切）	手术和术后放疗	2年为73.3%	10年为95.8%
Boehling NS（2012）	6.5（1～11）	66（全切）	手术和延迟放疗	5年为83%	无记录
				10年为81%	无记录
		30（次全切）	手术和延迟放疗	5年为47%	
				10年为41%	
		22（次全切）	手术和术后放疗	5年为90%	无记录
				10年为90%	

就放疗的时机而言，一些学者也对比分析了在颅咽管瘤治疗的不同阶段（术后立即放疗、单纯放疗及复发时再放疗）进行放疗的结果，发现各种方案在无疾病进展生存期（PFS）和总生存期（OS）方面并无显著差异。

对于颅咽管瘤次全切除后的患者，Moon 的研究认为术后 3 个月内放疗与复发后接受放疗的患者相比，两组 PFS 和 OS 不存在显著差异，分析仅提示肿瘤大小才是影响 PFS 的因素。早期接受放疗的患者视力保存及尿崩症症状缓解的情况较复发后放疗组更佳。早期放疗组中肿瘤复发患者的视力损害情况较复发后放疗组更严重，说明视力损害主要源于肿瘤复发而非放疗本身。

Lin 将术后立即接受放疗的患者与肿瘤复发后再接受放疗的患者进行了对比研究，发现前者的无病生存率高于后者。2012 年 *J Neuro Oncol* 报道显示，次全切除联合术后放疗的 OS 和 PFS 与颅咽管瘤完全切除的患者间无显著差异；相反，次全切除辅助放疗却可以减少并发症的发生率，尿崩症和垂体功能减退的发生率显著低于完全切除者。

年龄是否对颅咽管瘤患者接受放疗产生影响尚无明确结论。一些研究观察到儿童（＜5岁）颅咽管瘤的复发率更高。另一项回顾性研究发现儿童颅咽管瘤患者的生存质量更差，更容易在放疗后发生内分泌异常等，但没有明确证据表明是放疗导致了这些并发症的发生。也有一些学者认为儿童颅咽管瘤患者，尤其是年龄＜6岁的患者，要尽量避免接受放疗，以减少对智力和内分泌方面的影响。以年龄严格分组的研究数据显示，颅咽管瘤全切除和次全切除辅助放疗的患者，在肿瘤局部控制率等方面无显著差异。两项针对儿童和青少年颅咽管瘤患者的研究表明，年龄不是影响局部复发或并发症发生率的重要因素。

总体来说，颅咽管瘤术后放疗能在一定程度上改善患者的高致残率、高死亡率及术后激素水平低下，提高患者的生存质量，并且随着放疗技术和质子放疗的进一步发展，颅咽管瘤患者的生存期和生存质量有望得到进一步提高。

第四节　放射治疗的靶区和剂量

　　放疗的关键技术是靶区的确定与勾画，以及剂量的分割方式。颅咽管瘤位置深在，毗邻视神经、视交叉、脑干、下丘脑等重要结构。常规放疗采用的是二维靶区的确定与勾画，因而不可避免地将上述重要结构包括在治疗靶区中。当前，已经很少会单纯运用常规放疗技术来治疗颅咽管瘤。

　　随着立体定向放疗技术成为放疗的主流，靶区的确定和勾画也更新到三维时代。国际辐射单位与测量委员会（ICRU）50 号报告对肿瘤靶体积、临床靶体积、计划靶体积、治疗处方的规范化做了详细说明。①肿瘤靶体积（gross target volume，GTV）：指肿瘤的临床病灶，即通过一般检查手段能确定的具有一定大小的肿瘤病变区域。其包括肿瘤原发病灶和转移灶。肿瘤根治切除后则认为没有肿瘤区。②临床靶体积（clinical target volume，CTV）：指肿瘤靶区、亚临床病灶及肿瘤可能侵犯的区域。③计划靶体积（planning target volume，PTV）：考虑到照射器官的运动及摆位的误差，在临床靶区外放大的区域。只有在 PTV 得到足够剂量的情况下，临床靶区的剂量才能得到保证。

　　英国马斯登皇家医院的一项采用分次立体定向放疗颅咽管瘤的靶区定位为：CTV=GTV+2mm，PTV=CTV+3mm，而海德堡大学的一项采用分次立体定向放疗颅咽管瘤的研究发现，与 GTV 外扩 1cm 的常规照射相比，靶区定位为仅照射 GTV 的肿瘤局部控制率并没有下降，提示颅咽管瘤位置相对固定，受摆位误差影响很小，而这种仅照射 GTV 的策略在保护视神经、降低放疗并发症方面似乎更为有效。表 13.2 详细描述了不同文献中采用三维适形放疗的计划靶区定义。

表 13.2　不同文献采用三维适形放疗的计划靶区定义

作者（年份）	放疗技术 / 计划	靶区定义
Selch MT（2002）	立体定向放疗	GTV：术后残留病灶及囊腔
		CTV = GTV
	初级准直器（5 例）	PTV=GTV +0mm
		（最小边界）
		PTV=GTV +（5 ～ 12）mm
		（最大边界）
	多叶准直器（11 例）	多叶准直器：PTV = GTV +（4 ～ 8）mm
	CT + MRI 图像融合	
Merchant TE（2006）	三维适形	GTV：瘤床及残留肿瘤（包括囊腔）
	CT+ MRI 图像融合	CTV = GTV + 1cm
		PTV = CTV +（3 ～ 5）mm
Combs SE（2007）	立体定向放疗	GTV：术后残留病灶包括囊腔
	CT+ MRI 图像融合	CTV = GTV
		PTV = CTV + 2mm
Minniti G（2007）	立体定向放疗	GTV：术后瘤床及残留病灶、囊腔
	CT+ MRI 图像融合	CTV = GTV + 2mm
		PTV = CTV + 3mm

对于颅咽管瘤囊性部分是否应包括计划靶区中的问题，大多数学者认为应该将囊性部分包括在其中，但这样的靶区体积通常过大，又由于靶区邻近视神经等重要结构，制定一个剂量分布满意的治疗计划显得有一定难度。

Lamiman 等借助调强放疗计划系统对颅咽管瘤囊性部分的变化做了定量分析，提示治疗过程中和治疗后 1 年内约 40.7% 的囊性部分会增大，其中大部分会自然缓解，另外的少数则需要囊内置管，或脑室腹腔分流来缓解囊性部分增大带来的症状。在实际临床实践中，如果颅咽管瘤囊性部分过大且囊壁较薄，笔者的经验是可以不把该囊性部分勾画进治疗靶区内。

临床上这种将囊性部分勾画进治疗靶区的方法往往不能起到控制肿瘤的作用，特别是囊性部分增大的肿瘤。这类患者的囊性部分的处理常需要借助放射性同位素囊内注射来控制。对于囊性部分较小或囊壁较厚的颅咽管瘤，可以把囊性部分包括在治疗靶区中。

当然，对于这种囊性成分为主体，或囊性占位效应明显的纯囊性或囊实混合性肿瘤，最理想的方案是先行囊肿穿刺引流，肿瘤体积缩小后再进行放疗。

如何确定颅咽管放疗的总剂量、分割次数及分割剂量仍是目前放疗领域的研究重点之一。可以检索到的文献并未对所采用的放疗技术进行说明，但从文献发表的年份与患者治疗的时间段来推测，所采用的放疗技术是二维常规放疗与初期的三维适形放疗。显示的颅咽管放疗的总剂量为 50 ～ 70Gy，并主要集中在 56Gy 左右。

Iannalfi 回顾了 1990 ～ 2012 年的 43 宗研究，包含了 1716 例接受了手术及放疗的颅咽管瘤患者的资料，结果 10 年无病生存率为 77% ～ 100%，20 年总生存率为 66% ～ 92%，推荐总剂量为 50 ～ 54Gy。表 13.3 总结了文献中报道的各种治疗剂量与疗效的关系，对临床实践具有参考价值。

表 13.3　放疗剂量与疗效相关的文献总结

作者 （年份）	放疗剂量 /Gy （中位范围）	放疗 设备	患者 例数	局部 控制率
Jose（1992）	50（18 ～ 50）	2MV 2D 范德格拉夫加速器	4	5 年为 79%
		6MV 直线加速器	21	10 年为 72% 20 年为 72%
Rajan（1993）	56（6 ～ 70）	2MV 2D 范德格拉夫加速器	55	10 年为 74% 20 年为 72%
	50（50 ～ 66）	6MV 直线加速器	118	10 年为 88% 20 年为 82%
Regine（1993）	儿童平均剂量为 55.8（52.5 ～ 65.2）	钴 -60	58	剂量＜ 54Gy 为 56% 剂量＞ 54Gy 为 84%
	成人平均剂量为 62.4（43.2 ～ 70）	钴 -60	39	5 年为 54% 10 年为 51%
Hetelekidis（1993）	54.6（50.4 ～ 65.9）	6 ～ 18MV 2D 直线加速器	61	10 年为 100%（单独放疗） 10 年为 86%（手术联合放疗）
Khafaga（1998）	50（40 ～ 56）	2D 直线加速器		10 年为 62%

续表

作者 （年份）	放疗剂量/Gy （中位范围）	放疗 设备	患者 例数	局部 控制率
Habrand（1999）	50（45～56）	钴-60	16	5年为78%
				10年为65%
		17MV 2D 直线加速器	15	10年为56% 剂量为55Gy
		4MV 2D 直线加速器	6	5年为79%
				10年为45% 剂量＜55Gy
Kalapurakal（2000）	无记录（54～55.8）	3D-CRT	4	5年为100%
		FSRT	7	15年为83%
Selch（2002）	50.4（45～54）	FSRT	5	3年为75%
		MLC	11	
Varlotto（2002）	59.7（36～70）	钴-60	1	5年为95%
		6～18MV 2D 直线加速器	23	10年为89%
				20年为54%
Stripp（2004）	54（44～55.8）	2D 直线加速器	26	10年为84%
		FSRT	1	
		3D-CRT	11	
Pemberton（2005）	42.5（34.7～52.5）	4MV 直线加速器	87	10年为78%
				20年为66%
Moon（2005）	54（45～58）	6～10MV 2D 直线加速器	50	5年为96%
				10年为91%
Merchant（2006）	54（54～55.8）	3D-CRT	28	3年为90%
Combs（2007）	52.2（50.4～56）	FSRT	40	5年为100%
				10年为100%
Minniti（2007）	50（50～55）	FSRT	32	3年为97%
		MLC	7	5年为92%

　　在常规分割的基础之上，现代放疗结合放射生物学的相关进展，创新出超分割放疗（hyperfractionation radiotherapy）技术和低分割放疗（hypofractionated radiotherapy）技术。常规分割放疗指每天放疗1次，5次/周，每次1.8～2.0Gy，总剂量为56～60Gy。超分割放疗指每天放疗2次，2次治疗间隔6h以上，每次1.1～1.4Gy，总剂量为60～70Gy。对于中枢神经系统增殖较快的恶性肿瘤，超分割放疗具有提高靶区剂量，降低中枢神经系统远期并发症的优势。然而，对于以造釉细胞为主的增殖速度缓慢的颅咽管瘤，超分割放疗并未显示出其优势，除与造釉细胞增殖速度缓慢有关外，还可能与单次分割剂量过低有关。低分割放疗指每天放疗1次，5次/周，每次2.5Gy以上，总剂量不变，总疗程缩短的放疗方案。由于单次剂量高于常规分割，对增殖速度缓慢的造釉细胞有望获得更好的肿瘤控制，但目前几乎未见大宗文献报道，值得对低分割放疗技术在颅咽管瘤中的治疗效果进行谨慎地研究，因为靶区体积和分割剂量呈反比关系，靶区体积大时，很难提高分割剂量，同时颅咽管瘤毗邻视神经、下丘脑等重要结构，需警惕这些结构受到高剂量照射，以及晚期出现放疗并发症的风险。目前多数学者的观点已十分接近，推荐的常规

分割放疗的分割剂量为每次 2.0Gy。

第五节　颅咽管瘤的各种放射治疗技术

表 13.4 中总结了放射治疗颅咽管瘤的各种技术的特点。

表 13.4　放射治疗颅咽管瘤的各种技术特点对比

放疗技术	放射源	固定设备	分割（次数）	精准度（mm）
常规放疗	X 射线直线加速器	面罩	常规分割	5～7
调强放疗	X 射线直线加速器	面罩	常规分割	3～5
直线加速器立体定向放射外科（X 刀）	X 射线直线加速器	头架	单次分割	＜1
伽马刀	钴 -60	头架	单次分割	＜1
质子刀	质子回旋加速器	头架	单次分割	＜1
射波刀	X 射线直线加速器	面罩	单次分割 / 低分割	＜1
质子治疗	质子回旋加速器	头架 / 面罩	常规分割	1～2
立体定向放疗	X 射线直线加速器	头架 / 面罩	单次分割	1～2

一、常 规 放 疗

早期的放疗都是常规放疗（radiation therapy，RT），总剂量以 50～54Gy 最常见，报道的 5 年局部控制率均达到 80% 以上。因常规放疗是二维的靶区勾画，无法保护颅咽管瘤毗邻的重要结构，现已极少在颅咽管瘤治疗中应用。但早期各位学者的工作为我们当前和今后的工作提供了宝贵的资料与经验，特别是并发症发生率的资料。临床实践中，我们应当明确，现代立体定向放射治疗颅咽管瘤时，并发症的发生率至少不应超过常规放疗的并发症发生率。表 13.5 总结了早年间常规放射治疗颅咽管瘤的疗效及并发症发生情况。

表 13.5　常规放射治疗颅咽管瘤的疗效总结

作者（年份）	病例数	治疗方法	平均剂量（Gy）	肿瘤容积（ml）	随访（月）	局部控制率	并发症发生率
Regine 等（1993）	58	常规放疗	56～62	无记录	204	10 年为 82%	无记录
Rajan 等（1999）	173	常规放疗	50	无记录	144	10 年为 83% 20 年为 79 %	50%
Hetelekidis 等（1993）	37[a]	常规放疗	54	无记录	49	10 年为 86% 5 年为 78%	60%
Habrand 等（1999）	37	常规放疗	50	无记录	无记录	20 年为 56.5%	40%
Merchant 等（2002）	15	常规放疗	54	无记录	72	5 年为 94% 10 年为 89%	80%
Varlotto 等（2002）	24	常规放疗	60	无记录	144	20 年为 54 %	10 年为 20%

作者 （年份）	病例数	治疗 方法	平均剂量 （Gy）	肿瘤容积 （ml）	随访 （月）	局部控制率	并发症 发生率
Stripp（2004）	76	常规放疗	55	无记录	91.2	10 年为 84%	20%
Moon（2005）	50	常规放疗	54	12	153.6	5 年为 96%	15%
						20 年为 91%	
						10 年为 77%	
Pemberton（2005）	87	常规放疗	43	无记录	96	20 年为 66%	10%
Merchant（2006）	28	常规放疗	55	无记录	36	3 年为 90%	无记录

二、三维适形放疗

三维适形放疗（3D-CRT）实现了三维靶区勾画，克服了常规放疗过多照射正常组织的问题，肿瘤靶区更精准，对周围正常组织的损伤更小。一些学者做了降低总剂量的尝试，结果发现当总剂量＜50Gy 时则可导致局部控制率明显下降。另一些学者的报道提示靶区总剂量为 50～58Gy，较常规放疗剂量稍有提高，5 年控制率几乎达到 100%，同时视力障碍的发生率为 0～2.5%，仅为常规放疗的 1/10 左右。这提示三维靶区勾画可以精确地勾画靶区，可以在一定程度上起到拔高靶区剂量、提高局部控制率和保护靶区周围正常结构的作用。

三、调强适形放疗

相对于其他放射疗法，调强适形放疗（intensity modulated radiation therapy，IMRT）在颅咽管瘤治疗中的应用报道相对较少，考虑可能与 IMRT 普及时间较短有关。Lamiman 等报道了 27 例患者，总剂量平均为 54Gy。一些学者考虑到颅咽管瘤位置相对固定，提出了 PTV=GTV 或 CTV，45～50Gy/1.8～2Gy 的方案，在局部控制满意的前提下，完全可以避免颅咽管瘤患者出现放疗诱导的视神经病变（radiation-induced optic neuropathy，RION）。

四、立体定向放射外科治疗

立体定向放射外科（stereotactic radiosurgery，SRS）包括伽马刀、射波刀和 X 刀等。与常规放疗相比，立体定向放射外科的治疗定位更精确，并且通常给予单次照射，也可以做 3 次之内的照射。治疗适应证是肿瘤边界清晰及与周围重要解剖结构有一定距离的小体积肿瘤，尤其是适用于治疗术后残留或复发的实性颅咽管瘤。对于不宜手术的颅咽管瘤患者，也可用于初始治疗。表 13.6 总结了目前分次立体定向放射外科治疗颅咽管瘤的疗效与安全性。

表 13.6 分次立体定向放射治疗（FSRT）颅咽管瘤文献数据汇总

作者（年份）	患者数	中位剂量（Gy）	中位肿瘤大小（ml）	中位随访（月）	控制率	并发症
Selch（2002）	16	55	7.7	22	3 年为 75%	无记录
Combs（2007）	40	52	13.3	98	10 年为 100%	10%
Minniti（2007）	39	50	10.2	40	5 年为 92%	32%
Semi B（2014）	55	52.2	31.2	128	5 年为 95.3% 10 年为 92.1%	0
Astradsson（2017）	16	54	2.72	42	5 年为 81.3% 10 年为 81.3%	6%

1968 年，Backlund 等就开始对实性颅咽管瘤应用伽马刀治疗，取得良好疗效。此后实性颅咽管瘤逐渐成为伽马刀的适应证之一，其临床疗效在多组病例报道中得到了证实。本书有专门章节介绍，在此不做赘述。本章仅介绍 X 刀治疗和射波刀治疗。

（一）X 刀治疗

国内外采用 X 刀治疗颅咽管瘤的文献相对较少。主要是因为 X 刀治疗时，靶区要求最好是球形或接近球形，同时靶区直径不能超过 5cm。一般来说，X 刀治疗仅适用于实性颅咽管瘤。张文斗报道采用 X 刀治疗实性颅咽管瘤 11 例，近期随访结果为显效 2 例、有效 8 例、无效 1 例，总有效率为 90.91%。Combs 等报道采用 X 刀治疗 40 例颅咽管瘤，平均剂量为 52Gy，10 年的局部控制率和生存率分别为 100% 和 89%。由于其他放射治疗设备的发展和应用，目前 X 刀在神经外科已很少被应用。

（二）射波刀治疗

射波刀无须使用金属头架或体架，其采用计算机立体定位导航和自动跟踪靶区技术，是新型的大型立体定向放射治疗设备。射波刀由直线加速器、机器人机械臂（Robot Arm）、治疗床、治疗计划系统、靶区定位追踪系统（target localization system）、呼吸追踪系统、计算机网络集成与控制系统组成（图 13.1、图 13.2）。

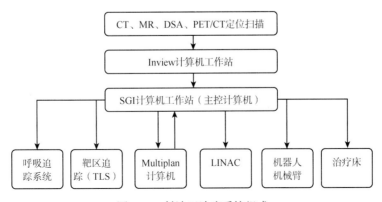

图 13.1 射波刀治疗系统组成

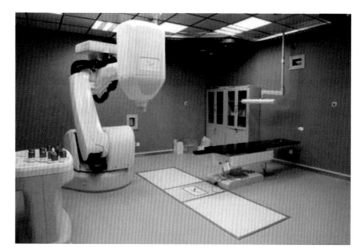

图 13.2　中国人民解放军总医院第六医学中心的第四代射波刀

　　射波刀治疗颅咽管瘤时，一般对直径＜ 4cm、高度规则、容积较小的肿瘤治疗效果比较好。Lwata 等利用射波刀治疗 43 例颅咽管瘤患者，其中 3 例采用 13 ～ 16Gy 的单次大分割立体定向放射治疗，另外 40 例采用每 2 ～ 5 次 13 ～ 25Gy，未发现视力恶化并发症，有限的随访时间内神经内分泌功能受损的发生率为 0 ～ 4%。

　　Lee 报道采用射波刀治疗 16 例残留或复发的颅咽管瘤患者。治疗所用的平均边缘剂量为 21.6Gy，平均最高剂量为 29.9Gy。对患者进行了 15.4 个月的随访，获充分随访资料者 11 例，结果显示 7 例瘤体缩小、3 例肿瘤生长得到控制、1 例残留肿瘤囊体增大，有效率为 91%。王恩敏等报道射波刀分次治疗鞍区和鞍旁肿瘤的初步研究，其中包括颅咽管瘤 4 例，随访 12 ～ 27 个月后复查 MRI 显示颅咽管瘤体积缩小（图 13.3）。

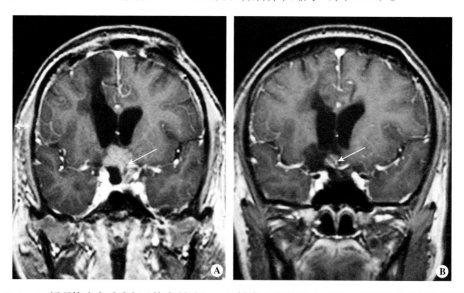

图 13.3　A. 颅咽管瘤术后残留（箭头所示）；B. 射波刀治疗 18 个月后，肿瘤缩小（箭头所示）

五、质子治疗

质子线沿着入射路径进入和通过组织时剂量沉积小，到达终点后能量释放才达到高峰［布拉格峰（Bragg peak），图 13.4］。布拉格峰值之前的剂量沉积大约是布拉格峰最大剂量的 30%，布拉格峰之后剂量下降到 0。除了布拉格峰的优势外，在浅表和中等深度部位，质子线也有更为锐利的半影（衡量束流横向边缘剂量衰减速度的指标）。

更锐利的束流半影可以使毗邻关键脏器的靶区投照更高的剂量，由于可以避开这些通常使其他方式的照射治疗剂量受到限制的

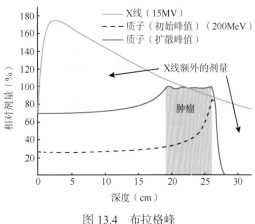

图 13.4 布拉格峰

关键脏器，因此靶区的剂量得到有效增加。图 13.5 所示的是一例儿童颅咽管瘤的调强放疗（IMRT）、调强质子放疗（IMPT）及双散射放疗计划对比，可见质子调强放疗成功规避了通常使其他方式的放射治疗剂量受到限制的关键部位，如晶体、视神经等。

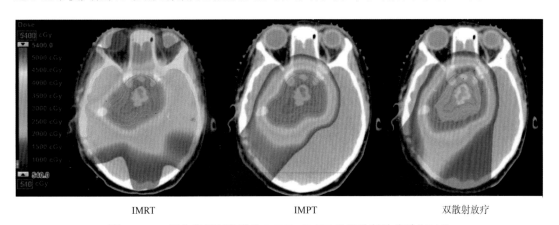

IMRT   IMPT   双散射放疗

图 13.5 一例儿童颅咽管瘤的 IMRT、IMPT 及双散射放疗计划对比

颅咽管瘤多好发于儿童，与成人患者相比较，儿童患者需更多地考虑远期疗效。为探讨质子治疗颅咽管瘤的安全性和有效性，Fitzek 等对 1981 ～ 1988 年治疗的 15 名颅咽管瘤患者进行了研究，其中包括 5 名儿童和 10 名成人，1/3 的患者仅接受质子治疗，2/3 的患者接受质子 - 光子联合治疗，儿童和成人患者接受的中位剂量分别为 55.6Gy 和 62.7Gy。结果显示，全部患者的 5 年和 10 年局部控制率分别为 93% 和 85%。

Winkfield 等也对 2001 ～ 2007 年的 24 例接受质子治疗的颅咽管瘤患者进行了中位随访期为 40.5 个月的临床研究，结果未出现肿瘤进展。一项对 16 例接受质子治疗的颅咽管瘤患者的分析显示，有 15 例患者完成研究，中位随访期为 60.2（12 ～ 121）个月，结果 14 例得到了良好的局部控制。

Bishop 等对 19 名接受质子治疗的儿童颅咽管瘤患者进行了中位随访时间为 31.8 个月的临床研究，结果 5 年总生存率和 5 年无进展生存率分别为 93% 和 91%，均提示质子治疗较光子治疗更具优势。

另有文献对 1973～2001 年接受质子治疗和光子治疗的患者进行了中位随访期为 6.7 年的对比，结果显示接受质子和光子治疗的患者继发性肿瘤的发病率分别为 5.2% 和 7.5%。

Chang 等对 14 名接受质子治疗的颅咽管瘤患者的回顾性数据分析显示，在中位随访期的 16.5 个月内，肿瘤局部控制率为 100%，所有患者均视力稳定或改善。表 13.7 归纳总结了文献中报道的质子放射治疗颅咽管瘤的疗效和不良反应。

表 13.7　质子放射治疗颅咽管瘤的数据汇总

作者（年份）	患者数（例）	治疗方式	中位随访（年）	5 年局部控制率	10 年局部控制率	早期反应	晚期反应
Fitzek（2006）	15	手术/活检+质子	13.1	93%	85%	恶心（1），乏力（3），头痛（4）	弱视（2），内分泌紊乱（15），认知障碍（1）
Luu（2006）	16	手术+质子或单用质子	5	94%[a]	无记录	无记录	血管病变（2），继发肿瘤（1），内分泌紊乱（14），败血症（1）
Chang（2009）	14	手术/活检+质子	1.4	100%[a]	无记录	无记录	内分泌紊乱（11）
Alapetite（2012）	49	手术+质子治疗	4.4	90%[a]	无记录	无记录	神经心理功能障碍（记忆、社会、情感、行为改变）（11）
Confer（2012）	13	手术/活检+质子	0.7	85%[a]	无记录	头痛（1）	NR
Indelicato（2012）	40	手术/活检+质子	0.7	100%[a]	无记录	呕吐（1），头痛（1），昏迷（2），恶心（9）	未观察到
Bishop（2013）	19	手术/活检+质子	2.7	0.91%	无记录	无记录	血管病变（2）
Bishop（2014）	21	质子	2.7	96%（3年）	无记录	无记录	内分泌紊乱（3）
Daniel（2017）	45	质子	2.6	100%（3年）	无记录	囊管扩张（13）	癫痫（3），血管病变（3）

a. 文献报道中的大概百分比。

质子放疗（PBT）、调强质子放疗（IMPT）与调强放疗（IMRT）三种放疗方法的剂量对比研究结果表明，使用 PBT（特别是 IMPT）可以相对减少海马和齿状回等可能在学习和记忆中起重要作用的神经元干细胞的照射剂量，也可以减少其他正常结构如脑干、视神经、耳蜗、颞叶等部位甚至全脑的整体照射剂量。

Merchant 等对比分析了质子放疗与光子放射治疗儿童颅咽管瘤患者的整体结果，表明质子放疗的剂量分布明显优于光子放疗，质子放疗时接受低剂量与中等剂量照射的脑体积明显小于光子放疗，应用放疗剂量-认知效应的纵向模型分析结果表明，这些总体剂量分布差异有望使颅咽管瘤患儿在治疗后远期获得更高的 IQ 评分。尚未见有质子治疗颅咽管瘤导致正常脑组织放射性坏死的报道。对邻近的重要结构如 Willis 环、视交叉、下丘脑、垂体来说，相关的急性或慢性毒性反应的报道也很少见。但是质子设备价格高达数十亿人民币，养护费用同样是天文数字。因此，其治疗费用也极其昂贵。目前质子治疗效果的临床数据有限，其疗效是否惊艳尚有待观察。

第六节　颅咽管瘤放射治疗相关的晚期并发症

　　放射治疗颅咽管瘤所导致的常见急性期并发症有脱发，口腔、鼻腔黏膜反应，皮疹，骨髓造血功能障碍等，这类急性并发症通常可以完全恢复。另外，由于颅咽管瘤患者可以长期存活，放疗所致的晚期并发症也更引起人们的重视，这些晚期并发症包括各种神经损伤、垂体及下丘脑损伤所致的神经内分泌功能障碍、神经认知和神经心理功能障碍、血管损伤相关并发症及放射治疗诱发的肿瘤等，可对患者的生存质量产生明显影响。

一、视力相关并发症

　　外科手术切除颅咽管瘤所导致的永久性视力障碍的发生率为 13% ～ 54%。常规放疗导致继发视力障碍的发生率为 0 ～ 24%。外科手术所致的永久性视力障碍的发生率为常规放射治疗（6% ～ 24%）的 2 倍。进一步分析表明，放疗导致视力障碍的风险在 55 ～ 60Gy 剂量范围内随着放射剂量的增加而增加，当放射治疗剂量超过 61Gy 时视力障碍的风险显著增加。而对于调强放疗技术手段，放疗剂量方案为每次 50 ～ 54Gy/1.8 ～ 2Gy 时，视力障碍的发生率为 0 ～ 2.5%，仅为常规放疗的 1/10 左右，提示降低视神经受照射剂量是降低视力障碍发生率的关键。

二、垂体和下丘脑相关并发症

　　许多颅咽管瘤患者在初次就诊时就存在与原发性肿瘤相关的垂体内分泌功能不足与缺失，而手术治疗本身也与临时性或永久性内分泌功能不足、尿崩症和（或）下丘脑性肥胖的发生密切相关，特别是对于尝试完全手术切除术的患者。全切手术的患者术后尿崩症发生率为 56% ～ 100%，而次全切除手术联合放疗的患者仅为 7% ～ 55%。Schoenfeld 等报道，全切手术术后的尿崩症和全垂体功能障碍的发生率明显高于放疗后的发生率（分别为 56.3% vs 13.3%，$P < 0.001$；54.8% vs 26.7%，$P=0.014$）。
　　文献中报道的有关腺垂体放疗并发症的数据并不完全一致。一些回顾性研究数据显示，全切手术治疗和部分切除手术联合放疗之间的腺垂体并发症无显著差异。Karavitaki 等在一项临床研究中将 125 名颅咽管瘤患者分为完全切除、部分切除和部分切除后辅助放疗三组，结果发现垂体前叶激素缺乏和尿崩症的 10 年累积概率在各组间没有差异，特别是在术前激素水平正常的颅咽管瘤患者中，此外还发现，无论采用何种方式的外科手术切除肿瘤，术前就已存在垂体激素缺乏症的患者在术后均不会得到恢复。

与成年颅咽管瘤患者相比，放疗诱发的垂体功能减退在儿童颅咽管瘤患者中更易出现，尤其是采用常规放疗且放疗剂量超过 61Gy 时。在皇家马斯登医院发表的系列文献中，经过部分切除手术和二维计划放射治疗后的颅咽管瘤患者中，25% 的患者需要抗利尿激素替代治疗（7% 为新发患者），41% 的患者需生长激素替代治疗（11% 为新发患者），66% 的患者需甲状腺激素替代治疗（56% 为新发患者），39% 的患者需性腺激素替代治疗（27% 为新发患者）和 59% 的患者需类固醇激素替代治疗（52% 为新发患者）。相对于常规放疗，部分切除手术和立体定向放射治疗导致的内分泌功能异常发病率较低，在同样是皇家马斯登医院发表的文献报道中，立体定向放射治疗颅咽管瘤患者后，在随访期间只有 3/10（约 30%）的患者出现了内分泌功能不足。

下丘脑功能障碍导致的肥胖，口渴，水、电解质平衡紊乱，睡眠障碍，体温控制紊乱及认知和行为异常也是颅咽管瘤患者的严重并发症。中度或严重的下丘脑功能障碍是颅咽管瘤患者死亡和生活质量下降的主要原因。根治性肿瘤切除手术导致的术后下丘脑功能障碍发生率为 27%～70%。已发表的文献报道证实，常规放射治疗颅咽管瘤或高度适形的放疗技术照射治疗颅咽管瘤与下丘脑功能障碍发病率之间无明显相关性。

三、神经系统并发症

癫痫发作是放疗后最常见的神经系统急性和晚期并发症，文献报道颅咽管瘤放疗后癫痫的发生率为 8%～16.5%。放射性坏死的发生率非常低，主要与放射剂量超过 61Gy 相关。适形放疗技术应用于颅咽管瘤患者后，癫痫发作、放射性坏死或其他神经系统疾病的并发症明显下降。

四、神经认知和神经心理功能障碍

神经认知和神经心理功能障碍是颅咽管瘤患者面临的另一个重要问题，特别是儿童患者，多认为与下丘脑损伤有关。1983 年发表的一项研究显示，与保守性部分肿瘤切除术后联合放射治疗相比，肿瘤全切手术对认知功能障碍的影响更大，尤以额叶功能（包括智力和言语）障碍为著。

在一项前瞻性研究中，结果显示接受三维适形放疗的儿科颅咽管瘤患者出现了智力较大幅度地下降，其影响因素包括接受照射剂量＞45Gy 的靶区体积、年龄（＜7 岁）、广泛的切除手术和多次外科手术。在接受立体定向放射治疗的患者中，新的临床神经认知问题的发生率为 2.5%～5%。

五、脑血管相关并发症

放疗诱发的血管性病变是颅咽管瘤患者放疗后潜在、较为罕见的严重并发症之一。有报道称放疗诱发血管病变的潜在可能性为 2.7%～13.7%。

在一项 22 例接受三维适形放疗的颅咽管瘤患者的回顾性研究中，部分患者联合手术和囊内化疗，中位放射剂量为 52.2Gy，发生血管病变者占 27%，但其中仅有 13.5% 的患者出现了临床症状；在风险因素评估中发现，年龄、放射治疗剂量和颈内动脉的最大或平均照射剂量与脑血管事件之间并没有显著关联。Regine 等报道的脑血管事件发生率为13.7%，所有发生脑血管事件的颅咽管瘤患者均接受了 61Gy 以上的照射剂量。

鞍区放射剂量与烟雾病的相关性研究提示，在视交叉接受的放射剂量 > 50Gy 的患者中，烟雾病的发生率可能会更高，而且鞍区受照射剂量每增加 1Gy，烟雾病的发生率会提高 7%。在一组接受放射治疗的 456 名原发性颅内肿瘤儿童患者中，烟雾病的发生率为 3.5%。对于患有 I 型神经纤维瘤病和视交叉接受的放射剂量 > 50Gy 的患者，烟雾病的发生率可能会更高。该研究还表明，< 5 岁的年龄是放疗导致烟雾病的危险因素，提示对于低龄儿童，对放疗的选择及放射剂量的确定都应持审慎的态度。

六、第二恶性肿瘤

放疗是一种有效的针对恶性肿瘤的治疗手段，但在杀伤肿瘤的同时，对非目的性照射的正常组织也会产生损伤，如果正常细胞暴露于这些具有致诱变和畸变因子作用下，不足以造成细胞的死亡并被不恰当地修复，第二恶性肿瘤就有可能发生。中枢神经系统放疗后诱发的第二恶性肿瘤以脑膜瘤和胶质瘤为主，颅咽管瘤患者接受放疗后发生的第二恶性肿瘤通常为散发。

曾有文献报道 173 例接受放疗的颅咽管瘤患者，在中位期为 12 年的随访过程中未发现第二恶性肿瘤。早期曾有文献报道过 5 例第二恶性肿瘤，包括 2 例胶质母细胞瘤、1 例具有特异性恶性程度的胶质瘤、1 例颅后窝脑膜瘤和 1 例甲状旁腺癌。

1993 年有文献回顾，共有 7 例颅咽管瘤接受外照射导致胶质母细胞瘤的报道。2001年 Kranzinger 等通过个案报道并结合以往文献，发现共有 13 例出现胶质瘤，平均潜伏期为 10 年，同时还发现放疗后又接受生长激素治疗的 2 例患者出现了胶质瘤，认为放疗后接受生长激素治疗的患者更易出现胶质瘤，且潜伏期更短。

2009 年有个案报道结合文献分析，发现共有 15 例接受放疗的颅咽管瘤患者出现了继发性胶质瘤，这些患者接受放疗时的平均年龄为 12.5 岁，平均放射剂量为 55Gy，肿瘤出现的平均潜伏期为 10.8 年，肿瘤主要位于颞叶。Minniti 等计算了 426 例垂体肿瘤患者，在以与颅咽管瘤患者相似的方式进行放射治疗后，第二脑肿瘤的 20 年累积发生风险率为2.4%。

另外，尚有一些个案报道，颅咽管瘤患者接受放疗后出现肿瘤的恶性变。Ishida 等报道 1 例接受三次手术的患者（第一次手术后辅助放射治疗），第三次手术标本提示出现恶性变，可见大的卵圆形核及较多的核分裂象（12/10 个高倍视野），同时出现 p53 突变的过表达，以往的文献也提示出现肿瘤恶性变时可见 p53 突变的过表达。这一新问题需引起高度警惕。

对于颅咽管瘤儿童患者，第二恶性肿瘤更应受到重视。首先，相对于成人患者，儿童患者的存活时间更长，这意味着可以观察到更多的包括第二恶性肿瘤在内的放射治疗所致的晚反应。其次，儿童的放射致癌性较成人更为敏感，而且儿童身躯较小，对治疗区域发生的辐射散射较成人更为显著；最后，遗传敏感性问题，许多儿童期癌症患者已经存在不同程度的种系突变，因此更易导致放射致癌的发生。

虽然从理论上讲放射治疗可以诱发第二恶性肿瘤，临床上也有为数不多的个案报道，但这种现象的发生率极低，仅依据目前的研究证据还不能表明放射治疗与第二恶性肿瘤的明确关系。对于放疗后诱发第二恶性肿瘤的研究还有许多领域尚待深入展开，如易患体质的基因缺陷、与辐射关联的分子标记、儿童肿瘤患者质子治疗的开展与应用等。

七、一般功能状况和生活质量

波士顿儿童医院报道单纯根治性手术、保守手术联合放疗和单独放疗后儿童颅咽管瘤患者的神经功能致残率分别为33%、15%和0。

有学者认为颅咽管瘤患者的远期功能状态和生活质量的下降与放疗本身并无明确关系，但与肿瘤的复发和反复手术及治疗有关。放疗后患者的功能状态与治疗前明显相关。在另一项回顾性研究中发现，部分手术切除联合放疗组的功能性生活质量指数高于单纯根治性手术组（0.85 vs 0.71，P=0.06）。

第七节　放射治疗在颅咽管瘤治疗中存在的问题及展望

颅咽管瘤对放疗的敏感性和放疗在颅咽管瘤治疗中的作用与地位已经被证实和确立，已有充分的证据证明保守手术切除肿瘤结合放疗与根治性手术治疗颅咽管瘤同样有效。无论放射治疗时机如何，都能达到与根治性手术切除类似的局部控制和生存率。但在颅咽管瘤的放疗中也面临一些问题。

（1）放疗技术本身的发展带来了一些前所未有的机遇和挑战。相对于光子治疗，质子治疗的优势越来越引起重视。光子放疗不论是在无疾病进展生存期，还是在总生存期方面基本都能够达到一个平台期，质子治疗是否能够突破这个平台期，需要积累足够多的临床资料来进行评价。另外，质子不易防护，是否会对患者，特别是儿童患者造成全身性的损伤要引起足够重视。

（2）在临床放射治疗上，合理确定放疗的总剂量、分割次数及分割剂量将是一项长期而繁重的任务。当前立体定向放射治疗中普遍采用的总剂量为54Gy，并用常规分割的方法，但似乎没有达到预期的效果。未来需要进一步探讨和确定低分割次数及分割剂量，并需要与常规分割进行全面的比较，以确定最佳分割次数及分割剂量。使用立体定向放疗既可以最大限度地提升颅咽管瘤患者的总生存期和无疾病进展生存期，也可以将视神经病变、尿崩症等并发症控制在最低限度，从而改善颅咽管瘤患者的生存质量。另一个临床工作中需要回答的问题是，如何确定放疗的时机，这对于低龄儿童显得尤为重要。目前公认的易出现晚期并发症的年龄界限是5岁。对于不足5岁的儿童，何时进行放疗同样需要进行长时间观察和判断，以使低龄儿童获得最大收益。

（3）近来方兴未艾的多学科协作（MDT）团队为颅咽管瘤患者的治疗提供了良好的

环境。因为颅咽管瘤的综合治疗涉及神经外科、放疗科、内分泌科等科室。配置合理、合作有效的 MDT 团队必将在未来成为颅咽管瘤治疗的主力军。

（温居一　张余飞　郭　阳）

参 考 文 献

王恩敏，刘晓霞，梅广海，等，2011. 射波刀分次治疗鞍区和鞍旁肿瘤的初步研究 . 中国微侵袭神经外科杂志，16（3）：97-99.

张文斗，1999. X 刀治疗颅内肿瘤近期疗效观察 . 河南医科大学学报，34（4）：62-63.

Adler JR Jr，Gibbs IC，Puataweepong P，et al，2006. Visual field preservation after multisession cyberknife radiosurgery for perioptic lesions. Neurosurgery，59（2）：244-254.

AlMefty O，2010. Less is less. J Neurosurg Pediatr，6（5）：401-402.

Ansari SF，Moore RJ，Boaz JC，et al，2016. Efficacy of phosphorus-32 brachytherapy without external-beam radiation for long-term tumor control in patients with craniopharyngioma. J Neurosurg Pediatr，17（4）：439-445.

Astradsson A，Munck ARP，Feldt-Rasmussen U，et al，2017. Visual outcome，endocrine function and tumor control after fractionated stereotactic radiation therapy of craniopharyngiomas in adults：findings in a prospective cohort. Acta Oncol，56（3）：415-421.

Backlund EO，Ganz JC，1993. Pituitary adenomas：gamma knife//Alexander Ⅲ E，Loeffler JS，Lunsford LD. Stereotactic Radiosurgery. New York：McGraw-Hill：167-173.

Bao Y，Qiu B，Qi S，et al，2016. Influence of previous treatments on repeat surgery for recurrent craniopharyngiomas in children. Child's Nerv Syst，32（3）：485-491.

Bass JK，Hua CH，Huang J，et al，2016. Hearing loss in patients who received cranial radiation therapy for childhood cancer. J Clin Oncol，34（11）：1248-1255.

Beltran C，Roca M，Merchant TE，2012. On the benefits and risks of proton therapy in pediatric craniopharyngioma. Int J Radiat Oncol Biol Phys，82：e281-e287.

Bishop AJ，Mahajan A，Okcu MF，et al，2013. Proton therapy for the treatment of childhood craniopharyngiomas：cyst dynamics and initial outcomes. American Radium Society 95th Annual Meeting，54.

Boehling NS，Grosshans DR，Bluett JB，et al，2012. Dosimetric comparison of three-dimensional conformal proton radiotherapy，intensity-modulated proton therapy，and intensity-modulated radiotherapy for treatment of pediatric craniopharyngiomas. Int J Radiat Oncol Biol Phys，82：643-652.

Bonfrate A，Farah J，De Marzi L，et al，2016. Influence of beam incidence and irradiation parameters on stray neutron doses to healthy organs of pediatric patients treated for an intracranial tumor with passive scattering proton therapy. Phys Med，32（4）：590-599.

Boon IS，Perera D，Ayuk J，2016. When Occam's Razor fails：hemipontine infarct on a background of previous surgery and radiotherapy for craniopharyngioma. BMJ Case Rep，pii：bcr2016215420.

Brastianos PK，Taylor-Weiner A，Manley PE，et al，2014. Exome sequencing identifies BRAF mutations in papillary craniopharyngiomas. Nat Genet，46（2）：161-165.

Bunin GR，Surawicz TS，Witman PA，et al，1998. The descriptive epidemiology of craniopharyngioma. J Neurosurg，89（4）：547-551.

Burghaus S，Holsken A，Buchfelder M，et al，2010. A tumor-specific cellular environment at the brain invasion border of adamantinomatous craniopharyngiomas. Virchows Arch，456（3）：287-300.

Cavazzuti V，Fischer EG，Welch K，et al，1983. Neurological and psychophysiological sequelae following different treatments of craniopharyngioma in children. J Neurosurg，59：409-417.

Chakrabarti I，Amar AP，Couldwell W，et al，2005. Long-term neurological，visual，and endocrine outcomes following transnasal resection of craniopharyngioma. J Neurosurg，102（4）：650-657.

Chang AL，Fitzek MM，Kruter LE，et al，2009. Outcomes of pediatric craniopharyngioma treated with proton radiation therapy. Int J Radiat Oncol Biol Phys，75：S513.

Chargari C，Bauduceau O，Bauduceau B，et al，2007. Craniopharyngiomas：role of radiotherapy . Bulletin Du Cancer，94（11）：

987-994.

Chung CS，Yock TI，Nelson K，et al，2013. Incidence of second malignancies among patients treated with proton versus photon radiation. Int J Radiat Oncol Biol Phys，87：46-52.

Chung WY，Pan DH，Shiau CY，et al，2000. Gamma knife radiosurgery for craniopharyngiomas. J Neurosurg，93（Suppl 3）：47-56.

Combs SE，Thilmann C，Huber PE，et al，2007. Achievement of long-term local control in patients with craniopharyngiomas using high precision stereotactic radiotherapy. Cancer，109：2308-2314.

Darzy KH，2009. Radiation-induced hypopituitarism after cancer therapy：who，how and when to test. Nat Clin Pract Endocrinol Metab，5：88-99.

De Vile CJ，Grant DB，Kendall BE，et al，1996. Management of childhood craniopharyngioma：can the morbidity of radical surgery be predicted? J Neurosurg，85：73-81.

Desai SS，Paulino AC，Mai WY，et al，2006. Radiation-induced moyamoya syndrome. Int J Radiat Oncol Biol Phys，65：1222-1227.

Duff JM，Meyer FB，Ilstrup DM，et al，2000. Long-term outcomes for surgically resected craniopharyngiomas. Neurosurgery，46：291-302.

Elliott RE，Jane JA，Wisoff JH，2011. Surgical management of craniopharyngiomas in children：meta-analysis and comparison of transcranial and transsphenoidal approaches. Neurosurgery，69（3）：630-643.

Enchev Y，Ferdinandov D，Kounin G，et al，2009. Radiation-induced gliomas following radiotherapy for craniopharyngiomas：a case report and review of the literature. Clin Neurol Neurosurg.，111（7）：591-596.

Fahlbusch R，Honegger J，Paulus W，et al，1999. Surgical treatment of craniopharyngiomas：experience with 168 patients. J Neurosurg，90：237-250.

Fernandez A，Brada M，Zabuliene L，et al，2009. Radiation-induced hypopituitarism. Endocr Relat Cancer，16：733-772.

Fitzek MM，Linggood RM，Adams J，et al，2006. Combined proton and photon irradiation for craniopharyngioma：long-term results of the early cohort of patients treated at Harvard Cyclotron Laboratory and Massachusetts General Hospital. Int J Radiat Oncol Biol Phys，64：1348-1354.

Garre ML，Cama A，2007. Craniopharyngioma：modern concepts in pathogenesis and treatment. Curr Opin Pediatr，19（4）：471-479.

Gaston-Massuet C，Andoniadou C L，Signore M，et al，2011. Increased Wingless（Wnt）signaling in pituitary progenitor/stem cells gives rise to pituitary tumors inmice and humans. Proc Natl Acad Sci USA，108（28）：11482-11487.

Gopalan R，Dassoulas K，Rainey J，et al，2008．Evaluation of the role of Gamma Knife surgery in the treatment of craniopharyngiomas. Neurosurg Focus，24（5）：E5.

Habrand JL，Ganry O，Couanet D，et al，1999．The role of radiation therapy in the management of craniopharyngioma：a 25-year experience and review of the literature. Int J Radiat Oncol Biol Phys，44（2）：255-263.

Hage M，Lombès M，Chanson P，2014. Craniopharyngiomas：progress in pathogenesis and therapeutics. Ann Endocrinol，75 Suppl 1：S46-54.

Halac I，Zimmerman D，2005. Endocrinemanifestations of craniopharyngioma. Childs Nerv Syst，21（8-9）：640-648.

Hess CB，Thompson HM，Benedict SH，et al，2016. Exposure risks among children undergoing radiation therapy：considerations in the era of image guided radiation therapy. Int J Radiat Oncol Biol Phys，94（5）：978-992.

Hetelekidis S，Barnes PD，Tao ML，et al，1993. 20-year experience in childhood craniopharyngioma. Int J Radiat Oncol Biol Phys，27：189-195.

Hoffman HJ，De Silva M，Humphreys RP，et al，1992. Aggressive surgical management of craniopharyngiomas in children. J Neurosurg，76：47-52.

Holsken A，Kreutzer J，Hofmann BM，et al，2009. Target gene activation of the Wnt signaling pathway innuclear β-catenin accumulating cells of adamantinomatous craniopharyngiomas. Brain Pathol，19（3）：357-364.

Honegger J，Buchfelder M，Fahlbusch R，1999. Surgical resection of craniopharyngiomas：endocrinological results. J Neurosurg，90：251-257.

Ishida M，Hotta M，Tsukamura A，et al，2010. Malignant transformation in craniopharyngioma after radiation therapy：a case report and review of the literature. Clin Neuropathol，29（1）：2-8.

Jeon C，Kim S，Shin HJ，et al，2011. The therapeutic efficacy of fractionated radiotherapy and gamma-knife radiosurgery for craniopharyngiomas. J Clin Neurosci，18：1621-1625.

Jephcott CR，Sugden E，Foord T，2003. Radiotherapy for craniopharyngioma in children：a national audit. Clin Oncol，15：10-13.

Jose CC，Rajan B，Ashley S，et al，1992. Radiotherapy for the treatment of recurrent craniopharyngioma. Clin Oncol（R Coll Radiol），4：287-289.

Kalapurakal JA，Goldman S，Hsieh YC，et al，2000. Clinical outcome in children with recurrent craniopharyngioma after primary surgery. Cancer J，6：388-393.

Karavitaki N，Brufani C，Warner JT，et al，2005. Craniopharyngiomas in children and adults：systematic analysis of 121 cases with long-term follow-up. Clin Endocrinol，62：397-409.

Karavitaki N，Cudlip S，Adams CB，et al，2006. Craniopharyngiomas. Endocr Rev，27（4）：371-397.

Khafaga Y，Jenkin D，Kanaan I，et al，1998. Craniopharyngioma in children. Int J Radiat Oncol Biol Phys，42（3）：601-606.

Klimo P，Venable GT，Boop FA，et al，2015. Recurrent craniopharyngioma after conformal radiation in children and the burden of treatment. J Neurosurg Pediatr，15（5）：499-505.

Kortmann RD，2011. Different approaches in radiation therapy of craniopharyngioma. Front Endocrinol，2：100.

Kranzinger M，Jones N，Rittinger O，et al，2001. Malignant glioma as a secondary malignant neoplasm after radiation therapy for craniopharyngioma：report of a case and review of reported cases. Onkologie，24（1）：66-72.

Lamiman K，Wong KK，Tamrazi B，et al，2016. A quantitative analysis of craniopharyngioma cyst expansion during and after radiation therapy and surgical implications. Neurosurg Focus，41（6）：E15.

Larkin SJ，Ansorge O，2013. Pathology and pathogenesis of craniopharyngiomas. Pituitary，16（1）：9-17.

Lee M，Kalani MY，Cheshier S，et al，2008. Radiation therapy and CyberKnife radiosurgery in the management of craniopharyngiomas. Neurosurg Focus，24（5）：E4.

Lin LL，El Naqa I，Leonard JR，et al，2008. Long-term outcome in children treated for craniopharingioma with and without radiotherapy. J Neurosurg Pediatrics，1：126-130.

Liu AK，Bagrosky B，Fenton LZ，et al，2009. Vascular abnormalities in pediatric craniopharyngioma patients treated with radiation therapy. Pediatr Blood Cancer，52（2）：227-230.

Liu Y，Wang CH，Li DL，et al，2016. TREM-1 expression in craniopharyngioma and Rathke's cleft cyst：its possible implication for controversial pathology. Oncotarget，7（31）：50564-50574.

Lo AC，Howard AF，Nichol A，et al，2016. A cross-sectional cohort study of cerebrovascular disease and late effects after radiation therapy for craniopharyngioma. Pediatr Blood Cancer，63（5）：786-793.

Maarouf M，El MF，Fuetsch M，et al，2016. Stereotactic intracavitary brachytherapy with P-32 for cystic craniopharyngiomas in children. Strahlenther Onkol，192（3）：157-165.

Martinez-Barbera JP，Buslei R，2015. Adamantinomatous craniopharyngioma：pathology，molecular genetics and mouse models. J Pediatr Endocrinol Metab，28（1-2）：7-17.

Mayo C，Martel MK，Marks LB，et al，2010. Radiation dose-volume effects of optic nerves and chiasm. Int J Radiat Oncol Biol Phys，76（Suppl）：28-35.

Merchant TE，Hua CH，Shukla H，et al，2008. Proton versus photon radiotherapy for common pediatric brain tumors：comparison of models of dose characteristics and their relationship to cognitive function. Pediatr Blood Cancer，51（1）：110-117.

Merchant TE，Kiehna EN，Kun LE，et al，2006. Phase Ⅱ trial of conformal radiation therapy for pediatric patients with craniopharyngioma and correlation of surgical factors and radiation dosimetry with change in cognitive function. J Neurosurg，104（Suppl）：94-102.

Merchant TE，Kiehna EN，Sanford RA，et al，2002. Craniopharyngioma：the St. Jude children's research hospital experience 1984-2001. Int J Radiat Oncol Biol Phys，53：533-542.

Minniti G，Esposito V，Amichetti M，et al，2009. The role of fractionated radiotherapy and radiosurgery in the management of patients with craniopharyngioma. Neurosurg Rev，32（2）：125-132.

Minniti G，Saran F，Traish D，et al，2007. Fractionated stereotactic conformal radiotherapy following conservative surgery in the control of craniopharyngiomas. Radiother Oncol，82：90-95.

Minniti G，Traish D，Ashley S，et al，2005. Risk of second brain tumor after conservative surgery and radiotherapy for pituitary adenoma：update after an additional 10 years. J Clin Endocrinol Metab，90：800-804.

Mitin T，Zietman A L，2014. Promise and pitfalls of heavy-particle therapy. Journal of Clinical Oncology，32（26）：2855-2863.

Moon SH，Kim IH，Park SW，et al，2005. Early adjuvant radiotherapy toward long-term survival and better quality of life for craniopharyngiomas e a study in single institute. Childs Nerv Syst，21：799-807.

Muller HL，Albanese A，Calaminus G，et al，2006. Consensus and perspectives on treatment strategies in children craniopharyngioma：results of a meeting of the Craniopharyngioma Study Group（SIOP），Genova，2004. J Pediatr Endocrinol Metab，19 Suppl 1（3）：453-454.

Muller HL，Gebhardt U，Schröder S，et al，2010. Study committee of KRANIOPHARYNGEOM 2000/2007. Analyses of treatment variables for patients with childhood craniopharyngioma eresults of the multicenter prospective trial KRANIOPHARYNGEOM 2000 after three years of follow-up. Horm Res Paediatr，73：175-180.

Muller HL，Gebhardt U，Teske C，et al，2011. The study committee of KRANIOPHARYNGEOM 2000. Post-operative hypothalamic lesions and obesity in childhood craniopharyngioma：results of the multinational prospective trial KRANIOPHARYNGEOM 2000 after 3-year follow-up. Eur J Endocrinol，165：17-24.

Muller HL，2008. Childhoodcraniopharyngioma. Recent advances in diagnosis，treatment and follow-up. Horm Res，69（4）：193-202.

Muller HL，2013. Childhoodcraniopharyngioma. Pituitary，16（1）：56-67.

Murphy ES，Chao ST，Angelov L，et al，2016. Radiosurgery for pediatric brain tumors. Pediatr Blood Cancer，63（3）：398-405.

Ozyurt J，Muller HL，Thiel CM，2015. Asystematic review of cognitive performance in patients with childhoodcraniopharyngioma. J Neurooncol，125（1）：9-21.

Pemberton LS，Dougal M，Magee B，et al，2005. Experience of external beam radiotherapy given adjuvantly or at relapse following surgery for craniopharyngioma. Radiother Oncol，77：99-104.

Poretti A，Grotzer MA，Ribi K，et al，2004. Outcome of craniopharyngioma in children：long term complications and quality of life. Dev Med Child Neurol，46：220-229.

Preece D，Allan A，Becerra R，2016. A case study of the neuropsychological outcomes following microsurgery，conventional radiotherapy and stereotactic radiotherapy for an adult's recurrent craniopharyngioma. Brain Inj，30（1）：104-111.

Prieto R，Pascual JM，Subhi-Issa I，et al，2013. Predictive factors for craniopharyngioma recurrence：asystematic review and illustrative case report of a rapid recurrence. World Neurosurg，79（5-6）：733-749.

Puget S，Garnett M，Wray A，et al，2007. Pediatric craniopharyngiomas：classification and treatment according to the degree of hypothalamic involvement. J Neurosurg，106（1）：3-12.

Rajan B，Ashley S，Gorman C，et al，1993. Craniopharyngioma e a long-term results following limited surgery and radiotherapy. Radiother Oncol，26：1-10.

Regine WF，Mohiuddin M，Kramer S，1993. Long-term results of pediatric and adult craniopharyngiomas treated with combined surgery and radiation. Radiother Oncol，27：13-21.

Sands SA，Milner JS，Goldberg J，et al，2005. Quality of life and behavioral follow-up study of pediatric survivors of craniopharyngioma. J Neurosurg，103（4）：302-311.

Sandvik U，Grillner P，Holm S，et al，2016. Interferon or late effect of radiotherapy?. Childs Nerv Syst，32（2）：229-230.

Schoenfeld A，Pekmezci M，Barnes MJ，et al，2012. The superiority of conservative resection and adjuvant radiation for craniopharyngiomas. J Neurooncol，108：133-139.

Selch MT，DeSalles AA，Wade M，et al，2002. Initial clinical results of stereotactic radiotherapy for the treatment of craniopharyngiomas. Technol Cancer Res Treat，1：51-59.

Shi XE，Wu B，Fan T，et al，2008. Craniopharyngioma：surgical experience of 309 cases in China. Clin Neurol Neurosurg，110：151-159.

Spoudeas HA，Saran F，Pizer B，2006. A multimodality approach to the treatment of craniopharyngiomas avoiding hypothalamicmorbidity：a UK perspective. J Pediatr Endocrinol Metab，19（Suppl 1）：447-451.

Stripp DC，Maity A，Janss AJ，et al，2004. Surgery with or without radiation therapy in the management of craniopharyngiomas in children and young adults. Int J Radiat Oncol Biol Phys，58（3）：714-720.

Sughrue ME，Yang I，Kane AJ，et al，2011. Endocrinologic，neurologic，and visual morbidity after treatment for craniopharyngioma. J Neurooncol，101（3）：463-476.

Takano S，Akutsu H，Mizumoto M，et al，2015. Neuroendoscopy followed by radiotherapy in cystic craniopharyngiomas—a long-term follow-up. World Neurosurg，84（5）：1305-1315，e1-2.

Thorp N，2013. Basic principles of paediatric radiotherapy. Clin Oncol（R Coll Radiol），25：3-10.

Tomita T，Bowman RM，2005. Craniopharyngiomas in children：surgical experience at Children's Memorial Hospital. Childs Nerv

Syst，21：729-746.

Uh J，Merchant TE，Li Y，et al，2015. Effects of surgery and proton therapy on cerebral white matter of craniopharyngioma patients. Int J Radiat Oncol Biol Phys，93（1）：64-71.

Ullrich NJ，Robertson R，Kinnamon DD，et al，2007. Moyamoya following cranial irradiation for primary brain tumors in children. Neurology，68：932-938.

Uto M，Mizowaki T，Ogura K，et al，2016. Non-coplanar volumetric-modulated arc therapy（VMAT）for craniopharyngiomas reduces radiation doses to the bilateral hippocampus：a planning study comparing dynamic conformal arc therapy，coplanar VMAT，and non-coplanar VMAT. Radiat Oncol，11：86.

Van Effenterre R，Boch AL，2002. Craniopharyngioma in adults and children：a study of 122 surgical cases. J Neurosurg，97：3-11.

Varlotto JM，Flickinger JC，Kondziolka D，et al，2002. External beam irradiation of craniopharyngiomas：long-term analysis of tumor control and morbidity. Int J Radiat Oncol Biol Phys，54：492-499.

Weiner HL，Wisoff JH，Rosenberg ME，et al，1994. Craniopharyngiomas：a clinicopathological analysis of factors predictive of recurrence and functional outcome. Neurosurgery，35：1001-1011.

Winkfield KM，Linsenmeier C，Yock TI，et al，2009. Surveillance of craniopharyngioma cyst growth in children treated with proton radiotherapy. Int J Radiat Oncol Biol Phys，73：716-721.

Yaşargil MG，Curcic M，Kis M，et al，1990. Total removal of craniopharyngiomas. Approaches and long term results in 144 patients. J Neurosurg，73：3-11.

Yano S，Kudo M，Hide T，et al，2016. Quality of life and clinical features of long-term survivors surgically treated for pediatric craniopharyngioma. World Neurosurg，85：153-162.

Yu X，Zhang J，Liu R，et al，2015. Interstitial radiotherapy using phosphorus-32 for giant posterior fossa cystic craniopharyngiomas. J Neurosurg Pediatr，15（5）：510-518.

第十四章 颅咽管瘤立体定向囊内间质内放射治疗

第一节 立体定向囊内间质内放射治疗的历史沿革

1898 年居里夫人发现了镭元素，并用于恶性肿瘤的治疗，开创了应用放射性同位素治疗肿瘤的先河。1903 年，肿瘤间质内照射方法被提出，并把镭针或镭片置入子宫或鼻窦内进行内照射治疗。同期 Horsley 和 Clarke 依据法国哲学家和数学家 Cartesian（笛卡儿）坐标原理发明了脑立体定向仪，使有关大脑解剖结构与功能定位的研究取得许多新进展。1914 年 Forssell 等建立了放疗的斯德哥尔摩系统；1934 年，Pateronparker 又创立了曼彻斯特系统、镭针插置规则及剂量计算方法，使腔内照射方法更加完善。

但由于头颅结构的特殊性，脑组织及内部病变不易在 X 线片上显示出来，因此早期颅内病灶的定位只能依靠临床症状与脑室造影或血管造影，以其脑室形态、脑室受压或血管的变化来间接判断颅内病变的方位和大小。而脑瘤的间质内照射疗法也在摸索中前进，特别是颅咽管瘤在组织发生学上是良性肿瘤、缓慢生长，但其所在部位是脑深部，又邻近脑底的重要结构如下丘脑、视神经、视交叉、颈内动脉、第Ⅲ～Ⅵ对脑神经及海绵窦等，给全切除手术带来很大困难，而传统的镭针（片）置入间质内照射定位困难、创伤大，并发症多且严重，因而成为临床治疗的难题。

1950 年，Mundinger 改良了脑内肿瘤间质内放疗的方法。1952 年 Leksell 和 Liden 将这种方法引入欧洲，他们把放射性同位素置入脑胶质瘤内取得成功，又为人们对脑肿瘤间质内照射疗法的探索带来了希望。1954 年，Wycis 用立体定向放射治疗技术把放射性 ^{32}P 纯 β 粒子置入囊性颅咽管瘤内，完成了第 1 例颅咽管瘤内放疗的临床治疗。

瘤腔内同位素放疗囊性颅咽管瘤的想法来源于所应用的放射性同位素的短程组织穿透性，以及其能在一个不规则囊性瘤腔内达到辐照剂量的均匀分布的特质。

1967 年，Leksell 报道用立体定向结合脑室造影在 X 线片上定位，对囊性颅咽管瘤进行囊内放射治疗取得成功。此后，各国学者相继采用不同类型的放射性同位素（β 或 γ 射线源）对颅咽管瘤囊内放疗进行了很多研究，均因当时定位欠准确、创伤重、并发症多（出血、水肿），而使这一治疗方法的推广应用受到限制，只能在西方一些设备较完善的医疗中心选择进行。

20 世纪 70 年代，计算机辅助的 X 线断层扫描（CT）问世；80 年代磁共振成像（MRI）技术迅速应用于临床，使颅内正常组织结构及占位性病变如血肿、囊肿及肿瘤等成分以可视性及辨认性图像展示在人们面前，大大改变了人们对脑内病变定位诊断的观念。这种脑神经成像学技术可把正常脑组织结构的形态与位置，以及脑肿瘤或其他占位性病变对脑组织压迫、移位的程度及其相互关系以真实可视性的影像显示得一清二楚，使神经系统疾病的定位诊断迈入了用神经学成像技术定位的新时代。同时随着科学技术的发展、计算机技术的进步，脑立体定向仪很快与 CT 和 MRI 成像装置结合于一体，促进了立体定向技术辅助脑瘤间质内放疗的快速发展。

1973 年，Backlund 报道在 CT 引导下把钇 -90 置入颅咽管瘤囊腔内进行内放疗。其后，Kobayachi、Kodama 和 Cabezuld（1981）也完成了颅咽管瘤立体定向囊内放射治疗的临床研究。此后，Manaka 和 Julow（1985）报道了钇 -90 胶体同位素治疗囊性颅咽管瘤。Strauss（1982）、Huck（1983）和 Pollack（1988）等也相继报道了囊性颅咽管瘤的内放疗经验。Musolino 和 Lunsford（1985）报道对 18 例颅咽管瘤巨大膨胀性囊性病变经 ^{32}P 治疗后见囊壁逐渐缩小、囊液形成停止，随访 1 ～ 6 年，显示 75% 的囊壁闭塞，没有副作用，随访期无任何并发症，认为 300Gy 照射剂量对囊性颅咽管瘤内放疗是安全的剂量。随后又陆续出现了相关报道。

第二节　放射性同位素的选择和剂量计算

几十年来，人们对脑瘤囊腔内放疗的同位素的选择进行过诸多研究，并且临床应用也经历了一个漫长的过程，但近年来才有了较快发展，目前世界各国所采用的囊腔内照射的同位素为磷 -32、金 -198、钇 -90、铼 -186、碘 -125 及氡 -222 等，并可制成胶体液或粒子，根据所需的剂量毫居里 mCi 置入肿瘤囊腔内进行内照射。人们对于可以应用于中枢神经系统肿瘤囊腔内照射治疗的放射性同位素的选择条件也已经基本形成一致意见。

一、用于中枢神经系统肿瘤腔内治疗的理想同位素

适用于中枢神经系统肿瘤腔内治疗的理想放射性同位素应同时符合下列条件：
（1）可抑制肿瘤生长并缩小肿瘤体积（囊性和固体）。
（2）可在不规则瘤腔内产生放射性同位素的均匀分布。
（3）具有合适的半衰期，既能维持一定时间的持久照射，又能使照射期不宜过长。
（4）具有最低的全身性和局部毒性，对患者全身各器官及周围人群无不良影响。
（5）应用后能在短时间内产生生物学效应。
（6）在应用和管理过程中具有简便性和安全性。
（7）具有可测量的有利的囊内和全身性生物学效应。
（8）对新诊断和复发肿瘤具有同等的有效率。
（9）可依据肿瘤大小调整治疗剂量以达到肿瘤的标准化治疗剂量。
（10）同位素本身及胶体均可自然衰变，而不会在囊腔内存留任何异物。

二、几种常用的同位素概况

1. 磷 -32（^{32}P）　为纯 β 射线粒子，无 γ 光子，可制成胶体磷酸铬溶液，为 1.71MeV 能量，最大软组织穿透力为 7.9mm，平均为 4 ～ 5mm，每个半衰期为 14.3d。注入囊腔后，

90% 的能量可积聚并附着在注入囊腔的囊壁上，其胶体磷酸铬具有多黏性、附着性和不流动性，当注入囊内后，经过 5 个半衰期（71.5d），95% 的能量才全部衰尽。在 5 个半衰期间连续释放出的累计 250 ～ 300Gy 的 β 射线多能充分杀死囊壁的瘤细胞而对囊外脑神经组织多无任何损伤，也不会吸收入血液或释放至脑脊液内，对全身其他器官并无放射性损害，因此 ^{32}P 是治疗颅内囊性肿瘤，特别是囊性颅咽管瘤最理想的囊腔内放疗同位素之一。

2. 钇 -90（^{90}Y） 是一种能量较小的纯 β 射线粒子，有 2.5MeV 的能量。最大软组织穿透力为 11.0mm，半衰期为 2.67d。在置入囊腔内或实体瘤 4 ～ 8mm 半径范围内可积聚 90% 的能量，其中 95% 的能量在 13.5d 内（5 个半衰期）衰尽，可以制作成胶体状或粒子形式进行囊腔内放疗，其不易进入血液或脑脊液内，对全身器官无任何不良影响，也是可以用于治疗囊性肿瘤或囊性颅咽管瘤的理想同位素。

3. 金 -198（^{198}Au） 为 γ 与 β 射线共存的同位素，为 0.96MeV γ 射线和 0.41MeV β 射线。软组织穿透距离为 3.8mm，γ 射线穿透力更大，每个半衰期为 2.7d，经过 5 个半衰期（13.5d）后，95% 的能量可衰尽，但由于内含 γ 射线，穿透力太强，对周围环境有影响，故此治疗方法须在防护很好的条件下进行，不宜在无防护设施的一般病房治疗。笔者在开始放疗初期，使用 ^{198}Au 治疗 2 例，发现对环境有污染而改用纯 β 射线粒子治疗。

三、同位素的选择与剂量计算

目前世界各国实施该疗法最常使用的同位素有以下几种：磷 -32（^{32}P）、钇 -90（^{90}Y）、铑 -186（^{186}Rh）、金 -198（^{198}Au）。同位素的使用经历了一个演变过程：1979 ～ 1992 年 ^{90}Y 被常规使用，但 1981 ～ 1982 年 ^{186}Rh 半量衰变组织深度及 β 射线最大能量均较 ^{90}Y 小，因此也被应用于少数患者。而自 1965 年起就有人报道使用 ^{198}Au 胶体进行颅咽管瘤内放疗。1992 年起，组织穿透力较 ^{90}Y 小的 ^{32}P 标记的磷酸铬被常规使用。各种同位素的物理特性总结见表 14.1。

表 14.1　各种同位素的物理特性比较

物理特性	^{32}P	^{90}Y	^{186}Rh	^{198}Au
半衰期（d）	14.3	2.67	3.78	2.7
β 射线能量最大值（MeV）	1.71	2.27	1.08	0.96
β 射线能量平均值（MeV）	0.69	0.93	0.35	0.32
γ 光子（MeV）	无	无	0.138	0.411
最大软组织穿透距离（mm）	7.9	11.0	3.6	3.8
半量衰变软组织深度（mm）	0.8	1.1	0.4	0.4
有无胶体形式	有	有	无	有
粒子大小（nm）	600 ～ 1300	100	—	20 ～ 70

临床研究证实，理想的同位素应该能够释放出高能量的纯 β 射线。^{198}Au 虽然具有较短的半衰期和高能量射线释放，但其内的 γ 射线成分使其临床应用受到明显限制。

^{90}Y 和 ^{32}P 均释放纯 β 射线，同位素半衰期分别为 64h 和 14.3d。临床研究证实两者的

治疗周期和组织穿透力达到较好的平衡，被认为是囊内放疗最为理想的同位素。Pollock 和 Lundsford 选择较低放射能量，但较长半衰期的 ^{32}P，而 Kobayashi 和 Blackburn 则更倾向于组织穿透力较高而半衰期较短的 ^{90}Y。笔者的经验表明，^{32}P 与 ^{90}Y 的疗效并无显著差别，但前者导致的并发症更少。

1976 年，Young 等证实了 ^{32}P 在培养的颅咽管瘤囊壁细胞中的临床疗效。后来 Szeifert 在治疗后的肿瘤病理标本中验证了该观点。

国内外专家对内放疗所需的同位素剂量存在不同意见。Leksell 等认为囊壁的累计接受剂量少于 100Gy 是无效的，Backlund 则主张合理的靶剂量应为 200～250Gy，而 Kobayashi 则建议设计囊壁剂量为 90～300Gy。具体的同位素剂量只是一近似值，其前提是假定 ^{32}P 胶体均匀分布于囊液中。核专家在此前提下设计囊壁接受放射剂量为 200Gy（靶剂量 250Gy）时，认为其所需的同位素量可按以下公式计算：

$$A（\mu Ci）=34.13V/f$$

A 为所需的同位素量（单位为 μCi），V 为瘤囊容积，f 为几何校正因子。对于容积大于 3ml 者，其 f 几乎相同，均为 0.455。因此，依据此公式，结合 Lunsford 等提出的依据 CT 计算囊性肿瘤容积的方法，可以将不同直径囊性颅咽管瘤内放疗所需的 ^{32}P 量列成一表格（表 14.2），以便临床医师使用。

表 14.2　囊性肿瘤同位素放疗剂量

肿瘤直径（cm）	容积（ml）	剂量（μCi）
0.2	0.004	0.22
0.4	0.034	2.05
0.6	0.110	7.11
0.8	0.270	17.66
1.0	0.520	34.01
1.2	0.910	58.82
1.4	1.440	91.99
1.6	2.140	135.14
1.8	3.050	189.13
2.0	4.190	255.78
2.2	5.580	339.12
2.4	7.240	437.10
2.6	9.200	553.01
2.8	11.500	686.75
3.0	14.14	840.75
3.2	17.16	1009.39
3.4	20.58	1202.84
3.6	24.43	1421.81
3.8	28.73	1672.06
4.0	33.50	1973.36
4.2	38.79	2233.88
4.4	44.60	2552.42
4.6	50.97	2916.97
4.8	57.91	3300.39
5.0	65.45	3707.03

日本的 Kobayashi 假定放射源为一均匀的球状物，由此推理出囊壁任意点的放射剂量：

$$R_P = \frac{Ank\overline{E}}{4\pi\rho\chi_{90}V} \int_v \frac{F(\xi)}{r^2}dV$$

但此方法计算较复杂，临床应用很少。

R_P：囊壁任意点（设为 P 点）的放射剂量

V：放射源容积

A：放射源活性强度（d.p.s）

n：放射源每次裂解发射的 β 粒子数

k：1.602×10^8（g.rad/MeV）

$\overline{E}$：β 粒子的平均能量（MeV）

ρ：放射源密度（mg/cm^3）

χ_{90}：距离的 90%（cm）

$F(\xi)$：标定的吸收剂量分布

r：放射源任意点到 P 点的距离

第三节　立体定向囊内间质内放射治疗颅咽管瘤的适应证和禁忌证

一、适 应 证

目前关于该疗法的适应证并无完全统一的意见。国外多数学者认为，该疗法长期随访的死亡率低，长期生存率及生存质量相对较高，而并发症较少，主张对囊性为主的颅咽管瘤患者完全可以采纳该疗法来替代开颅手术治疗。该疗法还是手术后复发或使用其他疗法（如次全切除加外放疗）不能奏效的患者可选择的疗法。笔者结合临床实际，认为颅咽管瘤接受立体定向囊内穿刺的适应证为：①各种位置的以囊性为主的颅咽管瘤，尤其是手术后复发者；②全身情况较差，无法接受全身麻醉手术或拒绝手术切除的以囊性为主的颅咽管瘤；③巨大囊性颅咽管瘤引起颅内高压危象的急救。

二、禁 忌 证

除实性肿瘤及实体为主的肿瘤外，该疗法无绝对禁忌证，但伴随严重的心肺、肝肾功能障碍及其他不宜进行手术的血液性疾病，头皮感染等疾病的患者为治疗的禁忌。年龄大小不是禁忌证。截至目前，笔者所在医院治疗的患者最小年龄仅为 11 个月，最大者 82 岁。因此，笔者认为颅咽管瘤接受立体定向囊内穿刺的禁忌证为：①实性颅咽管瘤无法将药物注入瘤内者；②出血性或感染性疾病者。

第四节　立体定向囊内间质内放射治疗技术

囊内间质内放射治疗囊性颅咽管瘤常用的两种方法：①通过立体定向引导或在开颅手术中于肿瘤囊腔内安置 Ommaya 囊，将球囊埋植于头皮下，然后定期穿刺该囊，抽取囊液并注射同位素；②经立体定向引导穿刺肿瘤囊腔，自穿刺针中抽出囊液，并经此针注入同位素，不留置 Ommaya 囊，注射完同位素即抽去穿刺针，需要时再行立体定向囊腔穿刺和同位素注射。

第一种方法可在肿瘤复发时不必再行立体定向手术，在门诊直接穿刺头皮下球囊即可达到治疗目的，比较省时和经济，且能减少患者痛苦。但长期埋植引流管易造成头部局部疼痛、异物感等不适，甚至可见引流管与周围脑组织粘连，可影响患者大脑功能，有导致偏瘫、癫痫、感染等并发症的危险；小儿头颅发育尚未定型，留置引流管还易引起脑组织的牵拉，可能导致脑组织损伤或出血。另外，常见引流管堵塞，需重新置管。如果遇到先前所置管因粘连等原因不能拔除时，将导致患者头颅中两管或多管并存，增加并发症。临床中笔者曾遇到数例患儿颅内有两套 Ommaya 囊，且均已堵塞无法使用，但因该囊与其周围脑组织紧密粘连又不敢贸然拔除，患儿脑组织严重受牵拉，遗留偏瘫、言语障碍等并发症，最后求助于立体定向引导的瘤囊直接穿刺加同位素治疗获得治愈。

第二种方法的缺点是没有为再次注射治疗肿瘤预留注射通道，若肿瘤复发，则需反复穿刺，易增加患者痛苦。但其穿刺针道口径较 Ommaya 囊引流管要小很多，即使重复穿刺，安全性也较好且操作简便，还省去了购买 Ommaya 囊引流管的费用，是一种既经济又简洁的疗法。目前在欧美多采用第二种方法，而日本较多地使用第一种方法。笔者主张应用第二种方法。

一、术前准备

由于颅咽管瘤生长部位特殊，为防止术后可能出现并发症，主张术前应有以下准备：患者接受治疗前 6h 禁食水。有癫痫表现者应继续使用抗癫痫药物，同时术前 1h 肌内注射苯巴比妥钠 0.1g，以尽可能减少手术诱发癫痫的可能，并常规建立输液通道，以备麻醉使用和急用。肾上腺皮质功能低下者，术前 3d 常规口服皮质醇，一般用地塞米松，成人使用剂量为 0.75mg/d，小儿减半，幼儿可用 1/4 的剂量。对伴有尿崩症、电解质紊乱倾向者，术前要纠正电解质紊乱并建立输液通道，以利于术中适当补液。对于不能配合者则采取仰卧位，基础麻醉加局部麻醉，必要时可以气管插管全身静脉麻醉。

二、手术技术要点

男性理发或局部理发，女性建议只理去术野局部 3 ～ 5cm 范围的头发，但术前 1d 要用市售洗发水洗头，术前 1 ～ 2h 用灭菌王洗发一次，然后在选择的拟穿刺术野区理去 3 ～ 5cm 范围的头发。

一般患者选择仰卧位，常规消毒头部皮肤，铺巾，在 1% ～ 2% 利多卡因局部头皮浸润麻醉下进行手术，仅少数有精神障碍或不能配合操作的儿童辅以静脉内短程麻醉。术中必要时由监护仪对生命体征实施监护，对下丘脑受累严重者特别重要。

首先安装定位框架，到 CT 或 MR 室进行（增强）扫描，然后把成像片或软盘传送到手术室计算机进行靶点定位，计算规划手术入路等。其次消毒头部，铺巾，以穿刺坐标为标准，调节立体定向仪弓架位置并固定于框架上。

一般选择患者发际内中线旁开 2.5cm 处作为常规穿刺点，并对预穿刺点进行利多卡因局部浸润麻醉，然后尖刀切开长 0.2 ～ 0.3cm 的小切口，放置直径为 3 ～ 4mm 的锥颅针锥开颅骨，去除锥颅针，换尖头穿刺针刺破硬脑膜后，更换圆头穿刺针穿刺进入脑内达囊壁外 1 ～ 2mm 处，更换尖头穿刺针刺入囊腔。刺破瘤囊壁时一般可明显感觉到突破感，但小体积肿瘤则突破感不明显，故以抽出酱油样或黄绿色稠厚油样液体为判断穿刺成功的标准较为可靠。

缓慢抽出囊液，在足以达到降低颅内压效果时，换以少许生理盐水进行反复冲洗，直至抽出来的液体清亮为止。靶点处穿刺时常遇囊壁向下塌凹而未穿破，这时可出现头痛、恶心、呕吐等不适症状，应休息片刻，调节其深度，微退后突然刺入 1 ～ 2mm，则进入囊腔，这时患者头痛一般会突然消失。用空针抽出囊液，囊液有如下特点：呈黄色或黄褐色，黏稠，也可呈酱油样咖啡色，其中部分囊液在灯光下可呈现出发亮的结晶，在液体内流动（胆固醇结晶）。

三、药物注入囊内的方法

国外主张当穿刺成功后，先抽出 1 ～ 2ml 囊液，后即注入所需剂量 ^{32}P，使其与囊液混合后对囊壁起杀伤作用。笔者认为这样充满压力的囊腔穿刺口会使囊液外漏，黏稠的囊液也难以与胶体 ^{32}P 混合；另外，所注入的同位素被大量囊液稀释后，其放射剂量大部分在囊液中，对穿透力只有 4 ～ 7mm 的 ^{32}P 在较大囊腔中全部杀伤瘤壁细胞是困难的，而且有一些病例在囊壁上附有一层 1.0 ～ 2.2mm 的蛋白、胆固醇结晶等物质，也会影响 ^{32}P 的穿透力。

笔者的方法是先把囊液尽可能排空除净，并用含凝血酶盐水反复冲洗囊腔，将附着在囊壁上的大量沉积物冲洗出来。同时，由于囊内容物排出，囊壁将逐渐缩小，这时囊壁部分就皱缩在一起，冲洗干净后，将计算好的 ^{32}P 同位素注入囊内。由于 ^{32}P 同位素系胶体状，可逐渐附着并黏附于囊壁上而起到充分杀伤囊壁瘤细胞及控制其分泌增生的目的。另外，由于囊壁萎缩，拔针后小孔缩回囊内，压力降低，^{32}P 同位素胶体又贴附囊壁，不易流动，也不会造成外溢机会。注药完毕，头部向各方向活动，使 ^{32}P 同位素在囊壁内流动且能均匀地附着粘贴在囊壁上，然后拔出注药针（图 14.1）。若遇个别囊壁较小，易漏出时，可从注药针管内塞入细长条海绵，然后边推入边拔针，使海绵条堵塞在穿刺孔处。若遇穿刺道有少量出血，也可采用此方法处理。注药完毕后，观察数分钟，若患者无不适反应则可拔除穿刺针，拆除立体定向框架，并用无菌敷料包扎固定穿刺孔，将患者送回病房，嘱其静卧 1 ～ 2d，无不适则可出院。

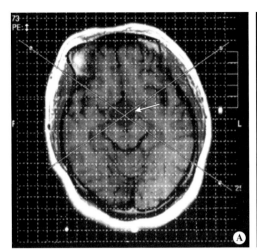 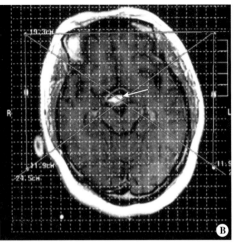

图 14.1 立体定向手术前后 MRI

A. 立体定向手术前 MRI 轴位扫描显示鞍上囊性颅咽管瘤（箭头所示）；B. 穿刺抽除囊液后显示肿瘤体积明显缩小，箭头显示高信号系注入的放射性同位素 ^{32}P 胶体

四、注 意 事 项

安装立体定向框架后，到 CT 室或 MRI 室行薄层扫描，必要时进行增强扫描，计算肿瘤囊体积、确定预穿刺的参考扫描层面及欲使用的同位素量。如果是从 CT 荧光屏或测量板上人工测定穿刺坐标，为防止出现错误，应强调由不同医师反复核对。1999 年起中国人民解放军总医院第六医学中心与北京航空航天大学合作开发了一套计算机辅助立体定向手术系统（computer-assisted planning for neurosurgery，CAPN），可通过扫描所得的头颅 CT 或 MRI 资料建立人脑三维图像，设计穿刺道，虚拟手术过程，可最大限度地保证手术时避开重要血管和解剖结构，实现了自动化靶点坐标测定，比以往手工操作更快捷、安全和稳定。

麻醉时注射手法很重要，注射手法正确，则局部麻醉效果好，安装固定架时患者痛苦小，与操作者配合好，耐受穿刺治疗的时间也长。笔者曾对仅 3.5 岁的儿童患者成功实施过局部麻醉下治疗，患儿耐受良好，没有任何不配合的躁动；而麻醉手法不正确时，局部麻醉效果差，儿童或精神症状严重的患者多不能配合手术，耐受时间短，可增加操作的难度，甚至有使立体定向仪框架脱落的危险。注射时要求入针处的表皮呈标准的橘皮样，然后再逐步进针到深部，最大深度要求到达颅骨骨膜。

穿刺针的选择是穿刺成功的关键，穿刺硬脑膜须用尖针，穿刺到囊壁时也务必使用尖针。尤其是遇到有钙化的坚硬囊壁且肿瘤囊微小时，如果使用圆针易使穿刺处塌陷，即使塌陷达到了预定的穿刺深度，也不能成功穿刺出肿瘤囊液，易使穿刺失败。

穿刺成功后，对于大于 50ml 的囊腔，采用先行囊腔外引流 2 ～ 3d，待囊液引流量减少至 10ml/d 以下，患者无明显颅内高压症状时，再循引流管冲洗囊腔、注射同位素、拔除外引流，必要时可重复治疗 1 ～ 2 次，则可达到分泌停止、囊壁皱缩的目的。

一般对于囊腔体积超过 30ml 者，仅使用计算所需剂量的 1/2 ～ 2/3，以防同位素过多导致肿瘤组织反应，引起周围脑组织的损害；对于小于 30ml 的囊腔，常设计囊壁照射量为 200 ～ 250Gy。如囊腔较大或同位素囊壁照射剂量低于 100Gy，其疗效不可能使囊液的分泌完全控制，则还有囊肿再形成的可能，应行第二次囊腔内放疗，方法同前。

注射同位素时采取上述描述方法可减少同位素渗漏的可能，同时注射后应迅速压迫穿刺道并加压包扎，以进一步防止同位素沿穿刺道溢出。返回监护病房后取半坐位或头高位也可能有利于防止同位素泄漏，但 ^{32}P 的 β 粒子发射距离仅为 7.9mm，半量衰变软组织深度（half-value depth in soft tissue）仅为 0.8mm，临床上未见因同位素泄漏导致的严重并发症。

医师进行同位素操作时要求戴双层硅胶手套，注射完成后迅速丢弃外层手套，所有放射性丢弃物均需妥善处置，以保护环境和自身安全。尽管 ^{32}P 半衰期短、组织穿透力和放射距离均较小，但其具有高度骨亲和性，一旦接触皮肤易被人体骨骼摄取而参与骨代谢，长期积存体内难以消除，易造成放射性损害。

五、术后治疗

手术结束后，送患者至监护室观察，监测生命体征，特别注意意识变化，禁食 12h 并补给液体，给予止血、抗炎、镇静治疗。有癫痫发作者，继续应用抗癫痫药物，注意电解质平衡；下丘脑受累明显者，常规应用地塞米松治疗，如无异常变化，24h 后转出监护室。在观察过程中出现任何改变都要行 CT 复查，防止术后血肿形成。一般住院 3 ～ 4d，无任何不适则可出院。由于放射性同位素 ^{32}P 的 5 个半衰期为 72d，在此期间放射性同位素继续发挥效应，故术后 3 个月时应进行复查，观察囊腔缩小情况。一般囊腔＜ 5ml 者一次囊内放疗后多可逐渐收缩，囊液分泌停止，最后形成一个小结节（图 14.2）。

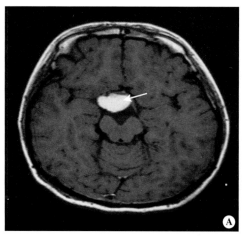
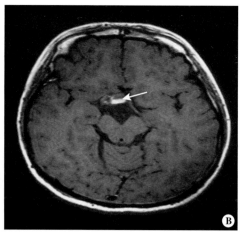

图 14.2　穿刺术前后 MRI

A. 术前鞍上囊性肿瘤，囊液呈高信号（箭头所示）；B. 穿刺术后显示肿瘤明显缩小，视路受压缓解（箭头所示）

第五节　颅咽管瘤囊内间质内放射治疗的临床疗效

一、放射性同位素钇 -90

Strauss 等于 1982 年报道了 18 例患者的治疗经验，肿瘤有效控制率为 55%。Julow 等报道了 20 例患者 25 个囊肿的 ^{90}Y 囊内治疗结果，中位随访 34 个月，肿瘤反应率几乎为 100%，23 个囊肿缩小，其余无变化。

Guevara 等于 1988 年报道了 14 例儿童和 3 例成人的 ^{90}Y 治疗经验，随访期为 6 ～ 40 个月，囊肿反应率为 70%，无任何患者出现内分泌变化。1 例患者出现了延迟的短暂视力下降，1 例死于肿瘤复发。

Backlund 等于 1989 年发表的长期临床研究中，17 例患者只接受 ^{90}Y 囊内放疗，10 ～ 23 年的随访结果显示存活率为 82%，仅有 3 例患者死于并发症。

van den Berge 等于 1992 年发表了 31 例颅咽管瘤患者的 35 个囊肿经囊内 ^{90}Y 注射治疗的研究结果。患者年龄为 4 ～ 64 岁，26 例患者为首次治疗，5 例患者是外科切除后或囊液抽吸间质内放疗后的复发患者。囊腔内表面的放射剂量是 200Gy，平均随访期为 41 个月，肿瘤反应率为 91%，其中囊性肿瘤完全消失或明显缩小者占 70.9%，病情稳定者占 19.3%，肿瘤增大者占 9.6%。随访期间有 3 例出现新囊肿形成并成功接受再次 ^{90}Y 间质内放疗，肿瘤的实性部分体积增大者为 6.5%。视力和视野障碍的改善率与稳定率分别为 42% 和 48%。65% 的患者达到独立生活状态。随访期内有 5 例（16.1%）患者死于肿瘤相关原因。

Blackburn 等于 1999 年报道了 6 例经 ^{90}Y 治疗的复发性囊性颅咽管瘤患者，其中 2 例患者曾接受针对实体肿瘤成分的外放疗或立体定向放射治疗。平均随访 3.5 年，4 例患者肿瘤稳定；另 2 例于 6 个月内死于实体肿瘤复发，其中 1 例在治疗后 1 个月发生了脑血管意外。所有患者的视力和内分泌功能障碍保持稳定。

二、放射性同位素磷 -32

Pollock 等于 1995 年报道的一组 30 例（32 个囊）患者中，年龄为 3 ～ 70 岁（平均 26 岁），13 例患者是首次接受治疗，囊壁的平均照射剂量是 267Gy；17 例是显微外科切除和（或）分次外放疗后复发者，囊壁接受内放疗平均剂量是 240Gy。平均随访期为 37 个月，87.5% 的囊性病变消失或囊腔缩小 50% 以上，3.1% 保持体积不变，9.4% 肿瘤体积有增大。肿瘤的缩小通常发生在治疗后 3 个月内，并在随后 2 年内持续缩小。在随访期内，20% 的患者出现新的囊腔，6.6% 的患者的肿瘤实体部分增大，33% 的患者因肿瘤再生长而接受进一步治疗（10% 源自治疗囊腔体积的生长，16.6% 源自新囊腔的形成，6.6% 源自肿瘤实性部分的生长）。手术中和围术期没有发生并发症。视力功能提高或维持稳定者占 63%；有 37% 的患者表现出延迟的视力减退（16.6% 源自新囊腔的形成，6.6% 源自肿瘤实性部分的生长，6.6% 源自治疗囊腔体积的生长，6.6% 可能为放射或囊腔皱缩导致的与视器牵拉有关的视神经萎缩）。术前垂体功能正常的患者中 37% 出现治疗后激素缺乏，18% 出现新的尿崩。随访期内 10% 的患者死亡（6.7% 死于肿瘤进展，3.3% 死于其他原因）。在囊肿的控制率、视力退变和内分泌功能的保留方面，内放疗在原发性治疗和辅助性治疗组之间没有显著的差别。

Schefter 等应用 ^{32}P 治疗了 7 例患者，其中 2 例与其他治疗方法（手术和手术 + 体外放疗）相结合，2 例为手术切除术后肿瘤复发，另外 3 例为手术结合分次外放疗后肿瘤复发。平均治疗剂量是 190Gy，平均随访 50 个月。影像学结果判定标准为肿瘤体积增加或减少小于 25% 定义为稳定，肿瘤体积减少大于 25% 为改善，无肿瘤残余为肿瘤消失。结果 2 例首选 ^{32}P 治疗者不再需要进一步的治疗，另外 5 例中有 4 例肿瘤复发。术前视力异常者中 23% 显示改善，38% 保持不变。未发现新的视力缺失。治疗前后内分泌功能正常率分别为 47% 和 13%。

Hasegawa 等于 2004 年报道了 16 年内 49 例囊性颅咽管瘤（54 个囊）的治疗经验。51% 的患者为首发治疗，45% 曾接受开颅手术切除，24% 曾接受分次外放疗，4% 曾接受囊肿穿刺抽吸，1 例曾接受博来霉素治疗。病变包括单囊、多囊和囊实混合性颅咽管瘤。囊壁接受的平均放射剂量为 224Gy，平均随访期为 49 个月。结果单囊或多囊肿瘤的有效控制率为 87%（包括消失、缩小或没有变化），混合实体和囊性肿瘤控制率是 88%。首发治疗组和辅助治疗组的视觉功能改善与稳定率分别为 48% 和 30% 及 47% 和 41%。首发治疗组和辅助治疗组的内分泌功能完好率分别为 48% 和 11%。5 年和 10 年的生存率分别是90% 和 80%。随访期内 13% 的患者出现新囊。

Zhao 等于 2010 年报道了 25 年间 20 例儿童颅咽管瘤的治疗经验。11 例患者是首次接受治疗，9 例患者为开颅肿瘤部分切除术后。中位囊肿体积为 28.7ml，囊壁照射剂量为400 ~ 500Gy。中位随访期为 47.7 个月（36 ~ 336 个月），90% 的患者囊肿缩小 50% 以上。90% 的患者视力改善。内分泌检查显示，ACTH 和 TSH 异常者减少，但 PRL 异常者增加。无手术相关死亡率和病残率。

Barriger 等于 2011 年报道了经 ^{32}P 内放射治疗的 22 例患者。19 例患者随访至少 6 个月（中位随访期内 62 个月）。平均年龄和中位年龄分别为 20 岁和 11 岁。89% 的患者有治疗史。中位囊肿体积为 9ml，中位照射剂量为 300Gy。视力稳定和改善率为 81%，垂体功能稳定率为 74%。初次治疗囊性肿瘤控制率为 67%，肿瘤完全控制率为 42%。9 例肿瘤体积增大，2 例有新生囊肿形成。4 例患者经再次囊液抽吸并脑室腹腔分流术治疗，5 例接受外放疗，3 例再次 ^{32}P 治疗。经补充治疗后肿瘤局部控制率达到 89%。1 年、3 年、5 年的无肿瘤生存率分别为 68%、49% 和 31%，经补充治疗后分别提高至 95%、95% 和 86%。

Maarouf 等于 2016 年报道了 17 例经 ^{32}P 治疗的儿童囊性颅咽管瘤患者。6 例患者为首发治疗，11 例为复发肿瘤。中位囊肿体积为 11.2ml，中位治疗剂量为 200Gy，中位随访期为 61.9 个月。结果显示，肿瘤局部控制率为 82%（14/17）。治疗后 1 年、3 年、5 年的无肿瘤生存率分别为 75%、63% 和 52%。无手术相关并发症和死亡发生。

三、长 期 疗 效

有关放射性同位素囊腔内疗法治疗颅咽管瘤的长期疗效已有数篇报道，但尚缺乏大宗病例的统计资料。迄今为止，文献资料记载的最长随访病例已达 16.4 年。1997 年 Voges 等报道了一组通过立体定向注入 β 射线源的放射性同位素（^{90}Y、^{32}P 和 ^{186}Re）治疗的 62 例患者的长期随访结果（共 78 个囊肿，^{186}Re 4 个囊肿、^{32}P 8 个囊肿 和 ^{90}Y 66 个囊肿），年龄为 4～71 岁（平均年龄为 17 岁）。其中 21 例为单囊性肿瘤，12 例为多囊性肿瘤，29 例为囊实混合性肿瘤。该研究包括了 19 例以往曾接受手术切除和 8 例曾接受分次外放疗者。囊壁内表面的累积放射剂量为 200Gy，10.2% 的患者因为囊腔渗漏而需要二次立体定向手术干预，但未发生相关不良后遗症，也没有相关的围术期死亡。54.8% 的患者接受了其他治疗，包括手术切除、脑脊液分流、分次放射治疗、立体定向放疗和反复的囊内放疗。平均随访时间为 11.9 年，其中 41 例随访时间超过 10 年。结果如下。

（1）临床症状的变化：治疗前有视功能受损者 38 人，治疗后 15 例改善，23 例无变化；治疗前有内分泌功能障碍者 33 人，治疗后均无症状加重；治疗前 5 例认知功能障碍者治疗后症状消失；4 例偏瘫者中 3 例治疗后症状明显改善。

（2）肿瘤对治疗的反应：35 个瘤囊完全消失，占 44.9%（^{90}Y 为 48.5%，^{32}P 为 37.5%，^{186}Re 为 0）；27 个囊性肿瘤体积缩小超过 25%，占 34.6%（^{90}Y 为 34.8%，^{32}P 为 50%，^{186}Re 为 0）；12 个囊性肿瘤体积增加或缩小不超过 25%，占 15.4%（^{90}Y 为 13.6%，^{32}P 为 12.5%，^{186}Re 为 50%）；4 个囊性肿瘤体积增加超过 25%，占 5.1%（^{90}Y 为 3%，^{32}P 为 0，^{186}Re 为 50%）。

（3）存活期：全组患者治疗后平均存活（9.0±0.9）年，5 年和 10 年的计算生存率分别为 55% 和 45%。20 例死亡者中，新发囊肿者 13 例，实体部分增大者 7 例。在所有仅接受囊内放疗者中，单纯囊性肿瘤平均存活时间为（14.0±0.1）年，死亡 1 例，死亡原因与肿瘤无关；多囊性肿瘤平均存活时间为（4.3±1.9）年，死亡 4 例，死因与肿瘤无关；囊实性肿瘤存活时间为（1.8±0.1）年，死亡 6 例，其中 2 例为非肿瘤死因。

（4）并发症：使用 γ 射线检测器在 9 例患者中发现同位素外泄，但无相关并发症发生。治疗后 6～12 个月，副作用均发生在 ^{90}Y 组，包括视力减退 4 例、垂体激素缺乏 3 例、动眼神经麻痹 1 例和新增尿崩症 3 例。该结果提示，颅咽管瘤囊内注射 β 射线源同位素具有很低的死亡率和并发症发生率，可作为单纯囊性颅咽管瘤和复发囊性颅咽管瘤的首选疗法。同时建议以 ^{32}P 代替组织穿透性更强、半衰期更短的 ^{90}Y。

2007 年 Julow 等报道一组经 ^{90}Y 治疗的 60 例手术后复发的颅咽管瘤患者（共 73 个囊肿）的长期疗效。在最长 30 年的随访期内，治疗后囊肿体积平均缩小 79%，47 个囊肿体积缩小超过 80%，其中 27 个囊肿治疗后 1 年内完全消失，20 个囊肿体积缩小 40%～80%，6 个囊肿缩小小于 40%。平均生存期为 9.4 年（0.7～30 年）。5 年、10 年、15 年、20 年、25 年和 30 年的实际生存率分别为 81%、61%、45%、18%、2% 和 0。笔者发现疗效与肿瘤病理类型有关，釉质型颅咽管瘤的肿瘤体积缩小率为 80.4%，而鳞状上皮型和囊实混合型的缩小率则分别为 72.4% 和 48.1%。晚期并发症与囊肿的解剖部位有关，鞍前型（视交叉前/鞍上）可导致神经眼科并发症（视交叉前/鞍上）和颈内动脉损伤（5.8%），而鞍后型（1.6%）则可偶尔引起下丘脑和（或）脑桥、中脑、丘脑部位的穿支动脉损伤（3.2%）。

现将文献中报道的病例数超过 10 例的各种放射性同位素囊内治疗囊性颅咽管瘤的疗效总结于表 14.3。

表 14.3 文献中报道的囊内放射性同位素疗法治疗颅咽管瘤的临床研究

作者（年份）	同位素	照射剂量（Gy）	患者数（儿童 %）	平均年龄（范围，年）	随访（范围，月）	完全缓解（CR）	部分缓解（PR）	囊无进展率
Strauss（1982）	^{90}Y		18		12			55%
Netzeband（1984）	^{90}Y、^{186}Rh		33		41			90%
								^{90}Y 为 0
								^{186}Rh 为 100%
Szikla（1984）	^{186}Rh		13		无记录			100%
Musolino（1985）	^{198}Au、^{90}Y、^{186}Rh		16		36			87%
Sturm（1988）	^{32}P、^{90}Y、^{186}Rh		57		无记录			85%
Backlund（1989）	^{90}Y		25		120 ~ 276			75%
Van den Berge（1992）	^{90}Y	200	31	（4 ~ 64）	41		0.71	91%
Pollock（1995）	^{32}P	267	30（33）	35（3 ~ 70）	37（7 ~ 116）	0.10	0.83	88%
Voges（1997）	^{90}Y、^{32}P、^{186}Rh	200	62（52）	17（4 ~ 71）	142（18 ~ 197）	0.45	0.35	^{90}Y 为 55%
								^{32}P 为 87%
								^{186}Rh 为 0
Hasegawa（2004）	^{32}P	224	49（31）	29（3 ~ 74）	49	0.17	0.59	76%
Julow（2007）	^{90}Y	300	60（27）	27.7（2.9 ~ 67.5）	360	0.37	0.63	无记录
Shahzadi（2008）	^{32}P	200	22（无记录）	14（6 ~ 35）	10.5（3 ~ 120）	0.27	0.45	无记录
Derrey（2008）	^{186}Re		42（26）	38.7（5 ~ 85）	43（8 ~ 148）	0.44	0.44	
Zhao（2010）	^{32}P	400 ~ 500	20		47.7（36 ~ 336）	—	90%	
Barriger（2011）	^{32}P	300	19（无记录）	20（3 ~ 54）	62（8 ~ 136）	0.05	0.26	1 年为 95%
								3 年为 95%
								5 年为 86%
Maarouf（2016）	^{32}P	200	17		61.9		82%	1 年为 75%
								3 年为 63%
								5 年为 52%

经过病理切片检查 2 周前接受 ^{32}P 囊内照射的颅咽管瘤囊壁标本，发现经照射后，大量肿瘤细胞坏死、萎缩、退变，只有少量存活细胞，周围未见有出血、水肿、胶质细胞或炎性细胞的增生现象，说明颅咽管瘤对囊内放疗很敏感。

（一）囊内放疗后的视觉功能

囊液抽吸后大部分患者的视神经受压迫可以得到充分减压，除视神经、视交叉已受到不可逆性损伤外，术后患者视觉功能的恢复迅速而明显。在进行颅咽管瘤患者的结果分析时，除治疗方法外，还须考虑肿瘤压迫因素，包括治疗前患者的视力是正常还是有不同程度的障碍，肿瘤是否为治疗后复发，有些患者尽管囊性部分缩小，但因实体肿瘤增大而引起视力障碍加重。在儿童患者中还应考虑眼科检查的年龄相关性可信度。远期随访中患者视觉功能的损害可能因肿瘤复发或新生肿瘤形成，也可能与神觉器官的放射性副损伤有关。

Backlund 等报道过 1 例经 ^{90}Y 治疗 9 个月后出现延迟性视觉恶化导致失明的患者。van den Berge 等报道经 ^{90}Y 治疗后视力改善者占 29%、13% 保持稳定和 58% 恶化；视野和视觉改善率占 28%、保持稳定者占 20%，而恶化者占 52%。1995 年，Pollock 报道在 ^{32}P 首发治疗组和辅助治疗组的视力与视野检查中稳定或改善者分别占 69% 和 59%。Voges 等报道的 38 例治疗前有视觉缺失的患者中，治疗后视功能改善率为 60%，保持稳定者占 39%。

Hasegawa 等报道在 ^{32}P 治疗前首发治疗组和辅助治疗组的视力与视野正常者分别为 70% 和 36%，45% 和 36%。治疗后，首次治疗者中有 48% 的患者视力恢复正常，52% 视野改善；术后复发肿瘤组中有 47% 的患者视力改善，41% 视野增大。但有 3 例患者尽管肿瘤缩小，却出现视力恶化，笔者将这种不良的结果归因于囊内 ^{32}P 治疗的副作用。

（二）囊内放疗后的内分泌功能

儿童颅咽管瘤患者中由肿瘤压迫而出现下丘脑 - 垂体轴功能紊乱者占 80% ～ 90%，GH 缺乏者约占 75%，LH/FSH 异常者约占 40%，其余较轻的垂体前叶激素功能紊乱者约为 25%。相比之下，垂体后叶功能紊乱者仅占 17%。

多组研究证实几乎所有接受手术全切除肿瘤或部分切除并辅助分次放疗的颅咽管瘤患者均出现全垂体功能低下。这种激素不足不仅会引起特征性的身体发育迟缓和向心性肥胖，而且会因为出现急性肾上腺功能不全和尿崩症引起的脱水而威胁生命。

van den Berge 等报道，治疗前垂体功能正常者，在肿瘤内间质内放疗后其功能状态保持不变；治疗前激素功能低下者，治疗后有 30% 出现内分泌状态的恶化。Pollock 等报道，在首次接受 ^{32}P 治疗的患者中，78% 的患者治疗后激素功能保持完好，12 例患者中有 1 例出现尿崩症。在辅助治疗组中，4 例患者中有 3 例内分泌功能维持正常，5 例患者中有 2 例囊内照射治疗后出现新发尿崩症。

Voges 等报道囊内放疗后有 3 例新发尿崩症患者（4%），其中 1 例出现全垂体功能低下。但在本研究中没有详细交代这些患者是首次治疗还是再次治疗，也没有提到这些不良反应是否与所选择的放射性同位素的种类（^{90}Y、^{32}P 和 ^{198}Au）有关。Blackburn 等报道 6 例复发肿瘤患者，治疗前均存在腺垂体功能丧失，治疗后没有任何改善或改变。

Hasegawa 等报道在首次接受放射性同位素囊腔内放疗组和再次接受治疗组中，治疗前后垂体功能正常率分别为 52% ～ 48% 和 14% ～ 11%。在已经出现内分泌功能紊乱的患者中，治疗前后两组全垂体功能低下的发生率分别由 13% 增加至 35% 和由 59% 增加至 72%。首次治疗组的尿崩症发生率也由 17% 增加至 30%。

（三）囊内放疗后的认知功能

追求全切除而不考虑患者生存能力和远期生存质量的年代开始逐渐消失。近年来越来越多的学者强调患者生存率和生存时间的同时，更加重视患者的生存质量和社会交往能力。

Backlund 等指出，对患者的独立生存能力、并发症、工作能力和婚姻状况等进行多维分析至关重要。Fisher 等对接受颅咽管瘤全部切除和经部分切除后辅助分次外放疗的患者进行了对比分析，发现后者具有更高的认知功能和智力水平。Pollock 等发现 70% 接受首次治疗的成人颅咽管瘤患者的功能结果保持稳定，而在儿童，这种功能保留率只有 50%。Pollock 等报道经瘤腔内放射治疗的 4 例复发颅咽管瘤患者中有 3 例生存质量良好。

综上所述，虽然临床研究报道数量有限，也缺乏随机对照研究，但目前的研究结果仍显示出囊内放射治疗囊性颅咽管瘤的良好前景。囊内放疗不仅可以有效地控制肿瘤生长，而且具有很低的手术死亡率和严重并发症发生率。对于囊性为主的肿瘤，特别是单纯单囊性颅咽管瘤，尤其是手术后复发者，该治疗措施具有巨大吸引力，甚至有学者主张首先选择使用同位素囊内放疗，而没必要进行开颅手术。但是还需要更多病例的长期结果观察，特别是与其他治疗方法（如手术全切除、手术部分切除辅助外放疗等）的随机对照研究，尤其是对患者的生存质量（视力、内分泌和认知能力）的影响方面仍需要进一步研究。

第六节　颅咽管瘤囊内间质内放射治疗的并发症与预防

立体定向手术囊肿穿刺常见的并发症包括术后出现头痛、呕吐、蛛网膜下腔出血和颅内血肿、颅内积气、感染等；囊内间质内放疗常见的并发症则包括发热，局部神经受损症状，水、电解质紊乱，内分泌功能紊乱等。

Pollock 等于 1995 年报道的 30 例患者中，有 3 例出现行为学异常和视力下降，3 例新发尿崩症。Voges 等于 1997 年治疗的 62 例患者中，出现了 3 例黑矇、1 例视野缺失、3 例内分泌障碍，并有 1 例治疗 9 个月后死亡。Hasegawa 等于 2004 年报道的并发症有视力和内分泌功能下降。

Szeifert 等于 2007 年报道的 60 例患者中，3 例出现视力下降（2 例疑为放射性损伤、1 例疑为实体肿瘤的压迫）、5 例暂时性动眼神经瘫痪（1 例发生于穿刺时动眼神经直接损伤、4 例发生于随访期由神经萎缩引起）、1 例于治疗 6 周后死于脑室脑膜感染、2 例下丘脑、丘脑血管损伤。Derrey 等于 2008 年报道的 42 例患者中，出现 2 例细菌性脑膜炎、2 例化学性脑膜炎、1 例颅内压增高、2 例中枢性高热、3 例视力或视野下降和 1 例记忆力下降。

2011 年 Barriger 报道的 19 例患者中，6 例垂体功能缺失加重、1 例新生视野缺失。Hasegawa 等报道术后 23% 的患者出现视力延迟性减退（15% 是因为肿瘤进展，8% 是因为放射因素），29% 的患者出现新的垂体功能下降。Julow 等报道晚期并发症与囊肿的解剖部位有关，鞍前型（视交叉前 / 鞍上）可导致神经眼科并发症（视交叉前 / 鞍上）和颈内动脉损伤（5.8%），而鞍后型（1.6%）则可偶尔引起下丘脑和（或）脑桥中脑丘脑部位的穿支动脉损伤（3.2%）。

如患者术中出现头痛、眼眶后剧痛、眼冒金星、视物模糊，则多为穿刺时牵拉了硬脑膜或视器所致，或由肿瘤囊壁较厚，穿刺时形成推挤引起，如症状明显则应暂时停止操作，让患者休息一会儿后换细尖针小心、缓慢地操作，多可顺利完成治疗。

颅内积气也是会出现的并发症。术后复查颅脑 CT 或 MR 可见积气，这是由于在囊肿穿刺囊液抽吸过程中，当高压囊液突然被抽出减压或更换注射器或穿刺针，气体可瞬间进入。注射药物前再回抽一下则可避免积气发生。在患者仰卧位接受检查时常可见侧脑室额角有低密度或低信号影。有时气影还可显示在硬脑膜下接近颅骨穿刺道附近，多随钻孔送入穿刺针时进入。该并发症的特点是患者多无明显与积气相关的症状表现，无须特殊处理，1 ～ 2 周积气可自行吸收。对于积气引起的神经症状如头痛，可对症治疗并调整体位以利积气吸收消失。

颅内出血是最严重的并发症之一。据国内外不同学者的大宗病例报道，立体定向活检术的颅内出血发生率为 1% ～ 5%。而有报道在 300 例立体定向囊内放疗患者中仅发现 1 例瘤囊内出血。立体定向治疗导致的颅内血肿多为局部小血肿。如血肿 < 5ml，多无须特殊处理，可自动吸收。

实际操作中也可以在注射完同位素后暂时不撤除穿刺针，而将一裁成条状的止血海绵送入针内，用针芯推入囊腔穿刺口，此方法对于小的血肿往往有效。但如果血肿较大，或有破入脑室内者则需及时行脑室穿刺外引流或开颅血肿清除术。经过及时处理，患者多可以恢复健康。

中国人民解放军总医院第六医学中心 1997 ～ 2017 年共行立体定向穿刺囊性颅咽管瘤 630 例，合计 953 例次，发生出血量 5ml 以下血肿 12 例，均经临床观察后自行吸收；出血量在 20 ～ 30ml 的囊外血肿 2 例，经立体定向血肿置管治愈。迄今未遇见术中急性大出血而引起严重并发症或死亡者。

发热多为中等体温升高，持续 8h 至 5d 不等，对症处理有效，均可自然消退。笔者所在医院治疗的 697 例囊性颅咽管瘤患者，15% 有术后 1 ～ 2 次的发热（37 ～ 38.5℃），1 周内自行消退。仅有极少数为中等稽留热及罕见高热不退，最长 2 周左右可消退而治愈，考虑其原因是放疗反应侵扰肿瘤周围脑组织，特别是由下丘脑引起，而非同位素泄漏。因为同位素为胶体，注入后很快附着在囊内壁上，只有当囊腔过小或囊腔内压力过大时才有漏出可能。

内分泌紊乱系囊内间质内放疗导致激素分泌异常所致。常见的有甲状腺功能、性腺功能、全垂体功能低下及催乳素升高，ADH 和生长激素分泌不足等，多数在治疗前已存在。内放疗导致水、电解质紊乱的病例并不多见，可有两种：一种为高钠血症；另一种为低钠血症。高钠血症常为突入脑室的巨大囊肿内放疗减压过快，或牵拉引起下丘脑循环受累致

ACTH/ADH一过性分泌失调引起。而低钠血症常又有两种形式，一种为抗利尿激素（ADH）分泌不当综合征（SIADH）；另一种为脑性耗盐综合征（CSWS）。总之，发现低血钠需紧急救治，并按不同原理分别进行处理。例如，SIADH的治疗主要是限水、补充激素，而CSWS则需补充ADH。

局部神经损伤包括视神经损伤、动眼神经损伤、滑车神经损伤或展神经损伤。术后加重的原因可能是张力很高的囊肿抽出液体后对周围组织造成牵拉。其中以视神经损伤已接近失明或受压时日过久，只有眼前光感或指数时，导致视力视野进一步受累最常见，且一旦受累较难恢复。笔者所在医院详细检查了20例术后视功能改变的患者，随访2～3年，症状无改善者14例，加重者1例，失明者2例，好转者3例。但动眼神经、滑车神经和展神经损伤有恢复机会，在术后出现眼球活动受限的10例患者中，经2年临床随访观察，结果5例眼球活动完全恢复，2例部分恢复，3例稳定，无进一步加重。立体定向手术引起的各种感染均极少见，抗生素治疗可治愈。

同位素泄漏到周围组织是早期实施该疗法最受重视的问题。虽然纯β射线同位素的组织穿透距离短，但由于病变十分靠近视觉通路，因此应当小心避免。有报道称，对72例接受立体定向囊内放疗的患者的头部进行全程盖革计数器检查，发现8例有同位素泄漏于囊外。其他研究检测同位素泄漏比例更高（10.5%～22%）。笔者曾连续进行了放射性同位素γ成像检查，均未发现外漏者。同位素渗漏的风险可以通过一些措施来消除，如合适的技术措施（体位、穿刺路径）、正确的囊腔体积计算和细囊腔穿刺针等。

第七节　中国人民解放军总医院第六医学中心的治疗经验

中国人民解放军总医院第六医学中心自1987年10月开始进行立体定向放射性同位素囊内置入治疗囊性颅咽管瘤的临床研究，至2016年12月共治疗患者1000余例。1999年曾统计一组300例颅咽管瘤接受囊腔内放疗的治疗情况：300例患者共完成385次瘤囊内放疗，采用^{32}P 240例（310次）、^{90}Y 60例（75次），大部分体积< 3.5ml的囊性肿瘤经一次瘤内照射后即可控制其生长，囊液分泌停止，达到临床治愈。25例巨大颅咽管瘤囊腔容积在100ml以上，35例多囊腔性（2～3个分隔囊腔），最大囊肿35～40ml，最小5～7ml，分别给予囊内放射性^{32}P或^{90}Y内照射。有15例囊腔内含有部分实体或实体内含有大囊，均进行了^{90}Y囊内照射，绝大多数在抽出囊液后很快就出现症状改善，以视力改善为显著，25例术前光感或眼前指动患者经治疗后全部恢复了很好的视力。

术后不良反应包括1周内有轻微发热，体温达37.0～38.5℃，手术当日有恶心、呕吐和一过性头痛加重，均未发现任何严重并发症或不良反应。近期并发症：术后1周左右5例出现穿刺侧动眼神经不全麻痹，均为巨大颅咽管瘤患者，估计为非同位素损害，而系囊液排空、囊壁塌陷引起动眼神经受牵拉所致，未做特殊处理，均在1个月后逐渐恢复。5例术后逐渐显示下丘脑和垂体功能低下表现，均系55岁以上老年人，经使用激素治疗，逐渐恢复正常，无严重并发症，无死亡病例。

250 例术后连续随访 1 ～ 10 年（平均 5 年），结果显示，180 例（72%）肿瘤消失或只残留一小片斑块，临床症状消失，除 4 例术前已双眼失明者外均恢复了正常工作或学习，至今未见复发。30 例（12%）瘤腔显著缩小或仅于原肿瘤区域残留斑片状钙化或团块小结，内有数毫米大小低密度区，临床症状消失，但 4 例发育矮小者仍呈现身体发育缓慢，未能达一般水平。3 例术前已双眼失明者视力未能恢复，但身体发育正常，恢复了部分工作或学习。20 例（8%）肿瘤缩小 50% ～ 70%，周围钙斑明显未能消失，但临床症状稳定，无恶化，视力低下及下丘脑损害症状改善不明显。16 例（6.4%）为多实体少囊变病例，治疗后 2 ～ 3 年，肿瘤增大，全部呈实性，其中 5 例在随访 3 年期间做了手术切除，有 3 例接受了外放疗，4 例接受了伽马刀治疗。4 例（1.6%）在随访期死亡，2 例死于肿瘤引起的下丘脑症状恶化，2 例未询问到真正的死因。

1998 年 1 月至 2010 年 12 月，笔者所在医院共完成 125 例囊性颅咽管瘤的立体定向放射性同位素 ^{32}P 囊内放射治疗，其中随访超过 5 年者 90 例，现将这 90 例患者的长期疗效详细介绍如下。

该组患者的入选条件是：①临床资料完整。②肿瘤以囊性成分为主（可为单囊或多囊），囊肿体积为 1 ～ 60ml。囊实混合性或囊肿体积＞ 60ml 者将在相关章节中描述。③术后随访期超过 60 个月。患者的临床特征详见表 14.4。

表 14.4 90 例囊性颅咽管瘤患者的临床特征

特征	病例数
性别	
男性	51（56.67%）
女性	39（43.33%）
年龄（岁）	
36.6（5 ～ 66）［平均（范围）］	
＜ 14	24
15 ～ 30	18
31 ～ 50	31
＞ 50	17
病史（月）	
23.3 个月（4 个月至 5 年）［平均（范围）］	
以往手术和其他治疗史	
手术切除	55
1 次手术	40
2 次手术	11
3 次手术	4
立体定向放射治疗	6
脑室腹腔分流术	17
分次外放疗	8
	（累积剂量为 38 ～ 60Gy，平均为 53 Gy）

肿瘤部位：鞍内 5 例，鞍上 41 例，鞍旁 15 例，第三脑室 12 例，鞍区扩展至额叶 6 例，扩展至颞叶 7 例，扩展至颅后窝 4 例。CT 表现（82 例）：蛋壳样钙化 26 例，囊液高密度 12 例，等密度 10 例，低密度 55 例，混合密度 5 例。MRI 表现（90 例）：囊液呈短 T_1、长 T_2 者 25 例，长 T_1、长 T_2 者 59 例，混合信号 6 例。囊肿数量：单囊 65 例，双囊 15 例，3 个、4 个囊肿者分别为 6 例和 4 例，总计 129 个囊。肿瘤累及下丘脑（乳头体以后）者 36 例。囊肿体积为 1 ～ 55ml（平均为 21.4ml）。计算囊壁接受的累积放射剂量为 250Gy。

结果：患者住院时间为 6 ～ 10 天（平均为 8.2 天），术后住院时间为 3 ～ 7 天（平均为 4.3 天）。无严重手术相关并发症发生。随访 60 ～ 192 个月，平均 121 个月。随访期内有 3 例患者因新生实体肿瘤而行伽马刀治疗（中心剂量为 22.0 ～ 38Gy，周边剂量为 9 ～ 18Gy，等剂量曲线为 40% ～ 55%）；10 例患者因囊肿复发或新生囊肿而行第二次或第三次间质内放疗；3 例行脑室腹腔分流术及 1 例行内镜下第三脑室造瘘术。4 例患者肿瘤进展，分别发生于治疗后 4 年、5 年、7 年、15 年，3 例在其他医院进行了肿瘤切除术，2 例辅助常规分次外放疗（治疗剂量为 45Gy 和 55Gy）。临床症状的改善情况见表 14.5。影像学结果见表 14.6。本组平均生存时间为（173.8±4.5）个月（95%CI：164.9 ～ 182.7）。5 年、10 年、15 年的生存率分别为 96.7%、90.0% 和 85.5%，生存曲线见图 14.3。远期并发症有视野障碍加重 4 例，动眼神经瘫痪 2 例，颈内动脉梗死 1 例，并发症发生率 7.78%。随访期内共有 13 例患者死亡，死亡时间与死亡原因见表 14.7。

表 14.5　90 例囊性颅咽管瘤患者的临床表现和随访结果

临床表现	治疗前（例）	治疗后 6 个月（例）				末次随访（例）			
		完全恢复	改善	无变化	加重	完全恢复	改善	无变化	加重
失明	5	0	2	3	0	0	2	3	0
光感	8	0	4	4	1	0	5	2	1
视力下降	63	19	35	7	2	23	24	12	4
视野缺损	65	25	29	9	2	29	26	7	3
视神经萎缩	56	7	16	30	3	11	21	20	4
尿崩症	41	6	8	27	0	10	18	13	0
身体发育迟缓	22	0	10	12	0	8	9	5	0
性功能障碍	34	0	12	22	0	11	12	7	4，新增 6
肥胖	21	0	4	17	0	6	12	2	1，新增 12
精神/认知障碍	15	13	2	0	0	15	0	0	0
颅内压增高	23	18	5	0	0	22	1	0	0
运动功能障碍	8	4	2	2	0	6	2	0	0
电解质紊乱	23	15	5	3	0	20	3	0	0
垂体功能低下	45	2	8	35	0	5	6	31	3，新增 11

表 14.6　90 例颅咽管瘤患者 129 个囊肿的影像学随访结果（随访 60 ～ 192 个月，平均 121 个月）

囊肿反应	囊肿数量（百分比）	单囊数量	多囊数量
完全反应	56（43.41%）	38	18
部分反应	47（36.43%）	19	28
稳定	5（3.88%）	2	3
无反应	21（16.28%）	6	15
总计	129（100%）	65	64

注：完全反应，肿瘤体积缩小≥90%；部分反应，肿瘤体积缩小＞50%且＜90%；稳定，肿瘤体积无变化或缩小≤50%；无反应，肿瘤体积增大。

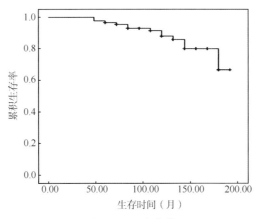

图 14.3　生存曲线

表 14.7　随访期内 13 例患者的死亡原因和死亡时间

死亡原因	患者例数	内放疗后死亡时间（年）
反复蛛网膜下腔出血	1	10
基底动脉瘤破裂	1	11
颈内动脉闭塞后并发症状	1	12
肿瘤进展	4	4、5、7 和 15
肿瘤无关原因	4	4、6、10 和 12
不明原因	2	7 和 9

　　颅咽管瘤的治疗目的是有效地控制肿瘤的生长，同时应达到对视力、内分泌和认知功能有效保护。综合近 30 年的相关文献并结合临床经验，可以得出以下结论：立体定向囊液抽吸后 ^{32}P 间质内放疗对治疗囊性颅咽管瘤是安全有效的，可以改善患者的生存质量，延长生存期及提高生存率。

第八节　典型病例介绍

　　颅咽管瘤是最常见的压迫损伤下丘脑和视交叉的脑外肿瘤，常引起尿崩症及精神和情绪障碍，有时还出现中枢性发热和肥胖性生殖无能性营养不良症，当肿瘤引起第三脑室梗阻时则导致侧脑室梗阻性脑积水，可出现丘脑和基底节受损的症状，视交叉和视束受压引起视野缺损。

　　必须注意的是，由于肿瘤生长缓慢，造成这些解剖结构的受压移位是逐渐形成的，因此这些结构对受压移位有很大程度的耐受性，在一定时间内不出现明显的功能障碍。只有当这些移位和受压超出其耐受极限或这些结构的血液循环受到影响时才会出现临床症状。由于耐受性和血供循环受损的程度不同，临床症状可有一定程度的变化和出现程度的差异。为了说明颅咽管瘤不同的生长方向、不同大小引起临床症状的多样性及经 CT 或 MRI 引导立体定向囊内穿刺治疗的疗效，下面列举几个典型病例。

　　病例 1：患者，女性，18 岁，学生。因"头痛、视力下降近 2 年，间断性恶心、呕吐 3 个月"于 1998 年 2 月入院治疗。视野检查显示双颞侧偏盲，CT 脑扫描检查发现鞍上肿瘤，囊性与实体并存。诊断为颅咽管瘤，接受了肿瘤切除手术。术后视力逐渐好转，头痛消失。但半年后又出现多饮、多尿现象，随后双眼视力呈进行性下降，检查双颞侧完全性偏盲，脑 CT 扫描示囊性肿瘤复发。于 1998 年 12 月 12 日行立体定向穿刺及囊内 ^{32}P 肿瘤间质内放疗，术中囊内穿刺抽出深黄色液体 8ml，含凝血酶的盐水冲洗囊腔后注入胶体磷酸铬溶液 0.5mCi，囊腔穿刺口部用明胶海绵条填塞。术后无发热，视力很快改善，尿量逐日减少，1 周后康复出院。临床及影像学随访 4 年。CT 显示仅在鞍上遗留小片状钙化斑块。此例主要是术后复发囊性肿瘤引起下丘脑及视交叉受压，神经垂体间传导障碍。经抽出囊液并注入 ^{32}P，达到解除压迫，促使囊壁萎缩、瘤细胞死亡而达到杀灭肿瘤目的（图 14.4）。

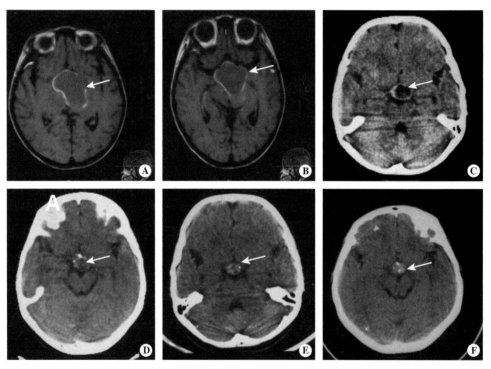

图 14.4　穿刺术前后检查结果

MRI 扫描显示鞍上囊性肿瘤（A、B），穿刺术后 CT 扫描显示肿瘤体积明显（C），术后 1 年、2 年、4 年 CT 复查显示仅在鞍上残留小片状钙化斑块（D～F）

　　病例 2：患者，男性，24 岁。因"左眼视力进行性下降 2 个月"入院。检查右眼视力 1.0，左眼视力 0.06。CT 检查显示鞍上囊性病变，诊断为颅咽管瘤。于 1995 年 9 月 29 日行 CT

引导下立体定向囊性肿瘤穿刺及囊腔内 ^{32}P 内放疗。术中抽出褐色囊液 7ml。冲洗后注入 ^{32}P 0.7mCi。术后经过良好，左侧视力恢复到 0.3。1996 年 1 月 3 日再次 CT 复查发现囊肿缩小，但未完全闭合，故于 1 月 9 日行第 2 次立体定向囊内放疗手术，术中抽出黄色囊液 3.5ml，注入 ^{32}P 0.8mCi。术后视力逐渐恢复正常，头痛消失，可正常工作。每年复查 1 次，未见肿瘤复发（图 14.5）。本例囊性肿瘤主要累及视交叉，引发的症状以视力障碍为主。通过抽液及囊腔内照射治疗达到治愈的目的，目前患者仍在随访观察中。

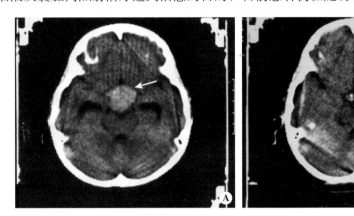

图 14.5　手术前后 CT 检查结果

A.CT 扫描显示鞍上高密度囊性颅咽管瘤；B.CT 引导下立体定向囊性肿瘤穿刺及囊腔内 ^{32}P 内放疗后 2 年 CT 复查显示肿瘤明显缩小

病例 3：患者，女性，21 岁。因"头痛伴视力下降 1 年"入院，伴有多饮、多尿及停经。曾接受颅咽管瘤切除手术。查体显示左侧视力 0.05，右侧视力 0.7，双颞侧偏盲，尿量 4500ml/24h，尿比重正常。CT、MRI 检查示鞍上囊性病变，确定为颅咽管瘤复发，于 1998 年 12 月 22 日行立体定向囊肿穿刺内放疗，抽出黄色囊液 10ml 后注入 ^{32}P 0.8mCi。术后视力迅速改善而出院。术后随访 5 年显示临床症状消失，双眼视力正常，月经恢复，可正常工作。影像学检查显示肿瘤基本消失（图 14.6）。

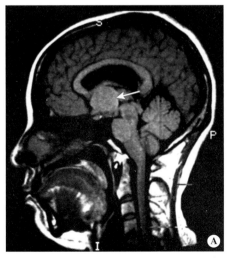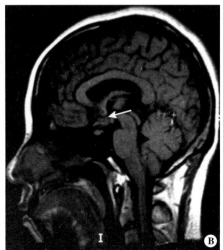

图 14.6　术后影像学检查

A. 术后复发鞍上囊性颅咽管瘤；B. 术后 5 年随访显示肿瘤基本消失

病例 4：患者，男性，18 岁。头痛及双眼视物不清进行性加重 1 个月，鞍上囊性占位病变，于局部麻醉下行立体定向囊液抽吸及肿瘤内 ^{32}P 间质内放疗，术后恢复顺利，原有头痛基本消失，视力好转，术后至今无复发（图 14.7）。

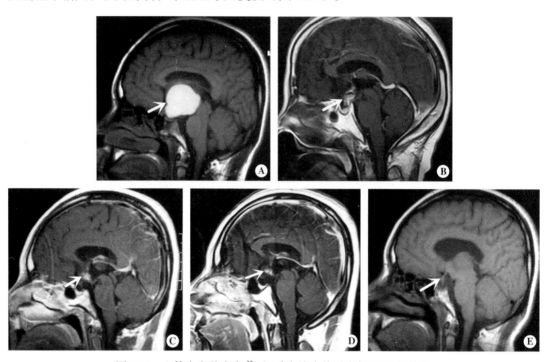

图 14.7　立体定向肿瘤内 ^{32}P 间质内放疗前后头部 MRI 矢状位

A. 术前显示鞍上囊性颅咽管瘤（箭头所示）；B. 术后 6 个月肿瘤明显缩小（箭头所示）；C ～ E. 术后 2 年、5 年、14 年显示肿瘤逐渐缩小至基本消失（箭头所示）

病例 5：患者，男性，12 岁。因头痛、双眼视物不清及多饮、多尿行头部影像学检查发现鞍区囊实混合性占位病变，病变体积巨大且侵及下丘脑和第三脑室。于全身麻醉下行肿瘤切除术，术后恢复顺利，原有头痛消失，视力好转，多饮、多尿加重。术后 6 个月影像学复查显示肿瘤复发。于局部麻醉下行立体定向肿瘤内 ^{32}P 间质内放疗。术后 6 个月复查显示肿瘤体积缩小，以后长期随访复查显示肿瘤逐渐缩小并基本消失（图 14.8）。

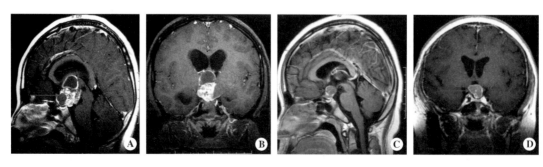

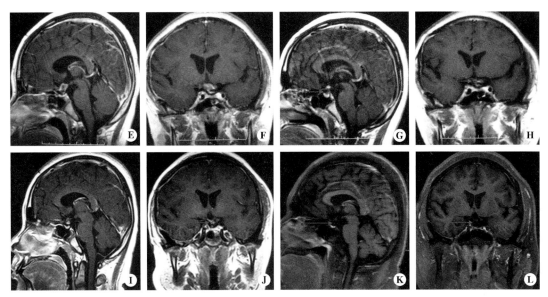

图 14.8　术后复发颅咽管瘤立体定向囊内间质放射治疗前后头部 MRI 矢状位与冠状位

A、B. 鞍区颅咽管瘤开颅手术前 MRI；C，D. 术后 6 个月肿瘤复发，行立体定向囊内 ³²P 放射治疗；E、F. 治疗 6 个月后肿瘤明显缩小；G、H～K、L 分别为囊内放射治疗后 21 个月、30 个月和 114 个月复查，显示远期肿瘤控制良好，无复发征象

（江荣才　蔡林波　勾俊龙　刘宗惠　于　新）

参 考 文 献

白茫茫，吴生贵，张国来，等，2007. 无框架立体定向技术微侵袭治疗丘脑出血. 延安大学学报（医学科学版），（4）：25，27.

白茫茫，周志武，田增民，等，2010. 无框架立体定向颅内病变活检. 延安大学学报（医学科学版），8（2）：28-29.

常洪波，高铭，赵思源，等，2014. ³²P 胶体囊内放疗治疗颅咽管瘤药物分布的研究. 中国微侵袭神经外科杂志，19（7）：289-291.

刘海波，窦长武，2008. 微侵袭立体定向手术计划系统在神经外科的应用. 内蒙古医学杂志，（1）：76-79.

刘静，2006. 核素 ³²P 临床应用中的放射防护措施及其实验依据. 中国血液流变学杂志，（4）：705-706.

刘宗惠，2003. 脑立体定向技术临床应用新进展. 中华神经外科疾病研究杂志，（1）：1-3.

刘宗惠，李士月，于新，等，1999. CT 引导立体定向颅咽管瘤瘤内置入放射性核素治疗的研究. 中华神经外科杂志，（2）：72-75.

孙楠，1998. 垂体瘤与颅咽管瘤的影像学鉴别诊断. 中国医学影像技术，（11）：72-75.

吴声伶，易声禹，袁顺书，等，1989. 脑立体定向手术治疗震颤麻痹（159 例总结）. 中华神经外科杂志，（2）：30-32，81.

于新，田增民，徐永革，等，2007. 脑脓肿立体定向外科治疗. 中华神经外科疾病研究杂志，（6）：534-537.

于新，周东学，李士月，等，2004. 联合应用立体定向间质内放疗及 γ- 刀治疗复发性颅咽管瘤. 中华神经外科疾病研究杂志，（1）：42-46.

赵继宗，2004. 颅脑肿瘤外科学. 北京：人民卫生出版社.

周良辅，蒋大介，1985. 改良翼点入路开颅术的应用. 中华神经外科杂志，（2）：59-61.

Amayiri N，Swaidan M，Yousef Y，et al，2017. Review of management and morbidity of pediatric craniopharyngioma patients in a low-middle-income country：a 12-year experience. Childs Nervous System，33（6）：941-950.

Cáceres A，2005. Intracavitary therapeutic options in the management of cystic craniopharyngioma. Childs Nervous System，21（8-9）：705-718.

de Vile CJ，Grant DB，Kendall BE，et al，1996. Management of childhood craniopharyngioma：can the morbidity of radical surgery be predicted? Journal of Neurosurgery，85（1）：73-81.

Dho YS，Kim YH，Kim JW，et al，2018. Optimal strategy of gamma knife radiosurgery for craniopharyngiomas. Journal of Neuro-Oncology，140（1）：135-143.

Duff J，Meyer FB，Ilstrup DM，et al，2000. Long-term outcomes for surgically resected craniopharyngiomas. Neurosurgery，46（2）：291-302.

Fahlbusch R，Honegger J，Paulus W，et al，1999. Surgical treatment of craniopharyngiomas：experience with 168 patients. Journal of Neurosurgery，90（2）：237-250.

Graham PH，Gattamaneni HR，Birch JM，1992. Paediatric craniopharyngiomas：a regional review. British Journal of Neurosurgery，6（3）：187-193.

Kim SK，Wang KC，Shin SH，et al. 2001. Radical excision of pediatric craniopharyngioma：recurrence pattern and prognostic factors. Childs Nervous System，17（9）：531-536；discussion 537.

Kobayashi T，2009. Long-term results of gamma knife radiosurgery for 100 consecutive cases of craniopharyngioma and a treatment strategy. Progress in Neurological Surgery，22（undefined）：63-76.

Liu JM，Garonzik IM，Eberhart CG，et al，2002. Ectopic recurrence of craniopharyngioma after an interhemispheric transcallosal approach：case report. Neurosurgery，50（3）：639-644.

Maarouf M，El Majdoub F，Fuetsch M，et al. 2016. Stereotactic intracavitary brachytherapy with P-32 for cystic craniopharyngiomas in children. Strahlentherapie Onkologie，192（3）：157-165.

Mcmurry FG，Hardy RW，Dohn DF，et al. 1977. Long term results in the management of Craniopharyngiomas. Neurosurgery，1（3）：238-241.

Niranjan A，Kano H，Mathieu D，et al，2009. Radiosurgery for craniopharyngioma. International Journal of Radiation Oncology，Biology，Physics，78（1）：64-71.

Poretti A，Grotzer MA，Ribi K，et al，2004. Outcome of craniopharyngioma in children：long - term complications and quality of life. Developmental Medicine & Child Neurology，46（4）：220-229.

Schmalisch K，Beschorner R，Psaras T，et al，2010. Postoperative intracranial seeding of craniopharyngiomas--report of three cases and review of the literature. Acta Neurochirurgica，152（2）：313-319；discussion 319.

Shahzadi S，Sharifi G，Andalibi R，et al，2008. Management of cystic craniopharyngiomas with intracavitary irradiation with ^{32}P. Archives of Iranian Medicine，11（1）：30-34.

Ulfarsson E，Lindquist C，Roberts M，et al，2002. Gamma knife radiosurgery for craniopharyngiomas：long-term results in the first Swedish patients. Journal of Neurosurgery，97（5 Suppl）：613-622.

Van Effenterre R，Boch AL，2002. Craniopharyngioma in adults and children：a study of 122 surgical cases. Journal of Neurosurgery，97（1）：3-11.

Veeravagu A，Lee M，Jiang B，et al，2010. The role of radiosurgery in the treatment of craniopharyngiomas. Neurosurgical Focus，28（4）：E11.

Yaşargil MG，Curcic M，Kis M，et al，1990. Total removal of craniopharyngiomas. Approaches and long-term results in 144 patients. Journal of Neurosurgery，73（1）：3-11.

第十五章 颅咽管瘤立体定向放射外科治疗

第一节 颅咽管瘤立体定向放射外科治疗的适应证、
注意事项和剂量

尽管伽马刀具有单次大剂量集束照射、定位精确、靶区周围剂量陡然下降、周围结构受照射小等特点，但由于鞍区解剖复杂，病变与周围重要组织结构如视神经、视交叉、垂体、下丘脑及颅底动脉环等关系密切，因此在治疗的选择上应有严格的适应证。伽马刀治疗颅咽管瘤的最好适应证为肿瘤体积相对较小（最好直径＜2cm），不伴有脑积水且肿瘤边缘与视神经、视交叉有一定距离（最好大于2～3mm）的实性颅咽管瘤。特别适合于位于鞍内或鞍旁或位置较低的肿瘤，因为此类病变更便于辨认视神经，疗效可能更理想。对于以囊性成分为主的颅咽管瘤，特别是多房性囊性颅咽管瘤，不论其部位和与周围结构的关系如何，均不适宜进行单纯的立体定向放射外科治疗。

立体定向放射治疗的主要顾虑为视神经和视交叉的损伤。由于视神经和视交叉是颅内对放射线最敏感的组织之一，其单次照射的耐受剂量低于8～9Gy。以往已经接受放疗者，视路可能已经接受了耐受剂量，视力受损的危险性明显增加。病史较长，且经过多种治疗方法无效或反复复发者，由于视神经和视交叉反复受压、牵拉等手术干扰，其对单次剂量照射的耐受剂量也已明显降低，应引起注意。多数学者认为，对于立体定向放射外科治疗前未失明的患者，视神经、视交叉和视束所受的剂量应在8～9Gy及以下，垂体、下丘脑所受的剂量应在15Gy左右。

至于放疗的处方剂量，已由开始时的20～30Gy降至现在的12～15Gy，经随访其疗效并未受到明显影响，但视神经及视交叉受损并发症的发生率则明显下降。因此，颅咽管瘤的常规周边剂量应以12～15Gy为宜，同时应考虑周围组织的受照射剂量，以不造成视神经、视交叉、垂体及下丘脑的损伤为标准。对于施照剂量较小者（8～9Gy）应密切随访观察。因放射剂量不足所致的肿瘤控制不理想或肿瘤再复发时，可考虑重复进行立体定向放射外科治疗，但两次治疗的间隔时间应在半年以上。

第二节 颅咽管瘤立体定向放射外科治疗的疗效评价
及影响因素

Backlund于1979年首先应用伽马刀放射治疗颅咽管瘤，第一例患者接受了周边剂量20Gy的伽马刀照射，但患者于4个月后死于分流手术失败，尸检仅发现少量细胞岛存在而并未发现其他肿瘤细胞存活的证据。以后他又联合伽马刀和同位素内放疗为 4 例患者进行了治疗，随访 3.5 年后患者病情稳定且生活良好。

Kobayashi 等于 1994 年报道了 10 例实性颅咽管瘤的伽马刀治疗结果，平均最大剂量和周边剂量分别为 27.6Gy 和 14.2Gy，视神经平均接受剂量低于 13.0Gy，平均随访 13.9 个月，结果 7 例肿瘤明显缩小，3 例出现中央坏死，无严重并发症。

Chung 等于 1998 年报道了 21 例治疗结果，肿瘤体积为 0.3～28ml（平均为 9ml），中心剂量为 19～32Gy，周边剂量为 9.5～16Gy，视路所接受的最大剂量为 3.2～12.5Gy，随访 6～40 个月（平均 18.4 个月），结果 19 例患者（90.5%）肿瘤得到控制（18 例缩小，1 例稳定），7 例视力视野得到改善，无视力下降。

Prasad 报道了 9 例治疗的患者，其中 7 例实体部分得到控制（5 例缩小，2 例无变化）；5 例含有囊性成分，其中 3 例结合 ^{90}Y 内放疗，结果 2 例缩小，1 例无变化，而未接受放疗的 2 例增大。于新等应用立体定向囊内同位素置入间质内放疗结合伽马刀治疗 82 例手术后残留或复发的颅咽管瘤，其中男性 54 例，女性 28 例，年龄为 3～70 岁。对实体肿瘤为主者，先行囊内穿刺同位素内放疗，再行伽马刀照射治疗共 21 例；对囊性肿瘤为主者，则先行实体部分肿瘤伽马刀治疗，再行囊性部分的同位素内放疗，共 61 例。结果显示，70 例患者接受了 12～54 个月（平均 33.4 个月）的随访，对实体肿瘤为主、囊性肿瘤为主及囊实混合性肿瘤的有效控制率分别为 94.1%、92.5% 和 92.9%。无手术死亡及严重并发症发生。

2010 年美国匹兹堡大学 Niranjan 等报道了 46 例术后残留或复发的颅咽管瘤的伽马刀治疗，共行 51 次治疗，肿瘤体积平均为 1.0cm³（0.07～8.0cm³），周边剂量平均为 13.0Gy（9～20Gy），中心剂量平均为 26.0Gy（20～50Gy）。平均随访时间为 62.2 个月（12～232 个月）。结果显示，5 年后 SRS 的总生存率为 97.1%。实体肿瘤 3 年和 5 年无进展生存率均为 91.6%。1 年、3 年和 5 年总体局部控制率（包括实体瘤和囊性肿瘤）分别为 91%、81% 和 68%。垂体功能正常的患者经伽马刀治疗后均未出现垂体功能低下。2 名患者由于肿瘤进展而出现同向偏盲。结果还发现，完整的肿瘤靶区覆盖与肿瘤的控制呈正相关。

Kobayashi T 等报道 98 例伽马刀治疗的颅咽管瘤患者随访 6～148 个月（平均为 65.5 个月），肿瘤直径和体积平均分别为 18.8mm 和 3.5ml。肿瘤最大剂量为 21.8Gy，周边剂量为 11.5Gy，平均为 4.5 个靶点。随访显示肿瘤消失 19 例，缩小 47 例，无变化 12 例，增大 20 例的肿瘤控制率为 79.6%，20.4% 的患者出现肿瘤进展。5 年和 10 年生存率分别为 94.1% 和 91%，无肿瘤进展生存率分别为 60.8% 和 53.8%。91 例患者检查了神经和内分泌症状的变化，结果改善、无变化和恶化率分别为 18.7%、64.8% 和 16.5%。10 例视力改善，7 例下丘脑 - 垂体功能改善。对于 16 例死亡患者，从 GKS 治疗到死亡的平均时间为 44.8 个月。6 例死于肿瘤进展，其他原因 9 例，未知 1 例。因此，肿瘤进展的总体死亡率为 6.1%。笔者认为，对视交叉后及垂体柄区域相对较小的残留或复发性肿瘤，12Gy 左右的肿瘤周边剂量可以获得理想的肿瘤控制结果，而无神经内分泌影响。减少肿瘤周边剂量可降低视力下降和垂体功能低下的发生率，但同时也增加了肿瘤进展率。在考虑的因素中，年龄（成人）和肿瘤的性质（囊性或混合）分别具有统计学意义上的有利和不利预后因素。

从报道的治疗结果来看，立体定向伽马刀治疗从长期随访结果来看是安全有效的，可作为手术切除后残留或复发性颅咽管瘤的辅助治疗，副作用很小。中国人民解放军总医院第六医学中心神经外科伽马刀治疗中心自 1996 年 12 月开始进行伽马刀治疗颅咽管瘤，至 2016 年 12 月的 20 年间共治疗患者 620 例，取得了与文献报道类似的近期和远期疗效，未发生严重并发症（图 15.1～图 15.5）。

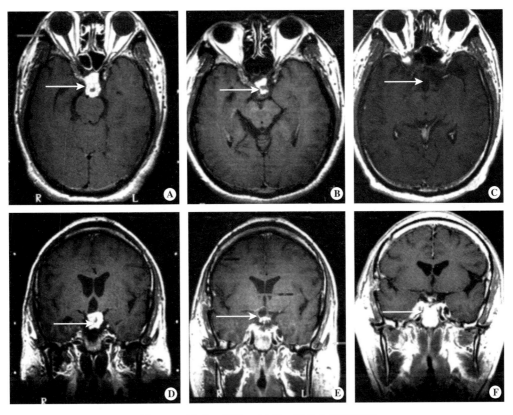

图 15.1　患者，男性，36 岁。确诊为颅咽管瘤

A. 伽马刀治疗前（周边剂量为 9Gy，45% 等剂量曲线，中心剂量为 20Gy）；B. 治疗后 16 个月肿瘤缩小；C. 治疗 5 年后肿瘤近全消失轴位影像；D～F. 分别是伽马刀治疗前、治疗后 16 个月、治疗后 5 年肿瘤近全消失的冠状位影像

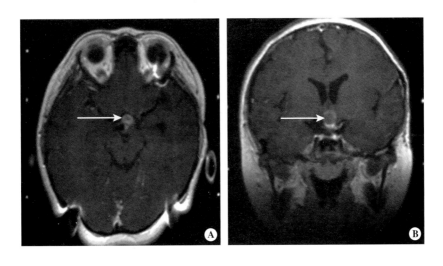

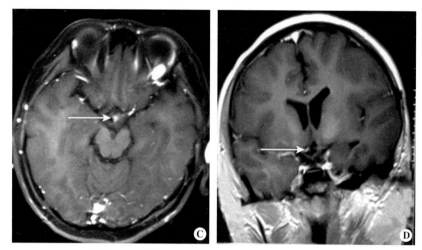

图 15.2　患者，男性，14 岁。确诊为颅咽管瘤

A. 伽马刀治疗前轴位影像（周边剂量为 10Gy，50% 等剂量曲线，中心剂量为 20Gy）；B. 伽马刀治疗前冠状位靶点影像；
C. 伽马刀治疗后 3 年轴位影像；D. 伽马刀治疗后 3 年冠状位影像

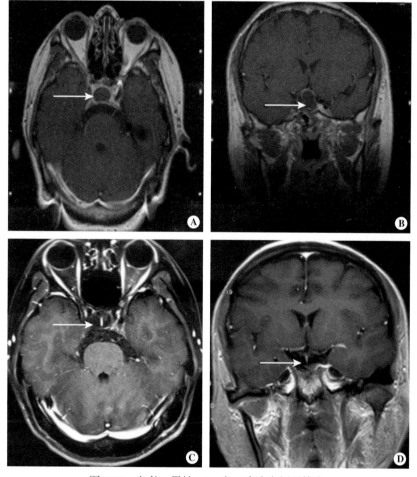

图 15.3　患者，男性，32 岁。确诊为颅咽管瘤

A. 伽马刀治疗前轴位影像（周边剂量为 9Gy，50% 等剂量曲线，中心剂量为 18Gy）；B. 伽马刀治疗前冠状位影像；C. 伽马
刀治疗后 2 年轴位影像；D. 伽马刀治疗后 2 年冠状位影像

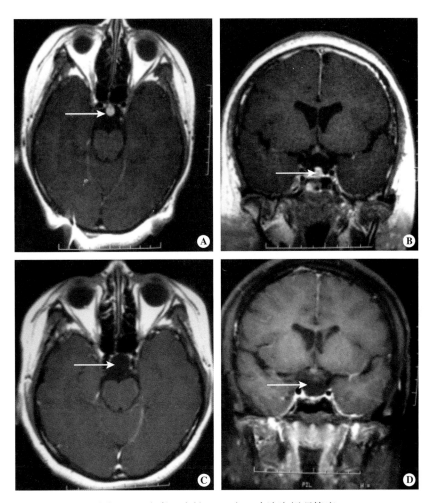

图 15.4　患者，女性，13 岁。确诊为颅咽管瘤

A. 伽马刀治疗前轴位影像（周边剂量为 12Gy，50% 等剂量曲线，中心剂量为 24Gy）；B. 伽马刀治疗前冠状位影像；C. 伽马刀治疗后 1 年轴位影像；D. 伽马刀治疗后 1 年冠状位影像，实性肿瘤消失，囊性存在

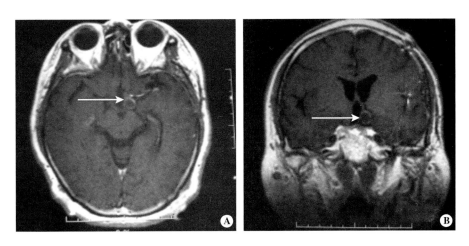

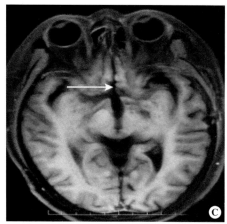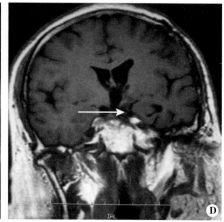

图 15.5　患者，男性，57 岁。确诊为颅咽管瘤

A. 伽马刀治疗前轴位影像（周边剂量为 10Gy，50% 等剂量曲线，中心剂量为 20Gy）；B. 伽马刀治疗前冠状位影像；C. 伽马刀治疗后半年轴位影像；D. 伽马刀治疗后半年冠状位影像，肿瘤消失，无视力下降及视野缺损

　　在颅咽管瘤立体定向放射外科治疗的疗效影响因素中，肿瘤的放疗剂量不足是疗效不佳的主要原因。Ulfarsson 等报道了早期伽马刀治疗的 21 例颅咽管瘤患者的长期随访结果（平均为 7.5 年），应用了非常低的周边剂量。肿瘤周边平均剂量为 6Gy（3～25Gy）。肿瘤控制率仅为 36.4%，肿瘤进展率为 63.6%。

　　由于肿瘤与周围许多放射敏感组织（如视神经、视交叉、垂体、下丘脑等）关系密切，甚至被肿瘤包绕其中，为保证这些放射敏感组织免受放射损伤所引起的功能障碍，必然要降低肿瘤的放射剂量。

　　Mokry 报道了 6 年间应用伽马刀治疗的 23 例颅咽管瘤的结果，经过 6～57.2 个月（平均为 22.6 个月）的随访，14 例（61%）肿瘤明显减小；有 1 例 3 个月后出现囊性复发，经囊腔注入博来霉素，得到成功控制；有 3 例患者为获得长期控制，进行了第二次伽马刀治疗；有 6 例（26%）患者肿瘤继续生长，经分析表明，这 6 例患者仅有 81% 的体积被包括在处方剂量的等剂量线内，这提示剂量不足是颅咽管瘤继续生长的原因。还有学者报道，从辐射生物学特征来看，当用多个小的准直器时，与单个大准直器相比，周围健康脑组织的耐受性更高。根据目前的研究结果，认为不引起视觉损伤的肿瘤控制的最佳剂量必须提高到 12Gy。

　　肿瘤体积也是影响治疗效果的因素之一，立体定向放射外科治疗的颅咽管瘤的靶区体积越小，肿瘤生长抑制越理想。在病理分型方面，有人提出鳞状上皮细胞型和混合型对放射相对敏感，而造釉细胞瘤样型对放射不敏感。儿童颅咽管瘤通常以造釉细胞瘤样型多见，临床上肿瘤多呈囊性；而成人颅咽管瘤在病理分型上以鳞状上皮型多见，肿瘤通常呈实质性。因此，颅咽管瘤患者年龄越小，立体定向放射外科治疗的疗效越差，表现为肿瘤不易控制，易于复发。

　　因此，针对儿童颅咽管瘤患者的特点，应该采取综合治疗措施，囊性部分进行立体定向穿刺引流，囊内注入同位素内放疗，尽可能地消除囊腔、缩小肿瘤体积后再考虑实体肿瘤或残留肿瘤的立体定向放射治疗，以减少复发机会。

第三节　颅咽管瘤立体定向放射外科治疗的并发症

视路受损（视力下降或失明）是立体定向放射外科治疗鞍区病变最常见的并发症，与放射剂量有关。视神经与视交叉接受的放射剂量越大，视路受损的发生率就越高。如果视神经已经受到不同程度的损伤，如接受过一定的射线量，受肿瘤压迫或手术牵拉损伤，则并发症的发生风险就随之增加。一般来说，视神经、视交叉的受照剂量低于 8 ～ 9Gy 是安全的。其他并发症有尿崩症、垂体功能低下、下丘脑功能低下等。目前的资料尚不能表明这些并发症的出现直接与治疗剂量有关。放射性水肿与放射性坏死罕见，由立体定向放射外科治疗所引起者尚未见报道。以上并发症可以是暂时性的，也可能是永久性的。对于永久性的垂体功能低下患者，需要终身使用激素进行替代治疗。其他罕见的并发症为肿瘤恶变。

Plowman 等报道了 1 例患者立体定向放射外科治疗后颅咽管瘤出现恶变，最终导致死亡，但该患者在立体定向放射外科治疗之前曾进行过常规外放疗，因而恶变不能全部归因于立体定向放射外科治疗。2015 年 Liu Chunhui 等报道了 1 例 30 岁女性颅咽管瘤患者 3 次进行手术（1 次开颅，2 次内镜辅助经鼻蝶窦手术）后出现恶变，但患者从未进行过任何放疗。放疗可引起恶变，应引起足够的重视。

（孙君昭　蔡林波　于　新）

参 考 文 献

于新，张剑宁，刘锐，等，2013. 伽玛刀联合立体定向间质内放疗治疗囊实体混合性颅咽管瘤的远期疗效分析. 中华外科杂志，51（7）：631-635.

于新，张剑宁，孙君昭，等，2011. 立体定向手术联合伽玛刀治疗颅内病变. 立体定向和功能性神经外科杂志，24（3）：149-152.

于新，周东学，李上月，等，2004. 联合应用立体定向间质内放疗及 γ 刀治疗复发性颅咽管瘤. 中华神经外科疾病研究杂志，3（1）：42-46.

于新，周东学，刘宗惠，等，2001. 伽玛刀结合囊内照射治疗颅咽管瘤的临床疗效分析. 中华医学杂志，81（2）：86-89.

Banna M，Hoare RD，Stanley P，et al，1983. Craniopharyngiomas in children. J Pediatr，83：781.

Bunin GR，Surawicz TS，Witman PA，et al，1998. The descriptive epidemiology of craniopharyngioma. J Neurosurg，89：547-551.

Caldarelli M，Massimi L，Tamburrini G，et al，2005. Long-term results of the surgical treatment of craniopharyngioma：the experience at the Policlinico Gemelli，Catholic University，Rome. Child's Nerv Syst，21：747-757.

Chiou SM，Lunsford LD，Niranjan A，et al，2001. Stereotactic radiosurgery of residual or recurrent craniopharyngioma，after surgery，with or without radiation therapy. Neuro-Oncol，3（3）：159-166.

Chung WY，Pan DH，Shiau CY，et al，2000. Gamma knife radiosurgery for craniopharyngiomas. J Neurosurg，93（Suppl 3）：47-56.

Chung WY，Pan HC，Guo WY，et al，1998. Protection of visual pathway in gamma knife radiosurgery for craniopharyngiomas. Stereotact Funct Neurosurg，70（Suppl 1）：139-151.

Duff JM，Meyer FB，Ilstrup DM，et al，2000. Long-term outcomes for surgically resected craniopharyngiomas. Neurosurgery，46：291-305.

Hoffman HJ，1994. Surgical management of craniohparyngioma. Pediatr Neurosurg，21：44-49.

Isaac MA，Hahn SS，Kim JA，et al，2001. Management of craniopharyngioma. Cancer J，7（6）：516-520.

Kobayashi T，2009. Long-term results of gamma knife radiosurgery for 100 consecutive cases of craniopharyngioma and a treatment strategy. Prog Neurol Surg，22：63-76.

Kobayashi T，Tanaka T，Kida Y，1994. Stereotactic gamma radiosurgery of craniopharyngiomas. Pediatr Neurosurg，21（Suppl 1）：69-74.

Larson DA，Flickinger JC，Loeffler JS，1993. The radiobiology of radiosurgery. Int J Radiat Oncol Biol Phys，25（3）：557-561.

Lee CC，Yang HC，Chen CJ，et al，2014. Gamma Knife surgery for craniopharyngioma：report on a 20-year experience. J Neurosurg，121（Suppl）：167-178.

Liscak R，2013. Gamma Knife Radiosurgery. New York：Nova Science Publishers.

Liu CH，Li CZ，Li Zr，et al，2016. Malignant transformation of radiotherapy-naïve craniopharyngioma. World Neurosurg，88：690. e1-690. e5.

Liu ZH，1996. CT-guided stereotactic intratumour irradiation with nuclide for craniopharyngiomas. Chin Med J，103（3）：219-222.

Minniti G，Esposito V，Amichetti M，et al，2009. The role of fractionated radiotherapy and radiosurgery in the management of patients with craniopharyngioma. Neurosurg Rev，32：125-132.

Niranjan A，Kano H，Mathieu D，et al，2010. Radiosurgery for craniopharyngioma. Int J Radiat Oncol Biol Phys，78（1）：64-71.

Pollock BE，Lunsford LD，Kondziolka D，et al，1995. P-32 intracavitary irradiation of cystic craniopharyngiomas：current technique and long-term results. Int J Rad Onc Biol Phys，33（2）：437-446.

Prasad D，Steiner M，Steiner L，1995. Gamma knife surgery for craniopharyngioma. Acta Neurochir（Wien），134（3-4）：167-176.

Regine WF，Mohiuddin M，Kramer S，1993. Long-term results of pediatric and adult craniopharyngiomas treated with combined surgery and radiation. Radiother Oncol，27：13-21.

Sanford RA，1994. Craniopharyngioma：results of survey of the American society of pediatric neurosurgery. Pediatr Neurosurg，21：39-43.

Scott RM，Hetelekidis S，Barnes PD，et al，1994. Surgery，radiation，and combination therapy in the treatment of childhood craniopharyngioma：a 20-year experience. Pediatr Neurosurg，21（Suppl 1）：75-81.

Suh JH，Gupta N，2006. Role of radiation therapy and radiosurgery in the management of craniopharyngiomas. Neurosurg Clin North Am，17：143-148.

Ulfarsson E，Lindquist C，Roberts M，et al，2002. Gamma Knife radiosurgery for craniopharyngiomas：long-term results in the first Swedish patients. J Neurosurg，97（Suppl 5）：613-622.

Yu X，Liu ZH，Li SY，2000. Combined treatment with stereotactic intrcavitary irradiation and gamma knife surgery for craniopharyngiomas. Stereotact Funct Neurosurg，75（2-3）：117-122.

Yu X，Zhang J，Liu R，et al，2015. Interstitial radiotherapy using phosphorus-32 for giant posterior fossa cystic craniopharyngiomas. J Neurosurg Pediatr，15（5）：510-518.

第十六章　颅咽管瘤囊内治疗

第一节　颅咽管瘤囊内治疗术前评估、方法与技术

一、术前评估

颅咽管瘤患者的症状及体征与发病年龄、肿瘤大小及位置等有关，术前详细评估每一位患者的视力情况、内分泌功能状态，影像学评估肿瘤的大小、成分、位置和与周围结构的关系是颅咽管瘤治疗成功的保障。

（一）视力评估

视力障碍是颅咽管瘤患者常见的首发症状之一。肿瘤生长挤压视神经移位，长时间的颅内高压均可引起视力障碍。术前评估包括视敏度、视野及眼底检查和症状出现的时间。评估术前视力有助于了解患者的术前状况，并与术后恢复程度比较，判断患者术后视力的预后，决定下一步的治疗方案。术前视力受损程度决定术后视力恢复情况，乳头萎缩常提示视力预后不佳。

（二）内分泌功能评估

颅咽管瘤患者常伴有垂体功能低下，因此术前需全面评估垂体功能，检查项目包括垂体前叶激素，如 FT_3、FT_4、促甲状腺激素（TSH）、皮质醇（F）、促皮质激素（ACTH）、生长激素（GH）、催乳素（PRL）、卵泡促激素（FSH）、促黄体生成素（LH）、睾酮（男性）、雌二醇（女性），了解术前垂体激素基础水平，进一步检查包括下丘脑 - 垂体轴的完整性检查，如 ACTH 刺激试验和促 GH 释放试验；垂体后叶功能评估：24h 出入水量测定，尿比重检查，进一步检查包括禁水试验或加强禁水试验。术前评估有助于了解垂体功能，更重要的意义在于对术前已有垂体功能低下者及时予以激素替代治疗，围术期常使用的激素包括氢化可的松、甲状腺激素及去氨加压素，这有助于改善术前患者的精神、食欲状态，减轻水肿，维持水、电解质平衡，降低手术风险，减少并发症，围术期后的替代治疗包括生长激素和性激素替代治疗。

（三）神经功能状态评估

为更全面地评价颅咽管瘤患者术前和术后的生存质量，术前和术后应评估的神经功能状态包括脑神经功能、肢体活动、癫痫控制及下丘脑功能，如体重、摄食旺盛、嗜睡、睡眠节律、近事记忆障碍、精神行为异常如易激惹。

（四）神经影像学评估

影像学评估主要包括 CT 及 MRI。CT 在显示肿瘤钙化及颅底骨质改变方面有其独特的优势，有助于鉴别颅咽管瘤与其他少见钙化的鞍区肿瘤，显示蝶鞍扩大，颅底骨质改变，额窦、蝶窦气化程度。MRI 能提供关于肿瘤的位置、大小、生长方向、囊实性成分等信息，有助于了解肿瘤周围结构受压程度、移位方向，肿瘤与视交叉、蝶鞍、下丘脑、第三脑室底及丘脑的关系，以及脑积水、神经组织水肿程度。

Puget 根据第三脑室底的完整性和双侧第三脑室壁受累程度将颅咽管瘤与丘脑的关系分为三类。Hoffman 以视交叉为界将颅咽管瘤分为视交叉前、视交叉下方、视交叉后方。Yasargil 依据肿瘤与鞍膈、鞍上结构、脑室内、鞍旁的关系将其在纵轴上的生长方向分为单纯鞍内 - 膈下型、鞍内鞍上 - 膈下膈上型、膈上 - 视交叉旁 - 脑室外型，脑室内型、脑室外型、脑室旁型及单纯室内型。Kassam 依据在术前及内镜下所见的肿瘤与垂体柄的关系将颅咽管瘤分为柄前型、柄内型、柄后三脑室型、柄后脚尖窝型、脑室内型。详细的神经影像学评估对于治疗方法及入路选择有很大的帮助。

二、手术方法与技术

（一）立体定向技术

患者局部麻醉下安装立体定向框架，行 MRI 薄层（层厚 2 ～ 3mm）轴位、冠状位增强扫描，图像数据传送至立体定向手术计划系统工作站，制订治疗计划。应用 Aerotech 立体定向手术计划系统计算手术靶点坐标，并依据病灶和其周围解剖结构的关系，三维模拟显示手术路径及仿真手术过程，确定最佳手术路径，尤其注意避免穿刺中对视神经和视交叉的损伤。

（二）Ommaya 囊的应用

Ommaya 囊是 Ommaya 在 1963 年发明的一种脑室外引流装置，由安置在头皮下的一个扁平状的储液器和一根插入侧脑室前脚的引流管连接而成。自 1985 年 Takahashi 首次通过 Ommaya 囊使用博来霉素囊内注射治疗颅咽管瘤至今，许多国内外医师也陆续使用此治疗方式来治疗颅咽管瘤，其中有使用博来霉素作为首选治疗的病例，亦有术后复发而选择博来霉素治疗的病例。在安置 Ommaya 囊前先用立体定向显微外科技术定位好肿瘤的位置，以此位置为中心做一长约 4cm 的切口，常规切开皮肤、皮下组织，钻孔及止血，"十"字行切开硬脑膜。用直径为 3.5mm 的穿刺针缓慢刺入侧脑室，退出针芯见清亮脑脊液流出后，再深入穿过室间孔进入肿瘤囊内，此时有囊壁穿破的落空感，退出针芯后见燃油样黄色或黄绿色液体流出。然后将 Ommaya 囊的引流管置入肿瘤囊内，储液器于头皮下妥善固定，严密缝合头皮后术闭。1 周后行头颅 CT 检查确定无造影剂泄漏后，即开始向囊内注射放射性同位素胶体、博来霉素和 α 干扰素进行治疗（图 16.1）。

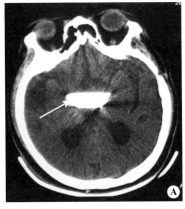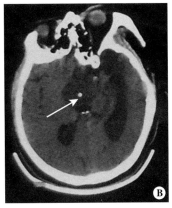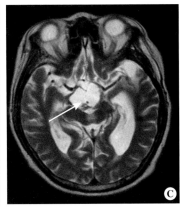

图 16.1　术后检查

A. 囊腔内造影显示造影剂完全位于囊腔内，无脑室及脑池内渗漏；B. 术后 CT 显示引流管位于肿瘤囊腔内；C. 术后 MRI 检查
显示于肿瘤囊腔内可见引流管位置

第二节　颅咽管瘤囊内治疗

囊内治疗包括囊内放疗和囊内化疗，囊内化疗的药物有博来霉素和 α 干扰素等。

（一）囊内放疗

囊内放疗是一种微侵袭治疗方法，利用立体定向技术穿刺并抽吸囊液后注入放射性同位素胶体，使用比普通放疗更高放射剂量的射线作用于囊壁以杀死肿瘤细胞和破坏其分泌囊液的功能。

1. 放射源的选择　据已有的报道，用于治疗颅咽管瘤的内照射放射源主要胶体磷酸铬、钇 -90（^{90}Y）、铼 -186（^{186}Re）和金 -198（^{198}AU）。放射性同位素会产生 β 射线和 γ 射线，其中 β 射线穿透力更弱。铼 -186 和金 -198 会释放一定的 γ 射线，而 ^{32}P 和 ^{90}Y 是纯 β 射线源。β 射线能量低，组织穿透距离短，对周围正常脑组织的损害较小，从安全的角度其适用于囊内放疗，但对于肿瘤的实性部分疗效有限。

2. 囊内放疗的疗效　总的来讲，囊内放射治疗颅咽管瘤的生存率较常规放疗或手术差，原因在于其不能控制肿瘤实性部分的生长，也不能预防新囊的形成。囊腔的分隔也会给治疗效果带来局限性。对于多囊及囊实混合瘤而言，单纯囊内放疗是一种不完全治疗。Hasegawa 等报道对 49 例颅咽管瘤患者 54 个囊行内放射治疗，囊腔的平均体积为 13ml，囊壁接受的平均放射剂量为 220Gy（189 ～ 250Gy），治疗后 5 年和 10 年的总生存率分别为 90% 和 80%，治疗后 5 年和 10 年的无病生存率分别为 76% 和 70%。40 例接受术前视力检测的患者中 19 例（48%）改善，9 例发生迟发性恶化（6 例因肿瘤进展，3 例因放射性损害）。

郝秋星等回顾性分析了囊性颅咽管瘤立体定向内放疗的长期疗效，术后门诊复查及电话随访 10 ～ 20 年（平均为 12.2 年），743 例颅咽管瘤 CT/MR 影像复查肿瘤体积变化：肿瘤消失 416 例（56.0%），明显缩小（＞ 50%）221 例（29.7%），无变化 65 例（8.7%），肿瘤复发 41 例（5.5%）；临床症状方面，神经功能改善 620 例（83.4%），无变化 73 例（9.8%），恶化 42 例（5.7%），死亡 9 例（1.2%）。

3. 副作用 应用囊内放射治疗颅咽管瘤时存在放射性同位素外漏的可能，损害视力及下丘脑和激素分泌功能。Pollock 报道初始治疗垂体功能正常的 12 例患者，经囊内放疗只有 1 例出现内分泌功能恶化，比手术全切除更为安全。若采用放置 Ommaya 囊的方法，于头皮下反复穿刺抽吸囊液并注入放射性同位素，则存在感染及囊液堵管的可能。

（二）囊内化疗

运用立体定向技术穿刺抽吸囊液，同时向囊腔内注射化疗药物，如此可以提高囊腔内局部药物浓度，使肿瘤的内分泌功能损坏，故该方法适用于囊性的颅咽管瘤。利用此原理可以避免化疗药物带来的全身不良反应，主要有囊内注射博来霉素和 α 干扰素。

1. 囊内注射博来霉素

（1）生物学效应：博来霉素是一种由轮枝链霉菌产生的具有抗肿瘤作用的抗菌物质，可通过切断 DNA 和抑制 DNA 聚合酶的合成而抑制 DNA 合成。已有研究证实，以鳞状细胞为主的肿瘤对博来霉素非常敏感，而颅咽管瘤起源于原始鳞状上皮细胞，因此选择博来霉素治疗囊性颅咽管瘤。囊内注射博来霉素治疗颅咽管瘤的最佳剂量和注射频率仍有争议，一般根据囊腔的大小来定量，通常每次注射剂量为 2～5mg，每周 3 次，持续治疗 5 周。加拿大研究中心的经验，一般剂量为每周 0.43mg/kg，首次平均总剂量为 36mg（8～75mg），平均总剂量为 55mg（15～115mg）。

（2）疗效：1985 年 Takahashi 首次通过 Ommaya 囊将博来霉素注入颅咽管瘤患者囊腔内治疗颅咽管瘤，并起到持久控制肿瘤生长的作用。随后，越来越多的临床中心报道囊内注射博来霉素作为治疗颅咽管瘤的首选或手术切除后复发的治疗方法。Takahashi 等对 11 例儿童患者的随访发现，使用博来霉素治疗后有 7 位患者恢复良好，能够正常地生活及学习，无肿瘤复发迹象，无明显的严重并发症。而在 Mettolese 等观察的 24 例使用博来霉素治疗的患者中，有 17 例患者经博来霉素治疗后没有再行远期手术及放射治疗，也未发现肿瘤复发及进展，其余 7 例患者经博来霉素治疗后肿瘤体积缩小，在接受后续的手术切除治疗后有 2 例患者因下丘脑 - 垂体功能减退而死亡。他认为博来霉素能有效地降低手术风险并改善临床症状，而且用博来霉素单独治疗或经此治疗后再行手术治疗的患者比直接采取显微外科手术治疗的患者有更高的生活质量。

Hukin 等统计的 17 例博来霉素治疗的患者中，仅有 1 例患者肿瘤无明显缩小，但此患者在随访的 2.8 年中肿瘤仍无明显增大迹象，8 例患者单独采用博来霉素治疗后效果良好，未再行后续的手术及放射治疗。90% 接受囊内注射博来霉素治疗的颅咽管瘤患者有效减小肿瘤体积＞25%。平均随访 2～7 年，43%～70% 接受博来霉素治疗的患者不需要再接受其他治疗。这些临床证据表明，博来霉素囊内注射治疗囊性颅咽管瘤疗效肯定。

（3）副作用：因博来霉素对中枢神经系统、神经及血管均有不同程度的毒性作用，70% 的患者出现短暂的轻度发热、恶心、呕吐或头痛，一般在注射后 24h 内发生。严重的不良反应有下丘脑损伤、垂体功能减退、视觉障碍和精神状态改变，甚至出现水肿、失明、偏瘫等。上述并发症的发生主要由博来霉素外泄至蛛网膜下腔导致脑内扩散所引起。

　　Linnertet 等回顾了 189 例囊内注射博来霉素治疗脑肿瘤的患者，其中 5 例（3%）有严重的不良反应，6 例（3%）有中度不良反应，延迟并发症包括神经性听力丧失、瘤旁水肿、视力丧失、下丘脑功能障碍导致的短暂性抽动、人格改变、记忆力减退。

　　总之，囊内注射博来霉素可有效控制以囊性为主的颅咽管瘤的生长，特别是对于不能手术切除和需延迟手术治疗的患者及年龄较小不宜行放疗的患者，其有良好的疗效和安全性。

　　2. 囊内注射 α 干扰素　2005 年 Cavalheiro 等首次报道囊内注射 α 干扰素成功控制了 9 例囊性颅咽管瘤。α 干扰素作为博来霉素的替代药物，开始用于囊性颅咽管瘤的治疗，相较于博来霉素，α 干扰素更安全。α 干扰素控制肿瘤的作用机制仍不清楚，但初步的研究表明其可能激活了 Fas 介导的肿瘤细胞凋亡通路。

　　已有研究报道 α 干扰素对未分化星形细胞瘤、脑干神经胶质细胞瘤和低级别星形细胞瘤有效。2007 年 Cavalheiro 等报道称成功控制颅咽管瘤例数增加至 21 例。先将 Ommaya 囊埋在头皮下，囊的一端导管直接插入颅咽管瘤囊腔内，5 天后尽量将囊液抽出，囊内注射 α 干扰素，剂量为 500 万 IU/ml，注入 300 万 IU α 干扰素，隔天反复注射 12 次（总剂量为 3600 万 IU），持续作用 10 周。21 例患者中，所有患者肿瘤体积减少均 > 60%，11 例完全有效（肿瘤体积减小 > 90%），7 例部分有效（肿瘤体积减小 > 70%），3 例无效（肿瘤体积减小 < 70%）。2 例无效者进行了手术切除。Cavalheiro 还指出，囊内注射 α 干扰素后，颅咽管瘤的肿瘤组织与周围脑组织的粘连更不紧密，有利于手术切除。

　　囊内注射 α 干扰素有轻微的并发症，如短暂的疲劳、体重减轻、食欲缺乏和行为改变。Di Rocco 报道用囊内注射 α 干扰素治疗囊性颅咽管瘤 8 例，并发症与 Cavalheiro 报道相似，但控制肿瘤的疗效不如 Cavalheiro 所报道，还发现 2 例囊内注射 α 干扰素后肿瘤出现快速增长。

　　总之，囊内注射 α 干扰素与囊内注射博来霉素一样，短期可有效地控制以囊性为主的颅咽管瘤的生长。与博来霉素相比，α 干扰素没有严重的毒性作用，即使外泄至蛛网膜下腔。但由于囊内注射 α 干扰素治疗颅咽管瘤的文献报道仍有限，其疗效仍需进一步的临床研究证实。

第三节　颅咽管瘤囊内治疗和手术治疗之间的选择

　　目前认为手术仍是治疗囊性颅咽管的首选方法，但传统手术治疗囊性颅咽管瘤的复发率仍较高，术后出现并发症的概率也较大。Clark 等报道了 102 例采用手术切除治疗囊性颅咽管瘤的病例，在行肿瘤全切除术的患者中有 35% 术后肿瘤复发，而在行肿瘤部分切除术的患者中则有 65% 术后肿瘤复发。此外，在 Clark 等的另外 1 篇关于 540 例采用手术治疗颅咽管瘤的研究中，发现积极手术所引起的内分泌异常（28%）、神经功能障碍（12%）及视力下降（6%）的病例亦较多。

　　神经外科医师需要根据每位囊性颅咽管瘤患者的具体病情来选择最合理的治疗方案。根据相关临床研究可总结出以下经验：对于体积较小（直径 < 2cm）的肿瘤，未明显侵犯

下丘脑、脑干及颈内动脉的肿瘤和以实性为主的囊实性颅咽管瘤，直接手术切除仍应该作为首选治疗方案。术后通过对患者意识、电解质、血尿渗透压及激素水平的严密监测和针对性治疗，可使患者的生存期延长。而对于肿瘤体积较大（直径＞5cm），多囊性肿瘤，明显侵犯下丘脑、向脑室系统生长的巨大囊性颅咽管瘤，直接手术切除的难度及风险较大，且术后发生下丘脑功能障碍、血管损伤和无菌性脑膜炎的概率较高。使用 Ommaya 囊每天抽取少量的囊内液后注入等量胶体磷酸铬、博来霉素和 α 干扰素，使肿瘤体积缓慢缩小。此方法既能避免积极手术所致的各种并发症，又能提高患者生活质量，延长生存期。

临床研究已证实，囊内治疗在治疗囊性颅咽管瘤中的良好疗效，且相对于积极的手术治疗和放射囊内治疗具有独特的优势：①对于年龄较小不宜行放疗的患者，囊内治疗有良好的疗效和安全性，部分患者经此治疗后 20 年内未见肿瘤复发，即使复发也可为患者进行后续手术治疗或放疗争取时间；②囊内治疗对下丘脑、垂体、脑血管及脑干的损伤概率要明显低于直接手术所致上述重要组织结构的损伤概率；③相对于手术切除，囊内治疗操作流程简单，能反复进行注射治疗，即使是对于复发的肿瘤，也比多次手术治疗更少引起重要组织结构的损伤。然而，此治疗方案仍然存在一定的局限性：①囊内治疗不能有效地抑制实性部分的肿瘤细胞生长。Park 等报道了 10 例博来霉素治疗颅咽管瘤的患者，结果发现博来霉素对肿瘤的实性部分无显著抑制作用。②不同患者对囊内治疗的耐受及敏感度有差异，不同专家学者对不同患者采用的起始治疗剂量、治疗周期及最大剂量不一致。

小　　结

囊内治疗是囊性颅咽管瘤十分有效的一种治疗方法，具有手术损伤小、副作用小的特点。囊内治疗既能单独使用，又可作为手术治疗的辅助治疗。但由于目前关于此治疗方式的文献报道不多，且至今仍缺乏系统的临床随机对照试验支持，因此目前囊内治疗在颅咽管瘤的治疗中仍未被确立应有的地位。另外，在安置 Ommaya 囊的手术中仍存在一些争议，如直径为 2～5cm 的肿瘤，在安置过程中是否需要置换出部分肿瘤囊液，直径＞5cm 的肿瘤释放囊液的频率和速度是多少，在治疗过程中如何更好地防止放射性同位素和药物渗漏等，这些问题都需要更多的临床研究得以完善和证实。囊内治疗能够有效地控制囊性颅咽管瘤的生长甚至使肿瘤完全消失，减少手术所致的严重并发症，也能延长儿童患者的生存时间，为将来择期手术切除争取时机。

（于　新　陈　琳　张红波）

参考文献

田增民，郝秋星，尹丰，等，2012.囊性颅咽管瘤立体定向内放疗的长期疗效分析.立体定向和功能性神经外科杂志，25（2）：97-99.

于新，张剑宁，刘锐，等，2013.伽玛刀联合立体定向间质内放疗治疗囊实体混合性颅咽管瘤的远期疗效分析.中华外科杂志，51（7）：631-635.

Bailey S，Parkes J，2015. Intracystic interferon therapy in childhood craniopharyngioma：who，when and how？Clin

Endocrinol，82（1）：29-34.

Barriger RB，Chang A，Lo SS，et al，2011. Phosphorus-32 therapy for cystic craniopharyngiomas. Radiotherapy and Oncology，98
（2）：207-212.

Bartels U，Laperriere N，Bouffet E，et al，2012. Intracystic therapies for cystic craniopharyngioma in childhood. Front Endocrinol，
3：39.

Benitez WI，Sartor KJ，Angtuaco EJ，1988. Craniopharyngioma presenting as a nasopharyngeal mass：CT and MR findings. J
Comput Assist Tomogr，12（6）：1068-1072.

Buchfelder M，Schlaffer SM，Lin F，et al，2013. Surgery for craniopharyngioma. Pituitary，16（1）：18-25.

Cavalheiro S，Dastoli PA，Silva NS，et al，2005. Use of interferon alpha in intratumoral chemotherapy for cystic craniopharyngioma.
Childs Nerv Syst，21（8-9）：719-724.

Cho WS，Kim SK，Wang KC，et al，2012. Vasculopathy after intracystic bleomycin administration for a recurrent cystic
craniopharyngioma：case report. J Neurosurg Pediatr，9（4）：394-399.

Dastoli PA，Nicacio JM，Silva NS，et al，2011. Cystic craniopharyngioma：intratumoral chemotherapy with alpha interferon. Arq
Neuropsiquiatr，69（1）：50-55.

Elliott RE，Sands SA，Strom RG，et al，2010. Craniopharyngioma clinical status scale：a standardized metric of preoperative
function and posttreatment outcome. Neurosurg Focus，28（4）：E2.

Fahlbusch R，Honegger J，Paulus W，et al，1999. Surgical treatment of craniopharyngiomas：experience with 168 patients. J
Neurosurg，90（2）：237-250.

Fang Y，Cai BW，Zhang H，et al，2012. Intracystic bleomycin for cystic craniopharyngiomas in children. Cochrane Database
Syst Rev，4：Cd008890.

Fujitani K，Hakuba A，Kojima S，et al，1979. Craniopharyngioma，originating in the sphenoid sinus，extending into the nasal
cavity（author's transl）. No Shinkei Geka，7（2）：181-186.

Harbert MJ，Yeh-Nayre LA，O'Halloran HS，et al，2012. Unrecognized visual field deficits in children with primary central nervous
system brain tumors. J Neurooncol，107（3）：545-549.

Hasegawa T，Kondziolka D，Hadjipanayis CG，et al，2004. Management of cystic craniopharyngiomas with phosphorus-32
intracavitary irradiation. Neurosurgery，54（4）：813-820.

Hofmann BM，Hollig A，Strauss C，et al，2012. Results after treatment of craniopharyngiomas：further experiences with 73 patients
since 1997. J Neurosurg，116（2）：373-384.

Holsken A，Stache C，Schlaffer SM，et al，2014. Adamantinomatous craniopharyngiomas express tumor stem cell markers in cells
with activated Wnt signaling：further evidence for the existence of a tumor stem cell niche? Pituitary，17（6）：546-556.

Hukin J，Steinbok P，Lafay-Cousin L，et al，2007. Intracystic bleomycin therapy for craniopharyngioma in children：the Canadian
experience. Cancer，109（10）：2124-2131.

Hussain I，Eloy JA，Carmel PW，et al，2013. Molecular oncogenesis of craniopharyngioma：current and future strategies for the
development of targeted therapies. A review. Journal of Neurosurgery，119（1）：106-112.

Julow J，Backlund EO，Lanyi F，et al，2007. Long-term results and late complications after intracavitary yttrium-90 colloid
irradiation of recurrent cystic craniopharyngiomas. Neurosurgery，61（2）：288-295.

Karavitaki N，Cudlip S，Adams CB，et al，2006. Craniopharyngiomas. Endocr Rev，27（4）：371-397.

Karavitaki N，2014. Management of craniopharyngiomas. J Endocrinol Invest，37（3）：219-228.

Kassam AB，Gardner PA，Snyderman CH，et al，2008. Expanded endonasal approach，a fully endoscopic transnasal approach for
the resection of midline suprasellar craniopharyngiomas：a new classification based on the infundibulum. J Neurosurg，108（4）：
715-728.

Kickingereder P，Maarouf M，El Majdoub F，et al，2012. Intracavitary brachytherapy using stereotactically applied phosphorus-32
colloid for treatment of cystic craniopharyngiomas in 53 patients. J Neurooncol，109（2）：365-374.

Komotar RJ，Roguski M，Bruce JN，2009. Surgical management of craniopharyngiomas. J Neurooncol，92（3）：283-296.

Krengli M，Apicella G，Deantonio L，et al，2015. Stereotactic radiation therapy for skull base recurrences：is a salvage approach
still possible? Rep Pract Oncol Radiother，20（6）：430-439.

Lewin R，Ruffolo E，Saraceno C，1984. Craniopharyngioma arising in the pharyngeal hypophysis. South Med J，77（12）：1519-
1523.

Linnert M，Gehl J，2009. Bleomycin treatment of brain tumors：an evaluation. Anticancer Drugs，20（3）：157-164.

Mottolese C, Stan H, Hermier M, et al, 2001. Intracystic chemotherapy with bleomycin in the treatment of craniopharyngiomas. Childs Nerv Syst, 17（12）：724-730.

Mottolese C, Szathmari A, Berlier P, et al, 2005. Craniopharyngiomas: our experience in Lyon. Childs Nerv Syst, 21（8-9）：790-798.

Muller HL, 2014. Craniopharyngioma. Endocr Rev, 35（3）：513-543.

Pollock BE, Lunsford LD, Kondziolka D, et al, 1995. Phosphorus-32 intracavitary irradiation of cystic craniopharyngiomas: current technique and long-term results. Int J Radiat Oncol Biol Phys, 33（2）：437-446.

Prasad U, Kwi NK, 1975. Nasopharyngeal craniopharyngioma. J Laryngol Otol, 89（4）：445-452.

Puget S, Grill J, Habrand JL, et al, 2006. Multimodal treatment of craniopharyngioma: defining a risk-adapted strategy. J Pediatr Endocrinol Metab, 19（Suppl 1）：367-370.

Sabate-Llobera A, Rojas-Camacho JG, Mora Salvado J, et al, 2013. Treatment of cystic craniopharyngioma with 90Y-Colloid. Four clinical cases. Rev Esp Med Nucl Imagen Mol, 32（5）：321-323.

Sainte-Rose C, Puget S, Wray A, et al, 2005. Craniopharyngioma: the pendulum of surgical management. Child's Nerv Syst, 21（8-9）：691-695.

Sharma J, Bonfield CM, Singhal A, et al, 2015. Intracystic interferon-alpha treatment leads to neurotoxicity in craniopharyngioma: case report. J Neurosurg Pediatr, 16（3）：301-304.

Steinbok P, Hukin J, 2010. Intracystic treatments for craniopharyngioma. Neurosurg Focus, 28（4）：E13.

Sughrue ME, Yang I, Kane AJ, et al, 2011. Endocrinologic, neurologic, and visual morbidity after treatment for craniopharyngioma. J Neurooncol, 101（3）：463-476.

Takahashi H, Nakazawa S, Shimura T, 1985. Evaluation of postoperative intratumoral injection of bleomycin for craniopharyngioma in children. J Neurosurg, 62（1）：120-127.

Tiedemann LM, Manley P, Smith ER, et al, 2016. Visual field loss in a case of recurrent cystic craniopharyngioma during concomitant treatment with pegylated interferon alpha-2b. J Pediatr Hematol Oncol, 38（1）：e26-28.

Vinchon M, Dhellemmes P, 2008. Craniopharyngiomas in children: recurrence, reoperation and outcome. Childs Nervous System, 24（2）：211-217.

Yasargil MG, Curcic M, Kis M, et al, 1990. Total removal of craniopharyngiomas. Approaches and long-term results in 144 patients. J Neurosurg, 73（1）：3-11.

Yu X, Liu Z, Li S, 2000. Combined treatment with stereotactic intracavitary irradiation and gamma knife surgery for craniopharyngiomas. Stereotact Funct Neurosurg, 75（2-3）：117-122.

Yu X, Zhang J, Liu R, et al, 2015. Interstitial radiotherapy using phosphorus-32 for giant posterior fossa cystic craniopharyngiomas. J Neurosurg Pediatr, 15（5）：510-518.

Yu X, Zhang JN, Liu R, et al, 2013. Mixed craniopharyngioma: long-term results after gamma knife combined with stereotactic brachytherapy. Zhonghua Wai Ke Za Zhi, 51（7）：631-635.

第十七章　囊性颅咽管瘤博来霉素囊内治疗

第一节　博来霉素的药理作用

由于颅咽管瘤多为囊性结构，此为药物囊内注射实现间质内化疗提供了可能。目前国外应用较多的是博来霉素（bleomycin，BLM）或 NSC-125066 囊内化疗，国内还有人尝试应用尼莫司汀进行囊内注射治疗，但并未就具体用药方式和疗效做系统报道，故本节将重点阐述 BLM 囊内应用治疗颅咽管瘤的情况。

BLM 是一种由环状链霉菌属产生的小糖肽抗肿瘤性抗生素，其由两个主要的糖肽（BLMA2 和 BLMB2）组成，是一种亲水性和带电分子化合物，分子量为 1500，很难通过完整的细胞膜，也不能通过血脑屏障（BBB）。它还是一种很好的金属螯合剂，在有氧情况下可以与铁、钴、锌、铜等离子相结合，其中复合物 BLM-Fe^{2+} 最具活性，当氧气存在时 BLM 与铁的螯合物可产生自由基，诱导脂质过氧化反应，并使 DNA 断裂，从而导致细胞死亡。

BLM 诱导 DNA 单链和双链断裂的比例是 10：1。其细胞毒性很可能与 DNA 的双链断裂及其后产生的染色体片段的丢失有关。BLM 必须在细胞内才能产生作用，因此细胞膜是其限制因素。根据 BLM 分子进入细胞的多少可以出现两种情况：①低浓度 BLM 时在细胞周期的 G_2 ～ M 阶段细胞增殖停止并缓慢死亡；②高浓度 BLM 时诱导细胞假凋亡并在数分钟内杀死细胞。虽然 BLM 的作用机制不依赖于细胞周期，但在 G_2/M 期的细胞比 G_1 期更敏感。

1966 年 Umezawa 等首次将博来霉素用于鳞状骨细胞癌的治疗，后来作为一种广谱抗肿瘤药被广泛应用于各种鳞癌、恶性淋巴瘤（霍奇金淋巴瘤和非霍奇金淋巴瘤）及睾丸癌的治疗。静脉注射 30min 后血药浓度达高峰，半衰期为 1.5h，体内分布以皮肤、肺、肠、肾较多，可为肽酶分解而失效，由肾脏排泄。它对皮肤癌、头颈部癌均有显著疗效，尤其是对鳞状细胞癌的效果更明显，而且同传统的烷化剂不同，它无骨髓抑制及肝肾毒性，但可导致肺纤维化及皮肤硬皮样变。

目前 BLM 治疗的指征有子宫颈鳞状细胞癌、头部和颈部鳞状癌、霍奇金淋巴瘤、非霍奇金淋巴瘤、阴茎鳞状细胞癌、皮肤鳞状细胞癌、睾丸癌、外阴鳞状细胞癌、恶性胸腔积液、肾癌、卡波西肉瘤、黑素瘤、蕈样肉芽肿、骨肉瘤等。

BLM 最重要的不良反应是对肺部和皮肤的影响，可导致约 10% 肺纤维化的发生率（死亡率为 1%）和红斑、硬结、皮肤角化过度及剥落，其病理基础可能与血管的内皮细胞损伤有关。BLM 毒性的增加与剂量累积直接相关。应该注意的是，静脉注射 48h 后通常有 25% 的患者出现发热反应。

第二节　博来霉素治疗脑肿瘤的临床和基础研究

BLM 对鳞状细胞癌特别有效，其原因可能是它在皮肤和肺中可达到很高的浓度且几乎不失活，而要使 BLM 应用于脑肿瘤治疗则必须首先突破 BBB。有人发现，0.25mg/kg 静脉应用 BLM 后，在人 3 级星形细胞瘤中测到 BLM 浓度为 0.9μg/ml，而在星形细胞瘤形成的囊液中其浓度为 0.3μg/ml；在颅内肉芽肿和先天性蛛网膜下囊肿中也可检测到 BLM，但是在血供丰富的脑膜瘤和脑膜肉瘤中却检测不到 BLM。

Hayakawa 通过临床和动物实验得出结论：BLM 静脉应用可被各种脑肿瘤吸收，但以高度恶性肿瘤如恶性胶质瘤、肉瘤和转移癌等摄取最多。其静脉应用不能在脑脊液中检测到 BLM；而直接注射到脑室则可在脑脊液中检测到 BLM；而直接注射到囊性脑肿瘤腔内，则可使囊液中的 BLM 浓度在较长时间内保持高水平。直接应用于瘤囊则 15min 内即可达最高浓度，60min 后仍可维持 10% 的浓度。

药物是否能进入脑组织决定于分子量、亲脂性、离子化程度和蛋白、组织结合程度，而 BLM 是水溶性溶剂，穿透 BBB 非常困难。为此，人们先后采用鞘内注射、以脂溶性载体荷载药物或将药物包裹进脂滴内、加大药物静脉用量及用药前使用甘露醇或放疗等试图改善该药物通透 BBB 的效率。

动物实验还证实，经腹膜腔注射 BLM 也可显著抑制脑肿瘤生长并明显延长生存期，但剂量 > 50mg/kg 可导致动物体重下降和死亡。这些用药方法均可增加药物对肿瘤周围脑组织的毒性，显著影响患者的精神状态和生活质量，疗效也无明显改善，因此迄今未被推广应用。

近年来一种被称为电渗透的新技术被证实可显著增加 BLM 活性分子进入胶质瘤体外模型和体内模型瘤细胞的量。而且 BLM 进入瘤细胞后可导致细胞类似凋亡改变。动物实验表明，单纯增加 BLM 用量并不能延长荷瘤鼠的生存期，而通过该技术则可使其生存时间明显延长，说明进入瘤体的活性分子量是决定疗效的主要因素。因此，临床基础研究应向提高肿瘤中 BLM 活性分子量的方向努力。

第三节　博来霉素在实性脑肿瘤中的临床应用

虽然 BLM 用于颅内肿瘤的治疗已有 40 余年的历史，但有关临床研究仍处于探索阶段。1969 年，Takeuchi 首先经静脉应用 BLM 治疗 1 例第三脑室内室管膜母细胞瘤，患者未接受其他治疗而长期存活。Takeachi 认为，BLM 对颅咽管瘤及胶质瘤是敏感的，对多形胶质母细胞瘤和转移瘤的效果较差，对术后和放疗后的多形胶质母细胞瘤无效。

1971 年，Kubo 证实了 BLM 对培养的颅咽管瘤肿瘤细胞的毒性作用。Nubora 甚至认为 BLM 对胶质瘤、颅咽管瘤的疗效似乎优于放疗。曾有一组 107 例术后脑肿瘤患者的 BLM 化疗结果表明，67 例胶质瘤中 7 例疗效显著、32 例有效、23 例无效，疗效与肿瘤分型无关；14 例转移癌中 3 例有效，治疗后肿瘤组织的活检病理检查可见肿瘤组织广泛退变。副作用有发热、皮炎、厌食、恶心、呕吐、肺炎、肿瘤出血、肾并发症及食管炎，但无血液学症状。病理检查证实接受静脉应用 BLM 的胶质瘤肿瘤细胞退变坏死，并有供瘤血管内皮细胞和外膜细胞增生、萎缩及出血坏死等变化，但博来霉素静脉应用治疗颅内转移瘤的疗效并不好，且与原发肿瘤的病理分型无关。

1973 年 BLM 被用于肿瘤内治疗。BLM 直接应用于脑肿瘤内治疗的理由是避免了难以通过 BBB 的问题，一般来说，许多化疗药物特别是像 BLM 这样的大分子晶体样物质是不能通过 BBB 的，避开 BBB 将化疗药物直接注入脑肿瘤或囊腔内可以使肿瘤内的药物剂量明显高于全身用药，同时可以大大减少全身用药的副作用。Bosch 等和 Nakazawa 等最早报道在 Ommaya 囊辅助下用 BLM 治疗恶性神经胶质瘤。文献中主要有两种适用于 BLM 肿瘤内药物治疗的肿瘤，分别为以胶质母细胞瘤、星形细胞瘤及其他脑内肿瘤为代表的实性肿瘤和以颅咽管瘤为代表的囊性脑肿瘤。动物模型和临床研究中都发现 BLM 具有抗星形细胞瘤作用。对复发的实性肿瘤也在寻找有效的治疗方法。动物实验发现小剂量的肿瘤内局部注入比 25 倍剂量的全身用药还要有效，这进一步证实了只有通过 BBB 才能得到更好效果的结论。

在一项剂量相关研究中，Patchell 等认定 BLM 对复发多形胶质母细胞瘤内持续给药的耐受剂量为每周 9mg，在研究中他还发现最常见的毒性反应是头痛（44%），剂量降低至上述耐受剂量后症状缓解。实际上当减少用药剂量并给予激素治疗后所有的神经毒性反应都会缓解。Morantz 等的研究结论是单次剂量为 4.2mg 是安全的，因为唯一出现副作用的患者接受的每次剂量是 5.6mg。目前文献中报道的大部分实性颅内肿瘤的瘤内应用剂量为每次 1 ～ 5mg，总剂量为 15 ～ 80mg，治疗频次与用药间隔则多为每日或隔日 1 次。

Morantz 等首次报道 BLM 直接应用于中枢神经系统肿瘤后的相关毒性反应，1 例恶性神经胶质瘤患者局部应用 BLM 后出现了精神状态的变化，CT 成像可见肿瘤周围水肿，经类固醇治疗后症状缓解。表 17.1 总结了近年文献中报道的关于 BLM 治疗颅内实性肿瘤的临床应用情况。

表 17.1 文献中 BLM 用于实体肿瘤瘤内治疗的报道总结

研究（年份）	诊断	患者数	年龄（岁）	BLM	放射治疗	不良反应
Nakazawa（1981）	多种脑肿瘤	12	5 ～ 57	总 30 ～ 80mg，每次 0.1 ～ 0.2mg/kg，隔日 1 次	5 ～ 6000rad	轻度
Morantz（1983）	多种脑肿瘤	8	26 ～ 68	总 16.8 ～ 126mg，1.4 ～ 5.6mg/d	5 ～ 6000rad	轻度
Bosch（1980）	胶质母细胞瘤	3	无记录	总 15 ～ 45mg，隔日 5mg	部分	1 例中度
Disabato（1999）	星形细胞瘤	1	6	总 15mg，每次 3mg/d	63Gy	无
Boiardi（1999）	胶质母细胞瘤	25	平均 55	总 16mg，每次 1mg，共 20 天	60Gy	轻度
Patchell（2002）	胶质母细胞瘤	9	45 ～ 65	总 109mg，每周 2.8 ～ 19mg	≥ 55Gy	轻度

在电化学治疗皮肤转移的研究中，BLM 的应用浓度为 5U/ml（1U 含 0.56 ～ 0.66mg BLM）或 1U/ml。Marty 发表的研究结果表明，1U/ml 的剂量是足够的，等同于静脉应用或另一种化学治疗药物顺铂的治疗剂量。有学者建议在肿瘤内用药治疗脑内肿瘤时也应用类似的给药方案。对于体积为 2.5cm^3 的脑内肿瘤可应用 0.625U（1mg）的治疗剂量，5cm^3 的脑内肿瘤的应用剂量为 1.25U（2.2mg）。可通过肿瘤体积计算公式计算出肿瘤体积，

再按 0.25ml/cm³ 肿瘤组织计算出药物的应用剂量。

尽管针对该药物的实验研究颇多，且在脑肿瘤中的临床应用已有多年历史，但是关于该药单独用于治疗脑肿瘤的临床报道并不多见，有关 BLM 治疗脑肿瘤的报道多限于 BLM 与其他化疗药如顺铂、卡铂、鬼臼叉乙苷及长春新碱等的联合应用，且最多的是治疗颅内生殖细胞瘤的报道。

生殖细胞瘤可分为非生殖组织生殖细胞瘤（NGGCT）、生殖组织细胞瘤、胚胎癌、绒毛膜癌、内皮窦瘤和畸胎瘤等，几乎每一种肿瘤均有人应用含 BLM 的联合化疗，且取得了较以前其他治疗明显好的治疗效果。NGGCT 部分切除和放疗后其 5 年生存率低于25%，使用含 BLM 的联合化疗 - 放疗 - 化疗后，其 4 年生存率可提高到 74%。

另外，也有 BLM 被成功应用于颅内少见肿瘤如恶性淋巴瘤、非霍奇金淋巴瘤及骨小细胞肉瘤的治疗报道。由于在以上资料中 BLM 是综合应用，很难单独评价 BLM 的疗效。单独应用 BLM 治疗脑肿瘤的病例报道几乎仅限于颅咽管瘤。

第四节　博来霉素在囊性颅咽管瘤中的临床应用

颅咽管瘤特异地起源于表皮组织，在间质中含许多成纤维细胞，类似皮肤肿瘤，提示BLM 可能对它有效。Honda 等首先通过全身应用 BLM 治疗颅咽管瘤，结果患者的神经学症状尤其是视野缺失症状改善明显，但患者最终死亡，尸检证实颅咽管瘤表皮细胞退变、减少，瘤表面细胞增生，明显玻璃化、角化，而检验发现瘤组织中 BLM 浓度很低，囊液中浓度也低。同时期学者报道，静脉应用 BLM 治疗 24 例颅咽管瘤效果也不理想。因此，有人设想直接将药物注入瘤囊内治疗颅咽管瘤。

用于颅咽管瘤的治疗除考虑到大约 90% 的肿瘤具有囊性成分外，还因为颅咽管瘤的位置深在且周围解剖关系复杂、重要，患者的年龄较小不太适合全身用药，即使肿瘤广泛全切除和放射治疗也有复发问题。当颅咽管瘤不适合手术切除、复发或由于年龄需要承担更大的手术或放射治疗风险时，囊内 BLM 的治疗原则成为一种有效且完全可以耐受的治疗选择。

Kubo 和 Takehachi 等几乎同时在世界上首次报道囊内应用 BLM 治疗颅咽管瘤的个案。他们发现，BLM 通过作用于颅咽管瘤囊壁的上皮细胞，使肿瘤细胞变性后导致其分泌液体的能力下降。将 BLM 直接注射入颅咽管瘤后，BLM 可在囊液中维持较长时间，Takahashi 及其同事通过用钴 -57 标记 BLM 而确定了它在颅咽管瘤囊肿内的半衰期大约是3h，在 24h 时其活性下降至约 10%。经治疗后的肿瘤囊液分泌明显减少、瘤细胞坏死且无任何重要并发症。

一、实施方法

大多数临床治疗是采用导管置入囊性肿瘤内并与埋藏于头皮下的 Ommaya 囊连接完成BLM 的注入。导管置入囊性颅咽管瘤的方法包括颅骨切开术、超声引导术、内镜技术或立体定向引导手术。

开始应用 BLM 前，应通过囊内造影试验确定合适的导管位置并排除任何泄漏的可能性。即使如此，在治疗过程中还应该考虑囊性肿瘤的囊壁塌陷致使导管尖端的侧孔可能会退出瘤腔这一因素，因此当肿瘤缩小退化时应该防止注入药物的意外泄漏。Hader 等曾报道导管置入 2 周后行造影试验时发现 45% 的病例存在泄漏，其中 2 例归因于导管置入后囊肿缩小，导管近端周围侧孔退出至囊肿以外。目前大多数学者同意最佳时间是导管置入 4～6 周后再进行泄漏试验。

根据 Broggi 等的报道，BLM 的作用机制是直接作用于作为靶目标被药物接触的囊肿壁。因此，单囊且实体成分少的颅咽管瘤患者是治疗成功的最佳适应证。多囊肿患者可应用内镜或切除手术中打通肿瘤囊内间隔。多数学者认为在治疗过程中应定期行影像学检查，通过观察囊肿缩小的程度来确定治疗效果。

二、治 疗 剂 量

到目前为止，BLM 治疗囊性颅咽管瘤的囊内治疗剂量及应用方案尚未达成一致，现将文献中所报道的用药剂量及方案总结于表 17.2。

表 17.2　文献中报道的 BLM 治疗囊性颅咽管瘤的剂量方案

作者（年份）	病例数	年龄（岁）	每日剂量（mg）	最大剂量（mg）	剂量方案
Takahashi（1984）	7	2～13	1～5	95	每隔一天
Broggi（1989）	18	4～65	3～5	42	每隔一天
Haisa（1994）	1	48	24.5	0.5～3	每周/每隔一天
Cavalheiro（1996）	1	16	10	80	每天
Sagoh（1997）	1	34	5	5	一次
Savas（1999）	1	11	10～17.5	220	每天
Savas（2000）	1	47	7	56	每天
Hader（2000）	9	7～12	2～5	115	每隔一天
Mottolese（2001）	24	0.25～64	3	28～150	每隔一天
Park（2002）	10	3～67	2～5	15～180	每2～7天
Alen（2002）	1	19	5～7.5	75	每隔一天
Jiang（2002）	5	2～58	5～15	60～110	每天
Nicolato（2004）	8	12～74	1.5～3	3～35	每周
Takahashi（2005）	11	2～14	1～5	最少40	每隔一天
Caceres（2005）	2	10，12	5	60	每周/每隔一天
Kim（2007）*	11*	3～67	2～5	15～180	每2～7天
Lafay-Cousin（2007）	8	5～12	3	最少33	每周3次
Belen（2007）	1	14	5	75	>5周
Hukin（2007）	17	1～14	2～15	8～75	每周1～3次

*其中的 10 例已由 Park 等报道。

表中显示囊性颅咽管瘤的每次囊内应用剂量为 1.0～17.5mg 不等，大部分研究（65%）的每次治疗剂量≤ 5mg，治疗频次和间隔也不同（每天 1 次至每 3 周 2 次），因此报道应用的总剂量差别更大。

Lafay-Cousin 等发现累计剂量＜ 33mg 不会产生副作用。Hukin 等发现每周大于 15.12mg 或每周大于 0.896mg/kg 体重时将出现明显的毒性反应。

三、治疗效果

较早对较大宗颅咽管瘤患者行 BLM 囊内直接注射并获良好疗效的是 Takahashi。1977～1985 年他共治疗 7 例儿童颅咽管瘤患者。通过手术在残余颅咽管瘤囊腔中置 Ommaya 囊，然后经此管分次注射 BLM（1～5mg），隔日 1 次，直到囊液变无色、LDH 值降至 1000U、LDH4/LDH5 值接近 1 为止，患者接受 BLM 总量为 13～95mg，随访 2～7 年，结果 4 例纯囊性肿瘤均对治疗有良好反应，且在 5 年的随访期内无复发，3 例实性或混杂性肿瘤治疗后进展迅速，预后不良，最终患者死亡。

需要指出的是，这些肿瘤中有相当多的实体成分，理论上不会接触到 BLM 的细胞毒性生物学特性。所有 7 例患者均无严重副作用，仅有 2 例发生短暂的中等发热且很快自愈；采用同位素标记 BLM 监测，未发现 BLM 渗漏到囊外，对死亡患者尸检仅见肿瘤组织坏死和灰变，未见周围脑组织受累。

Broggi 于 1986 年开始对 18 例包括成人的囊性颅咽管瘤进行手术切除后或单纯抽吸囊液后行囊内 BLM 注射治疗，患者接受 BLM 的次数为 1～20 次，接受的总剂量为 5～55mg，随访 3～6 个月，结果 CT 扫描发现 13 例囊肿消失，5 例囊肿缩小且稳定，其中 9 例患者的视力和视野改善，9 例无变化。副作用：14 例发热而无血象变化，6 例头痛，3 例恶心、呕吐，1 例 3 个月后出现一侧大脑中动脉卒中，另 1 例注射 5mg BLM 后发生双耳失聪。

Cavalheiro 等报道了 1 例患有内分泌失调、闭经的 16 岁颅咽管瘤患者，其鞍区肿瘤明显钙化，在未经手术和放疗情况下，置 Ommaya 囊直接注射 BLM 化疗，每次 10mg，共 8 次，无任何并发症，6 个月后检查发现其囊肿完全消失，钙化也几乎完全吸收，1 年后患者内分泌症状改善，月经来潮，而且内分泌检查各项激素完全正常。

Haisa 的治疗经验也表明 BLM 对颅咽管瘤有显著疗效，但却发现了并发症。他对 1 例有明显定向力和智力残缺的成人第三脑室内囊性颅咽管瘤囊内注射 13 次，总量大约为 27.5mg 的 BLM，患者每次用药后发热至 38.5℃，24h 后转正常，在最后 1 次注药后开始体温不升、嗜睡，性格由原先稳重安静变得烦躁不安，CT 检查无异常，9 个月后复查见肿瘤缩小，记忆恢复良好，但体温并未恢复，不太胜任工作。

1998 年 Zanon 报道了 21 例患者的优良结果，其中 19 例是原发性的。结果 3 例肿瘤完全消失，9 例患者肿瘤缩小大于 50%。

Hader 等 2000 年报道了 BLM 治疗的 7 例患者，其中 2 例为首次治疗，其他为手术切除术后复发治疗，使用剂量为每次 2～5mg，每周 3 次，共 3～5 周（总剂量为 18～115mg）。结果 6 例患者的囊肿缩小大于 50%，3 例患者由于肿瘤实体部分增大而需要随后的手术治疗。

2001 年 Mottolese 等报道了 24 例患者，患者被分为两组：16 例为首次接受治疗的囊性颅咽管瘤，其余 8 例为囊性复发肿瘤。在第一组中，6 例患者囊肿完全消失，5 例囊肿缩小 50% ～ 70%，其他患者也出现了不同程度的肿瘤缩小。在第二组中，3 例患者囊肿完全消失，3 例囊肿至少缩小 70%，其余 2 例缩小约 40%。第一组中 2 例患者经 BLM 治疗后虽然肿瘤缩小，但因实体肿瘤的占位效应而接受了手术治疗。

Park 等报道了 10 例患者，BLM 作为肿瘤部分切除后的辅助治疗。BLM 治疗后所有患者的肿瘤缩小或稳定，4 例囊实混合性肿瘤复发。

Hernandez 等报道了 4 例 BLM 作为最初治疗的单纯囊性颅咽管瘤患者。3 例患者肿瘤消失，另 1 例经历了反复的囊肿缩小和扩大之后所置入的导管移位，需要再次手术调整导管。

2007 年 Hukin 报道了加拿大 6 个小儿神经肿瘤中心经囊内 BLM 治疗的 17 例小儿囊性颅咽管瘤患者的治疗结果，其中 12 例为新诊断患者、5 例为肿瘤复发者。中位随访期为 4 年（0.5 ～ 10.2 年），结果完全有效 5 例，部分有效 6 例，轻微有效 5 例，1 例稳定了 2.8 年。8 例患者不需要其他治疗。中位无肿瘤进展生存期为 1.8 年（0.3 ～ 6.1 年）。并发症包括 2 例短暂症状的瘤周水肿、1 例精神萎靡和 2 例全垂体功能低下。1 例死于继发于放射治疗后烟雾病引起的严重脑梗死。

现将近年来报道的有关 BLM 囊内治疗囊性颅咽管瘤的疗效及副作用的主要文献总结于表 17.3。

表 17.3　囊内 BLM 囊内治疗囊性颅咽管瘤的文献总结

作者 （年份）	患者数(儿童 %)	平均年龄 / 岁 （范围）	完全控制	部分控制	平均随访期 / 年 （范围）	平均无肿瘤进展生存期 / 年 （范围）	毒性反应和并发症
Takahashi（1985）	7（100）	8.4（2 ～ 13）	NR	NR	NR（21 ～ 26）	12（0.1 ～ 26）	短暂轻度发热
Hader（2000）	9（100）	8.4（2 ～ 14）	0.14	0.71	3（0.5 ～ 5）	NR	2 例短暂头痛和发热，1 例全垂体功能低下
Mottolese（2001）	24（83）	14.3（0.2 ～ 64）	0.38	0.63	5	5（2 ～ 10）	1 例失明（毒性剂量后）
Park（2002）	10（50）	30.2（3 ～ 65）	NR	NR	2.8（1 ～ 6.6）	NR	1 例视力下降，1 例小脑梗死 / 死亡，1 例失眠 / 记忆力下降，1 例短暂精神改变
Mottolese（2005）	24（100）	NR（6 ～ 16）	0.50	0.25	6.7（1 ～ 14）	NR	1 例失明（毒性剂量后），3 例新发尿崩症，11 例内分泌功能和视力下降
Takahashi（2005）	11（100）	NR（2 ～ 14）	0.27	0.64	NR（3 ～ 16）	NR	1 例随访期下丘脑 - 垂体功能下降 / 死亡
Hukin（2007）	17（100）	6ᵉ（1 ～ 14）	0.29	0.35	5ᵉ（0.5 ～ 10.2）	0.7ᵉ （0.3 ～ 6.1）	意识状态下降 / 全垂体功能下降，1 例多发脑神经功能缺损 / 偏瘫

注：NR，无记录；完全控制，肿瘤完全消失；部分控制，肿瘤缩小 50%；e. 中位数。

表中结果显示，囊内直接注射 BLM 似乎是囊性颅咽管瘤一种较为有效的治疗选择，而且此疗法也引起学者们的关注，认为它毕竟为颅咽管瘤的治疗提供了新的有效方法，但目前其仍处于临床探索阶段，希望将来能有病例数更多、随访时间更长、循症医学证据级别更高的临床研究报道。

第五节　与博来霉素治疗相关的副作用及并发症

BLM 囊内应用治疗颅咽管瘤的副作用和并发症阻碍了该技术的开展和临床应用。Haisa 等报道颅咽管瘤 BLM 囊内治疗后出现了下丘脑损伤症状如人格改变、嗜睡和高热的病例。Broggi 和 Franzini 报道的 14 例治疗病例中有 2 例出现了副作用，1 例于 BLM 治疗完成后 3 个月出现了大脑中动脉卒中，另 1 例为 BLM 应用单次剂量 5mg，5 天后发生继发于前庭蜗神经损伤的双侧听力丧失，这一病例通过储液囊抽出了脑脊液，由于在进行 BLM 治疗前未行囊腔造影，作者认为并发症由潜在的药物泄漏到蛛网膜下腔所致。

Zanon 报道经治疗的 21 例患者中有 2 例出现并发症，均由 BLM 泄漏至蛛网膜下腔引起的短暂性视神经炎和癫痫发作所致。Hader 等报道的一组病例中有 1 例经总剂量 30mg 的治疗后出现肿瘤部分反应，同时发生全垂体功能低下，CT 成像显示了肿瘤周围水肿。

Mottolese 等描述了 24 例接受 BLM 治疗的儿童颅咽管瘤患者中有 1 例出现失明，分析原因是药物通过肿瘤囊壁扩散到附近的视觉器官。他们还在另 2 例患者的 CT 扫描随访中发现了低密度图像变化。

Savas 等也在 MRI T_2 加权序列成像中发现了间脑和中脑的弥漫性水肿表现。这些变化与完成药物囊内治疗 5 天后出现的神经恶化和最终导致患者死亡有关。Park 等在报道的 10 例儿童和成人患者中，1 例在 BLM 治疗 2 个月后出现小脑梗死，另 1 例随访 6 年后偏瘫并卧床不起。还有其他 3 例出现类似于其他学者所观察到的临床并发症，包括视觉障碍、嗜睡、记忆力下降和精神改变。至今为止，Takahashi 及其同事报道了与血管解剖病理学相关的唯一证据是在肿瘤邻近的组织中发现了毛细胞血管的充血和 Rosenthal 纤维。

综上所述，文献中已经报道的有关 BLM 的毒性反应和并发症包括①轻度并发症：头痛、恶心、呕吐，短暂性发热，记忆力下降，人格改变，疲劳，低钠血症，第Ⅲ对脑神经麻痹，癫痫发作；②严重并发症：中枢性发热、间脑水肿、失明、大脑中动脉梗死、双侧听觉障碍、嗜睡、单 / 双侧丘脑梗死、轻度偏瘫、短暂性视神经炎、全垂体功能低下、健忘性精神病和小脑梗死等。

其中短暂性发热是所有文献报道的最多见的不良反应，至少占 19%，全身用药时也是最多见的不良反应，这提示有部分 BLM 进入血液引起过敏反应，导致体温升高。

头痛则是第二常见的不良反应，发生率约为 16%，可发生于治疗期间或治疗后，多为短暂性。除应用激素类药物和减少剂量外，不需要药物预后或治疗此不良反应。

恶心和呕吐的发生率约为 10%，疲劳、精神萎靡或失眠至少占 5%。这些不良反应均与 BLM 的治疗直接密切相关，除减少 BLM 的剂量和应用激素外，不建议对此不良反应进行针对性药物治疗。

文献报道的肿瘤周围水肿的发生率约占 4%，但由于需要 CT 才能证实瘤周水肿，而且多数是没有症状的，所以实际发生率可能远高于该值，临床表现通常是颅内压增高的症状，如头痛、呕吐或特异性压迫症状如瞳孔散大、上睑下垂或偏瘫。其实许多有头痛、恶心、呕吐症状的患者都会伴有瘤周水肿，因此以上症状也可以认为是 BLM 对脑组织的刺激或是瘤周水肿和颅内压增高的直接结果。处理方法为连续给予大剂量类固醇药物（如甲泼尼龙每天 30mg/kg 体重）3 天后在 1 个月内逐渐减少剂量至停用。

其他报道的不良反应为 BLM 对垂体和下丘脑损伤引起的，如全垂体功能低下、嗜睡、人格改变、记忆力下降、体温调节障碍、尿崩症等。还有 2 例 BLM 囊内治疗后出现不可逆神经性耳聋的病例报道。与导管置入有关的不良反应有导管移位导致的囊液渗漏、出血、皮肤感染和溃疡等。

除第三脑室肿瘤外，文献中只有 2 例与 BLM 治疗相关的死亡报道。Savas 等报道的死亡病例发生在总剂量为 56mg 治疗的 5 天后。江荣才等报道的后期死亡病例发生于总剂量 62.5mg 治疗的 11 个月后，这例患者还同时接受了 ^{32}P 的囊内治疗。有趣的是，这例患者还出现了与丘脑梗死相符的血管病理变化。

第六节　博来霉素治疗囊性颅咽管瘤的应用意见

在已发表的关于 BLM 囊内疗法治疗囊性颅咽管瘤的文献中，几乎所有研究均为回顾性临床研究，虽然均显示出了良好的前景和潜在的肿瘤杀伤、延缓放射治疗和手术切除的作用，但由于缺乏随机对照研究，如 BLM 囊内治疗与手术全切除，部分切除辅助放射治疗及其他囊内治疗方法（放射性同位素和干扰素）的对比研究使其循证医学证据的水平受到明显影响。

目前文献中查到的 1 篇随机对照研究是由中国人民解放军总医院第六医学中心发表的囊内 BLM 和囊内 ^{32}P 两种不同囊内疗法治疗囊性颅咽管瘤的临床研究文章。结果显示，两组患者在肿瘤缩小、神经功能状态、体温和第Ⅲ对脑神经瘫痪方面无明显差别；BLM 组的头痛和呕吐发生率明显高于 ^{32}P 组；总体不良反应发生率两组间无明显差别。文章中并未提供随访期或生存期。该研究随机对照试验质量较低，每组样本量小，且两组病例的相关临床特征，特别是肿瘤的特征具有差异。详细研究方法及结果见本章第七节。

尽管如此，几十年来的临床研究结果已经证实，BLM 囊内治疗囊性颅咽管瘤是有效且可行的，其肿瘤完全控制率为 14% ～ 50%，部分控制率为 25% ～ 71%，无肿瘤生存率为 43% ～ 100%（个案报道除外）。一般不良反应如头痛、恶心、呕吐、短暂发热、疲劳等的发生率虽然较高，但多为短暂性且具有自限性，绝大多数并不影响疗程的完成，但如果药物渗漏出囊壁进入蛛网膜下腔则可导致严重的不良反应，如癫痫发作，严重神经功能缺失，下丘脑及垂体功能低下，严重视力下降甚至死亡。

关于 BLM 囊内治疗的更多评价和结论，还需要更多的随机对照临床研究，以及更多的病例数、更长的临床随访结果和更详细的下丘脑功能评价资料。

第七节　中国人民解放军总医院第六医学中心临床研究结果

北京、天津及山西的神经外科医师自 90 年代末开始相继应用 BLM 治疗颅咽管瘤，但迄今没有系统报道。鉴于此，笔者在基础实验证实颅咽管瘤体外细胞对 BLM 十分敏感的前提下，于 1998 年开始设计临床实验，拟将 BLM 囊内化疗、BLM 加 ^{32}P 囊内放化疗及单纯 ^{32}P 囊内放疗作系统比较。研究结果发表后被很多文献详细引用。虽然病例数不多，但仍是至今为止唯一一篇临床随机对照研究，现将研究设计与结果叙述如下。

【病例选择标准】

1. 开颅手术后复发或经囊内放疗后复发者（囊内放疗半年以上且囊腔容积与治疗前相比无变化者）。

2. 单纯囊性或囊性为主，囊腔容积 > 5ml。

3. 无外放疗史。

4. 无定向手术禁忌证。

5. 家属与患者本人均同意接受此实验性疗法。

按以上标准，1998 年 4 月～ 1999 年 12 月共收治 19 例颅咽管瘤患者，男女比例为 13 ∶ 6，年龄为 2 ～ 58 岁，平均年龄为（19.3±14.2）岁。

【治疗方法】

患者随机分配为单纯 BLM 囊内化疗组（化疗组），共 5 例；联合 BLM 加 ^{32}P 囊内放化疗组（联合组），共 9 例；单纯 ^{32}P 囊内放疗组（放疗组），共 5 例。在 CT 引导的 HB-3 型或 Leksell B 型立体定向仪指引下将 7F 硅胶管导入囊腔，若能自管中抽出黄褐色黏稠囊液则判断为置管正确。多囊者仅穿刺最大囊。对明显颅内高压患者先抽出一半左右囊液以缓解压力。

在单纯囊内化疗组中，每天经此管抽出囊液约 1ml 后，注入 BLM 生理盐水溶液约 0.5ml，BLM 的量自 1 ～ 5mg/d 开始，逐步加量到 15mg/d，持续 8 天后拔管；联合囊内放化疗组与单纯囊内化疗组相同，只是最后一次注入 BLM 后接着加 ^{32}P，^{32}P 的量依术前囊腔体积按表格法计算，设计囊壁辐射剂量为 200Gy；单纯囊内放疗组以生理盐水代替 BLM，其余步骤完全同单纯囊内化疗组。治疗前、中、后采血检查肝肾功能、血常规及 T_3、T_4、TSH、ACTH、LH、FSH、PRL、GH、ADH 和皮质醇（女性加测 E_2）等下丘脑 - 垂体功能；同时监测肿瘤囊液、血液和脑脊液中的乳酸脱氢酶（LD）及其同工酶。

【不良反应及并发症】

化疗组和联合组患者接受 BLM 注射 3 ～ 4h 后均有发热反应，部分患者伴有头痛、恶心和呕吐，持续 8 ～ 12h 后可自动缓解。放疗组仅 1 例患者接受 ^{32}P 后短暂低热。而联合组 1 例患者发热达 40℃，在联合应用 ^{32}P 后又发生高钠血症、高热不退而拒绝进一步治疗，自行出院；另 1 例患者发生低钠血症，经补盐、限水及皮质醇治疗后痊愈。除这 2 例联合组患者外，其余患者在治疗前中后均无血常规、肝肾功能和血电解质异常。治疗前所有肿瘤囊液 LD 平均小于 1000U，无 1 例囊液 LD 随治疗呈现由高到低或由低到高的规律性变化，LD4/LD5、LD5/LD1 值在疗程前后也无明显差异，方差分析确认治疗前后肿瘤囊液、血清和脑脊液中的 LD 及其同工酶均无显著差异。

随访期间，化疗组 3 例患者出现乏力、精神不振、食欲低下等内分泌紊乱症状，激素替代治疗有效，无新发尿崩症；联合组低钠血症者出院第 2 个月发生嗜食性肥胖、嗜睡、记忆力下降及精神症状，第 4 个月继发右丘脑梗死；另 1 例患者无明显近期并发症，但 1 个月后也出现了嗜食性肥胖、继发双侧丘脑梗死。此 2 例患者经对症治疗后均缓解，但生活不能自理。新发尿崩症 1 例，其余 5 例患者无明显远期不良反应。放疗组 1 例 1 个月后发生右侧动眼神经麻痹，对症治疗 6 个月后基本恢复正常；新发尿崩症 1 例；其余 3 例无明显异常。3 组均有部分患者的内分泌激素水平在治疗前后出现差异，但各组间的异常率无显著差异。

【近期疗效】

除联合组 1 例患者放弃治疗自行出院，后死于院外，1 例患者因低钠血症延迟 1 周出院外，其余所有患者均在完成治疗 3 天后顺利出院（图 17.1A、B）。出院时原有嗜睡、头痛、视力下降及恶心、呕吐均有不同程度的缓解。3 组患者中唯有化疗组有 4 例肿瘤为多囊性结构，除了这 4 例患者瘤囊有加药囊与未加药囊之分外，其他所有 15 例患者均为加药囊。

随访 3～6 个月后，化疗组仅 1 例加药囊完全消失（图 17.1C），1 例加药囊容积无变化，其余加药囊缩小 53%～80%，而所有未加药囊则成倍增大；联合组 1 例自动出院，6 例瘤囊消失，2 例瘤囊缩小分别为 50% 和 78%；放疗组 1 例瘤囊较治疗前增大，其余瘤囊缩小50%～80%，没有患者瘤囊消失。

连续随访 6～39 个月：化疗组 5 例患者肿瘤均在 6～12 个月先后复发（图 17.1D），其中 2 例因家庭经济困难未再治疗而死亡，1 例单纯囊性肿瘤接受联合疗法后几乎完全消失，但 24 个月后又出现 1 个新瘤囊，在当地接受开颅手术后死于术后电解质紊乱；另 2 例复发后分别接受 1 次 ^{32}P 囊内放疗，但半年后肿瘤又增大，其中 1 例还出现新发瘤囊，后又反复治疗 2 次，至今仍在术后随访中；联合组 2 例瘤囊未完全消失的患者分别于 12 个月和 15 个月后复发，均接受 ^{32}P 囊内放疗，结果肿瘤得到良好控制，存活至今；6 例瘤囊完全消失者中，2 例发生上文提及的严重内分泌紊乱、继发性脑梗死，1 例随访 18 个月后因意识不清持续加重、不能正常进食而导致血电解质紊乱，未得到及时治疗而死亡，1 例则靠家人护理仍然存活。另 4 例患者生活完全自理，已恢复正常学习或工作状态。放疗组 1 例肿瘤持续缩小，24 个月复查发现肿瘤已完全消失，随访至今仍未见复发；另 4 例先后于 6～12 个月后因颅内高压再次入院。其中 2 例在接受联合疗法后肿瘤消失，1 例在接受伽马刀联合 ^{32}P 囊内放疗后肿瘤消失；另 1 例则在接受 2 次 ^{32}P 囊内放疗均告无效，后接受联合 ^{32}P 囊内放疗、BLM 囊内化疗和伽马刀治疗后肿瘤完全消失（图 17.1E、F）。所有这 5 例患者目前均已完全恢复正常生活且复查 CT 未见肿瘤复发。

【治疗期并发症】

治疗期并发症几乎均发生于患者接受药物后 1～3h，包括发热、头痛、食欲下降、情绪低下及面部潮红等，其发生例数见表 17.4。头痛、食欲下降及情绪低下伴随发热出现。发热症状大多在对症治疗 12～24h 内缓解，其他症状也随之好转。但也有患者出现高热，对症治疗效果差，且有呓语、辨向力差、记忆力差等神经精神症状，在加用 ^{32}P 后甚至出现阵发性意识模糊、高钠血症导致死亡。接受联合放化疗者还可出现低钠血症（抗利尿激素不当分泌综合征）。

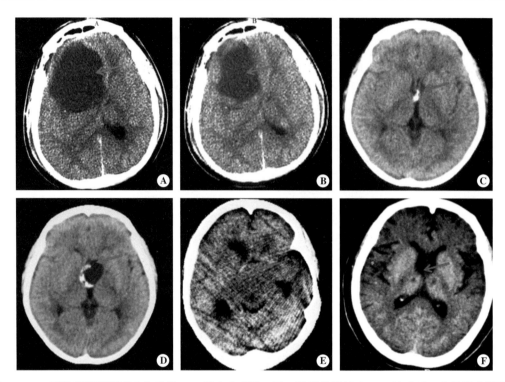

图 17.1　A. 囊性颅咽管瘤囊内化疗前；B. 囊内化疗后 3 天，肿瘤体积缩小；C. 治疗后 6 个月肿瘤消失；D. 治疗后 12 个月肿瘤复发；E. 治疗前接受 2 次 ^{32}P 囊内放疗均告无效，肿瘤体积明显增大；F. 与图 E 为同一患者，接受联合 ^{32}P 囊内放疗、BLM 囊内化疗和 γ 刀治疗后肿瘤完全消失

表 17.4　治疗期不良反应发生例数

组别	例数	发热	头痛	食欲下降	情绪异常	面部潮红	神经精神症状
化疗组	7	5	5	6	6	1	0
联合组	11	9	8	8	8	3	3
合计	18	14	13	14	14	4	3

【随访期并发症】

单纯化疗组患者有继发肢体偏瘫、肌张力增高，其余患者无特殊异常。国内还有单纯使用平阳霉素囊内治疗颅咽管瘤导致患者失明和偏瘫的病例（外院患者就诊笔者所在医院时发现，未发表）。联合应用 ^{32}P 则可出现嗜食性肥胖、倦怠嗜睡、记忆减退、口齿不清及情绪异常，以及继发性脑梗死（图 17.2）或脑血管痉挛，导致肢体偏瘫、面瘫、失语甚至可能出现丧失生活自理能力、死亡等严重后果。但尚无 BLM 囊内应用导致患者肺功能异常及胸部 X 线片异常的报道。

【结果分析】

根据国外报道，直接向囊内多次注射 BLM 一个疗程即可使肿瘤完全消失，且无严重并发症。疗程最长 1 个月，最短 8 ～ 10 天。因国内尚无应用经验，笔者参照国外文献，通过在颅内短期安置引流管，并按颅内临时置管的最长时间 8 天来设计疗程。为了克服以往国外文献报道无科学对照的缺陷，笔者还设置了联合 ^{32}P 囊内放化疗和单纯 ^{32}P 囊内放

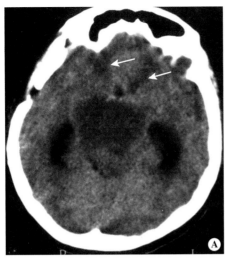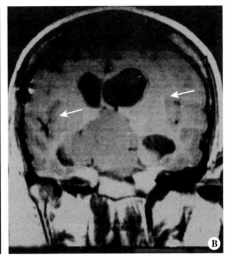

图 17.2　囊性颅咽管瘤联合应用 ^{32}P，随访中出现颅内继发性点状、斑片状脑梗死（箭头所示）

疗两个对照组，以更准确评价 BLM 的疗效与不良反应。结果单纯囊内化疗组和单纯囊内放疗组未出现危及生命的严重不良反应，而联合囊内放化疗组中却有 1 例自行出院后死亡，2 例出现下丘脑受损症状，后继发腔隙性脑梗死，1 例最终因并发症死亡，1 例至今生活仍不能自理。脑梗死可能由嗜食性肥胖导致血液黏稠度增加所致，但具体原因仍有待考察。由于联合放化疗治疗颅咽管瘤尚无相关文献报道，以上这些不良反应的发生机制是否与 BLM 和 ^{32}P 共同应用加重了对下丘脑的损害有关尚不得而知，急需进一步研究并予以重视。

　　不良反应是否还与 BLM 泄漏有关，由于未能购置到同位素标记的 BLM 和无相应监测手段，我们也不能得出确定的结论。但总结联合组这 3 例有严重并发症者的临床表现，可发现两个共同临床特点：①治疗前都有嗜睡表现；②肿瘤都完全位于或大部分位于第三脑室内。这提示患者治疗前已存在严重的下丘脑损害可能。联合放化疗很可能加重了既往损害。后来选择无嗜睡且瘤体完全位于第三脑室外的 3 例患者施以联合疗法（结果未包含在本文中），结果无一例出现严重并发症，说明联合疗法的严重并发症可能与适应证不当有关。

　　回顾性分析国外相关文献及本研究中发生严重并发症的颅咽管瘤病例资料发现，所有标明肿瘤位置的严重并发症患者，其肿瘤都与第三脑室密切相关，而且大部分患者发病前就有嗜睡、尿失禁等症状，已发表的第三脑室颅咽管瘤经囊内 BLM 治疗后并发症发生情况如表 17.5 所示，从中可见：肿瘤完全位于第三脑室内的 8 例患者，6 例死亡，1 例遗留严重情绪异常、口齿不清，生活不能自理，1 例有人格障碍、健忘、体温改变等严重影响生活的后遗症；另 2 例肿瘤大部分位于第三脑室者也出现了严重并发症。在以后的治疗实践中通过避免选择肿瘤位于第三脑室内且有严重精神神经症状的病例，获得了很好的疗效而无严重并发症发生。因此我们认为，发生严重并发症原因可能是治疗前位于第三脑室的肿瘤已对下丘脑造成了严重损伤，出现了相应的精神神经症状，接受 BLM 后加重损伤导致严重并发症，此时如再加入 ^{32}P 则容易引发致命的症状。但具体机制还有待阐明，并要排除用药方式（置管引流术）导致慢性潜隐性中枢神经系统感染的可能。

表 17.5　文献中第三脑室内肿瘤 BLM 囊内治疗后严重并发症的发生情况

作者（年份）	病例数	用药前精神神经症状	影像学特点	结局
Takahashi（1985）	3	无明显精神神经症状	囊实混合性，位于第三脑室	死亡[*]
Haisa（1994）	1	近记忆力缺损，时间觉和方向感差	囊性，位于第三脑室	嗜睡、人格异常、记忆力缺损和低体温
Savas（2000）	1	健忘，尿失禁，精神错乱，方向感差	囊性，位于第三脑室	死亡
Jiang（2002）	5	3 例有健忘、神志昏乱、方向感差等表现，2 例神志精神正常	3 例囊性且完全位于第三脑室内，2 例多囊性且部分位于第三脑室	2 例死亡，2 例遗留严重后遗症，1 例遗留右上肢瘫痪

*其中 1 例是因肿瘤复发而再次手术后 2 年死亡。

多数患者的血常规和肝肾功能在治疗前、中、后均无明显改变，说明立体定向囊内化疗具有较好的安全性。对内分泌的影响，有人认为该病患者就诊时有 25% ～ 50% 的激素已有异常，且内分泌损害不可逆转。本组 19 例患者中无一例治疗前垂体功能完全正常，治疗后部分患者激素水平显示好转，虽然短期内症状学上并无明显改善，但 1 例治疗前有尿崩症的患者治疗后随访 39 个月，发现该症状已几乎不易觉察，说明内分泌损害在肿瘤得到很好控制后仍有可能部分恢复。化疗组无新发尿崩症，而联合组和放疗组均有新发尿崩症，且联合组有 3 例患者表现为严重内分泌功能紊乱，提示 ^{32}P 可能较 BLM 对下丘脑的侵扰大。

LD 是无氧糖酵解的重要指标，有报道称颅咽管瘤囊液 LD 值平均达 2000U，且 LD4/LD5 值也较高。当囊液 LD 值下降到 1000U 以下，LD4/LD5 值也降低时可停用 BLM，此时肿瘤多可治愈。但有学者报道，LD 值由 460U 升高至 1265U 时疗效较好。本组所有患者的囊液 LD 值平均在 1000U 以下，治疗时也未呈现由高到低或由低到高的规律性变化，其 LD4/LD5、LD5/LD1 值在疗程前后也无明显差异，其中包括 4 例肿瘤完全消失者。之所以与文献报道的结果不同，可能与样本量较少、个体差异有关，也可能与 LD 实际上无法预测疗效有关，有待进一步研究证实。

尽管化疗组疗效并不理想，但加药囊和未加药囊结果差别显著，说明 BLM 可抑制颅咽管瘤，只是疗效与文献报道相差较大，可能原因是：①本组肿瘤多囊性较多（4/5），影响了治疗结果的评价；②本组中巨大囊腔有 2 例，容积分别达 180ml 和 240ml，同样可影响疗效；③本研究疗程相对国外文献（8 天至 1 个月）为最短，也是疗效影响因素之一。

联合组瘤囊完全消失者占 2/3，瘤囊减少程度最小者接受 BLM 的平均浓度仅为 0.02mg/ml，而其他疗效好者接受的 BLM 浓度平均在 1mg/ml 以上。尽管相关分析没有发现药物浓度和疗效有显著相关性，但由于病例数少，并没有很强的说服力，二者的关系还有待进一步研究。秩和检验各组疗效发现，化疗组和放疗组间 u 值为 0，如果不计联合组自行出院者，则联合组和放疗组、化疗组的 u 值均为 1.97，大于 1.96（u=0.05），恰好有显著差异；如联合组自行出院者计为无效，则联合组和放疗组、化疗组的 u 值均为 1.39，小于 1.96（u=0.05），没有显著差异。说明如果病例数足够，则联合组与化疗组、放疗组的疗效差异可能被显示。

　　尽管由于临床实验性治疗存在法律伦理问题，难以达到治疗方法和条件完全一致与随机化，以致评价困难，而且本研究的病例数也不够多，但事实表明，联合组 6 例肿瘤完全消失者均为经 ^{32}P 囊内放疗失败者（其中 3 例还接受过 2 次囊内放疗），而联合组 1 例、放疗组 3 例治疗无效的复发患者在接受联合疗法或联合疗法与其他疗法联合应用后肿瘤也得到很好控制。因此，我们仍倾向于认为，联合疗法可能优于单纯囊内放疗或单纯囊内化疗，对囊内放疗或化疗无效者实施联合疗法仍可能达到治愈目的。

　　联合应用化疗和放疗较单纯使用一种疗法治疗肿瘤更优越的可能机制是肿瘤的发生是多基因作用的结果，而且不同机体间存在基因表达的异质性，即使同样的基因表型也可能会因单核苷酸多态性和（或）基因突变形成完全不同的机体反应性，从而导致同一疗法对不同个体产生完全不同的疗效，也是目前临床广泛应用的单一疗法尚无法根治肿瘤的分子生物学原因。而化疗与放疗具有不同的作用原理和作用靶标，联合二者应用可能从不同方面抑制肿瘤生长，达到累积甚至放大增效作用。这也是联合放化疗重新获得人们重视的原因，而且该联合疗法已被广泛应用于子宫颈癌、喉癌和肺癌的治疗，并已获初步成效。

　　基于以上理由，我们认为，尽管联合囊内放化疗治疗颅咽管瘤可能导致严重并发症，以及肿瘤完全位于第三脑室内且出现嗜睡症状的患者更易发生致命危险，但该疗法具有独特疗效，如果患者在接受开颅手术、囊内放疗和囊内化疗等各种疗法均无法控制肿瘤时，我们仍谨慎推荐使用该联合疗法，甚至建议尝试应用联合囊内放疗、化疗和伽马刀（或 X刀）三联治疗。

（江荣才　郭　阳　于　新）

参 考 文 献

李宣海，1997. 肿瘤标志物的检测与临床 . 北京：人民卫生出版社 .

刘卫平，章翔，易声禹，1992. 颅咽管瘤的治疗进展 . 国外医学（神经病学神经外科学分册），（3）：113-115.

刘宗惠，田增民，于新，等，1997. CT 引导立体定向颅咽管瘤瘤内置入放射性核素治疗的研究 . 海军总医院学报，（2）：74-79.

施维，顾美皎，梁连铸，等，1996. 检测三磷酸腺苷预测卵巢癌细胞株对化疗药物的敏感性 . 中华妇产科杂志，（2）：16-19.

田增民，1997. 现代立体定向神经外科学 . 北京：中国科学技术出版社 .

薛庆澄，1990. 神经外科学 . 天津：天津科学技术出版社 .

章翔，付洛安，易声禹，等，1998. 经鼻蝶手术路切除颅咽管瘤 . 解放军医学杂志，（2）：72-73.

Ahmann FR，Garewal HS，Schifman R，et al，1987. Intracellular adenosine triphosphate as a measure of human tumor cell viability and drug modulated growth. In Vitro Cellular & Developmental Biology，23（7）：474-480.

Barriger RB，Chang A，Lo SS，et al，2011. Phosphorus-32 therapy for cystic craniopharyngiomas. Radiotherapy and Oncology，98（2）：207-212.

Bendiner E，1989. Alexandre Yersin：pursuer of plague. Hosp Pract，24（3A）：121-128，131-132，135-138 passim.

Broggi G，Franzini A，Cajola L，et al，1994. Cell kinetic investigations in craniopharyngioma：preliminary results and considerations. Pediatr Neurosurg，21（suppl 1）：21-23.

Carda-Abella P，Perez-Cuadrado S，Lara-Baruque S，et al，1982. LDH isoenzyme patterns in tumors，polyps，and uninvolved mucosa of human cancerous colon. Cancer，49（1）：80-83.

Cavalheiro S，Sparapani FV，Franco JO，et al，1996. Use of bleomycin in intratumoral chemotherapy for cystic craniopharyngioma. Case report. Journal of Neurosurgery，84（1）：124-126.

Cavazzuti V, Fischer EG, Welch K, et al, 1983. Neurological and psychophysiological sequelae following different treatments of craniopharyngioma in children. Journal of Neurosurgery, 59（3）: 409-417.

Chen Y, Zhang M, Jin H, et al, 2017. Glioma dual-targeting nanohybrid protein toxin constructed by intein-mediated site-specific ligation for multistage booster delivery. Theranostics, 7（14）: 3489-3503.

Fabisiewicz A, Kulik J, Kober P, et al, 2004. Detection of circulating breast cancer cells in peripheral blood by a two-marker reverse transcriptase-polymerase chain reaction assay. Acta Biochimica Polonica, 51（3）: 747-755.

Fasola G, Zuffa E, Fanin R, et al, 1989. Serum lactate dehydrogenase fails to predict response to treatment and survival in acute non-lymphocytic leukemia. The International Journal of Biological Markers, 4（3）: 142-149.

García-Barreras S, Nunes I, Srougi V, et al, 2018. Predictors of early, intermediate and late biochemical recurrence after minimally invasive radical prostatectomy in a single-centre cohort with a mean follow-up of 8 years. Actas Urologicas Espanolas, 42（8）: 516-523.

Gasinska A, Jaszczynski J, Adamczyk A, et al, 2018. Biomarkers of epithelial-mesenchymal transition in localized, surgically treated clear-cell renal cell carcinoma. Folia Histochemica et Cytobiologica, 56（4）: 195-206.

Guo T, Leng XJ, Wu XF, et al, 2013. Cloning, molecular characterization, and expression analysis of the signal transducer and activator of transcription 3（STAT3）gene from grass carp（Ctenopharyngodon idellus）. Fish & Shellfish Immunology, 35（5）: 1624-1634.

Hisamitsu S, Shibuya H, Hoshina M, et al, 1990. Prognostic factors in head and neck non-Hodgkin's lymphoma with special reference to serum lactic dehydrogenase and serum copper. Acta Oncologica, 29（7）: 879-883.

Hockenbery DM, Zutter M, Hickey W, et al, 1991. BCL2 protein is topographically restricted in tissues characterized by apoptotic cell death. Proceedings of the National Academy of Sciences of the United States of America, 88（16）: 6961-6965.

Honegger J, Renner C, Fahlbusch R, et al, 1997. Progesterone receptor gene expression in craniopharyngiomas and evidence for biological activity. Neurosurgery, 41（6）: 1359-1363; discussion 1363-1364.

Kawamoto M, 1994. Breast cancer diagnosis by lactate dehydrogenase isozymes in nipple discharge. Cancer, 73（7）: 1836-1841.

Kinumaki H, Takeuchi H, Nakamura K, et al, 1985. Serum lactate dehydrogenase isoenzyme-1 in children with yolk sac tumor. Cancer, 56（1）: 178-181.

Korsmeyer SJ, Shutter JR, Veis DJ, et al, 1993. Bcl-2/Bax: a rheostat that regulates an anti-oxidant pathway and cell death. Seminars in Cancer Biology, 4（6）: 327-332.

Liu F, Fritsche HA, Trujillo JM, et al, 1982. Serum lactate dehydrogenase isoenzyme 1 in patients with advanced testicular cancer. American Journal of Clinical Pathology, 78（2）: 178-183.

Maarouf M, Majdoub FE, Fuetsch M, et al. 2016. Stereotactic intracavitary brachytherapy with P-32 for cystic craniopharyngiomas in children. Strahlenther Onkol, 192（3）: 157-165.

Madersbacher S, Kratzik C, Gerth R, et al, 1994. Human chorionic gonadotropin（hCG）and its free subunits in hydrocele fluids and neoplastic tissue of testicular cancer patients: insights into the in vivo hCG-secretion pattern. Cancer Research, 54（19）: 5096-5100.

Maekawa M, Sudo K, Kitajima M, et al, 1993. Analysis of a genetic mutation in an electrophoretic variant of the human lactate dehydrogenase-B（H）subunit. Human Genetics, 91（5）: 423-426.

Moyer JD, Henderson JF, 1983. Ultrasensitive assay for ribonucleoside triphosphates in 50-1000 cells. Application to studies with pyrazofurin and mycophenolic acid. Biochemical Pharmacology, 32（24）: 3831-3834.

Müller HL, 2014. Craniopharyngioma. Endocr Rev, 35（3）: 513-543

Müller HL, 2015. Craniopharyngioma: long-term consequences of a chronic disease. Expert Review of Neurotherapeutics, 15（11）: 1241-1244.

Nagpal RD, 1991. Trans-sphenoidal excision of craniopharyngiomas. Journal of Postgraduate Medicine, 37（2）: 97-101.

Neal RE, Rossmeisl JH, D'alfonso V, et al, 2014. In vitro and numerical support for combinatorial irreversible electroporation and electrochemotherapy glioma treatment. Annals of Biomedical Engineering, 42（3）: 475-487.

Newcomb EW, Bhalla SK, Parrish CL, et al, 1997. Bcl-2 protein expression in astrocytomas in relation to patient survival and p53 gene status. Acta Neuropathologica, 94（4）: 369-375.

Norman PJ, Hollenbach JA, Nemat-Gorgani N, et al, 2013. Co-evolution of human leukocyte antigen（HLA）class I ligands with killer-cell immunoglobulin-like receptors（KIR）in a genetically diverse population of sub-Saharan Africans. PLoS Genetics, 9（10）: e1003938.

Pan L，Beverley PC，Isaacson PG，1991. Lactate dehydrogenase（LDH）isoenzymes and proliferative activity of lymphoid cells--an immunocytochemical study. Clinical and Experimental Immunology，86（2）：240-245.

Pirozzi A，Cartenì G，Scagliarini S，et al，2019. Incidental finding of non-Hodgkin's lymphoma in a patient affected by castration-sensitive prostate cancer：a case report. Medicine，98（11）：e14805.

Ragoowansi AT，Piepgras DG，1991. Postoperative ectopic craniopharyngioma. Case report. Journal of Neurosurgery，74（4）：653-655.

Rushing EJ，Wesseling P，2014. Towards an integrated morphological and molecular WHO diagnosis of central nervous system tumors：a paradigm shift. Curr Opin Neurol，28（6）：628-632.

Sato K，Oka H，Utsuki S，et al，2006. Ciliated craniopharyngioma may arise from Rathke cleft cyst. Clinical Neuropathology，25（1）：25-28.

Śliwa A，Kubiczak M，Szczerba A，et al，2019. Regulation of human chorionic gonadotropin beta subunit expression in ovarian cancer. BMC Cancer，19（1）：746.

Sorva R，Heiskanen O，1986. Craniopharyngioma in finland. A study of 123 cases. Acta Neurochirurgica，81（3-4）：85-89.

Šteňo J，Bízik I，Šteňo A，et al，2014. Recurrent craniopharyngiomas in children and adults：long-term recurrence rate and management. Acta Neurochirurgica，156（1）：113-122；discussion 122.

Tounekti O，Pron G，Belehradek J，et al，1993. Bleomycin，an apoptosis-mimetic drug that induces two types of cell death depending on the number of molecules internalized. Cancer Research，53（22）：5462-5469.

Trepel M，Groscurth P，Malipiero U，et al，1998. Chemosensitivity of human malignant glioma：modulation by p53 gene transfer. Journal of Neuro-Oncology，39（1）：19-32.

Tsujimoto Y，Croce CM，1986. Analysis of the structure，transcripts，and protein products of bcl-2，the gene involved in human follicular lymphoma. Proceedings of the National Academy of Sciences of the United States of America，83（14）：5214-5218.

Wang X，Duan X，Yang G，et al，2011. Honokiol crosses BBB and BCSFB，and inhibits brain tumor growth in rat 9L intracerebral gliosarcoma model and human U251 xenograft glioma model. PloS One，6（4）：e18490.

Yabuno T，Konishi N，Nakamura M，et al，1998. Drug resistance and apoptosis in ENU-induced rat brain tumors treated with anti-cancer drugs. Journal of Neuro-Oncology，36（2）：105-112.

Yamada S，Fukuhara N，Oyama K，et al，2010. Surgical outcome in 90 patients with craniopharyngioma：an evaluation of transsphenoidal surgery. World Neurosurgery，74（2-3）：320-330.

Yokotani T，Koizumi T，Taniguchi R，et al，1997. Expression of alpha and beta genes of human chorionic gonadotropin in lung cancer. International Journal of Cancer，71（4）：539-544.

第十八章　囊性颅咽管瘤干扰素囊内治疗

α 干扰素（IFN-α）为抗鳞状细胞癌的活性药物，对皮肤基底细胞癌和鳞状细胞癌的有效抑制作用已经得到广泛证明和认可。在一项对 34 例皮肤鳞状细胞癌患者的临床验证研究中，于病变部位每周 3 次注射 150 万 IU α 干扰素，持续 3 周，结果 33 例患者获得了根治。持续 2 个月皮下注射 α 干扰素，同时口服顺式维甲酸治疗进展型鳞状细胞癌，可获得高达 68% 的肿瘤有效控制率，其中局部肿瘤有效控制率可达 93%。干扰素的抗肿瘤作用是通过直接抑制细胞增殖、细胞毒作用、催熟幼稚细胞及调节宿主免疫反应等机制来进行的，而且 α 干扰素可诱发皮肤鳞状细胞癌的细胞凋亡。同时也有 α 干扰素对未分化星形细胞瘤、脑干神经胶质细胞瘤和低级别星形细胞瘤治疗有效的研究报道。

第一节　干扰素治疗原理及方法

一、治疗原理

鉴于干扰素可成功治疗鳞状细胞皮肤癌，而颅咽管瘤与鳞状细胞皮肤癌具有同样的胚胎起源，因此有学者推测干扰素对颅咽管瘤的治疗也同样有效。

二、皮下注射干扰素治疗颅咽管瘤

2000 年 Jakacki 报道一项单纯使用干扰素治疗颅咽管瘤的 II 期临床研究，选择了 1995～1997 年纳入研究的 15 例 21 岁以下儿童和青少年复发或进展型颅咽管瘤患者作为治疗对象。为防止其他治疗因素的干扰，限定患者此前未接受放疗或 8 周内未接受放疗。治疗采用皮下注射法，治疗方案分为诱导治疗期和维持治疗期，诱导治疗的剂量为 α 干扰素 -2a 800 万 IU/（m²·d），治疗时间为 16 周，如无肿瘤进展则转为维持治疗，每次治疗剂量同前，但改为每周 3 次，持续 32 周，总治疗周期为 48 周。

治疗第 1 周，每次治疗前 30min 先给对乙酰氨基酚和（或）非皮质醇抗炎药。每隔几周抽血监测患者血象及其他成分，一旦患者有血液学改变、肝功能或中枢神经系统症状，应立即停药，直到实验室指标恢复正常才可以使用预定处方量的 50%～75% 继续治疗。诱导期前、诱导治疗 8 周和 16 周分别做头颅 MRI 检查，持续期则每 12 周检查一次。肿瘤完全消失定义为完全反应，肿瘤缩小比例大于 50% 为部分反应，肿瘤缩小 25%～50% 为轻微反应，肿瘤实体或整体直径在 6 个月内缩小或增大不超过 0.4cm 为稳定，而 6 个月内直径增大超过 0.4cm 则定义为增大。

3 例患者失访或中途放弃治疗，12 例患者完成了治疗并随访了 20 ～ 46 个月。结果 3 例治疗有效，其中 1 例完全反应、1 例部分反应、1 例轻微反应；6 例稳定，将需要进行放射治疗患者的放疗时间推迟了 18 ～ 35 个月（中位数为 25 个月）；另 3 例肿瘤增大。结果提示，囊性成分为主的肿瘤较实体成分为主肿瘤对该药物的疗效反应更好。所有患者都有不同程度的药物反应：治疗最初数天均有发热反应，伴寒战和肌肉疼痛，其中 2 例治疗前有全垂体功能低下者还伴发低血压和嗜睡。其他反应有色素沉着症、短暂的癫痫发作、体重下降。其中 7 例患者因不良反应较重而一度中断治疗或不得不减少药量，但 2 ～ 30 天后，所有症状几乎都得到缓解且继续治疗也未再出现这些症状。本研究的结论为 α 干扰素对儿童复发或进展型颅咽管瘤的治疗是有效的，虽然大剂量治疗期间患者不良反应的发生率较高，但并未影响治疗周期。理想的治疗剂量仍有待研究。

三、囊内干扰素植入治疗囊性颅咽管瘤

首先由 Cavalheiro 于 2005 年完成，9 例囊性颅咽管瘤患者治疗后随访观察 1 年至 3 年 6 个月（平均 1 年 11 个月），结果肿瘤完全消失 7 例，肿瘤部分缩小 2 例。随后他们发表了更多有关干扰素治疗儿童囊性颅咽管瘤的结果和经验。

2007 年 Ierardi 等报道 21 例囊性为主颅咽管瘤的干扰素囊内治疗并探讨了肿瘤细胞凋亡的通路。21 例患者的年龄为 1 ～ 19 岁，平均为 10 岁，男性 19 例，女性 2 例。Ommaya 囊植入 5 天后，抽出囊液并囊内注射 α 干扰素治疗，每次剂量 300 万 IU，隔天注射，共 12 次（总剂量为 3600 万 IU）。临床随访时间为 6 个月至 4 年，平均为 2 年 3 个月。21 例患者中，所有患者肿瘤体积缩小超过 60%，11 例完全有效（肿瘤完全消失或肿瘤体积缩小 > 90%，占 52.4%），7 例部分有效（肿瘤体积缩小 > 70%，占 33.3%），3 例轻微有效（肿瘤体积减小 < 70%，占 14.3%）。经过不同治疗时间后（治疗前 5 天，治疗后 11 天）囊液中 sFasL 表达浓度的变化分析初步表明，其可能激活了 Fas 介导的肿瘤细胞凋亡通路。另外，有 2 例患者因肿瘤再生长而进行了手术切除，术中发现与以往囊内博来霉素治疗过的颅咽管瘤相比，肿瘤组织与周围脑组织无明显粘连，也更有利于手术切除。

2010 年 Cavalheiro 又报道了三家医院的经囊内干扰素治疗的 60 例儿童颅咽管瘤患者，这是迄今为止最大的病例数报告，平均年龄为 11 岁，其中 29 例为初次手术或博来霉素治疗失败后接受干扰素治疗，另 31 例为首次治疗。结果 47 例（78%）治疗结束时临床症状明显改善，肿瘤体积缩小 50% 以上，另 13 例肿瘤进展而需外科治疗。13% 的患者出现新的内分泌症状。治疗过程中仅 1/3 的患者出现不良反应，如头痛、眼睑水肿、发热、疲劳或关节炎，均不需要终止治疗，无死亡报道。根据本组病例中干扰素的疗效和耐受性，干扰素囊内注入对单囊为主的颅咽管瘤是一种有效、无死亡率和低病残率、很有前景的治疗选择。

中国人民解放军总医院第六医学中心自 2014 年 12 月开始进行了立体定向经 Ommaya 囊注入 α 干扰素治疗囊性颅咽管瘤的临床研究，至 2016 年 12 月共治疗 57 例患者。随访 3 ～ 24 个月，视力改善 16 例，头痛缓解 46 例，恶心、呕吐缓解 11 例，垂体功能改善 13

例；术后影像学复查显示肿瘤有效控制者 43 例，显示出初步疗效（图 18.1）。

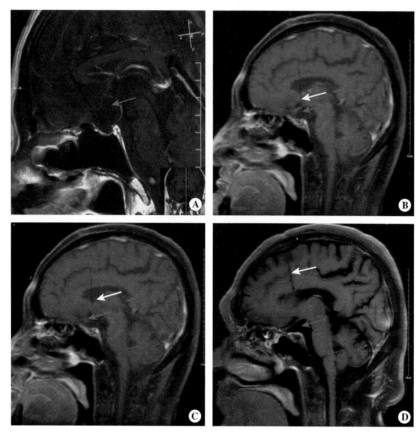

图 18.1 A. 患者，男性，70 岁，鞍上囊性颅咽管瘤（红色箭头）；B. 干扰素囊内治疗 2 个月后，影像学检查示肿瘤基本消失（红色箭头）；C. 治疗 12 个月后，影像学显示肿瘤基本消失（红色箭头）；D. 治疗 24 个月后，影像学显示肿瘤完全消失（红色箭头）；复查 MRI 图像可显示所置入的导管（白色箭头）

四、疗 效 总 结

表 18.1 总结了文献报道的囊内干扰素注射治疗囊性颅咽管瘤的基本情况。

表 18.1 颅咽管瘤囊内干扰素治疗效果文献总结

作者（年份）	患者数（儿童比例/%）	平均年龄（范围）/岁	完全缓解（CR）	部分缓解（PR）	平均随访（范围）/年	平均 PFS（范围）/年	毒性和并发症
Cavalheiro（2005）	9（100）	10（1.8～18）	0.78	0.22	1.8（1～3.5）	无记录	关节痛/疲劳/抑郁
Ierardi（2007）	21（100）	10（1～19）	0.50	0.50	2.25（0.5～4）	无记录	无记录
Cavalheiro（2010）	60（100）	11（1.6～18）	无记录	0.78	3.7（0.3～7）	无记录	短暂头痛/无力/发热/关节炎，内分泌功能下降
Bartels（2012）	6（100）	10.8（4～18）	0.2	0.6	1.4（0.1～2.5）	无记录	短暂头痛，恶心、呕吐

第二节　干扰素疗效管理

一、不良反应

据文献报道，囊内注射 α 干扰素可出现轻微的并发症，如短暂发热、头痛、恶心、呕吐、疲劳感、关节痛或关节炎、内分泌功能下降、垂体功能低下、嗜睡、记忆力下降、体重减轻、食欲缺乏、暂时性精神改变和行为异常等，这些症状多在停药或减少治疗剂量后减轻或消失，多不需中断治疗或影响疗程的完整。与其他囊内治疗如放射性同位素或博来霉素囊内注射治疗相比，α 干扰素更安全，因为干扰素具有最小的神经毒性，即使渗漏于周围脑组织中也不会产生任何风险，甚至可直接应用于脑室内，鞘内应用的毒性作用仅为暂时的化学蛛网膜炎和慢性疲劳综合征。停药或减量用药后所有不良反应均可自行恢复。因此，对于那些肿瘤不可能全切除或拒绝放疗者，该治疗不失为一种可选择的疗法。

二、选择适应证时需注意的问题

选择适当的患者进行囊内治疗非常重要，影像学显示以囊性为主（囊性成分＞60%）的单一大囊为最理想的适应证，其次为年轻患者，激素功能相对完整，放射治疗或手术治疗后复发的囊性肿瘤。在选择治疗方式时，应充分考虑对患者的内分泌功能特别是生长激素功能轴的保护。

为保证 Ommaya 囊的成功置入且顶端侧孔完全包埋于囊内，囊肿的直径应不小于2cm。如果第一疗程结束后显示有效，则应重复囊内治疗以加强疗效，最多可进行9个疗程，平均为 2～4 个疗程。

在进行治疗选择时应考虑同时存在的脑积水的治疗。一般来说，囊肿减压后脑积水会随之减轻或消失，但有时囊肿复发或因囊肿壁与脑室粘连严重，治疗后脑积水不能有效缓解或复发者则应行分流手术。

囊内疗法并不能杀死实体部分肿瘤细胞，这部分肿瘤可以进行后期处理如放射治疗或手术治疗。立体定向手术同时联合立体定向放射外科治疗实体部分肿瘤是一种理想的治疗选择。

囊内疗法特别适合于无明显激素功能减退的患者。干扰素治疗的疗效至少相当于囊内放射性同位素和博来霉素的疗效，但其沿导管周围渗出对周围脑组织的损伤作用则小得多，而且治疗后肿瘤与周围重要结构如血管、脑神经及下丘脑等无明显粘连，对治疗失败需要再次手术治疗者不会明显增加手术难度。

三、治疗剂量和治疗方案

目前推荐的囊内干扰素治疗疗程为每周3次（通常为周一、周三和周五），共4周12次，每次剂量为 300 万 IU，总剂量为 3600 万 IU。可重复以上疗程。

四、治 疗 细 节

每次经储液囊穿刺注射干扰素前应尽量抽出全部囊液或至患者出现头痛时为止，通常应至少抽出 1～2ml 液体。保证抽出的液体量多于注入的液体量。抽取囊液时应缓慢，避免因硬脑膜受牵拉而引起的严重头痛。治疗前抽出的囊液可富含蛋白成分（有时为机油样），随着治疗的进行，液体性状也随之改变。先将干扰素注射入储液装置，用 1ml 生理盐水冲洗。如果抽出的液体变得清亮，提示可能出现囊壁塌陷，导管尖端暴露于蛛网膜下腔或第三脑室，应暂停干扰素注入并行 MRI 检查，如确定导管脱出囊腔则应考虑重新置管或更改治疗方案。

五、治疗后复查

每个 4 周疗程结束后均行 MRI 检查。如肿瘤完全反应则不需进行以后的治疗；如部分反应则需进一步治疗；如肿瘤对治疗无反应则应考虑更改治疗方案；如肿瘤对治疗不再有反应也应停止后续的治疗。治疗结束后第一年内应每 3～4 个月 MRI 复查一次。一年后应根据当地指南进行 MRI 复查。

六、潜在的不足或缺点

本疗法临床应用时间仅有 20 余年，由于颅咽管瘤发病率较低，适合囊内治疗的病例数相对少见，难以获得足够的临床一期（随机、对照临床实验）和临床二期（病例对照和分组研究）研究资料，同时临床疗效也需要更长随访时间的验证，尤其是缺乏与其他治疗方法的对比研究，为获取更多令人信服的证据，还需要更多病例、更长随访时间的临床观察。

导管侧孔位于囊腔以外或囊液经穿刺点外渗，如果任何时候穿刺抽出清亮液体均应警惕导管尖端未完全包埋于囊腔的可能，应行渗漏试验确定。

干扰素的副作用通常可预测和具有自限性，主要为疲劳、发热、关节炎和偶尔新出现的内分泌症状。这有可能会推迟疗程，但很少需要中断治疗者。

七、是否需要进一步治疗

颅咽管瘤为一种慢性疾病进程，在不同阶段需要不同的治疗方式，如果囊内治疗有效则可重复疗程，也可同时应用其他类型的囊内治疗方法如博来霉素或放射性同位素。

囊内干扰素疗法治疗颅咽管瘤对部分患者是一种有效的治疗方法，与其他囊内疗法相比，其突出特点为减少了与治疗相关的并发症，可改善患者的生活质量；由于治疗后并不引起肿瘤与周围结构的粘连，因此不会增加再次手术切除的难度，但应注意适应证的选择和远期临床研究。

（张红波　陈　琳　于　新）

参 考 文 献

Barriger RB，Chang A，Lo SS，et al，2011. Phosphorus-32 therapy for cystic craniopharyngiomas. Radiotherapy and Oncology，98：207-212.

Bartels U，Laperriere N，Bouffet E，et al，2012. Intracystic therapies for cystic craniopharyngioma in childhood. Fronti Endocrinol，3：39.

Blackburn TP，Doughty D，Plowman PN，1999. Stereotactic intracavitary therapy of recurrent cystic craniopharyngioma by instillation of 90yttrium. Br J Neurosurg，13：359-365.

Cavalheiro S，Dastoli PA，Silva NS，et al，2005. Use of interferon alpha in intratumoral chemotherapy for cystic craniopharyngioma. Childs Nerv Syst，21：719-724.

Cavalheiro S，Di Rocco C，Valenzuela S，et al，2010. Craniopharyngiomas：intratumoral chemotherapy with interferon-alpha：a multicenter preliminary study with 60 cases. Neurosurg Focus，28：E12.

Cavalheiro S，2017. Intracystic interferon-alpha in pediatric craniopharyngioma patients. Neuro Oncol，19（10）：1419.

Derrey S，Blond S，Reyns N，et al，2008. Management of cystic craniopharyngiomas with stereotactic endocavitary irradiation using colloidal 186Re：a retrospective study of 48 consecutive patients. Neurosurgery，63：1045-1052.

Hukin J，Steinbok P，Lafay-Cousin L，et al，2007. Intracysticbleomycin therapy for craniopharyngioma in children：the Canadian experience. Cancer，109：2124-2131.

Ierardi DF，Fernandes MJ，Silva IR，et al，2007. Apoptosis in alpha interferon（IFN-alpha）intratumoral chemotherapy for cystic craniopharyngiomas. Childs Nerv Syst，23：1041-1046.

Jakacki RI，Cohen BH，Jamison C，et al，2000. Phase II evaluation of interferon-alpha-2a for progressive or recurrent craniopharyngiomas. Journal of Neurosurgery，92：255-260.

Jane JAJ，Kiehna E，Payne SC，et al，2010. Early outcomes of endoscopic transsphenoidal surgery for adult craniopharyngiomas. Neurosurg Focus，28：E9.

John-Paul K，Bartels U，2017. Intracystic interferon-alpha in pediatric craniopharyngioma patients-reply. Neuro Oncol，19（10）：1420-1421.

Julow J，Backlund EO，Lanyi F，et al，2007. Long-term results and late complications after intracavitary yttrium-90 colloid irradiation of recurrent cystic craniopharyngiomas. Neurosurgery，61：288-295.

Julow JV，2013. Intracystic irradiation for craniopharyngiomas. Pituitary，16：34-45.

Kalapurakal JA，2005. Radiation therapy in the management of pediatric craniopharyngiomas-a review. Childs Nervous System，21：808-816.

Lafay-Cousin L，Bartels U，Raybaud C，et al，2007. Neuroradiological findings of bleomycin leakage in cystic craniopharyngioma. Report of three cases. Journal of Neurosurgery，107：318-323.

Merchant TE，Kiehna EN，Sanford RA，et al，2002. Craniopharyngioma：the St. Jude children's research hospital experience. International journal of radiation oncology 1984-2001. Biology Physics，53：533-542.

Mottolese C，Stan H，Hermier M，et al，2001. Intracystic chemotherapy with bleomycin in the treatment of craniopharyngiomas. Childs Nervous System，17：724-730.

Mottolese C，Szathmari A，Berlier P，et al，2005. Craniopharyngiomas：our experience in Lyon. Childs Nervous System，21：790-798.

Muller HL，2010. Increased daytime sleepiness in patients with childhood craniopharyngioma and hypothalamic tumor involvement：review of the literature and perspectives. International Journal of Endocrinology，2010：1-7.

Muller HL，2010. Childhood craniopharyngioma-currentconcepts in diagnosis，therapy and follow-up. Nature Reviews Endocrinology，6：609-618.

Muller HL，2014. Craniopharyngioma. Endocrine Reviews，35：513-543.

Pettorini BL，Tamburrini G，Massimi L，et al，2009. Endoscopic transventricular positioning of intracystic catheter for treatment of craniopharyngioma. Technical note. J Neurosurg Pediatri，4：245-248.

Thompson D，Phipps K，Hayward R，2005. Craniopharyngioma in childhood：our evidence-based approach to management. Child's Nervous System，21：660-668.

Zanon N，Cavalheiro S，da Silva MC，2008. Does the choice of surgical approach to insert an intratumoral catheter influence the results of intratumoral cystic treatment? Surgical Neurology，70：66-69.

第十九章　颅咽管瘤伽马刀结合囊内照射治疗

近年来我们用伽马刀联合立体定向囊内照射治疗囊实混合性颅咽管瘤取得了较好的疗效，为这种难治性颅咽管瘤开辟了一种新的治疗方法。

第一节　伽马刀结合囊内照射治疗颅咽管瘤的理论基础

1967 年 Leksell 等应用放射性同位素 ^{32}P 经立体定向囊内置入内放射治疗囊性颅咽管瘤取得成功。此后，随着 CT、MR 等影像学技术的发展，^{32}P 和 ^{90}Y 已成为囊性颅咽管瘤常用的治疗方法。^{32}P 和 ^{90}Y 放射性同位素均为纯 β 射线源，具有较低的能量释放，组织穿透力较弱，不易造成污染，易于管理和使用，因而是囊内照射使用的理想放射性同位素。

Pollock 等应用 ^{32}P 治疗了一组病例，随访 7～116 个月，结果瘤囊缩小一半以上者超过 87.5%，63% 的病例视力、视野改善或稳定于术前水平。刘宗惠等 1996 年报道了一组 220 例治疗结果，随访 2 个月至 7 年（平均 3.5 年），肿瘤消失 92 例（61.4%），明显缩小 20 例（13.4%），19 例病变缩小不足 50%，增大 15 例（10%），死亡 4 例（2.6%），且未发现内放射治疗本身导致视神经受损的病例。由于该手术抽除囊液后使临床症状迅速改善，减少了周围重要血管神经性结构的受压，疗效确切，副作用小，故是当前囊性颅咽管瘤有效的一种治疗手段。组织学结果也提示 ^{90}Y 照射后囊壁的内皮细胞层遭受破坏，囊壁萎缩、塌陷，大量的胶原纤维增生，并伴有局部玻璃样变性，小血管腔狭窄也可发生。

伽马刀治疗具有单次大剂量集束照射、定位精确、靶区周围剂量陡然下降、周围结构受照剂量小等特点。颅咽管瘤的伽马刀放射治疗始于 1979 年，由 Backlund 首先应用，第一例患者接受了边缘剂量 20Gy 的伽马刀照射，但患者于 4 个月后死于分流手术失败，尸检仅发现少量细胞岛存在而并未发现其他肿瘤细胞存活的证据。之后他又联合伽马刀和同位素内放疗为 4 例患者进行了治疗，随访 3.5 年均生活良好。

随后又有多名学者报道伽马刀治疗颅咽管瘤的疗效，尽管各组报道的病例数不多，但可以得出伽马刀治疗颅咽管瘤有效的结论。至于最理想的放射剂量，目前还在探索之中。虽然同位素囊内放射治疗能成功地治疗囊性颅咽管瘤，但其最好的治疗适应证是囊液体积为 3～40ml 的单纯单囊性颅咽管瘤，对多囊或囊实混合性颅咽管瘤效果较差。立体定向放射治疗对实性肿瘤有效，囊性或囊实混合性肿瘤则不适合此治疗方法。鉴于以上事实，从理论上讲，立体定向放射治疗可以联合囊内放射治疗对某些囊实混合性颅咽管瘤进行有效的治疗。

第二节　伽马刀结合囊内照射治疗颅咽管瘤的手术操作及注意事项

局部麻醉下安装 Leksell G 型立体定向框架，行病变区 MR 薄层（层厚 2 ～ 3mm，无间距）高分辨轴、冠状位增强扫描，通过各种媒介（如网络传送、磁盘或扫描仪等）将 MR 图像数据分别传送至立体定向手术治疗及伽马刀治疗工作站，立体定向手术采用 Aerotech 立体定向手术计划系统（由北京航空航天大学图像中心、中国人民解放军总医院第六医学中心和北京科以人图像技术有限公司共同研制）进行手术靶点坐标的计算，并通过分析病灶及周围解剖结构的关系，三维模拟显示手术路径及仿真手术过程，确定最佳手术途径，尤其注意穿刺过程中避开脑室并避免对视神经和视交叉的损伤。

对以前无病理诊断者先行活检确定病变的组织病理学性质，根据病变特征先进行囊腔穿刺内放疗（手术技术及要点见颅咽管瘤的内放射治疗章节），肿瘤囊壁所接受的放射性同位素的计算放射剂量为 200 ～ 250Gy（不应低于 200Gy，否则复发率将明显提高）。在伽马刀治疗规划和治疗过程中，应注意辨别肿瘤和周围的解剖关系，尤应注意视神经、视交叉、垂体、下丘脑等结构的位置及与肿瘤的关系，照射时特别注意避免其放射性损伤导致的严重后果。伽马刀的放射治疗剂量最好选用中心剂量为 30 ～ 40Gy，周边剂量为 14 ～ 18Gy，视神经、视交叉受照剂量应低于 8Gy。但即使如此，视神经的放射性损伤也是最常见的并发症之一，若肿瘤距离视神经很近或已经受压、粘连，为保护视神经、视交叉等周围重要结构，必然要降低病变组织的放射剂量，这也必然会影响肿瘤的有效控制率。

根据不同类型的囊实混合性颅咽管瘤，我们采取了不同的治疗原则。

1. 小囊大实性颅咽管瘤　先行立体定向手术抽除囊液，重新进行 MR 定位扫描，将肿瘤的实体部分及囊壁作为靶区进行伽马刀的照射治疗。此治疗适用于肿瘤体积较小，或囊液量＜ 5ml，估计囊液抽出后囊壁塌陷，病变体积明显缩小者；肿瘤边界距视神经及视交叉有一定距离者。

2. 大囊小实性颅咽管瘤　采用伽马刀放射治疗实体部分肿瘤后再行立体定向囊液抽出，并置入同位素于囊内再行治疗的方法。对囊液量为 5 ～ 15ml 者，先行实体部分伽马刀照射治疗（靶区不包括囊壁），再行囊腔穿刺内放疗；对囊液量＞ 15ml 者，先行实体部分伽马刀照射治疗，再行囊腔穿刺，置管引流 1 ～ 3d，待囊腔缩小后再注入同位素行囊内放疗。

注意事项如下：

（1）使全部病变（实体与囊性部分）均接受有效剂量照射，此是提高治疗效果、减少肿瘤复发的关键所在。

（2）使视神经及视交叉的受照剂量控制在 8Gy 以下，避免视力受损。

（3）肿瘤囊壁所接受的放射性同位素的计算放射剂量为 200 ～ 250Gy。

第三节　伽马刀结合囊内放射治疗颅咽管瘤的优点

联合伽马刀与立体定向囊内放射性同位素置入放射治疗颅咽管瘤是近年来出现的一种新的治疗方法，对某些颅咽管瘤可取得较为理想的治疗效果。其具有以下优点：

（1）兼顾两种治疗方法的优点，无论肿瘤体积如何，均可使全部肿瘤（囊性部分和实体部分）接受有效剂量的照射。

（2）对于肿瘤的囊性部分与视神经、视交叉关系密切甚至形成压迫者也可进行此种治疗。

（3）术后患者的压迫症状（尤其是视力受损症状）可因囊液的抽出减压而迅速恢复。

（4）对未接受过手术的患者可同时进行活检获得组织病理学诊断。

（5）手术可一次完成，安全可靠，并发症少。

（6）囊实混合性颅咽管瘤由于生长方式的原因，大多实体部分位于基底部而囊性部分位于上部并向上方推挤视神经及视交叉，使实体部分与视路之间产生一定的距离，这样可以使颅咽管瘤的实体部分受到足量的射线照射，并使视神经、视交叉免受放射性损伤，这为实体部分的立体放射治疗提供了方便（图19.1）。

（7）对于治疗后复发肿瘤，只要病情许可仍可再次联合治疗。

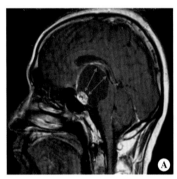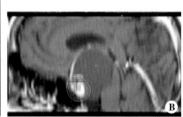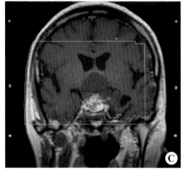

图 19.1　囊实混合性颅咽管瘤的放射治疗

第四节　伽马刀结合囊内放射治疗颅咽管瘤的适应证

立体定向囊内同位素放射治疗适用于单纯的单一囊性颅咽管瘤，其治疗的最佳囊液体积是 3 ～ 40ml，对囊实混合性或多囊性肿瘤则不能达到有效治疗；而伽马刀治疗颅咽管瘤的最佳适应证为体积相对较小（最好直径＜ 2cm）和与视神经、视交叉有一定距离（最好大于 2 ～ 3mm）的实性颅咽管瘤，特别适合位于鞍内或鞍旁或位置较低的肿瘤，其主要顾虑为视神经和视交叉的损伤，由于视神经和视交叉是颅内对放射线最敏感的组织之一（仅次于晶状体），其单次照射的耐受剂量，低于 8 ～ 9Gy。以往已经接受放射治疗者，视神经可能已接受了耐受剂量，则视力受损的危险性明显增加；病史较长，经受过多种治疗无效或复发者，由于视神经和视交叉反复受压，牵拉或已受到手术干扰，其对单次剂量照射的耐受剂量也已明显降低，应引起重视。

根据经验，适合进行伽马刀与立体定向同位素囊内置入联合治疗的囊实混合性颅咽管瘤应以单囊为主，其实体部分大多位于下方，与视神经之间有囊液相隔则更利于实体部分的伽马刀放射治疗。联合治疗过程中要重视囊性部分的处理，穿刺抽囊或引流数日后先使其完全减压塌陷，置入同位素的计算剂量应使囊壁的受照剂量达到250Gy，这样才能降低囊性部分的复发率。

第五节　伽马刀结合囊内放射治疗颅咽管瘤的疗效

中国人民解放军总医院第六医学中心神经外科在取得了大量伽马刀和立体定向放射性同位素囊内放射治疗颅咽管瘤的经验基础上，于1996年12月至1999年6月采用以上两种治疗方法相结合的方式治疗了46例临床难治性囊实混合性颅咽管瘤。其中男性24例，女性22例；年龄为3～60岁，平均38.6岁，其中12岁以下6例，30岁以上22例。病程1个月至20年，平均45.4个月。症状与体征中，发育不良11例；肥胖5例；视力下降33例，其中光感5例，失明4例，视野缺损15例，颅内压增高15例。病变位于鞍上16例，鞍内4例，鞍后3例，鞍旁1例，鞍内鞍上22例，其中有8例囊腔突入第三脑室内。病变性质以实性肿瘤为主要成分（大实体小囊性）13例，以囊性部分为主要成分（小实体大囊性）33例。病变最小为12mm×14mm×15mm，最大为37mm×45mm×42mm；体积为2.0～38.6cm^3。46例中28例曾接受过开颅手术肿瘤切除术，其中8例接受过2～3次开颅手术；14例接受过立体定向穿刺囊内放疗；3例接受过外放射治疗；7例接受过脑室腹腔分流手术。

囊性颅咽管瘤患者行立体定向穿刺抽出囊液量为1.8～30ml，术后视力视野即可获得不同程度的好转，本组无严重并发症及手术死亡，个别可有轻微发热与恶心反应，但多在2～3天恢复。共有38例获得6个月至2年（平均16个月）的随访。13例大实体小囊型肿瘤中10例获得随访，其中临床症状消失5例，明显好转2例，无变化2例，加重1例；影像学检查结果显示病变消失1例，明显缩小7例，无变化1例，增大1例，有效控制率为90.0%。33例小实体大囊型肿瘤中，28例获得随访，其中3例患者因囊性部分复发或因实体部分囊变而在随访期间再次行立体定向穿刺囊内放疗，1例5岁儿童于治疗后8个月死于脑外疾病。临床症状消失12例，明显好转8例，无变化5例，加重2例；影像学结果显示病变消失1例，明显缩小17例，无变化7例，增大2例，有效控制率为85.7%。本组总有效控制率为89.5%。影像学复查还显示实体部分消失7例，明显缩小或囊性变24例，无变化4例，增大3例，对实体部分的有效控制率为92.1%。随访期间除1例因肿瘤复发增大而出现失明外，未发现其他并发症。详见表19.1。

表 19.1　伽马刀结合囊内放射治疗颅咽管瘤的影像学结果（随访期6～24个月）

分类	病例数	随访例数	消失例数	缩小例数	无变化例数	增大例数	有效控制率
实体为主	13	10	1	7	1	1	90.0%

续表

分类	病例数	随访例数	消失例数	缩小例数	无变化例数	增大例数	有效控制率
囊性为主	33	28	1	16	8	3	85.7%
囊实混合	46	38	7	24	4	3	92.1%
总计	46	38	2	23	9	4	89.5%

注：有效控制率 =（消失例数 + 缩小例数 + 无变化例数）/ 随访例数。

典型病例

病例 1：患者，男性，9 岁。颅咽管瘤开颅手术切除术后 1 年，头痛伴视力进行性下降 3 个月入院，体格检查示双眼视力 0.15，MRI 检查示肿瘤复发，为囊实混合性。于 1999 年 4 月 1 日行伽马刀结合囊内间质放射治疗，先行伽马刀治疗实体部分，中心剂量为 24Gy，周边剂量为 12Gy，50% 等剂量曲线，再行立体定向囊肿穿刺抽出淡黄色囊液 16ml，注入 ^{32}P 1.3mci（0.55ml）。术后头痛立即消失，双眼视力恢复至 0.6。1 年后病情稳定，双眼视力为 1.2。MRI 复查示肿瘤基本消失（图 19.2）。

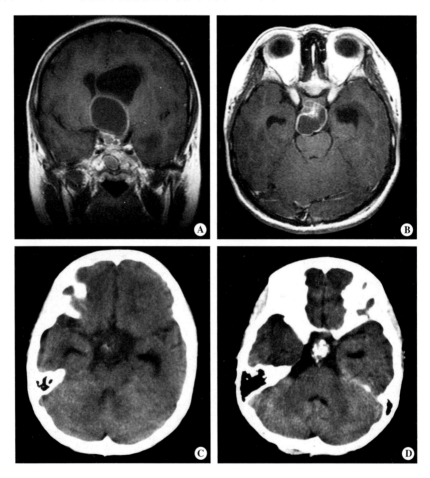

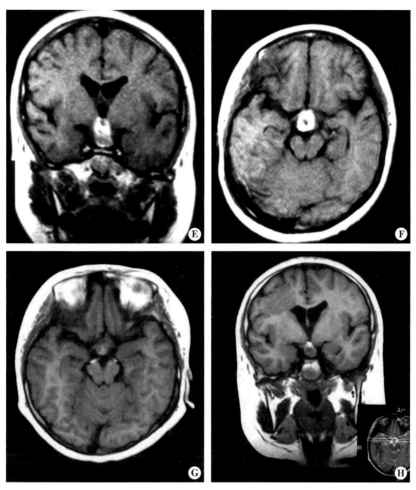

图 19.2　囊实混合性颅咽管瘤行伽马刀结合囊内间质放射治疗（1）

A、B. 囊实混合性颅咽管瘤治疗前；C、D. 联合治疗后 2 周 MRI 示囊性肿瘤消失；E、F. 联合治疗后 6 个月 MRI 示肿瘤明显缩小；G、H. 联合治疗后 12 个月 MRI 示肿瘤进一步缩小

病例 2：患者，女性，3 岁。头痛、双眼视力下降 3 个月，加重并嗜睡 15 天入院。体格检查：意识模糊状态，双视神经乳头水肿。经 MRI 检查显示鞍区占位性病变，囊实混合性，突入第三脑室，双侧脑室扩大。于 1999 年 3 月 18 日在局部麻醉下行立体定向囊内放疗结合伽马刀治疗，术中抽出淡黄色富含胆固醇结晶体的囊液 8ml，注入 ^{32}P 0.8mci（0.5ml），用伽马刀治疗实体部分。术后患者意识恢复正常，视力好转，12 个月后复查 MRI 示肿瘤已基本消失，脑室恢复正常。24 个月后 MRI 示肿瘤完全消失（图 19.3）。

经以上处理，本组病例取得了令人满意的近期疗效，而且并发症发生率低，但远期复发尚需进一步随访观察，也许以后肿瘤增敏剂和视神经保护剂的应用可以提高伽马刀治疗颅咽管瘤及鞍区其他肿瘤的效果。

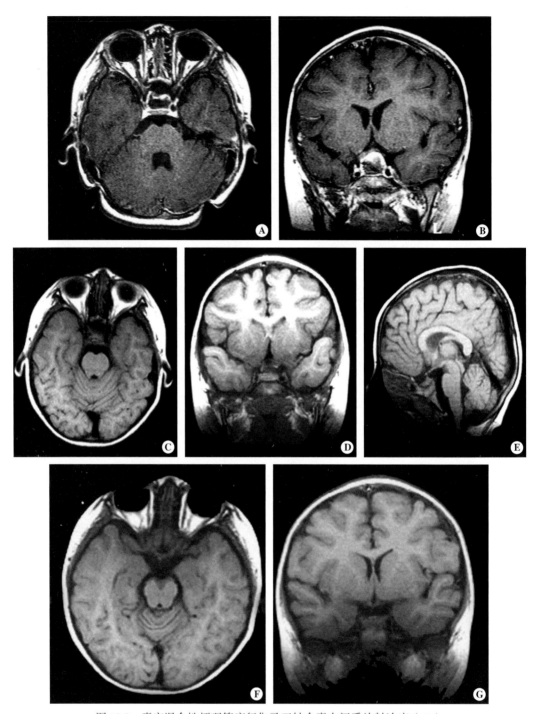

图 19.3 囊实混合性颅咽管瘤行伽马刀结合囊内间质放射治疗（2）

A、B.囊实混合性颅咽管瘤治疗前；C～E.联合治疗后 12 个月肿瘤基本消失；F、G. 联合治疗后 24 个月肿瘤完全消失

　　病例 3：患者，男性，54 岁。治疗前 MRI 矢状位（图 19.4A）和冠状位（图 19.4B）显示为囊实混合性颅咽管瘤。治疗后 11 个月 MRI 矢状位（图 19.4C）和冠状位（图

19.4D）示实体部分肿瘤消失，囊性部分明显缩小。治疗后 7 年 MRI 矢状位（图 19.4E）和冠状位（图 19.4F）显示肿瘤基本消失，患者视力好转正常生活。

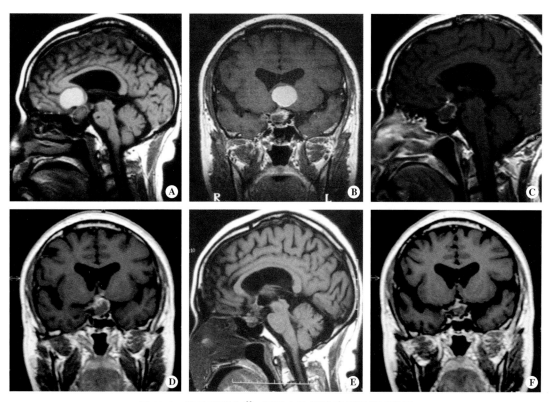

图 19.4　伽马刀联合 ^{32}P 间质内放射治疗颅咽管瘤前后

病例 4：患者，男性，3 岁。治疗前 MRI 冠状位扫描显示多囊及实体混合性颅咽管瘤，患者意识恍惚（图 19.5A），立体定向囊液抽吸后患者清醒（图 19.5B），治疗后 1 年肿瘤明显缩小（图 19.5C），治疗后 2 年 MRI 扫描示肿瘤消失（图 19.5D），现已随访 16 年，MRI 示复查肿瘤无复发（图 19.5E），患者大学毕业后正常工作。

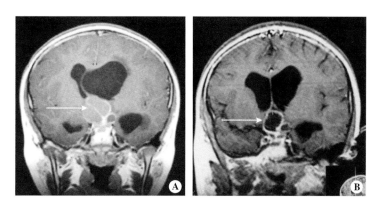

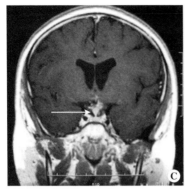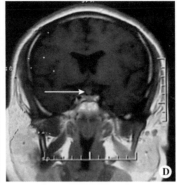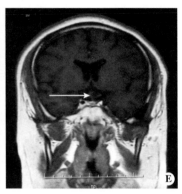

图 19.5　多囊并实体混合性颅咽管瘤伽马刀联合间质内放疗前后

　　总之，手术切除仍是颅咽管瘤的首选治疗方法，但对患者不接受手术或因其他情况不能采用全麻手术及术后残留部分实体或复发患者，采用伽马刀联合瘤内放疗的方法进行治疗可取得较好疗效。因此，笔者推荐同位素置入结合伽马刀治疗囊实混合性颅咽管瘤时，囊性部分行同位素治疗，实体部分行伽马刀治疗是一种可提倡的有效疗法。

（于　新）

参 考 文 献

陈立朝，许民辉，邹咏文，等，2005. 显微手术结合伽玛刀治疗颅咽管瘤的临床分析. 第三军医大学学报，27（21）：2184-2186.

李晗，姜曙，2014. 颅咽管瘤放射治疗进展. 肿瘤预防与治疗，（4）：209-212.

梁玲，张梅，翟凤萍，2005. 伽玛刀结合囊内放射治疗囊实性颅咽管瘤的护理配合. 中国实用护理杂志，21（14）：24-25.

刘正言，潘力，王滨江，等，1998. 伽玛刀和立体定向 ^{32}P 囊内放疗联合治疗颅咽管瘤. 中国临床神经科学，（2）：86-89.

孙君昭，田增民，于新，等，2009. 立体定向 ^{32}P 内放疗治疗老年颅咽管瘤. 中华神经外科疾病研究杂志，8（1）：60-63.

孙鹏举，徐德生，刘晓民，等，2012. 颅咽管瘤的伽玛刀放射外科治疗. 中国微侵袭神经外科杂志，17（5）：207-209.

孙效刚，谭永利，吕坤鹏，等，2009. 儿童颅咽管瘤的综合治疗—附 30 例临床报道. 2009 年海峡两岸医药卫生交流与合作会议、海峡两岸立体定向肿瘤放射治疗技术论坛论文集：202-208.

伍炜，光国志，应克明，等，2006. 伽玛刀治疗颅咽管瘤. 安徽省第九次神经外科学术会议论文集：182-184.

于新，田增民，刘锐，等，2009. 联合立体定向放射治疗颅咽管瘤的中远期结果. 第八届全国立体定向和功能性神经外科学术会议论文集：160-163.

于新，周东学，李士月，等，2014. 联合应用立体定向间质内放疗及 γ 刀治疗复发性颅咽管瘤. 中华神经外科疾病研究杂志，3（1）：42-46.

袁树斌，文武，梁昕，等，2007. 伽玛刀治疗儿童颅咽管瘤临床研究. 中国神经肿瘤杂志，（4）：235-238.

张南，潘力，王滨江，等，2002. 颅咽管瘤的伽玛刀治疗. 中国临床神经外科杂志，7（4）：194-196.

邹忠材，郭雄芳，梁克明，2011. 颅咽管瘤的伽玛刀治疗. 第九届全国立体定向和功能性神经外科学术会议暨中国医师协会神经外科分会第二届全国功能神经外科学术会议论文集：506-510.

Dho YS，Kim YH，Kim JW，et al，2018. Optimal strategy of gamma knife radiosurgery for craniopharyngiomas. J Neurooncol，140（1）：135-143.

Elliott RE，Wisoff JH，2009. Successful surgical treatment of craniopharyngioma in very young children. J Neurosurg Pediatr，3（5）：397-406.

Harrabi SB，Adeberg S，Welzel T，et al，2014. Long term results after fractionated stereotactic radiotherapy（FSRT）in patients with craniopharyngioma：maximal tumor control with minimal side effects. Radiat Oncol，9：203.

Hasegawa T，Kobayashi T，Kida Y，2010. Tolerance of the optic apparatus in single-fraction irradiation using stereotactic radiosurgery：evaluation in 100 patients with craniopharyngioma. Neurosurgery，66（4）：688-694；discussion 694-689.

Jeon C，Kim S，Shin HJ，et al，2011. The therapeutic efficacy of fractionated radiotherapy and gamma-knife radiosurgery for craniopharyngiomas. J Clin Neurosci，18（12）：1621-1625.

Jo KW，Shin HJ，Kong DS，et al，2012. Treatment outcomes of pediatric craniopharyngioma：a 15-year retrospective review of 35 cases. J Korean Neurosurg Soc，52（1）：37-41.

Kobayashi T，Kida Y，Mori Y，et al，2005. Long-term results of gamma knife surgery for the treatment of craniopharyngioma in 98 consecutive cases. J Neurosurg，103（6）：482-488.

Kobayashi T，Mori Y，Tsugawa T，et al，2012. Prognostic factors for tumor recurrence after gamma knife radiosurgery of partially resected and recurrent craniopharyngiomas. Nagoya J Med Sci，74（1-2）：141-147.

Kobayashi T，Tsugawa T，Hatano M，et al，2015. Gamma knife radiosurgery of craniopharyngioma：results of 30 cases treated at Nagoya Radiosurgery Center. Nagoya J Med Sci，77（3）：447-454.

Kobayashi T，2009. Long-term results of gamma knife radiosurgery for 100 consecutive cases of craniopharyngioma and a treatment strategy. Prog Neurol Surg，22：63-76.

Lee CC，Yang HC，Chen CJ，et al，2014. Gamma Knife surgery for craniopharyngioma：report on a 20-year experience. J Neurosurg，121（Suppl 2）：167-178.

Losa M，Pieri V，Bailo M，et al，2018. Single fraction and multisession Gamma Knife radiosurgery for craniopharyngioma. Pituitary，21（5）：499-506.

Mazerkina NA，Savateev AN，Gorelyshev SK，et al，2017. Transient enlargement of craniopharyngioma cysts after stereotactic radiotherapy and radiosurgery. Zh Vopr Neirokhir Im N N Burdenko，81（6）：40-47.

Moon SH，Kim IH，Park SW，et al，2005. Early adjuvant radiotherapy toward long-term survival and better quality of life for craniopharyngiomas—a study in single institute. Childs Nerv Syst，21（8-9）：799-807.

Nishizawa S，Ohta S，Oki Y，2006. Spontaneous resolution of diabetes insipidus after pituitary stalk sectioning during surgery for large craniopharyngioma. Endocrinological evaluation and clinical implications for surgical strategy. Neurol Med Chir（Tokyo），46（3）：126-134；discussion 134-135.

Park YS，Chang JH，Park YG，et al，2011. Recurrence rates after neuroendoscopic fenestration and Gamma Knife surgery in comparison with subtotal resection and Gamma Knife surgery for the treatment of cystic craniopharyngiomas. J Neurosurg，114（5）：1360-1368.

Raheja A，Satyarthee GD，2017. Sphenoid wing en plaque meningioma development following craniopharyngioma surgery and radiotherapy：Radiation-induced after three decades. Asian J Neurosurg，12（3）：358-361.

Rahmathulla G，Barnett GH，2013. Minimally invasive management of adult craniopharyngiomas：an analysis of our series and review of literature. Surg Neurol Int，4（Suppl 6）：411-421.

Saleem MA，Hashim AS，Rashid A，et al，2013. Role of gamma knife radiosurgery in multimodality management of craniopharyngioma. Acta Neurochir Suppl，116：55-60.

Xu Z，Yen CP，Schlesinger D，et al，2011. Outcomes of Gamma Knife surgery for craniopharyngiomas. J Neurooncol，104（1）：305-313.

Yomo S，Hayashi M，Chernov M，et al，2009. Stereotactic radiosurgery of residual or recurrent craniopharyngioma：new treatment concept using Leksell gamma knife model C with automatic positioning system. Stereotact Funct Neurosurg，87（6）：360-367.

Yu X，Zhang JN，Liu R，et al，2013. Mixed craniopharyngioma：long-term results after gamma knife combined with stereotactic brachytherapy. Zhonghua Wai Ke Za Zhi，51（7）：631-635.

第二十章　颅咽管瘤患者的预后和转归

　　近年来各种影像学诊断技术、神经内分泌学和治疗方法的进步，明显提高了颅咽管瘤患者的生存率，降低了死亡率。神经缺失、垂体内分泌及眼科并发症也得以减少，颅咽管瘤患者的预后也得到明显改善。尽管目前的治疗手段使肿瘤得到了理想的控制，但肿瘤本身和各种治疗方法所产生的神经心理和行为障碍仍很多见，如因神经生理、心理障碍导致的智力减退、记忆力下降、性发育异常及嗜食综合征等，严重影响患者的生活质量。因此，颅咽管瘤患者出院后必须进行密切的长期甚至终身随访，定期进行神经功能、眼科、影像学、内分泌和心理行为学等方面的检查。

　　颅咽管瘤的转归大概有以下几种情况：肿瘤完全消失且不留任何后遗症；肿瘤完全消失，遗留轻微后遗症；肿瘤完全消失，遗留严重后遗症；肿瘤残留一部分，后遗症轻微；肿瘤残留一部分，后遗症严重；肿瘤反复复发，症状严重；肿瘤反复复发，导致死亡。还有几种特殊类型的转归情况：肿瘤破裂、远隔部位颅咽管瘤、放疗后诱发脑膜瘤或恶性胶质瘤。现结合文献报道和笔者的经验，将颅咽管瘤的远期结果介绍如下。

第一节　生存率和生存影响因素

一、颅咽管瘤患者的生存率

　　随着各种治疗设备和技术的不断进步及内分泌辅助治疗的发展和完善，颅咽管瘤患者的生存率和生存时间得到了明显提高，但其总体死亡率仍为一般人群的 3～6 倍。文献报道的颅咽管瘤患者的标准化死亡率为 2.88%～9.28%。儿童颅咽管瘤患者的心血管疾病死亡率较一般人群高 3～19 倍，而且女性儿童颅咽管瘤患者的风险更高。当评估颅咽管瘤患者死亡率时，应对成人和儿童发病的颅咽管瘤患者分别进行考虑，经综合治疗后儿童颅咽管瘤患者的总体 5 年、10 年和 20 年的生存率分别为 83%～96%、65%～100%，平均为 62%，而成人和儿童混合病例的 5 年、10 年和 20 年的整体存活率分别为 54%～96%、40%～93% 和 66%～85%。在现代显微手术技术、神经内分泌学、神经影像学和放射肿瘤治疗技术等未出现以前，颅咽管瘤患者的 5 年和 10 年的生存率分别为 67%～69% 和 43%～77%。

二、颅咽管瘤患者的生存影响因素

　　关于影响颅咽管瘤患者预后的因素迄今没有完全明确。已有的观点有病理性质决定说、年龄决定说、治疗方式决定说，但是对于每一种观点都有相反意见。有学者使用生活独立程度、Karnofsky 分级、工作能力、视功能、知识水平及心理因素等综合性指标对 121 例经过手术治疗的颅咽管瘤患者进行回顾性分析，平均随访达 10 年左右。结果发现，术前症状如嗜睡、视力异常、视神经乳头水肿、肿瘤钙化、脑积水及术中肿瘤粘连程度均影响术后的预后，肿瘤病理类型和患者年龄对预后并无影响，手术全切除者预后良好率显著高于次全切除且未接受放疗者，有 1/3 的患者术后有肥胖症，20.7% 的患者术后遗留永久性尿崩症。

对大量幸存者的随访分析发现，对下丘脑受累者行根治性切除和限制性切除所导致的肿瘤残留、进展、复发率均无明显差异。患者总生存率、生活质量与下丘脑受累有关，而与手术切除程度无关。

颅咽管瘤确定诊断时的年龄因素是否为生存预后影响因素目前尚不清楚，因为一些研究表明年轻患者有更高的存活率，而其他学者则发现老年患者的预后更好，还有一些研究报道在儿童和成人组间并无生存期与生存率的差异。新生儿颅咽管瘤患者的预后不良，无论采用何种治疗方法，死亡似乎难以避免。性别也不能作为预后的影响因素，一些学者报道女性的死亡率更高，但其他学者并未发现任何性别差异。在 Bulow 和 Pereira 报道的两项女性死亡率更高的研究中，一项提示雌激素缺乏可能为其原因，但另一项研究则认为性腺激素不足对死亡率的增加并没有显著影响。

晚期的死亡原因包括与肿瘤自身生长特性或其治疗有关的因素，如肿瘤反复复发进展、慢性下丘脑功能低下、激素缺乏、脑血管疾病和癫痫等。其他原因则包括骨骼矿物质密度降低和非酒精性脂肪肝导致的肝硬化。远期的并发症包括垂体功能减退、心血管疾病风险增加、下丘脑损伤、视觉和神经功能缺失、骨骼健康程度下降、生活质量和认知功能下降。

许多学者将不同的治疗方法对生存率的影响进行了对比研究，例如，Karavitaki 等发现经手术全切除、部分切除和部分切除辅助放射治疗之后的 10 年生存率分别为 100%、86% 和 87%，统计学上并无显著差异。Stripp 等发现接受单纯手术治疗（全切除或次全切除）和手术辅助放射治疗的 10 年生存率分别为 86% 和 83%，结果显示肿瘤切除程度并不能影响患者的生存率。Rajan 分析了 173 例单纯外放射治疗或手术后外放射治疗患者的治疗结果，同样发现生存率并不受手术切除程度的影响。

复发的颅咽管瘤将会严重影响患者的生存率和生存质量，文献中报道的复发肿瘤的 10 年生存率波动较大，为 29% ～ 70%，这与复发后的治疗选择有很大关系。有研究发现肿瘤复发后进行放射治疗和手术后立即辅助放射治疗之间，复发肿瘤放射治疗前接受和没有接受手术切除的患者之间，其生存率均无差别。Muller 等主持了一个欧洲范围内的多国家参与的实验 KRANIOPHARYNGEOM 2007，该实验为一个分层随机实验，主要是观察年龄 ≥ 5 岁的患者术后立即予以放疗和 MRI 随访发现肿瘤复发后予以放疗的结果，研究发现，肿瘤累及或手术损伤下丘脑后部的结构，此类患者容易出现肥胖和生存质量持续下降。

由于小体积肿瘤对周围重要解剖结构的影响较小，全切除手术更容易完成，而且术后并发症的发生率也更低。因此，肿瘤大小可能是一种预后影响因素，且已有证据证实肿瘤直径＜3cm 的患者具有较高的存活率。组织学类型是否为预后影响因素一直存在争议，已发现鳞状上皮型肿瘤的 5 年存活率高于釉质细胞型和混合型。有报道称成人釉质细胞型肿瘤的围术期死亡率较高，但其他学者发现两种组织类型间无显著差异。在肿瘤具体的病理特性方面，有几项研究证实有钙化肿瘤的预后较没有钙化者更差，且与钙化的程度也有关系，尤其是成人颅咽管瘤患者。肿瘤组织学类型和肿瘤位置不会对患者预后产生重要影响。在儿童期颅咽管瘤患者中，现代神经影像学成像技术的应用和起病后初始功能状态良好（包括垂体功能减退，视觉和神经功能损伤），与手术后 10 年生存率的提高有关。

颅咽管瘤合并脑积水是否影响患者的预后仍存在争议，既有脑积水可增加死亡率的报道，也有脑积水与死亡率之间不存在相关性的报道，因此脑积水是否为预后影响因素目前尚不清楚。

第二节　颅咽管瘤患者的并发症

颅咽管瘤患者的远期病残率是客观存在的，主要表现在各种神经功能和心理社会学的完整性受到影响，具体包括内分泌、视力、神经行为学和认知等的功能障碍，这些不同程度的并发症是由原发或复发肿瘤对周围重要神经结构的损害和（或）各种治疗方法的副作用引起的，导致患者的生活质量下降。目前关于颅咽管瘤患者预后的关注点不仅要提高生存率，还要提高患者的生活质量。

一、垂体功能低下

垂体激素分泌不足是颅咽管瘤患者常见的临床表现，可以为部分性，也可以为完全性的腺垂体功能低下，可表现为典型的甲状腺功能低下、肾上腺功能低下综合征及性腺功能下降等，儿童患者还可见身体发育迟缓及性器官发育停滞。具体表现为倦怠、思睡、畏寒、食欲差、便秘或大便次数减少、心率慢且搏动弱、心音低、贫血、血压偏低、低血糖及全身抵抗力下降，易发生上呼吸道感染等症状，心电图检查可见心电压普遍降低，P 波低平且变宽。如果是小儿，还可有身高偏矮、瘦弱、性器官不发育等。

由于肿瘤对下丘脑 - 垂体轴的挤压和侵犯，手术后垂体功能低下的发生率明显增加。下丘脑综合征出现的内分泌代谢障碍表现多样且多伴有多个系统的损害，可引起内分泌功能减退，造成一种或数种激素分泌紊乱。促性腺激素释放激素分泌失常，女性出现垂体性闭经，男性出现肥胖、生殖无能、营养不良症、性发育不全和嗅觉丧失综合征；催乳素释放抑制因子（或释放因子）分泌失常，既可发生泌乳或泌乳 - 闭经综合征，也可导致催乳激素缺乏症；促甲状腺素释放激素分泌失常可导致下丘脑性甲状腺功能减退症；抗利尿激素分泌失常表现为尿崩症，垂体激素缺乏常需要药物替代治疗。经各种治疗后，随访期内发生单一激素分泌不足的发生率分别为 GH 88%～100%、FSH/LH 80%～95%、ACTH 55%～88%、TSH 39%～95% 和抗利尿激素 25%～86%。至少三种垂体激素分泌不足的发生率为 54%～100%。短暂性术后尿崩症的发生率为 80%～100%，而术后永久性尿崩症的发生率为 40% ～ 93%。治疗前已经存在的尿崩症在手术治疗后更容易出现。术前已经存在的激素缺乏在颅咽管瘤手术切除术后恢复者中罕见发生。皮质醇替代剂量遵从个体化原则，剂量过高容易导致骨质疏松症、肥胖、糖耐量异常等并发症，甚至导致肾上腺危象；过低的治疗剂量会增加肾上腺危象风险。

虽然儿童和成人颅咽管瘤的远期内分泌功能障碍的发生率并无显著性差异，但仍然存在各自的规律和特点。在成人起病的颅咽管瘤患者中，腺垂体功能缺失和尿崩症最常见，多数患者表现为垂体功能低下，而在儿童颅咽管瘤患者中则以 GH 分泌不足最常见，各种治疗方法均可加重以上内分泌功能紊乱。Mortini 报道术前内分泌功能正常的成人颅咽管瘤患者中，术后新发生 GH、ACTH、TSH、促性腺激素功能缺失和尿崩症者分别占82%、76%、73%、67% 和 70%。在已经存在垂体功能部分或全部低下和尿崩症的成人颅咽管瘤患者中，约有 80% 的患者需要两种或两种以上垂体激素的替代治疗。在儿童颅咽管瘤首次确定诊断时，有 40% ～ 87% 表现为至少一种激素缺乏，其中 26% ～ 75% 表现为 GH 缺乏，17% ～ 27% 表现为尿崩症。颅咽管瘤下丘脑 - 垂体功能减退患者行激素替代的目的为使外源性激素尽可能模拟人体生理变化，优化患者的生存和生活质量，同时注意预防并发症。准确判断肿瘤的分型、术前内分泌状态、手术方式与对下丘脑、垂体柄等结构的损伤程度，根据患者术后内分泌动态变化情况及对替代治疗的反应进行个体化治疗，是激素精准替代的基础。

对于多种激素分泌不足的颅咽管瘤患者，应该最先应用糖皮质激素，然后是甲状腺素，病情稳定后再应用性激素，如果有必要，最后应用生长激素。在评价尿崩症或应用甲状腺激素替代治疗之前，须先评估并纠正皮质激素不足。

二、身体发育迟缓

身体发育迟缓也是垂体功能低下的表现之一，因其在儿童颅咽管瘤患者中存在普遍性和特殊性，现进行专题叙述。

身体发育迟缓是儿童颅咽管瘤患者最早的临床表现之一，通常在诊断前数年就已发生。在颅咽管瘤首次确定诊断时，26% ～ 75% 表现为 GH 缺乏，经过各种治疗后 GH 缺乏的发生率上升至 70% ～ 92%，大多数患者经 GH 治疗后有改善。

胰岛素低血糖试验（ITT）被认为是诊断 5 岁以上生长激素缺乏症（GHD）患者的"金标准"，对于有明确 GH 缺乏诊断特征依据，并有其他 3 个垂体激素轴缺乏的患者，不建议再进行 GH 激发试验。此外，存在其他多种垂体激素缺乏的腺垂体功能减退患者，行GH 激发试验前必须将其他激素替代治疗至正常生理范围内。

也有些儿童颅咽管瘤患者，虽然体内 GH 分泌明显缺乏而未接受 GH 替代治疗，但身体发育仍然正常甚至超过正常发育水平，这种现象被描述为"无 GH 的身体发育"。导致这种现象发生的病理生理机制还不清楚，可能与三种激素水平的变化有关。有一种解释是高胰岛素血症和高催乳素血症通过对血清中 IGF-1 浓度的影响或直接与 IGF-1 受体相结合，导致游离 IGF-1 水平下降，从而诱导身体发育。胰岛素本身也可以通过促进蛋白合成作用而刺激身体的发育。另外一种解释是作为一种骨质生长因子的瘦素，可以不需要 GH 的存在，直接作用于骨发育中心水平而发挥功能。

伴有下丘脑受侵犯的儿童颅咽管瘤患者中能达到正常成人身高者较没有下丘脑受侵犯者还要多见。在 Pharmacia 和 Upjohn 国际身体生长发育数据库（KIGS）于 1988 年和 1996 年招募的 488 位儿童颅咽管瘤患者中，经治疗后 79% 的患者达到了目标身高 –2 个标准差以上，而且身高有进一步增长的潜在证据，身体发育没有受到治疗期内肿瘤复发和以往肿瘤治疗的影响。有研究发现，与其他原因的身体发育迟缓患者相比，GH 替代治疗后的患者接受手术和（或）放疗后，儿童颅咽管瘤患者的身体发育取得了更理想的结果。也有研究发现，存在 GH 缺乏却仍有身体发育的儿童与需要 GH 替代治疗的儿童颅咽管瘤患者具有相同的平均人体测量数据、身体成分和代谢指标（包括胰岛素水平）。为达到满意的成年身高，对生长激素缺乏症患儿必须尽早诊治。多数专家认为，术后 1 年，肿瘤无复发或进展，身高低于 2 个标准差则可考虑生长激素替代治疗，建议开始治疗年龄为 5 岁至青春期早期。

关于 GH 替代治疗是否有可能增加肿瘤复发的争论一直持续。大组的观察性研究支持 GH 替代治疗不会增加儿童和成人颅咽管瘤复发的危险性这一观点，但是这一观点也还需要进一步的随机对照研究来证实。目前多数内分泌专家较为一致的观点是，对于经过各种治疗的患者，在手术或放疗后随访至少 1 年无肿瘤复发证据时，可以考虑开始 GH 替代治疗，而且在治疗过程中应定期密切地进行影像学复查以监测肿瘤是否有进展或复发迹象。对于治疗后的残留肿瘤是否可以进行 GH 替代治疗仍然没有明确的证据支持，多数学者认可残留肿瘤经随访证实至少稳定 1 年后可以考虑 GH 替代治疗。替代治疗的目标为维持血浆 IGF-1 水平在相应年龄正常范围内的中上水平，剂量调整期为每 1 ～ 2 个月复查 1 次，以后每 6 个月复查 1 次。

三、视神经功能缺失

50% 以上的颅咽管瘤患者的最初临床表现是视力损害，术后视力改善率为 41% ～ 48%。术后视力损害的原因主要是肿瘤对视神经和视交叉的压迫甚至侵犯，如果术前就存在严重的视力缺失，术后发生视力下降的风险会明显增加，特别是反复复发并经过多种治疗方法和多次治疗的患者。经蝶入路肿瘤切除可得到更好的视力改善结果，但由于大部分儿童颅咽管瘤患者通常会扩展至鞍上区或其他区域，可以考虑通过经颅或经颅与经蝶联合入路或神经内镜扩大经蝶入路对肿瘤进行很好的切除。

相当数量的患者视力结果并不乐观。Duff 等发现，在 121 例接受单独手术或手术结合外放疗的颅咽管瘤患者中，在平均 10 年的观察期内至少有 62.5% 的患者表现为象限盲。Karavitaki 等在一组 97 例相同治疗方法的患者中，估计有 48% 的患者在 10 年随访期内有明显视野缺失。Pereira 等报道经单独手术或手术后辅助外放疗的 54 例患者中，在平均 10 年随访期内有 36% 的患者出现了视力或视野的恶化。Rajan 等在一组 173 例单纯行外放疗或手术后辅助外放疗的患者中，在平均 12 年观察期内，约 1/3 治疗前存在视力缺失的患者出现视力恶化。有报道应用精确放射治疗技术并将治疗剂量控制在中枢神经系统的耐受剂量以下后，治疗前视力正常者术后视力未受到影响。

视力预后的不利因素包括治疗前的视力受损症状和每日放射剂量超过 2Gy，而与肿瘤诊断时患者的年龄和肿瘤的组织病理学分类无明显关系。Karavitaki等发现，在经手术全切除、部分切除和部分切除辅助放射治疗的患者中，仅行部分切除治疗组中的视力恶化者明显多见，这可能是肿瘤复发率明显增加的原因。有研究发现，复发前放疗对视力保存和尿崩症的缓解明显优于复发后放疗。在无病生存率方面，术后立即行放疗优于复发后再行放疗。

多数视神经功能缺失的患者都伴有不同程度的视野缺损和视神经萎缩，结合视力下降可判断视神经损伤的程度。

四、其他神经功能缺失

颅咽管瘤容易复发，患者接受多次治疗的可能性增加，而每次治疗均有可能带来不同程度的神经功能损伤和不良结果，包括肢体功能障碍；各种脑神经损伤，动眼神经损伤最为多见，其次为展神经、滑车神经、面神经、前庭蜗神经等也可能发生损伤；癫痫发作及脑血管损伤等。以上大多为暂时性的，总体远期神经功能并发症发生率为8%～10%，包括视力及神经功能缺失的并发症发生率约为30%，对于大体积肿瘤患者可增加至36%，甚至更高。

五、下丘脑损伤导致的功能障碍

下丘脑是调节内脏活动和内分泌功能的较高级神经中枢，也是维持人体正常生理活动的重要中枢。其具有调节体温、摄食，维持水平衡及血糖和内分泌功能正常等重要的生理功能。下丘脑损伤将会产生一系列严重后果，如温度调节中枢损害后可发生药物难以控制的高热或体温过低。下丘脑损伤除了可产生内分泌功能异常，尿崩症，睡眠异常，水、电解质平衡调节障碍和体温异常外，还会出现临床较难处理的嗜食性肥胖，其发生机制与下丘脑损伤有关，下面将进行重点叙述。

另外，经立体定向囊内治疗的患者偶尔也有情感淡漠、情绪异常及定向力、近记忆力、学习能力下降等额叶症状出现，但这些患者多未接受经额开颅手术，推测这些症状是下丘脑损伤而非开颅手术直接导致额叶损伤的结果，与下丘脑－大脑皮质高级中枢间具有紧密功能联系的生理学基础相符。

下丘脑损伤产生的自主神经症状包括多汗或少汗、手足发绀、瞳孔散大或缩小，或两侧大小不等及血压不稳等。

文献中报道的新诊断儿童颅咽管瘤患者出现与下丘脑功能障碍有关症状的发生率为35%，这些症状包括嗜食症，肥胖，行为改变，昼夜节律紊乱，睡眠规律紊乱（日间睡眠过多），体温调节功能障碍，口渴，水、电解质平衡紊乱，记忆障碍，肺和胃肠道疾病（呼吸困难、腹泻），心律失常和血压紊乱，行为和认知功能障碍等。根治性颅咽管瘤切除手术后下丘脑功能紊乱的发生率明显上升，有报道称可升至65%～80%。尽管对下丘脑损害进行术前评估相当困难，但当肿瘤侵犯第三脑室并出现梗阻性脑积水时则有很强的提示作用。de Vile等在对75名儿童颅咽管瘤患者进行的临床研究中发现，高病残率的预测因素包括严重脑积水、术中不良事件和年龄＜5岁。下丘脑病残率增加的预测因素包括已存在的下丘脑功能紊乱症状、正中位置的肿瘤上下径超过 3.5cm 和术中试图切除粘连于下丘脑区域的肿瘤。对于大体积肿瘤，年轻患者和严重脑积水是肿瘤复发的预测因素，经术后 MRI 证实的肿瘤全切除和次全切除术后放射治疗的复发率较低。因此，有许多学者提倡，为提高长期的肿瘤控制率和低病残率，应根据具体病情施行个体化治疗方案。

位于视交叉以上且伴有下丘脑侵犯的颅咽管瘤，因其高病残率而使治疗困难增加。已经侵犯乳头体以上部分（即下丘脑后部）的肿瘤组织，手术切除后会导致下丘脑结构的损伤而出现下丘脑性肥胖。借助于影像学研究，有几项研究提示儿童颅咽管瘤出现肥胖的程度与下丘脑受到侵犯的程度和范围有明确的关系。Fjalldal 最近发表的一项对 42 例患者的研究表明，儿童颅咽管瘤诊断成立后，对其认知功能和心理社会健康状况进行了 1 ～ 40 年（中位 20 年）的随访观察，作者注意到这些颅咽管瘤患者出现了注意力不集中和心理功能的运行速度减慢，而且这些症状在伴有下丘脑受损的儿童颅咽管瘤中表现得更明显。考虑到以上发现，最近又有学者提出了基于 MRI 显示的下丘脑结构的术前侵犯和术后病损的新分类法。这种分类有助于根据 MRI 术前下丘脑受侵犯和术后下丘脑受损害的程度选择与风险更相适应的手术治疗方案（详见颅咽管瘤最新的治疗观点章节）。

与下丘脑病残率明显相关的因素有：儿童发病时的年龄较小、诊断时存在下丘脑功能紊乱、下丘脑被肿瘤侵犯的程度、肿瘤正中矢状位的高度超过 3.5cm、切除粘连与下丘脑区域的肿瘤、复发肿瘤的多次手术和下丘脑的放射剂量超过 51Gy。

六、下丘脑性肥胖

儿童颅咽管瘤患者严重肥胖与下丘脑病变存在明显的关系，儿童颅咽管瘤患者下丘脑受累者较未受累者体重指数显著升高。手术和（或）放射治疗可能也不会改善向鞍上扩展的颅咽管瘤患者的下丘脑功能。一种可能是在颅咽管瘤向鞍上扩展时，下丘脑的功能受到影响，而在外科治疗或联合放射治疗后这种影响还会持续甚至加重。尽管下丘脑的结构仅有 4ml 体积大小，但却含有数组由神经元细胞组成的不同的细胞核团，这些细胞团形成了高度多样化的分子结构和功能组织，在保持人体内环境的稳定、整合生物钟机制和昼夜同步节律调节方面起主导作用。

受到肿瘤侵犯和（或）治疗相关的下丘脑损害所引起的体重快速增长和严重肥胖是颅咽管瘤患者最令人困惑的并发症。研究发现，儿童颅咽管瘤术后前 6 个月体重指数快速增加，随后进入体重稳定阶段，成人颅咽管瘤患者严重肥胖常发生于术后 1 年内，患者常伴血糖、血脂、血压等多种代谢改变，某些患者还可表现为嗜睡、体温调节异常、易怒、行为障碍及性格改变。肥胖可以是下丘脑损害突出和唯一的表现，约 35% 的儿童颅咽管瘤患者在初次诊断时出现下丘脑综合征的症状，包括肥胖，行为变化，昼夜节律紊乱，白天睡眠口渴，心率、体温和（或）血压的调节失衡等。由于颅咽管瘤的手术治疗所产生的下丘脑病变，术后下丘脑功能障碍发生率明显增加，在一些报道中高达 65% ～ 80%，这与当前文献中强调的风险调整治疗策略相吻合（图 20.1）。下丘脑性肥胖明显影响颅咽管瘤患者的生活质量。控制体重对于颅咽管瘤预后意义重大，因为体重过度增加会严重降低患者的生活质量，增加睡眠呼吸暂停综合征、代谢综合征、心血管疾病及猝死风险。

　　有研究证实，几乎所有的颅咽管瘤患者都存在超重或肥胖，而他们常缺乏任何医疗措施的干预。因此，目前在强调个体化、多学科综合治疗的同时也强调长期、有效的医护照顾。这是改善患者生活质量、提高生存率的重要手段。

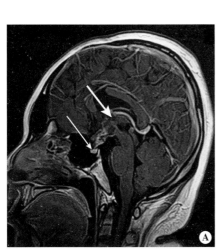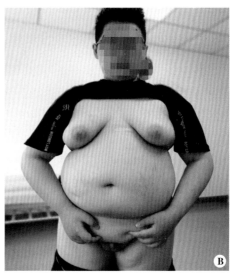

图 20.1　患者，男性，14 岁，颅咽管瘤

A. 经手术切除及反复放射治疗后脑 MRI 随访显示，肿瘤处于局部控制状态，下丘脑解剖结构受破坏明显（粗箭头），垂体结构存在（细箭头）；B. 患者表现为肥胖，乳房发育明显且外生殖器发育如幼儿

（一）肥胖与饮食紊乱

　　肿瘤侵犯下丘脑结构还能引起下丘脑综合征。儿童颅咽管瘤患者在诊断确定前数年就已经存在体重增加，确定诊断时 12% ～ 19% 的患者患有肥胖，并表现为食欲亢进、不择手段获取食物，甚至偷钱买食品或直接偷食品，心理行为疗法和药物治疗不易取得疗效。尽管对垂体功能不全给予了足够的内分泌替代治疗，但患者的体重增加和肥胖通常仍会持续发展。

　　严重肥胖的发生原因是下丘脑饱食和饥饿控制机制被破坏。正常情况下，由脂肪细胞分泌的被称为瘦素的一种肽类激素通过与下丘脑的瘦素受体相结合以达到抑制食欲、增加能量消耗的功能，瘦素还可直接抑制脂肪合成和促进其分解。当儿童颅咽管瘤患者的下丘脑受到损伤时，下丘脑的饮食负反馈调节机制受到阻断，正常的饮食抑制机制也就随之消失。在一项 63 例儿童颅咽管瘤患者的研究中，所有患有手术后肥胖的患者均有正常下丘脑解剖明显改变的证据，MRI 显示第三脑室顶部完全显示不清或广泛破坏。肥胖通常出现在治疗后早期，体重的快速增加常发生于治疗后 6 ～ 12 个月。单纯手术或手术结合外放疗后肥胖的发生率为 26% ～ 61%。初次治疗后严重肥胖的发生率可高达 55%。肥胖和饮食紊乱导致全身代谢性疾病和心血管疾病的风险增加，包括突然死亡事件、多系统功能障碍和死亡率增加。

　　在我们长期随访的接受立体定向囊内联合化放疗的患者中曾有 3 例出现嗜食性肥胖，其中 2 例伴有继发性脑梗死。患者食欲亢进，1 个月内体重可增加数十斤。肥胖可能与进食肉类食品过多，高血脂、高血凝度，增加了血液黏稠度有关。通过限制饮食、调节食谱均无显著效果，是一种难以治疗的并发症。

（二）肥胖与身体活动和能量消耗

严重肥胖发生的另一原因是下丘脑对能量代谢调节平衡紊乱，而身体活动的限制性因素如明显的日间睡眠增多、昼夜节律紊乱和视觉及神经功能障碍等则是加重肥胖的因素。有研究提示，即使是儿童颅咽管瘤患者的能量摄入与能量消耗与体重指数相匹配的对照组完全一致时，也可发生下丘脑性肥胖。

一项针对颅咽管瘤患者体力活动进行评估分析的研究显示，儿童颅咽管瘤患者的体力活动能力与体重指数相匹配的健康对照组相比有明显下降。伴随的视力功能和（或）神经功能障碍也可以成为颅咽管瘤患者体力活动下降的原因。另有研究证实，儿童颅咽管瘤患者和严重肥胖者存在明显的日间睡眠增加和昼夜节律紊乱。以上病理变化可能的病理机制与下丘脑对褪黑素的昼夜分泌节律失调，导致患者夜间和晨间唾液中褪黑素的浓度低有关。已经有应用褪黑素替代治疗儿童期颅咽管瘤昼夜节律失调的报道，并取得了初步谨慎乐观的结果，治疗后患者的日间嗜睡和身体活动能力得到明显改善，同时体内褪黑素水平也趋于正常。但尚未见有关褪黑素替代品对体重和日间睡眠长期疗效的报道。

代谢率下降也是儿童颅咽管瘤患者体重增加和发生严重肥胖的因素之一，已发现儿童颅咽管瘤患者和儿童期起病的成人颅咽管瘤患者的静息能量消耗低于对照组，第三脑室被肿瘤侵犯的患者的能量摄入/消耗的比例下降。另外，神经功能和视力功能缺失、心理社会能力下降和日间睡眠增加，导致体力活动下降，进而导致全身的总体能量消耗降低。

考虑到大部分颅咽管瘤患者都伴有肿瘤侵犯或各种治疗手段引起的鞍上结构的损害和视上核的损伤，影响视交叉以上下丘脑神经核团的功能，从而引起中枢性调控机制的紊乱，自然对能量代谢产生影响。因此，为了预防下丘脑损害引起的严重肥胖等不良后果，颅咽管瘤外科手术方案中无论如何强调保护下丘脑功能和结构的完整性都不过分。

（三）肥胖与自主神经系统

最近的资料显示，自主神经系统功能均衡对维持代谢功能的平衡至关重要。脂肪组织中富含控制脂质分解代谢的交感神经纤维和控制脂肪生成的副交感神经纤维，这些交感神经和副交感神经均起源于位于下丘脑的室旁核和视上核的交感神经元及副交感神经元。因此，下丘脑在平衡自主神经系统中交感神经和副交感神经分支的活动节律及控制昼夜活动规律中起着关键作用。已有的几项研究提出，儿童颅咽管瘤患者体力活动减少和严重肥胖可能与中枢交感神经的输出受损有关。Roth 也观察到儿茶酚胺代谢产物的降低与肥胖程度和体力活动水平有关。

Lustig 等曾提出假说，下丘脑损伤导致对迷走神经的抑制障碍，然后导致儿童颅咽管瘤患者的 β 细胞活性增高，从而导致患者发生高胰岛素血症和严重肥胖。因此，他们认为应用抑制 β 细胞活动的类生长激素抑制剂奥曲肽可治疗下丘脑性肥胖。

（四）肥胖与饮食调节

肥胖与多食行为之间存在明显的关联。2014 年，Hoffmann 等分析了 101 例儿童颅咽管瘤患者和 85 例健康对照者的饮食紊乱与多食行为。通过比较发现，患有不同程度肥胖的儿童颅咽管瘤患者的病理性饮食行为和饮食失调与对照者类似甚至更少。其结论是，尽管儿童期颅咽管瘤患者的饮食行为紊乱可以加重肥胖，但不是下丘脑性肥胖的根本原因。同年另有学者通过问卷对 26 例颅咽管瘤与 26 例非功能性垂体腺瘤患者的饮食行为进行了比较，发现两组饮食紊乱的发生率相似，因此得出了类似的结论。其他在儿童颅咽管瘤肥胖患者中可能具有潜在病理作用的有胃肠激素（包括酪酪肽和胃饥饿素）、外周性 α 黑素细胞刺激激素和脑源性神经营养因子等。

Roth 等应用功能性磁共振成像（fMRI）对儿童颅咽管瘤患者的大脑兴趣区对餐前和餐后视觉食物的暗示反应进行了研究。结果发现，进餐后对照者的大脑相关兴趣区显示出对食物暗示的抑制信号，而儿童期颅咽管瘤患者则表现出较高的活动信号。这说明肿瘤及其相关治疗所导致的下丘脑损伤增强了食物反馈的感知能力，并破坏了中枢性饱腹感对饮食反馈调节的处理过程。这一研究结果支持了饮食行为紊乱并不是儿童颅咽管瘤患者下丘脑性肥胖的根本原因这一观点。

儿童颅咽管瘤患者可因下丘脑功能障碍而导致下丘脑性肥胖，也可导致另一种罕见的间脑综合征，如严重的消瘦和恶病质。2014 年 Hoffmann 等分析了德国儿童颅咽管瘤登记中心的 485 例儿童颅咽管瘤患者诊断前后的临床表现。发现诊断时有 4.3% 的儿童颅咽管瘤患者表现为体重过低（BMI < 2 个标准差），而且这种现象不影响以后出现因下丘脑受累引起的体重增加。

（五）下丘脑性肥胖的药物治疗

昼夜节律紊乱和继发性发作性睡病应该被认为是严重肥胖儿童颅咽管瘤患者的一个病理性因素。中枢刺激性药物（哌甲酯、莫达非尼等）可对这类患者的日间睡眠增多有明显疗效。Mason 等应用中枢性刺激剂苯丙胺治疗了 5 例儿童颅咽管瘤患者和严重下丘脑性肥胖患者，结果显示治疗后患者体重指数明确稳定，体力活动能力和注意力也有明显改善。

能量消耗、中枢性交感神经输出和饮食调节紊乱也是颅咽管瘤患者发展为下丘脑性肥胖的原因之一，而且控制饮食和身体锻炼对这种病态性肥胖没有效果。有研究认为，应用右旋苯丙胺治疗可以改善患者的日间睡眠，使体重增加得到持续性缓解，并使体重指数趋于稳定，还可提高患者的自发性体力活动。

针对抑制食欲和控制食物摄入的苯丙胺衍生物和非苯丙胺类药物马吲哚可成功地抑制肾上腺素的合成和交感 - 肾上腺皮质的活性，因此对颅咽管瘤肥胖患者具有潜在的治疗作用。

西布曲明是一种神经递质再吸收的抑制剂，其可减少血清素、去甲肾上腺素和多巴胺的再吸收，提高这些递质在神经元突触间隙的浓度，有助于增加饱食感。西布曲明曾经被广泛用于治疗肥胖症，与控制饮食相结合可降低 7% ~ 10% 的体重。虽然西布曲明有良好的体重控制效果，但由于其较为严重的不良反应，该药已被撤出市场。

奥曲肽是一种生长激素抑制素类似物，可减少胰岛素分泌，因此理论上可以用于下丘脑性肥胖症的治疗。曾有学者采取双盲、随机对照方法，应用奥曲肽对儿童下丘脑性肥胖患者进行了研究，结果显示奥曲肽可以缓解体重的增加。但由于奥曲肽有胆结石形成的副作用，因此严重限制了其临床研究的进展。

其他治疗颅咽管瘤下丘脑性肥胖患者的药物有胰高血糖素样肽 -1（GLP-1）类似物、非诺贝特和二甲双胍等。

总体来说，尽管目前对于颅咽管瘤下丘脑性肥胖患者的药物治疗取得了一些令人鼓舞的临床效果，但还处于临床研究和探索阶段，尚没有一种针对颅咽管瘤下丘脑性肥胖的药物被普遍接受，现在的状况与临床需求距离还很大。

（六）下丘脑性肥胖的手术减肥治疗

对于严重的儿童颅咽管瘤下丘脑性肥胖患者可以尝试减肥手术。虽然只有较短的历史和有限的病例数，但还是显示出手术治疗对严重肥胖患者的初步减肥效果。手术方式有胃旁路手术、套袖状胃切除术、胆胰分流术和腹腔镜辅助下的可调节性缩胃手术。最近也有胃电刺激装置和脑深部电刺激治疗各种下丘脑性肥胖患者的成功报道，但出于医疗、伦理和法律等方面的考虑，这种有创性的不可逆的减肥治疗方法是有争议的。尽管上述治疗方法有效，但必须强调的是，在迄今发表的研究中，尚没有公认的（药理学或减肥）治疗儿童颅咽管瘤下丘脑性肥胖已被证明有效的完全随机对照研究。

七、中枢性尿崩症

中枢性尿崩症（central diabetes insipidus，CDI）是下丘脑－神经垂体病变引起血管加压素（AVP）［又称为抗利尿激素（ADH）］产生和释放障碍，导致肾小管对水的重吸收功能障碍的一组临床综合征。其临床特点为多尿、烦渴、低比重尿或低渗尿。CDI 是颅咽管瘤手术后最常见的并发症之一，术后短暂的尿崩症的发生率可高达80% ～ 100%。中枢性尿崩症的出现是因为垂体柄靠近或直接涉及正中隆部位的损伤。de Vile 等发现接受全切除或次全切除辅助或未辅助放射治疗的儿童颅咽管瘤患者中尿崩症的发生率为14%，均伴有明确的下丘脑功能障碍。Smith 等报道之前经历过手术切除或联合放射治疗的成人尿崩症患者中有 19% 伴有口渴感消失。口渴感消失的尿崩症常伴有严重的电解质紊乱，易出现反复发作的高钠血症或低钠血症，维持这部分患者血液渗透压的平衡稳定是很困难的，尿崩症治疗不当可出现严重的电解质紊乱，从而反复诱发癫痫。研究发现，癫痫发生与术后血钠浓度剧烈变化密切相关，原因可能为治疗高钠血症时血钠降低过快，使水分快速进入到细胞中造成神经细胞内水肿。尿崩症的发生可增加患者的病残率和死亡率。

八、生活质量、神经心理、认知功能和生理社会功能

颅咽管瘤本身和所接受的各种治疗均会带来内分泌、神经心理学和认知功能的障碍，神经心理学障碍主要表现为学习和工作能力明显下降、家庭和社会关系不协调及生活质量下降。远期神经认知方面的并发症包括认知困难，特别是执行能力、注意力、情景记忆和工作记忆能力的下降。这些并发症不仅影响儿童的成长和生活，还会出现包括学习困难、情绪控制能力下降、对同伴关系不满意和对外表及身体形象过度担心等问题。对于成年人

则不仅影响其家庭生活，还影响其工作和职业。Oezyurt 等观察到儿童颅咽管瘤患者在记忆力和执行功能测试中与正常对照相比具有更低的成绩。执行功能和下丘脑受累程度及损伤程度呈负相关。有学者对 22 例接受过开颅手术治疗的颅咽管瘤患者进行神经心理功能评价，发现 5 例患者出现了新的神经功能障碍，其中 3 例表现为 Korsakoff 综合征（新知识学习能力障碍、时间和方向感降低及虚构症）和近记忆下降，2 例出现轻微的额叶功能障碍和近记忆下降。

不同治疗方式对神经心理功能可能有不同的影响，对其发生率的报道也有很大差异。Cavazzuti 等根据韦氏智商评分法（成人和儿童）、韦氏记忆评分法、视功能评价、简单运动、阅读和书写及语言测试等指标，分为外放疗（单纯外放疗或次全切除后外放疗）组和经额入路全切组，两组共 35 例颅咽管瘤患者，平均随访 10 年后两组患者均存活。结果两组患者在智力、记忆力、语言、阅读能力及手的灵巧性方面均有不同比例的障碍，但是外放疗组的患者视功能改善比例更多，而额叶功能如语言、智力、阅读、记忆力障碍程度也更低，但两组额叶功能无显著差异。两组患者治疗后遗留的后遗症包括偏瘫、运动不能性缄默、癫痫发作、尿崩症、心理障碍、嗅觉丧失等，而与放疗有关的并发症还包括白内障及失聪等。

Duff 等研究了接受单纯手术或手术辅助放射治疗的 121 例患者，平均随访期为 10 年，结果发现 40% 的患者出现了远期不良结果，包括运动、视力、日常生活的独立性、功能状态评分（KPS）、学习和工作状态、心理和情绪等方面的问题。van Effenterre 和 Boch 等在对一组经过手术治疗的 122 例患者平均 7 年的观察期研究中发现，16% 的成人和 26% 的儿童不能达到独立生活的状态，表现为社会交往、工作和学习障碍。Pereira 等在一项中位随访期为 10 年的 54 例接受单纯手术或辅助放射治疗的研究中发现，47% 的患者伴有心理障碍，而 49% 的患者患有神经功能障碍，表现为注意力不集中、人格改变、短期记忆力丧失和癫痫发作等。

de Vile 等的研究结果显示，75 例接受单纯手术切除或手术辅助放射治疗的颅咽管瘤患者中，有 40% 的患者其智商低于 80，23% 的患者患有严重运动障碍。Karavitaki 等治疗的 121 例患者中，永久性运动障碍、癫痫、需要干预的心理障碍、不能独立完成基本日常生活的 10 年随访发生率分别为 11%、12%、15% 和 9%。还有约 1/4 的成人或儿童患者不能胜任以前的工作或在校学习成绩明显下降。Oezyurt 等观察到儿童颅咽管瘤患者在记忆力和执行能力测试中得分低于正常对照组，而且执行能力和其他能力方面的表现与下丘脑受侵犯与否及受侵犯程度有关。

与生存质量、神经认知功能和心理社会功能恶化相关的因素包括诊断时患者年龄较小和术前就已存在的功能障碍。此外，肿瘤本身的特点包括肿瘤体积较大，治疗前下丘脑和第三脑室受侵犯等也与术前、术后患者的身体状态、存活率和生活质量有关。这些功能障碍也与治疗方案及治疗方式的选择有关，与部分切除辅助放射治疗相比，全切除手术和复发后肿瘤多次手术治疗均可加重不良预后。颅咽管瘤第 1 次与第 2 次复发的患者，术后在生活质量方面无显著差别；而颅咽管瘤第 3 次、第 4 次复发的患者，即使完全切除肿瘤，术后生活质量仍然极差。我们认为，针对此类患者，可以考虑行侵袭性较小的手术，结合合理的激素替代治疗，以期改善患者的生活质量、延长患者的生命，不必强求肿瘤完全切除。因此，患者生活质量和神经认知功能及生理社会功能的影响是综合性的，内分泌、神经功能和眼科的不良预后也会对患者的生活质量产生不利影响，但已经证实下丘脑功能障碍对患者的社会功能、体能和身体形象产生的负面影响是最重要的。

神经外科医师的经验：肿瘤复发及后续治疗干预对最终的随访结果均会产生很大影响，因此很难评估哪种治疗方案的神经功能预后是最理想的，如何选择对神经行为学结果影响最小的治疗方法也未达成共识。而且文献发表的研究中变量因素太多和结果判断标准不统一，致使对其结果进行对比研究则显得更加复杂和困难。

Anderson 等在一组 20 例儿童颅咽管瘤经额下入路肿瘤切除后 38 个月的随访观察中，发现部分切除与全切除手术后的神经行为学结果并不存在差异。Honegger 等评估了 13 例成人颅咽管瘤术前和术后 3 个月时的神经心理学表现，其中 10 例经颅显微手术切除肿瘤，8 例肿瘤完全切除，没有发现神经心理学损害表现。Cavazzuti 等在一组 35 例儿童患者的研究中，提示各组均存在记忆力损害和手工操作灵敏度下降，与单纯放射治疗或微创手术相比，肿瘤全切除的额叶功能和视觉功能障碍更严重。

Graham 等应用单纯手术或手术结合放射治疗了治疗 40 例儿童颅咽管瘤患者，结果显示部分切除辅助放射治疗组的返校学习率和接受教育程度最高。首次选择不全切除并辅助放射治疗的长期存活的儿童颅咽管瘤患者也存在心理和学习方面的不足。这种神经认知缺陷包括记忆力下降、认知速度减慢、注意力不集中及行为不稳定。

为解决以上争议，需要进行干预治疗前后前瞻性规范的神经心理学检测和专门的行为学评估对比研究，同时也要对儿童颅咽管瘤患者的延迟放射治疗是否更加合理、复发肿瘤再次手术的神经损害是否高于放射治疗等热点问题进行研究。

尽管多年来人们在颅咽管瘤的个体化治疗过程中遇到了神经认知功能障碍方面的挑战，但仍一直在努力尝试各种康复和治疗手段。最近有研究报道，针对执行力不能和行为不稳定的认知功能障碍，应联合目标管理疗法和工作环境改变法对患者实施 2 个月的干预治疗，结果显示患者的认知功能得到显著改善。同时也有针对社会、情感和（或）行为问题，以及明显的攻击行为的治疗报道。尽管如此，这类患者行为障碍的生物学基础的具体机制不明确，限制了对其的有效治疗。

行为治疗法适用于有严重攻击性行为者，干预措施包括对其功能行为进行分析后施行不同的行为强制和杜绝不良的条件反射措施，目的是减少攻击性行为的发生频率。结果显示，经过治疗后攻击行为降低了 88%，而且患者的自我适应行为也显著增加。表明患者的攻击行为可以通过不太经意的社会性强制措施进行限制和维持。以上研究表明，认知功能的康复方法如功能行为分析和目标管理治疗似乎是有用的诊断与治疗选择，部分应对了来自于认知和心理方面的挑战。

随着治疗水平的不断提高，经治疗后长期存活的患者将越来越多，而这些弱势群体所面临的社会问题也越来越多，医师应正视他们的困难，并努力保存患者正常的神经、心理及内分泌功能，作为与延长其生存时间同样重要的目标来指导医疗工作。

九、脑血管病变

颅咽管瘤的放射治疗有诱发脑血管性病变的风险，这是一种罕见的并发症。在绝大多数常规分次放射治疗颅咽管瘤的报道（包括大组患者数量研究）中并没有发现脑血管病变的发生，文献中仅有个别相关报道和零星的个案报道。例如，有报道称放射剂量超过61Gy的患者的脑血管病变发生率为13.7%。另一项回顾性统计研究发现，在接受放射治疗的22例患者中（部分结合手术切除和囊内化疗，中位放射剂量为52.2Gy），27%的患者发生了各种类型的血管病变，但仅有半数患者出现临床症状。研究同时发现患者年龄、放射剂量和颈内动脉接受的最大或平均剂量与血管异常之间没有联系。还有学者报道称由放射治疗诱导类似于脑卒中性脑血管病的烟雾综合征。

我们在30年间治疗的1373例颅咽管瘤患者中，发现2例与放射治疗有关的严重脑血管病变，1例为立体定向颅咽管瘤囊内^{32}P间质内放射治疗6个月后发生与肿瘤相邻部位的颈内动脉闭塞（图20.2），另1例接受伽马刀联合囊内同位素间质内放疗，虽然肿瘤得到理想控制，但于10年后出现反复复发、出血与肿瘤相邻部位的基底动脉瘤，并死于该动脉瘤的反复破裂出血（图20.3）。

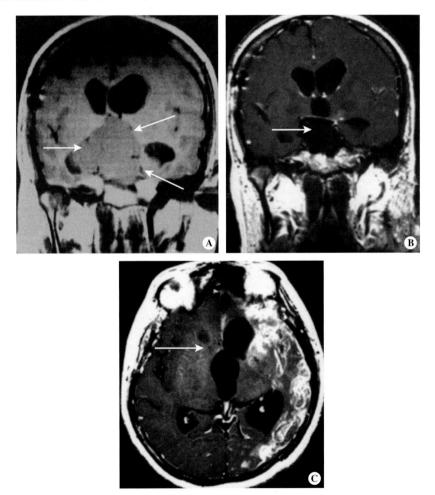

图 20.2　患者，女性，40 岁，诊断为鞍区巨大颅咽管瘤（箭头所示），行同位素间质内放疗
A. 鞍区巨大囊性颅咽管瘤治疗前；B. 立体定向同位素间质内放疗 6 个月后肿瘤明显缩小；C. 12 个月后因颈内动脉闭塞，导致大脑半球缺血性改变

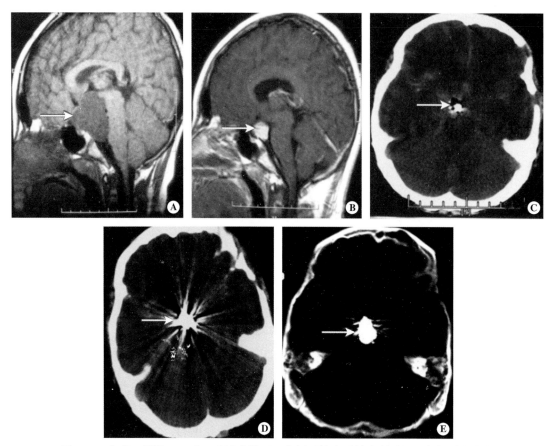

图 20.3 患者，男性，10 岁，确诊为鞍区巨大颅咽管瘤（箭头所示），行间质内放疗
A. 肿瘤治疗前；B. 治疗 8 年后肿瘤稳定未发展；C. 治疗 10 年后发现合并有基底动脉的动脉瘤，反复发生破裂出血；D. 动脉瘤第一次栓塞后；E. 动脉瘤第二次栓塞后

第三节 带瘤生存

　　肿瘤治疗的最理想结果是肿瘤完全消失且不遗留任何后遗症。但颅咽管瘤患者就诊时多伴有激素分泌异常及神经症状，且内分泌异常难以恢复，因此要完全避免后遗症有相当大的难度。临床上较多见的是肿瘤消失，但患者遗留有一定程度的后遗症，往往需要激素替代疗法，因此生活质量或多或少受到一定影响。立体定向囊内放射治疗后常见患者带瘤生存的情况：放疗后局部肿瘤少许残余或片状钙化，但长期稳定无增大，患者生活质量未受到明显影响。

　　笔者最初随访的一组 20 例接受立体定向囊内化疗或放疗后病情稳定的囊性颅咽管瘤患者中，影像学检查显示 9 例肿瘤完全消失，11 例荷瘤（可见部分肿瘤残余或钙化灶）生存，9 例需口服皮质醇激素治疗，4 例患者有明显性功能下降，3 例视力障碍，无其他明显不适症状，所有患者均恢复学习或工作状态（图 20.4）。对荷瘤患者每年复查 CT 或 MRI 检查 1 次，随访 4 ～ 10 年未见肿瘤明显增大。可见，经过微侵袭治疗后虽然肿瘤不会完全消失，但可明显减小肿瘤体积、消除占位效应而使患者无自觉症状，最大限度地保证了患者的生存质量。尽管仍残留小块肿瘤或钙化灶，但却可长期不复发，其治疗效果与肿瘤完全消失者没有显著差别。不再做进一步积极处理合乎当今肿瘤治疗时强调功能保护的趋势。

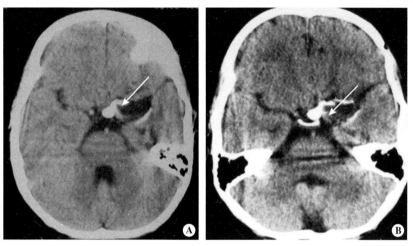

图 20.4 A. 囊性颅咽管瘤接受立体定向囊内治疗，瘤体明显缩小（箭头所示）；B. 随访中复查头颅 CT 显示肿瘤消失（箭头所示）

小 结

　　患者能够长期带瘤生存，这对于纠正悲观的观点十分重要。颅咽管瘤是一种公认的难治性肿瘤，因此许多患者家属甚至部分医师错误地认为，一旦得了此病，存活不会太长，甚至有人武断而无根据地认为，此瘤患者最多存活不过 10 年（笔者多次从患者家属口中听到此言论，均来自有关医师），有的患者家属甚至为此放弃进一步治疗，可见这种悲观的观点十分有害。颅咽管瘤外科治疗后内分泌功能的水平是决定患者生活质量的基本因素，在高质量的内分泌替代治疗下，部分患者不仅可以长期生存，而且还可以继续生长发育，甚至保留生育能力。实际上，已有资料统计发现，经过适当治疗的颅咽管瘤患者不仅可以完全恢复正常生活，儿童患者长大后甚至可以如常人一样上大学、就业结婚生子。Cushing 治疗的 1 例患者存活了 50 年，为目前报道的生存最久的患者；而最近国外 1 例患者的随访时间也已达 46 年。颅咽管瘤患者术后需要神经外科、内分泌科、放疗科、心理科等多个团队的协作治疗，且极其有必要接受长期慢性疾病的管理和教育。根据个体需要，在充分认识激素间相互作用规律的前提下精细调整替代治疗的剂量。在整个治疗过程中，不仅要警惕肿瘤有无复发，而且还要关注下丘脑综合征和物质代谢平衡，警惕肥胖和骨质疏松症。通过全面的垂体激素替代和医患通力合作，可以让更多患者获得接近甚至达到正常人的生活质量。

（于 新 周 全 陈 刚）

参 考 文 献

高树梓，韩光魁，周忠清，等，2013. 颅咽管瘤术后并发症的防治. 中国微侵袭神经外科杂志，18（3）：114-116.

颅咽管瘤治疗专家共识编写委员会，中华医学会神经外科学分会小儿神经外科学组，2018. 颅咽管瘤患者长期内分泌治疗专家共识（2017）. 中华医学杂志，98（1）：11-18.

王洪伟，张剑宁，于新，等，2016. 颅咽管瘤的个体化治疗分析. 中国临床神经外科杂志，21（3）：141-144.

周忠清，石祥恩，吴斌，等，2013. 颅咽管瘤复发次数与术后生活质量的关系. 中国微侵袭神经外科杂志，13（8）：347-348.

Ball S，2005. Diabetes insipidus. Medicine，33（11）：18-19.

Bereket A，Kiess W，Lustig RH，et al，2012. Hypothalamic obesity in children. Obes Rev，13：780-798.

Bereket A，Kiess W，Lustig RH，et al，2015. Hypothalamic obesity in children//Kiess W，Wabitsch M，Maffeis C，et al. Metabolic Syndrome and Obesity in Childhood and Adolescence. Basel：Karger，19：13-30.

Bomer I，Saure C，Caminiti C，et al，2015. Comparison of energy expenditure，body composition，metabolic disorders，and energy intake between obese children with a history of craniopharyngioma and children with multifactorial obesity. J Pediatr Endocrinol Metab，28（11/127）：1305-1312.

Bornstein SR，Allolio B，Arlt W，2016. Diagnosis and treatment of primary adrenal insufficiency：an endocrine society clinical practice guideline. J Clin Endocrinol Metab，101（2）：364-389.

Bretault M，Boillot A，Muzard L，et al，2013. Clinical review：bariatric surgery following treatment for craniopharyngioma：a systematic review and individual-level data meta-analysis. J Clin Endocrinol Metab，98：2239-2246.

Brownstein MJ，1983. Biosynthesis of vasopressin and oxytocin. Annu Rev Physiol，45（1）：129-135.

Castro DC，Cole SL，Berridge KC，2015. Lateral hypothalamus，nucleus accumbens，and ventral pallidum roles in eating and hunger：interactions between homeostatic and reward circuitry. Front Syst Neurosci，9：90.

Chen LC，Bai YM，Chang MH，2014. Polydipsia，hyponatremia and rhabdomyolysis in schizophrenia：a case report. World J Psychiatry，4（4）：150-152.

Cohen M，Bartels U，Branson H，et al，2013. Trends in treatment and outcomes of pediatric craniopharyngioma，1975-2011. Neuro Oncol，15：767-774.

Cohen M，Guger S，Hamilton J，2011. Long term sequelae of pediatric craniopharyngioma-literature review and 20 years of experience. Front Endocrinol（Lausanne），2：81.

Cohen M，Syme C，McCrindle BW，et al，2013. Autonomic nervous system balance in children and adolescents with craniopharyngioma and hypothalamic obesity. Eur J Endocrinol，168：845-852.

Crespo I，Santos A，Webb SM，2015. Quality of life in patients with hypopituitarism. Curr Opin Endocrinol Diabetes Obes，22：306-312.

Crespo I，Valassi E，Santos A，et al，2015. Health-related quality of life in pituitary diseases. Endocrinol Metab Clin North Am，44：161-170.

Daubenbüchel AMM，Müller HL，2015. Neuroendocrine disorders in pediatric craniopharyngioma patients. J Clin Med，4（3）：389-413.

Daubenbuchel AM，Hoffmann A，Gebhardt U，et al，2015. Hydrocephalus and hypothalamic involvement in pediatric patients with craniopharyngioma or cysts of Rathke's pouch：impact on long-term prognosis. Eur J Endocrinol，172：561-569.

Daubenbuchel AM，Muller HL，2015. Neuroendocrine disorders in pediatric craniopharyngioma patients. J Clin Med，4：389-413.

Deal CL，Tony M，Hoybye C，2013. Growth hormone research society workshop summary：consensus guidelines for recombinant human growth hormone therapy in Prader-Willi syndrome. J Clin Endocrinol Metab，98（6）：E1072-E1087.

Drimtzias E，Falzon K，Picton S，et al，2014. The ophthalmic natural history of paediatric craniopharyngioma：a long-term review. J Neurooncol，120：651-656.

Elfers CT，Roth CL，2011. Effects of methylphenidate on weight gain and food intake in hypothalamic obesity. Front Endocrinol，2：78.

Elowe-Gruau E，Beltrand J，Brauner R，et al，2013. Childhood craniopharyngioma：hypothalamus-sparing surgery decreases the risk of obesity. J Clin Endocrinol Metab，98：2376-2382.

Gatta B，Nunes ML，Bailacq-Auder C，et al，2013. Is bariatric surgery really inefficient in hypothalamic obesity? Clin Endocrinol，78：636-638.

Gozales-Portillo G，Tomita T，1998. The syndrome of inappropriate secretion of antidiuretic hormone：an unusual presentation for childhood craniopharyngioma：report of three cases. Neurosurgery，42（4）：917-921.

Haliloglu B, Bereket A, 2015. Hypothalamic obesity in children: pathophysiology to clinical management. J Pediatr Endocrinol Metab, 28: 503-513.

Harz KJ, Muller HL, Waldeck E, et al, 2003. Obesity in patients with craniopharyngioma: assessment of food intake and movement counts indicating physical activity. J Clin Endocrinol Metab, 88: 5227-5231.

Heymsfield SB, Avena NM, Baier L, et al, 2014. Hyperphagia: current concepts and future directions proceedings of the 2nd international conference on hyperphagia. Obesity, 22 (Suppl 1): 1-17.

Hochberg I, Hochberg Z, 2010. Expanding the definition of hypothalamic obesity. Obes Rev, 11 (10): 709-721.

Hoffmann A, Bootsveld K, Gebhardt U, et al, 2015. Nonalcoholic fatty liver disease and fatigue in long-term survivors of childhood-onset craniopharyngioma. Eur J Endocrinol, 173: 389-397.

Hoffmann A, Gebhardt U, Sterkenburg AS, et al, 2014. Diencephalic syndrome in childhood craniopharyngioma-results of german multicenter studies on 485 long-term survivors of childhood craniopharyngioma. J Clin Endocrinol Metab, 99: 3972-3977.

Hoffmann A, Postma FP, Sterkenburg AS, et al, 2015. Eating behavior, weight problems and eating disorders in 101 long-term survivors of childhood-onset craniopharyngioma. J Pediatr Endocrinol Metab, 28: 35-43.

Holmer H, Pozarek G, Wirfalt E, et al, 2010. Reduced energy expenditure and impaired feeding-related signals but not high-energy intake reinforces hypothalamic obesity in adults with childhood onset craniopharyngioma. J Clin Endocrinol Metab, 95: 5395-5402.

Iughetti L, Bruzzi P, 2011. Obesity and craniopharyngioma. Ital J Pediatr, 37 (1): 37-38.

Kanda M, Omori Y, Shinoda S, et al, 2014. SIADH closely associated with non-functioning pituitary adenoma. Endocr J, 51 (4): 435-438.

Karavitaki N, 2014. Management of craniopharyngiomas. J Endocrinol Invest, 37: 219-228.

Khan MJ, Humayun KN, Donaldson M, et al, 2014. Longitudinal changes in body mass index in children with craniopharyngioma. Horm Res Paediatr, 82: 372-379.

Khan RB, Merchant TE, Boop FA, et al, 2013. Headaches in children with craniopharyngioma. J Child Neurol, 28: 1622-1625.

Khow KS, 2014. Asymptomatic elevation of creatine kinase in patients with hyponatremia. Ren Fail, 36 (6): 908-911.

Kilday JP, Bartels U, Huang A, et al, 2014. Favorable survival and metabolic outcome for children with diencephalic syndrome using a radiation-sparing approach. J Neurooncol, 116: 195-204.

Kim JH, Choi JH, 2013. Pathophysiology and clinical characteristics of hypothalamic obesity in children and adolescents. Ann Pediatr Endocrinol Metab, 18: 161-167.

Kim RJ, Shah R, Andy M, et al, 2010. Energy expenditure in obesity associated with craniopharyngioma. Childs Nerv Syst, 26 (7): 913-917.

Larijani B, Bastanhagh MH, Pajouhi M, et al, 2004. Presentation and outcome of 93 cases of craniopharyngioma. Eur J Cancer Care, 13 (1): 11-15.

Lau SY, Yong TY, 2012. Rhabdomyolysis in acute primary adrenal insufficiency complicated by severe hyponatremia. Intern Med, 51 (17): 2371-2374.

Laczi F, 2002. Diabetes insipidus: etiology, dignosis and therapy. Orv Hetil, 143 (46): 2579-2585.

Lin SH, Hung YH, Lin YF, 2002. Severe hyponatremia as the presenting feature of clinically non-functional pituitary adenoma with hypopituitarism. Clin Nephrol, 57: 85-88.

Lipek T, Igel U, Gausche R, et al, 2015. Obesogenic environments: environmental approaches to obesity prevention. J Pediatr Endocrinol Metab, 28: 485-495.

Lustig RH, Hinds PS, Ringwald-Smith K, et al, 2003. Octreotide therapy of pediatric hypothalamic obesity: a double-blind, placebo-controlled trial. J Clin Endocrinol Metab, 88: 2586-2592.

Martinez-Barbera JP, Buslei R, 2015. Adamantinomatous craniopharyngioma: pathology, molecular genetics and mouse models. J Pediatr Endocrinol Metab, 28: 7-17.

Meijneke RW, Schouten-van Meeteren AY, de Boer NY, et al, 2015. Hypothalamic obesity after treatment for craniopharyngioma: the importance of the home environment. J Pediatr Endocrinol Metab, 28: 59-63.

Muller HL, 2010. Increased daytime sleepiness in patients with childhood craniopharyngioma and hypothalamic tumor involvement: review of the literature and perspectives. Int J Endocrinol, 2010: 519-607.

Muller HL, 2011. Diagnostics treatment and follow-up in craniopharyngioma. Front Endocrinol (Lausanne), 2: 70.

Muller HL, 2013. Paediatrics: surgical strategy and quality of life in craniopharyngioma. Nat Rev Endocrinol, 9: 447-449.

Muller HL, 2014. Childhoodcraniopharyngioma: treatment strategies and outcomes. Expert Rev Neurother, 14（2）: 187-197.

Muller HL, 2014. Craniopharyngioma. Endocr Rev, 35: 513-543.

Muller HL, 2014. Craniopharyngioma. Handb Clin Neurol, 124: 235-253.

Muller HL, 2015. Childhood craniopharyngioma: current status and recent perspectives in diagnostics and treatment. J Pediatr Endocrinol Metab, 28: 1-2.

Muller HL, 2015. Craniopharyngioma: pediatric management//Evans JJ, Kenning TJ. Craniopharyngiomas: Comprehensive Diagnosis, Treatment and Outcome. Germany: Elsevier, 429-458.

Muller HL, Emser A, Faldum A, et al, 2004. Longitudinal study on growth and body mass index before and after diagnosis of childhood craniopharyngioma. J Clin Endocrinol Metab, 89: 3298-3305.

Muller HL, Gebhardt U, Faldum A, et al, 2012. Xanthogranuloma, Rathke's cyst, and childhood craniopharyngioma: results of prospective multinational studies of children and adolescents with rare sellar malformations. J Clin Endocrinol Metab, 97: 3935-3943.

Muller HL, Gebhardt U, Maroske J, et al, 2011. Long-term follow-up of morbidly obese patients with childhood craniopharyngioma after laparoscopic adjustable gastric banding（LAGB）. Klin Pädiatr, 223: 372-373.

Muller HL, Gebhardt U, Teske C, et al, 2011. Postoperative hypothalamic lesions and obesity in childhood craniopharyngioma: results of the multinational prospective trial KRANIOPHARYNGEOM 2000 after 3-year follow-up. Eur J Endocrinol, 165: 17-24.

Nemergut DR, Townsend AR, 2015. The importance of interdisciplinary communication with patients about complex, chronic illnesses: our experiences as parents of a child with a craniopharyngioma. J Pediatr Endocrinol Metab, 28: 3-5.

Nielsen EH, Jorgensen JO, Bjerre P, et al, 2013. Acute presentation of craniopharyngioma in children and adults in a Danish national cohort. Pituitary, 16: 528-535.

Oezyurt J, Thiel CM, Lorenzen A, et al, 2014. Neuropsychological outcome in patients with childhood craniopharyngioma and hypothalamic involvement. J Pediatr, 164: 876-881.

Olchovsky D, Ezra D, Vered I, et al, 2005. Symptomatic hyponatremia as a presenting sign of hypothalamic-pituitary disease: a syndrome of inappropriate secretion of antidiuretic hormone（SIADH）-like glucocorticosteroid responsive condition. J Endocrinol Investig, 28: 151-156.

Ozyurt J, Lorenzen A, Gebhardt U, et al, 2014. Remote effects of hypothalamic lesions in the prefrontal cortex of craniopharygioma patients. Neurobiol Learn Mem, 111: 71-80.

Ozyurt J, Muller HL, Thiel CM, 2015. A systematic review of cognitive performance in patients with childhood craniopharyngioma. J Neurooncol, 125: 9-21.

Ozyurt J, Thiel CM, Lorenzen A, et al, 2014. Neuropsychological outcome in patients with childhood craniopharyngioma and hypothalamic involvement. J Pediatr, 164: 876-881, e874.

Park SW, Jung HW, Lee YA, et al, 2013. Tumor origin and growth pattern at diagnosis and surgical hypothalamic damage predict obesity in pediatric craniopharyngioma. J Neurooncol, 113: 417-424.

Persani L, 2012. Clinical review: central hypothyroidism: pathogenic, diagnostic, and therapeutic challenges. J Clin Endocrinol Metab, 97（9）: 3068-3078.

Petito CK, DeGirolami U, Earle KM, 1976. Craniopharyngiomas: a clinical and pathological review. Cancer, 37（4）: 1944-1952.

Pickering L, Jennum P, Gammeltoft S, et al, 2014. Sleep-wake and melatonin pattern in craniopharyngioma patients. Eur J Endocrinol, 170（6）: 873-884.

Prieto R, Pascual JM, Barrios L, 2015. Optic chiasm distortions caused by craniopharyngiomas: clinical and magnetic resonance imaging correlation and influence on visual outcome. World Neurosurg, 83（4）: 500-529.

Profka E, Giavoli C, Bergamaschi S, et al, 2014. Analysis of short- and long-term metabolic effects of growth hormone replacement therapy in adult patients with craniopharyngioma and nonfunctioning pituitary adenoma. J Endocrinol Invest, 38: 413-420.

Qi S, Peng J, Pan J, et al, 2013. Growth and weight of children with craniopharyngiomas based on the tumour location and growth pattern. J Clinl Neurosci, 20（12）: 1702-1708.

Roemmler-Zehrer J, Geigenberger V, Stormann S, et al, 2015. Specific behaviour, mood and personality traits may contribute to obesity in patients with craniopharyngioma. Clin Endocrinol, 82（1）: 106-114.

Rosenfeld A, Arrington D, Miller J, et al, 2014. A review of childhood and adolescent craniopharyngiomas with particular attention to hypothalamic obesity. Pediatr Neurol, 50（1）: 4-10.

Roth CL，Aylward E，Liang O，et al，2012. Functional neuroimaging in craniopharyngioma：a useful tool to better understand hypothalamic obesity? Obes Facts，5（2）：243-253.

Roth CL，Eslamy H，Werny D，et al，2015. Semiquantitative analysis of hypothalamic damage on MRI predicts risk for hypothalamic obesity. Obesity，23（6）：1226-1233.

Roth CL，2011. Hypothalamic obesity in patients with craniopharyngioma：profound changes of several weight regulatory circuits. Front Endocrinol（Lausanne），2：49.

Santra S，Chakraborty J，Das B，2013. Cerebral salt wasting syndrome in craniopharyngioma. Indian J Anaesth，57（4）：404-405.

Sasaki M，Yuzawa M，Saito T，et al，2007. Clinical and laboratory features of hyponatremia-induced myopathy. Clin Exp Nephrol，11（4）：283-286.

Spasovski G，Vanholder R，Allolio B，et al，2014. Clinical practice guideline on diagnosis and treatment of hyponatraemia. Nephrol Dial Transplant，40（3）：320-331.

Sterkenburg AS，Hoffmann A，Gebhardt U，et al，2014. Childhoodcraniopharyngioma with hypothalamic obesity：no long-term weight reduction due to rehabilitation programs. Klin Pädiatr，226（6107）：344-350.

Sterkenburg AS，Hoffmann A，Gebhardt U，et al，2015. Survival，hypothalamic obesity，and neuropsychological/psychosocial status after childhood-onset craniopharyngioma：newly reported long-term outcomes. Neuro Oncol，17（7）：1029-1038.

Tallen G，Resch A，Calaminus G，et al，2015. Strategies to improve the quality of survival for childhood brain tumour survivors. Eur J Paediatr Neurol，19：619-639.

Varghese J，Balakrishnan V，Sadasivan S，et al，2009. Muscle cell membrane damage by very low serum sodium. Pan Afr Med J，3：14.

Yeon KS，2015. Diagnosis and treatment of hypopituitarism. Endocrinol Metab（Seoul），30（4）：443-455.

Yuen KC，Koltowska-Haggstrom M，Cook DM，et al，2013. Clinical characteristics and effects of GH replacement therapy in adults with childhood-onset craniopharyngioma compared with those in adults with other causes of childhood-onset hypothalamic-pituitary dysfunction. Eur J Endocrinol，169：511-519.

Zada G，Kintz N，Pulido M，et al，2013. Prevalence of neurobehavioral，social，and emotional dysfunction in patients treated for childhood craniopharyngioma：a systematic literature review. PloS One，8：e76562.

Zonca P，Hoppe C，Cambal M，et al，2014. Gastric stimulation in treatment in type 2 diabetes mellitus. Bratisl Lek Listy，115：34-37.

第二十一章　特殊颅咽管瘤患者的预后和转归

第一节　放射治疗诱发恶性肿瘤

在一项最大病例组的报道中，173 例接受放疗的颅咽管瘤患者在 12 年的中位数随访期内，在放射野内没有发现继发性恶性肿瘤的发生。3 例长期生存者（2%）死于无明确诊断的全身性恶性肿瘤。迄今已有 14 例颅咽管瘤术后残留肿瘤的外放疗可诱发恶性胶质瘤的报道，有胶质母细胞瘤，也有间变性胶质瘤。常在放疗后数年才发生，多发生于放疗10 年以后。继发的恶性胶质瘤多发生于放疗灶的边缘而非放疗剂量最高区。放疗多年后诱发脑膜瘤、骨肉瘤也有被报道。而且还有报道发现 1 例存活了 35 年的颅咽管瘤患者，曾接受过 5 次开颅手术，并于 7 年前进行过放疗，最后一次手术时发现颅咽管瘤本身的恶性变。

第二节　颅咽管瘤的远隔部位肿瘤转移

颅咽管瘤虽然在组织学上被归为良性，通常肿瘤生长缓慢，细胞分裂象少见，细胞增殖性低，没有原发转移现象，但常常表现出恶性的生物学行为，具有侵袭性生长的特性。在临床上颅咽管瘤最大的特点是术后易复发，基本都在原位复发，远处转移的病例非常罕见。自 1978 年 Baba 首次描述以来，全世界仅有几十例文献报道，所有的病例均发生于开颅手术以后，接受经蝶手术的患者无报道。报道的病例中男性多于女性，成人多于儿童。大部分转移病例的病理为造釉细胞瘤样型，少数为乳头型，这与两种病理类型在该疾病中的分布相一致，提示病理类型与肿瘤种植转移的概率可能不相关。大部分转移病例含囊性病变，最常见的种植转移部位为额叶，也有见于脑桥小脑角区、远离手术部位的顶叶、腰椎管甚至在硬脑膜外种植等。这可能是大部分病例接受了翼点入路的开颅肿瘤切除术，同时这也提示我们其远处转移的可能原因，由于前一次手术中脱落的肿瘤细胞或微小肿瘤组织直接种植到手术路径上，或术中脱落的肿瘤细胞随脑脊液播散定植，在一定条件下存活并生长。肿瘤不仅会发生手术通路上的种植，还有完全与手术部位不相关的种植，如有报道经额下入路切除颅咽管瘤后 3 年，在右颞叶部位发现肿瘤，经病理检查为颅咽管瘤。说明即使手术完全切除了肿瘤，但仍有必要严密随访，以便及时治疗可能出现的其他部位的肿瘤。

尽管近年来屡有颅咽管瘤手术切除后在远隔部位发生种植性生长的报道，但由于种植转移颅咽管瘤的病例报道大多见于个案，十分罕见，其中只有很少的病例是源自大样本的临床研究，故该现象发生的概率难以估算，部分单中心的病例研究中术后远处转移率可达20% 以上，提示转移与个人手术习惯或术中操作方式关系密切。众多学者从手术的角度提出了防止颅咽管瘤种植的技术，包括使用棉片严格隔离肿瘤，注意囊性病变囊液的处理，术中及切除肿瘤后仔细观察术区，术后冲洗术区等，可能在一定程度上有利于预防术后肿瘤远处转移，但暂无相关循证医学证据。

　　有学者认为放射治疗能通过杀伤颅内残余的细胞而降低术后远处转移的危险，但已报道的病例中约有 20% 在种植转移发生前接受过放疗，故其对播散种植肿瘤的杀伤作用有待证实。同时，对于在颅咽管瘤中占近 50% 的儿童患者，放疗有可能导致永久性认知功能障碍，表现为智力发育迟滞，导致其不得不接受特殊教育，放射治疗对儿童患者的毒性反应尤应值得重视。此外，放疗引起的继发肿瘤及颅咽管瘤恶性转化的风险同样不可忽视。考虑到该现象极低的发生概率及放疗可能带来的危害，不建议对所有患者行术后常规放疗，而是提倡在前次手术时尽可能全切除肿瘤和在避免种植的基础上进行密切的随访，以及时发现和处理种植转移病灶。

　　笔者也曾发现 1 例远隔部位肿瘤转移病例，患者男性，33 岁，经二次开颅手术后肿瘤再次复发，同时发现远离手术途径和肿瘤部位的右侧额顶交界区占位病变，病变影像学特点与鞍区复发颅咽管瘤基本一致（图 21.1），病理学证实为颅咽管瘤，此例最有可能的解释是肿瘤细胞沿脑脊液播散种植生长。

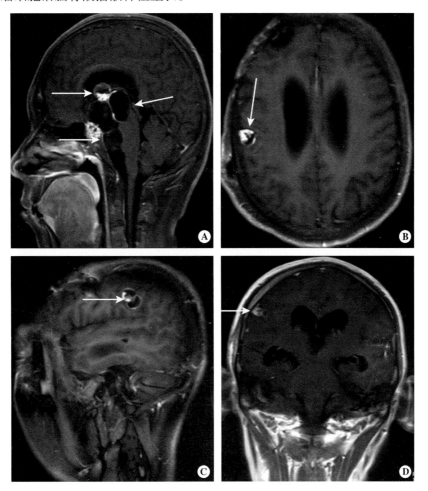

图 21.1　患者，男性，33 岁。颅咽管瘤术后复发及种植转移

A. 二次手术后复发；B ～ D. 肿瘤位于脑皮质表面并生长至皮质下（箭头所示）

第三节　肿瘤自发性破裂或自行消失

颅咽管瘤自发性破裂是一种非常少见的现象，自 1974 年 Patrick 等报道第一例自发破裂的颅咽管瘤开始，至今仅有数十例报道，主要见于成人，儿童较少见，也有最小年龄仅 2 岁的自发性破裂病例。颅咽管瘤自发性破裂大部分都伴随明显的脑膜炎表现，考虑自发性破裂导致肿瘤囊液溢出至脑室系统及蛛网膜下腔，致患者发生急性化学性脑膜炎和（或）脑室炎，同时往往伴有神经精神症状突然加重，有时还可因囊液刺激而导致大脑血管尤其是动脉痉挛性狭窄，诱发脑梗死。少部分不伴脑膜炎，可能由于囊液内胆固醇结晶含量不高，MRI 提示囊液信号与脑脊液接近，因囊腔变小，经常还伴随神经系统症状如视力、视野、头痛等的改善。

化学性脑膜炎是最常见的症状，可由颅内多种囊性病变破裂引起，包括皮样囊肿、Rathke 囊肿、胆脂瘤、颅咽管瘤等。破裂后颅咽管瘤囊液中的胆固醇结晶进入脑脊液可致包括化学性脑膜炎在内的发热、头痛、颈项强直、意识障碍、畏光等症状。但每例颅咽管瘤患者囊液中的胆固醇含量有所不同，同时破裂后进入脑脊液循环中的囊液量也不尽相同，故大部分导致明显的化学性脑膜炎表现，但也有少部分无明显脑膜炎征象。因此，可根据破裂后临床表现将颅咽管瘤自发性破裂分为两类：第一类伴随明显的化学性或无菌性脑膜炎表现；第二类则不伴随脑膜炎表现，同时常因破裂后肿瘤体积缩小而致相关神经系统症状改善或无任何临床改变。所报道的数例无明显临床症状的患者中，其颅咽管瘤囊液的 MRI 信号均与脑脊液接近，说明囊液性质与脑脊液越接近，自发性破裂后相关的临床症状可能就越轻。

自发性破裂的原因尚不明确，有报道认为可能与囊腔迅速增大、囊壁薄弱相关，同时剧烈咳嗽、用力大便或突然腹压增高均可能导致瘤囊破裂。早期的数例自发性破裂的报道均发生在腰椎穿刺之后，当时还无先进的影像学设备，需要借助腰椎穿刺进行相关检查，不排除释放脑脊液导致颅内压降低，进而使囊腔扩张，囊壁张力增大而破裂。自发性破裂的程度各有不同，有些病例囊腔体积未见明显缩小，在脑脊液中检测出胆固醇结晶，进而明确诊断为自发性破裂，说明破裂口很小，仅有轻度渗漏，有些则出现瘤腔体积完全消失，提示破裂口较大。如果肿瘤完全位于第三脑室内，破裂则导致囊液流入脑室，可能会产生严重脑室炎，其后果较脑膜炎要严重得多。笔者曾遇有 1 例术后复发的囊性颅咽管瘤患者，术前影像学确定为第三脑室内囊性肿瘤，拟行立体定向囊内治疗，术中定位图像却发现囊性肿瘤已完全消失，两次影像学检查期间患者并未出现明显的头痛、呕吐等脑室炎症状（图 21.2、图 21.3）。

颅咽管瘤破裂十分罕见，且症状多样，容易误诊或漏诊。一旦囊性颅咽管瘤患者突发化学性脑膜炎，未找到细菌感染的证据，则高度怀疑颅咽管瘤囊腔自发性破裂，可以行 CT 或 MRI 扫描结合脑脊液检查以确诊。影像学提示瘤腔变小或消失，脑脊液中检出胆固醇结晶或胆固醇含量增加，可确诊为颅咽管瘤自发性破裂。有时虽然发现瘤囊影像未显著减小或消失，但却在脑脊液中发现胆固醇结晶和淋巴细胞增多，也可确诊为瘤囊破裂。治疗可行脑室穿刺外引流，结合脑室冲洗，发现并处理及时多可获得治愈。如果破裂导致

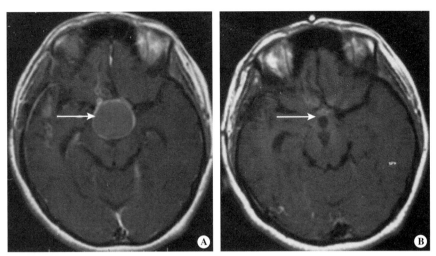

图 21.2　患者，男性，46 岁。术后复发颅咽管瘤

A. 复发颅咽管瘤（箭头所示）；B. 肿瘤消失（箭头所示）

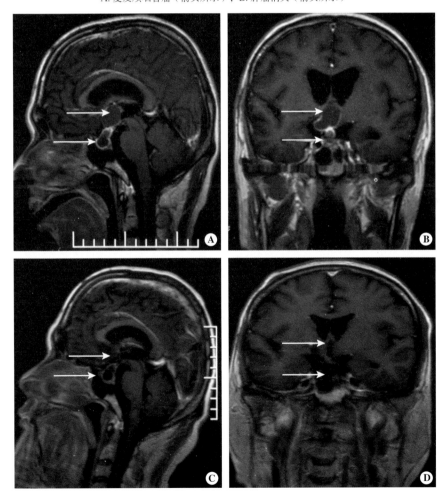

图 21.3　患者，男性，46 岁。术后复发颅咽管瘤

A、B. MRI 增强显示囊性肿瘤填充第三脑室（箭头所示）；C、D. 肿瘤未做任何治疗，1 年后 MRI 复查显示第三脑室内肿瘤完全消失，鞍内残留（箭头所示），此期间患者未出现突发头痛、呕吐等症状

肿瘤囊消失，则脑室脑膜炎控制后患者还可获得如肿瘤全切除一样的良好疗效。该病确诊及时和妥当处理可使病情迅速转归，甚至完全改变预后，而一旦漏诊、误诊则可能导致严重后果，需引起足够重视。

小　　结

　　随着各种诊断和治疗技术的不断发展，相关学科如神经内分泌学、放射治疗学、神经眼科学、神经生理心理学和社会学的发展与积极参与，大部分颅咽管瘤患者可以获得长期生存，但目前患者的生存质量还不能令人满意。各学科学者均已充分认识到这一现象，而且正在努力研究原因及预防和治疗措施，相信随着大家认识的提高和重视程度的增加、多学科团队的组建和配合，颅咽管瘤患者的长期生存质量将不断得到改善和提高。

　　在现代医疗条件下，只要接受了合理的手术治疗并对残余肿瘤进行了适当的放疗，颅咽管瘤患者 10 年存活率应超过 80%。经综合治疗后约有 46% 的患者能完全恢复正常人的独立生活。虽然经治疗后存活者可能因手术、放疗或残留肿瘤本身而导致一系列并发症，但其中 10%～50% 有视觉功能障碍，而其他神经损伤症状约占 25%。存活者中内分泌功能异常发生率最高，分布如下：尿崩症为 25%～90%，生长激素缺乏为 20%～ 60%，甲状腺功能低下为 65%～80%，皮质醇激素缺乏为 60%～90%，性激素缺乏为 30%～40%。另外，还有神经心理症状。

　　尽管总体长期生存率已达到较高水平，但儿童期颅咽管瘤仍是一种慢性不可治愈的疾病，侵犯到下丘脑 - 垂体轴和视觉结构的颅咽管瘤患者的治疗风险包括长期病残率和终身病残生存，以及较低的无肿瘤进展生存率（58%±5%）和无疾病生存率（＜1%）。因此，应在高水平（国家和国际级）多中心研究平衡下丘脑功能保留策略和长期随访研究的背景风险下，进行颅咽管瘤患者的多学科有经验的团队治疗。由于目前缺乏公认的针对下丘脑综合征和下丘脑性肥胖的有效治疗方案，故非常有必要根据最近的分子生物学研究进展探索新的治疗方法。

　　国内在颅咽管瘤的综合治疗方面还缺乏系统、全面的措施，因此患者的远期生存质量还不理想。要达到既能控制肿瘤，又让患者恢复健康独立的生活和社会活动的治疗目标仍任重道远。

（张红波　李云涛　韩铖琛　陈　琳　于　新）

参考文献

Hoffmann A，Brentrup A，Müller HL，2016. First report on spinal metastasis in childhood-onset craniopharyngioma. J Neurooncol，129（1）：193-194.

Liu CH，Li Z，Li ZY，et al，2016. Malignant transformation of radiotherapy-naïve craniopharyngioma. World Neurosurg，88：690.e1-690.e5.

Sofela AA，Hettige S，Curran O，et al，2014. Malignant transformation in craniopharyngiomas. Neurosurgery，75（3）：306-314.

第二十二章　颅咽管瘤基础研究现状

第一节　颅咽管瘤的起源

　　1904 年 Jakob 首次命名了颅咽管瘤，并较为系统地描述了肿瘤的组织学特征，将肿瘤按组织病理学分为乳头型与造釉细胞瘤样型，并首先推测其起源于颅咽管残存的胚胎上皮细胞，至今已有 100 多年的历史。

　　垂体的发育主要经历原始垂体和 Ratheke 囊形成、Ratheke 囊外翻和增殖，以及原始垂体细胞分化 3 个过程。在胚胎发育的第 4 周，原始口腔外胚层细胞的增多构成垂体基板，随之垂体基板逐渐向上突起靠近神经外胚层后形成 Ratheke 囊，Ratheke 囊与原始口腔外胚层连接的细长通道称为颅咽管，与此同时，腹侧中脑向下延伸形成后叶与初生叶。继而 Ratheke 囊在其底部逐渐收缩，并在胚胎发育的第 6～8 周与口腔上皮细胞分离，Ratheke 囊前壁细胞继续增殖形成腺垂体，后壁细胞发育缓慢，逐步形成垂体中间叶。最终原始垂体细胞分化形成垂体。但在 Ratheke 囊逐渐退化的过程中，鳞状上皮细胞可残存于颅咽管尤其是 Ratheke 囊前壁，成为形成颅咽管瘤的基础。Luca 等在颅咽管瘤囊液中发现泛素蛋白、载脂蛋白 A～I 等 12 种蛋白成分与 Ratheke 囊中成分类似，也证明了两者有相同的起源，以上形成了颅咽管瘤的胚胎起源学说，但这些理论并不能完全解释成人颅咽管瘤。部分学者认为颅咽管瘤是由细胞化生突变而来的。

　　Harrison 等报道了 19 例颅内上皮样囊肿伴发颅咽管瘤的患者，发现两种肿瘤在生物学行为、影像学特征、病理学表现方面有明显重合，尤其是都存在过度表达的 β- 链蛋白（β-catenin），证明两者具有相同的胚胎来源，因此认为颅咽管瘤是由胚胎时期的异位上皮组织分化而来的。Anna 等证实 34 位颅咽管瘤患者即使在下丘脑垂体功能损伤时，其唾液中也可检测到催产素，说明颅咽管瘤在不断分泌催产素，间接说明了下丘脑相关内分泌细胞可突变为颅咽管瘤。但是胚胎起源学说与组织化生学说均具有一定的局限性，未能完全解释颅咽管瘤的起源。目前对颅咽管瘤的基础研究正逐步从大体走向微观，从组织学走向分子生物学和基因突变。

第二节　颅咽管瘤的病理学特征

　　颅咽管瘤组织学上分为造釉细胞瘤样型和乳头型两种类型。宏观上造釉细胞瘤样型颅咽管瘤一般质地硬实，呈不规则小叶状，能够明显黏附甚至侵及周围脑组织，以角蛋白小结和囊实混合分化为主要特征，钙化也多见于肿瘤组织。大部分呈暗黑色类似"机油样"的囊液，其成分包括 IL-1、IL-6、TNF-α 等多种炎性坏死因子，也包含脱屑的上皮细胞、角蛋白等组织碎片，这主要反映出细胞的退行性变化，而且这些变化会进一步引起一系列肉芽肿性炎症反应，对脑组织的侵及亦可造成罗森塔尔纤维增殖症（Rosenthal fibre gliosis）和神经胶质增生层。镜下造釉细胞瘤样型颅咽管瘤细胞的构造表现为界线清楚、多房囊性的肿瘤，但也有报道发现肿瘤组织犹如手指一样突入周围脑实质内，肿瘤的外围是"栅栏样"的上皮细胞，这些上皮细胞包绕着松散呈星网状结构的非角化鳞状上皮，一些富含湿角蛋白无核空泡细胞形成的角蛋白小结在组织中也很常见，这些空胞细胞主要由角化细胞退化形成。肿瘤侵及边缘的癌巢(漩涡样的上皮细胞团内)，通常可以看到β-catenin从细胞膜向细胞核转移，一些研究也证实这些癌巢是 ACP 信号蛋白的分泌中心，其内可存在音猬因子（sonic hedgehog，SHH）、FGF、BMP 等相关信号蛋白的过表达表现。

与造釉细胞瘤样型颅咽管瘤不同，乳头型颅咽管瘤囊性成分一般较少，大部分为不含钙化的实性成分，对周围结构侵袭性较小。而且即使具有囊性成分，也是包裹不含胆固醇结晶的清亮或淡黄色囊液。镜下乳头型颅咽管瘤大部分（约95%）由分化较好的非角化鳞状上皮细胞构成，这些细胞排列成含乳头状突起的实心癌巢，或者衬砌于囊性病变周围，HE 染色可见不含栅栏样基层的纤维小管基质，在肿瘤边缘可见上皮裂开，构成类似于人造的裂隙，并且在裂隙可见不含角蛋白的乳头状突起，这些肿瘤内β-catenin 仍处于其基膜位置，有时可见类似 Ratheke 囊的柱状上皮细胞。

第三节　颅咽管瘤的相关信号通路研究

目前对造釉细胞瘤样型颅咽管瘤的主要信号蛋白的研究集中于 β-catenin、SHH 及表皮生长因子受体（epidermal growth factor receptor，EGFR）等。

Nusser 等于 1928 年在研究小鼠乳腺癌时发现了 Wnt 蛋白，这种蛋白可能对细胞增殖信号的传递产生影响，当时将其命名为 *Int1* 基因，后发现与果蝇无翅基因 *wingless* 同源，继而合并命名为 *WNT* 基因。β-catenin 主要参与经典的 Wnt 通路，并且在通路中至少与 3 种蛋白（即 GSK-3β、AXIN 和 APC）相互作用形成"降解复合体"，该复合体主要通过泛素化作用进一步降解 β-catenin。Wnt 的经典传导通路过程大致如下：胞外 Wnt 蛋白（大约有 20 种不同的蛋白亚体）与细胞膜上的 Frizzled 和 LRP 受体蛋白结合，形成复合体，降低细胞内 GSK-3β 蛋白磷酸化活性，进而阻断关键分子 β-catenin 的磷酸化，使得 β-catenin 降解途径被切断。β-catenin 不断在细胞内聚集，并逐步进入细胞核，与核内转录因子 TCF/LEF 特异性结合，启动下游基因，最终引起核内基因改变，从而完成对细胞增殖与分化的精确调控。在造釉细胞瘤样型颅咽管瘤细胞与脑实质的交界处常可见 β-catenin。2010 年，Hölsken 等首次利用 siRNA 技术通过在 6 例体外培养的 ACP 细胞内抑制 β-catenin 基因（*CTNNB1*）表达，证实了 β-catenin 的减少可对细胞的增殖产生明显抑制作用，同时证实了 β-catenin 通过作用于胞核内的 *Fascin* 目标基因，促进 Fascin-mRNA 和 Fascin（成束蛋白）表达，进而直接提高细胞的迁移与侵袭能力。同时由于 β-catenin 通常仅在 ACP 的癌巢内表达，Cynthia 等通过分离 Ctnnb1lox（ex3）/+ 基因鼠中的癌巢，在体外培养出了类似于 ACP 的细胞（图 22.1）。

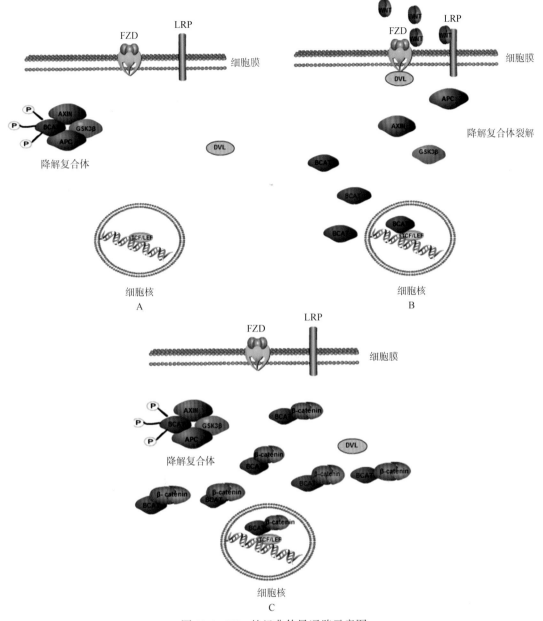

图 22.1　Wnt 的经典传导通路示意图

A. Wnt 未激活时，胞内降解复合体可分解 β-catenin，减少其胞内含量，阻止其发挥相关生物活性；B. Wnt 通路激活后，降解
复合体分裂，胞内 β-catenin 含量逐渐升高，调节核内基因表达；C. *CTNNB1* 基因突变后所表达的 β-catenin 不能被降解复合体
分解，导致 Wnt 通路过度激活

　　一般认为 SHH 通路是胚胎发育期间重要的内胚层分子信号，SHH 通路异常或失调将
导致干 / 祖细胞分化失调，进而导致肿瘤细胞发生，同时 SHH 可调控血管内皮生长因子
（VEGF）而促进血管生成。在胚胎发育时期，SHH 通路参与垂体生成，该通路主要是由
SHH 配体与跨膜蛋白 PTCH1 结合形成的复合物激活，同时该复合物通过减少对一类跨膜
卷曲类体（frizzled class receptor）SMO 的抑制，促进细胞分泌癌基因相关的锌指结构如
GLI1、GLI2 及 GLI3 等，并且研究已经明确 GLI1 是干 / 祖细胞的生物学标志之一。1998

年 Mathias Treier 等已经证实在垂体 Ratheke 囊形成之后，SHH 在该区域的表达就逐渐减少。但 Gomes DC 于 2015 年对 18 例造釉细胞瘤样型颅咽管瘤标本进行了 qPCR 及蛋白质印迹法等相关检测，发现与正常垂体组织相比，ACP 细胞的 SHH-mRNA 呈过度表达，而且患者无肿瘤进展生存期与 SMO 低表达密切相关。Cynthia 等在 2012 年强力证实 SHH 通路分别通过旁分泌和自分泌效应在 ACP 动物与细胞模型内促进 β-catenin 的过表达。同时国内部分学者也发现 VEGF 在 ACP 细胞内表达可促进肿瘤的血管生成和微血管密度增加。但也有学者在 31 例 ACP 样本中并未发现 VEGF 表达，这与 ACP 组织中的血供并不丰富相符。因而 SHH 通路是否通过 VEGF 影响 ACP 肿瘤血供尚未明确（图 22.2）。

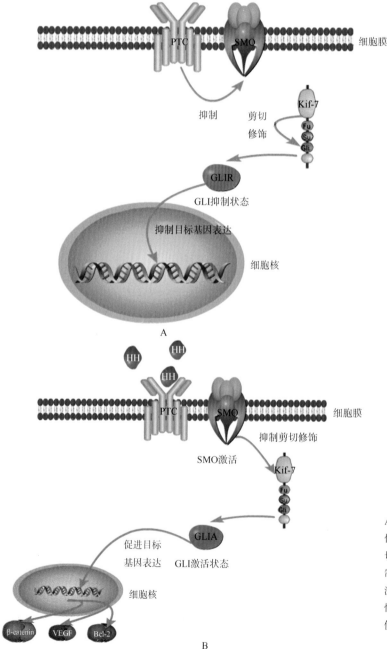

图 22.2 SHH 通路示意图

A. SHH 通路未激活时，SMO 活性被 PTC 所抑制，使 GLI 被剪切修饰为 GLIR，进入细胞核抑制相关基因表达；B. SHH 通路激活后，PTC 不再抑制 SMO 活性，SMO 阻止 GLI 被剪切修饰，使其转为 GLIA，促进 β-catenin 及 VEGF 等相关基因表达

EGFR 是一种蛋白分子质量约为 150kDa 的具有酪氨酸激酶活性的跨膜蛋白受体，属于人类表皮生长因子家族（EGFR 家族），亦被称为 HER 家族或 erbB 家族，其家族成员主要包括 erbB-1（EGFR/HER-1）、erbB-2（neu/HER-2）、erbB-3（HER-3）及 erbB-4（HER-4）。EGFR 通路能够被表皮生长因子（EGF）、双调蛋白（amphiregulin）、表皮调节素（epiregulin）、肝素结合表皮生长因子样生长因子（HB-EGF）及细胞调节素（betacellulin）等多种物质激活。通路激活后立即启动酪氨酸激酶，使多个酪氨酸酶位点（Y992、Y1045、Y1068、Y1086、Y1148 及 Y1173）磷酸化，进一步调控细胞的增殖、分化、凋亡及活动能力。*EGFR* 基因突变已证实可发生在非小细胞肺癌、乳腺癌、头面部鳞状细胞癌及胰腺癌等多种恶性肿瘤中。Annett Holsken 等首次通过对 25 例 ACP 样本的研究证实 EGFR 激活可增强 ACP 细胞的迁移能力，在肿瘤侵及脑组织的区域可检测到激活态的 EGFR-P，同时通过吉非替尼抑制体外培养 ACP 细胞内的 EGFR 可降低细胞的迁移能力。Ghada 等通过对 18 例 ACP 标本的研究证实，其中 15 例存在 EGFR 通路激活，而且 β-catenin 可直接影响 EGFR 通路，继而影响细胞迁移能力。但是值得注意的是，该研究也证实仅有 3 例（17%）ACP 标本中存在 HER-2 过表达，这与 Zuhur 等研究发现大约只有 10%ACP 患者存在 *HER-2* 基因过表达（3+ 以上）相一致。四川大学华西医院也有学者于 2016 年证实膜连蛋白 A2（AnxA2）在复发 ACP 患者中有明显高表达，并且通过激活 EGFR 通路可促进细胞的增殖与复发（图 22.3）。

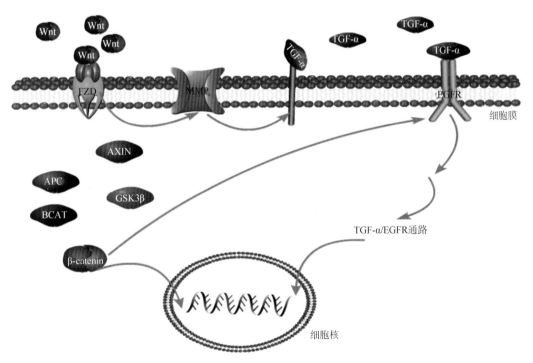

图 22.3　β-catenin 既参与经典的 Wnt 通路，也可通过激活 EGFR 通路而调控基因表达及细胞分化

除了上述三种信号通路外，也有另外一些研究发现，如有人发现在 ACP 细胞内存在基质金属蛋白酶（MMP 2、3、7、9 及 12）的表达。Smith ER 也于 2007 年在一位女性复

发 ACP 患者的尿液中发现 MMP 明显升高，而且于肿瘤切除术后消失，因此提出可通过 MMP 监测来预测肿瘤是否复发。Gump JM 等开始利用达沙替尼对 *P63* 基因表达的抑制来治疗颅咽管瘤，但上述信号通路尚未在 ACP 中完全阐明。

与 ACP 相比，PCP 表现出明显的基因组学差异，转录组与基因组甲基化模式的不同证实这两种肿瘤具有不同的发病机制。同时也有发现 β-catenin 仅在 PCP 细胞膜上表达，与鞍区其他肿瘤甚至全身细胞 CTNNB1 表达的部位相似。目前对 PCP 细胞的基础研究主要集中于基因 *BRAF V600E* 的突变，多数研究者已报道 PCP 中基因 *BRAF V600E* 突变导致 RAS-RAF-MAPK 通路异常（该通路参与垂体形成），将细胞外信号逐级放大至细胞核内，调控转录因子活性，进而控制 PCP 相关基因表达。

第四节　颅咽管瘤相关的基因突变

近 10 年，随着基因检测技术的发展，已对越来越多的颅咽管瘤患者进行了基因测序。其中编码 β-catenin 的基因 *CTNNB1* 突变是 ACP 研究的重点，研究发现有 16% ~ 100% 的 ACP 患者存在 *CTNNB1* 基因突变。*CTNNB1* 位于人染色体 3p21 上，主要含有 16 个外显子，3362 个核苷酸残基，至少有 92 个多态性位点，全长约 40.92kb。3 号外显子的第 33、37、41、45 密码子编码 β-catenin 的 NH2 端，其主要与破坏复合体结合，以进一步降解 β-catenin。2002 年，Sekine 等通过对 10 位 ACP 患者测序首次发现 ACP 患者中存在 *CTNNB1* 基因突变，并且这些突变均为错义突变。此后更多的研究者证实 ACP 中不存在染色体不平衡异位。后来进一步证实这种错义突变影响甚至抑制 β-catenin 与 GSK-3β 的结合，并减少 β-catenin 降解，从而引发 β-catenin 集聚和对细胞功能的调节。

2016 年 Prit Benny Malgulwar 对 43 位 ACP 患者进行了外显子测序，发现 *CTNNB1* 基因 exon-3 最易突变的密码子是 33，其次为 37、41。目前大数学者认为 *CTTNB1* 突变在 ACP 颅咽管瘤肿瘤发生机制中起到不可或缺的作用，2011 年 Carles 等利用 Cre-LoxP 重组系统率先建立了 Hesx1Cre/+、Ctnnb1+/lox（ex3）转基因小鼠肿瘤模型，这些小鼠全部在 6 个月后死亡，尸检发现脑组织中存在边界清楚的囊性肿瘤，在囊液中发现含有红细胞和炎性物质，并且发现小鼠肿瘤细胞可表达 SOX2、SOX9、CyclinD1、Cyclin D2 和 p27（垂体干 / 组细胞的生物学标志物），在病理组织学方面与人 ACP 极其类似，更加说明 *CTTNB1* 突变是垂体干 / 祖细胞分化为 ACP 的基本原因之一，ACP 可能来源于垂体干 / 祖细胞突变。

2017 年 Tobias Goschzik 对 121 位 ACP 患者测序发现，基因突变位点的不同可影响患者的无进展生存期和肿瘤的质地，如 *Ser45* 突变患者比 *Thr41* 突变患者的肿瘤更富含纤维组织结构，质地更为坚硬，但该作者认为尚需更多标本检测以对该结论进一步证实。

PCP 肿瘤的研究热点在于原癌基因 *BRAF V600E* 突变，人类 *RAF* 基因家族（*ARaf*、*BRAF* 和 *CRAF/RAF-1*）的成员之一是 *BRAF* 基因（位于人染色体 7q34 上），全长约 190kb，该基因表达的 BRAF 蛋白是丝裂原活化蛋白激酶（一种丝 / 苏氨酸特性激酶），其主要通过 RAS-RAF-MAPK 通路影响细胞的增殖、分化及凋亡。位于 *BRAF* 基因 15 号外显子的密码子 600 突变是其热点突变，表现为 T 向 A 的转变，突变的后果是造成编码的谷氨酸被缬氨酸取代。突变后的 BRAF 蛋白能够明确抑制促凋亡因子 BIM，同时持续激活 MAPK 通路，造成细胞有丝分裂能力增强。到目前为止，在 ACP 患者中并没有发现 *BRAF V600E* 的突变。

麻省总医院的 Priscilla 及其同事于 2014 年率先对 3 位 PCP 患者进行的全基因组检测发现，3 位患者（100%）均存在 *BRAF V600E* 突变，继之对 39 位 PCP 患者进行了针对性的基因检测，发现约 95%（36 位）的患者存在 *BRAF V600E* 突变。2015 年 Priscilla 等联合应用 RAF 阻断剂达拉非尼（150mg，两天一次）及曲美替尼（trametinib，2mg/d）对一位 39 岁的颅咽管瘤患者进行了尝试性治疗，治疗 35 天后肿瘤体积缩小了大约 85%，治疗过程中患者仅出现了一天的低热，该患者在肿瘤体积缩小后再次接受了开颅手术切除，治疗结束后的 7 个月随访中未出现任何新发症状。

2016 年 Aylwin 对一位 27 岁的 ACP 患者进行了 *BRAF V600E* 靶向治疗药物维罗非尼（vemurafenib）的治疗，治疗方案为维罗非尼 960mg/d，连续 3 个月，治疗第 2 周后患者的视力有所改善，3 个月后 MRI 检查显示肿瘤明显挛缩。由于患者出现了脑脊液漏而终止治疗，于治疗终止后的第 6 周发现患者肿瘤复发。当前也有部分学者开始通过应用蛋白 BRAF V600E 的多克隆抗体（VE1）对患者血液进行检测来对其术后的预后情况进行评估（图 22.4）。

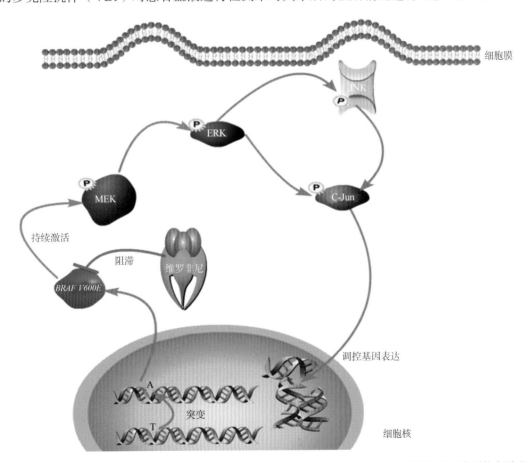

图 22.4　*BRAF V600E* 基因突变导致 BRAF 蛋白持续激活 MAPK 等相关信号通路，使细胞有丝分裂能力增强，同时调控核内基因表达，维罗非尼作为 *BRAF V600E* 的分子靶向药之一，可有效阻断其信号通路传导

第五节　颅咽管瘤细胞系及动物模型的建立

颅咽管瘤细胞系及动物模型的建立对于颅咽管瘤的基础研究至关重要。由于颅咽管瘤是一种先天性的组织学上表现为良性的上皮性肿瘤，到目前为止，还没有建立起稳定永久的颅咽管瘤细胞株，这直接阻碍了颅咽管瘤基础研究的深入开展。

近年来，国内外越来越多的学者尝试用原代细胞培养方法在体外建立有限的颅咽管瘤细胞系。Honegger 等采用胶原酶消化法在体外成功地培养了釉质上皮型颅咽管瘤细胞。此后，Ulfarsson 等运用胰酶消化法在角质培养基中成功培养出了颅咽管瘤细胞，并用颅咽管瘤细胞进行了相关功能试验。

国内有学者通过胰酶消化法在特殊培养基中的应用成功建立了状态良好的颅咽管瘤细胞系。另有学者利用综合酶消化法、组织块培养法和机械刮除法等方法的优点改良了人颅咽管瘤原代细胞培养的方法，在普通培养基中成功培养出了两种不同类型的状态良好的颅咽管瘤细胞。镜下可见颅咽管瘤细胞呈"铺路石"样排列，透亮且折光性好，细胞体积较大，形状呈多边形，细胞核圆且胞质丰富。细胞免疫荧光实验显示在肿瘤细胞质中存在广谱角蛋白的阳性表达，证实了原代颅咽管瘤细胞在培养过程中仍然维持上皮性肿瘤的特性。但颅咽管瘤一般仅能传 6～8 代，相关实验应尽早进行，这也成为颅咽管瘤基础研究的阻碍之一。

自 20 世纪 50 年代以来，国外学者就已经开始探索建立颅咽管瘤人源肿瘤异种移植（PDX）模型。但由于颅咽管瘤是一种良性肿瘤，生长非常缓慢，均未能建立成熟的颅咽管瘤模型。我国有学者通过肿瘤组织块异体移植建立了初步的颅咽管瘤 PDX 模型，成瘤率为 39.85%，镜下可见瘤块与周围组织建立起新的微血管循环。也有学者通过注入纯化的颅咽管瘤细胞液于裸鼠皮下，成功建立了颅咽管瘤的 PDX 模型，但这些肿瘤模型均建立于裸鼠皮下，并不能全面反映颅咽管瘤的生物学特性。德国学者 Friedric 通过立体定向技术将 3 个 APC 颅咽管瘤组织块移入两种不同种系裸鼠 NMRI-Fox1nu/Fox1 nu 与 NSG（NOD.Cg-PrkdcscidIl2rgtm1Wjl/SzJ）的大脑内，术后 3 个月对大鼠行 1.5T 磁共振扫描可见 20 只裸鼠（100%）的颅内均有肿瘤形成，肿瘤体积为 1～20mm^3，而且对小鼠尸检后的肿瘤检测发现，其免疫表型 CD133 和 KL-1（角蛋白的生物标志物）与人 ACP 相似。

随着基因工程技术的进展，John Richard 等于 2017 年较为系统地总结了造釉细胞瘤样型颅咽管瘤的转基因鼠（GEMMS）的培养过程。目前 ACP 肿瘤的 GEMMS 分为胚胎模型与诱导模型，胚胎模型通过 Cre-LoxP 重组建立 Hesx1Cre/+、Ctnnb1+/lox（ex3）转基因小鼠，这种 GEMMS 的垂体体积增大且功能受到损伤，小鼠颅内可长出巨大囊性肿瘤，而且 Wnt 通路中的 Lef1、Axin2 和 CyclinD1 可过表达，但该胚胎模型的最大缺点是死亡率较高，而且与人 ACP 相比缺少 SOX2 表达。另外一种诱导性 GEMMS 则是在胚胎型 GEMMS 的基础上进一步利用三苯氧胺（tamoxifen）诱导 SOX2 过表达，建立 SOXCreERT2/+、Ctnnb1lox（ex3）/+、R26YFP/+ 的小鼠模型，这种诱导模型可以更稳定地检测到 SHH 通路的相关蛋白，且与人 ACP 肿瘤更加类似。总体而言，

GEMMS 模型较 PDX 模型更接近于人颅咽管瘤模型，但其步骤烦琐、操作困难。遗憾的是，由于 PCP 发病机制尚未完全明确，到目前为止还没有学者能够建立起 PCP 的 PDX 与 GEMMS 模型，过去十年我们已经见证了生物技术的进展，相信未来 10 年会逐步建立稳定且可靠的 PCP 模型。

第六节　^{32}P 立体定向瘤内放射治疗囊性颅咽管瘤的相关研究

颅咽管瘤囊性变者占 68% ～ 85%，立体定向囊内植入放射性同位素治疗囊性颅咽管瘤已成为一种成熟的手术治疗方法。

1935 年用镭铍中子源照射二硫化碳首次制得放射性同位素胶体磷酸铬（^{32}P）。^{32}P 是纯 β 射线源，其最大能量为 1.711MeV，平均能量为 0.695MeV，半衰期为 14.28 天，在软组织中穿透距离最大为 8mm，平均为 3 ～ 4mm。^{32}P 属中毒性同位素，主要亲和骨骼，其化学性质与元素磷相同。^{32}P 为无菌、无致热原及过敏原放射性物质，用 2% 苄醇和 30% 葡萄糖溶液制成的浅绿色溶液，粒径为 20 ～ 50nm，pH 为 6.0 ～ 8.0，放化纯

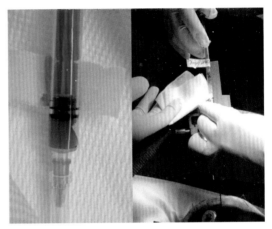

图 22.5　^{32}P 注射液及立体定向手术颅咽管瘤囊内注射过程

度＞ 98%，放射性比活度 220 ～ 370MBq/ml。无载体的 ^{32}P 广泛用于医学、生物学和工农业。有学者应用 ^{32}P 治疗囊性颅咽管瘤获得成功（图 22.5），^{32}P 是最早被用于临床的放射性同位素之一。

近年来，神经外科诊疗技术不断进步，国内外使用 ^{32}P 治疗囊性颅咽管瘤的疗效、手术技术方法、并发症防治、药物剂量和分布、药物代谢和副作用等进行了一定的摸索、尝试和改进。因技术手段或医疗条件等限制，导致 ^{32}P 治疗囊性颅咽管瘤的相关研究不够全面和完善。迄今尚无简单可行的方法评估 ^{32}P 内放射治疗囊性颅咽管瘤药物囊内分布、渗漏及术后药物污染的相关研究。对于 ^{32}P 治疗颅咽管瘤的术后脑脊液、血液、尿液残留、血生化指标及垂体激素水平的监测报道也较少。颅咽管瘤细胞系和动物模型的建立将有助于体内外放化疗剂量及副作用、内分泌激素水平变化规律及激素替代治疗、新的化疗药物，以及基因等基础和临床治疗研究的开展与应用。因此，基于颅咽管瘤囊内植入放射性同位素放射治疗现状及笔者所在医院应用 ^{32}P 内放射治疗囊性颅咽管瘤的经验，对以下几个方面进行了相关研究。

一、³²P体外诱导颅咽管瘤细胞凋亡的研究

（一）建立颅咽管瘤有限传代细胞系

本研究的目的是在以往颅咽管瘤细胞体外原代培养经验基础上，探索建立体外模型的途径，观察颅咽管瘤相关成纤维细胞的增殖及传代能力，为后续进一步药物处理实验研究及颅咽管瘤相关成纤维细胞在肿瘤复发及增殖方面的作用机制研究提供实验基础。

1. 实验材料和内容　新鲜颅咽管瘤手术切除组织标本来源于 2011 年 12 月至 2013 年 12 月在中国人民解放军总医院第六医学中心神经外科住院的 13 例颅咽管瘤患者，年龄为 7 ～ 22 岁，均为首次开颅手术切除患者，术后病理证实均为造釉细胞瘤样型颅咽管瘤。主要研究内容为颅咽管瘤组织原代培养，分离纯化颅咽管瘤细胞及颅咽管瘤相关成纤维细胞，颅咽管瘤细胞及颅咽管瘤相关成纤维细胞的细胞形态学观察及免疫组化染色，流式细胞仪分析颅咽管瘤细胞周期，颅咽管瘤细胞及颅咽管瘤相关成纤维细胞生长情况检测，颅咽管瘤细胞的 TEM 观察和统计学分析。

2. 实验结果

（1）细胞形态学观察结果

1）倒置显微镜观察结果

A. 原代细胞：原代培养的颅咽管瘤细胞表现为成团、集落生长，散在贴壁分布于培养瓶底。细胞聚集层叠排列，大小不一，大部分为多边形，少部分细胞密度低处有长梭形细胞。多数细胞呈"铺路石"样排列，细胞饱满、透亮。初次接种细胞贴壁较晚、增殖较慢，且细胞团状重叠，生长空间受限，第 1 ～ 2 天细胞生长缓慢，第 3 ～ 5 天集落汇合率可达 80%（图 22.6）。

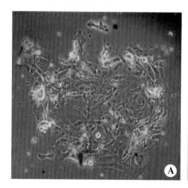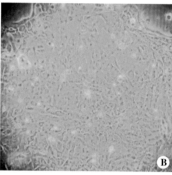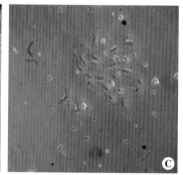

图 22.6　颅咽管瘤细胞体外培养生长状态及形态

A. 原代培养第 3 天，颅咽管瘤细胞成集落式贴壁生长（倒置显微镜 ×200）；B. 传代培养第 3 代第 10 天，颅咽管瘤细胞呈"铺路石"样贴壁较快生长（倒置显微镜 ×200）；C. 传代培养第 6 代第 15 天，颅咽管瘤细胞活力下降，贴壁细胞减少（倒置显微镜 ×200）

原代颅咽管瘤相关成纤维细胞贴壁较快，且较早从细胞集落周边向外扩展生长，经机械刮除法及胰酶消化差异贴壁法将其与颅咽管瘤细胞分离培养后很快散在贴壁分布。细胞大小不一致，多为梭形，细胞间互相网状排列连接，细胞透亮，折光性好，细胞很快成对数生长，第 2 ～ 5 天汇合率达 90%（图 22.7）。

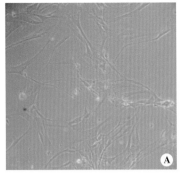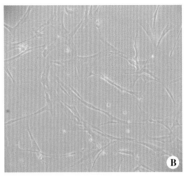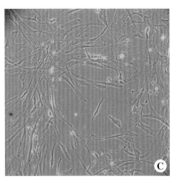

图 22.7 颅咽管瘤相关成纤维细胞体外培养生长状态及形态

A. 传代培养第 2 代第 3 天,细胞成梭形网状贴壁生长(倒置显微镜 ×200);B. 传代培养第 5 代第 3 天,细胞仍成梭形网状贴壁生长良好(倒置显微镜 ×200);C. 传代培养第 8 代第 7 天,颅咽管瘤相关成纤维细胞活力下降,可见少量脱落死亡细胞(倒置显微镜 ×200)

混合培养细胞早期可见梭形细胞从集落周边外延生长,考虑为成纤维细胞形态,中间为"铺路石"样细胞排列,细胞较多且重叠生长,有部分脱落坏死组织及早期脱落死亡细胞(图 22.6A、图 22.8)。

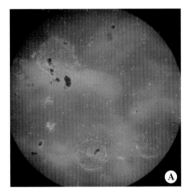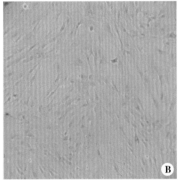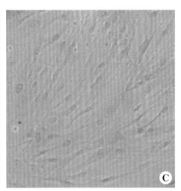

图 22.8 颅咽管瘤组织原代培养集落生长及细胞 HE 染色

A. 颅咽管瘤组织原代培养第 3 天,混合细胞成集落式贴壁生长(倒置显微镜 ×10);B. 传代培养第 2 代第 7 天,颅咽管瘤细胞贴壁生长良好(HE ×200);C. 传代培养第 2 代第 7 天,颅咽管瘤细胞贴壁生长良好(HE ×400)

B. 传代细胞:当颅咽管瘤细胞贴壁生长达到 80% 以上时,按 1 ∶ 2 比例传代。24h 后细胞可再次贴壁,初次传代细胞增殖较快,仍可维持多角形及胞质丰富的典型上皮细胞形态(图 22.6B)。随传代次数增多及培养时间的延长,细胞增殖减弱,传代间隔天数亦延长。镜下观察可见部分细胞呈空泡状改变,胞质内可见散在黑色颗粒,细胞分裂增殖明显缓慢,逐渐从贴壁生长到脱落漂浮死亡(图 22.6C);13 例颅咽管瘤组织原代培养成功 9 例(69.23%)、传代培养成功 7 例(53.85%),最长传 7 代,存活 63 天(表 22.1)。原代培养的 13 例颅咽管瘤组织存活及增殖能力差异较大,可能与组织的新鲜程度和组织细胞构成比例及个体差异等因素有关。

表 22.1　原代培养成功颅咽管瘤细胞的传代情况及存活时间

培养次数	1	2	3	4	5	6	7	8	9
培养代数（代）	0	2	4	0	5	4	7	0	6
存活天数（天）	10	21	37	8	43	29	63	5	57

颅咽管瘤相关成纤维细胞初次传代细胞增殖较快，仍呈长梭形网状连接生长（图 22.7B）。随传代次数增多，细胞增殖速度未见减弱，传代间隔时间缩短，增殖较快。传代培养后期细胞密度增大，细胞生长及漂浮死亡均增速，随着传代次数的增加及培养时间的延长，活力逐渐下降，可见脱落死亡细胞（图 22.7C）。13 例颅咽管瘤组织原代分离培养颅咽管瘤相关成纤维细胞成功 11 例（84.62%）、传代培养成功 10 例（76.92%），最长传 10 代，存活 85 天（表 22.2）。

表 22.2　原代培养成功的颅咽管瘤相关成纤维细胞的传代情况及存活时间

培养次数	1	2	3	4	5	6	7	8	9	10
培养代数（代）	0	6	7	2	10	6	3	5	1	8
存活天数（天）	15	48	42	14	85	36	21	27	12	66

混合培养细胞传代后核彤的颅咽管瘤相关成纤维细胞生长较快，多角形的颅咽管瘤细胞生长较慢；传代到第二代时，大部分颅咽管瘤细胞的生长空间被颅咽管瘤相关成纤维细胞占据，并表现出颅咽管瘤细胞核浓缩、聚集、漂浮死亡（图 22.9）。

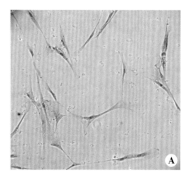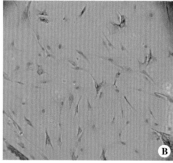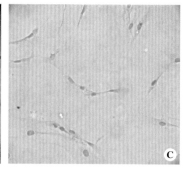

图 22.9　混合培养细胞及颅咽管瘤细胞 HE 染色

A. 颅咽管瘤相关成纤维细胞 HE 染色（×200）；B. 颅咽管瘤相关成纤维细胞免疫组化染色，角蛋白阴性（×200）；
C. 颅咽管瘤细胞免疫组化染色，角蛋白阳性（×200）

2）HE 染色观察结果：颅咽管瘤细胞 HE 染色可见细胞为不规则多角形及梭形，胞核蓝染，胞质粉红。细胞连接成片，呈"铺路石"状或网状排列，可见核分裂期细胞（图 22.6B、C）。

颅咽管瘤相关成纤维细胞 HE 染色可见细胞大小不一致，多为梭形，细胞间呈网状互相连接生长，胞核蓝染，胞质粉红，可见核分裂期细胞（图 22.9A）。

（2）免疫组化染色观察结果：广谱角蛋白（Pan-ck）是上皮源性肿瘤的特异性标志物，Pan-ck 在颅咽管瘤细胞质内表达，显微镜下观察胞质内有棕色或棕黄色颗粒，为阳性表达（图 22.9B，图 22.10B、C），阴性对照成纤维细胞不显色（图 22.9C、图 22.10A）。

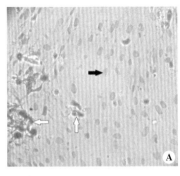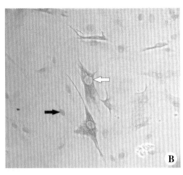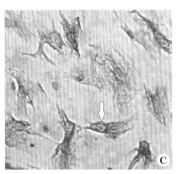

图 22.10 颅咽管瘤相关成纤维细胞 HE 染色和免疫组化染色及颅咽管瘤细胞免疫组化染色

A. 混合培养第 2 代第 3 天，大部分颅咽管细胞生长空间被颅咽管瘤相关成纤维细胞占据，并表现出颅咽管瘤细胞核浓缩、漂浮死亡；白色箭头为角蛋白阳性的早期脱落死亡颅咽管瘤细胞，黑色箭头为角蛋白阴性的颅咽管瘤相关成纤维细胞（×200）；B. 混合培养第 3 代第 3 天，仅有少量颅咽管瘤细胞（白色箭头）存活，其余均为颅咽管瘤相关成纤维细胞（黑色箭头）（×200）；C. 传代培养第 2 代第 5 天，颅咽管瘤细胞免疫组化染色，箭头所示角蛋白阳性（×400）

（3）颅咽管瘤细胞周期检测结果：颅咽管瘤细胞均为正常二倍体细胞，流式细胞检测传代培养第 2 代第 5 天细胞周期为 G_1 期（49.09%）、G_2 期（32.94%）和 S 期（17.97%）（图 22.11A）；传代培养第 6 代第 15 天的细胞数较少，细胞周期为 G_1 期（47.48%）、G_2 期（37.13%）和 S 期（16.59%）（图 22.11B）。两组的细胞周期比例变化不大。

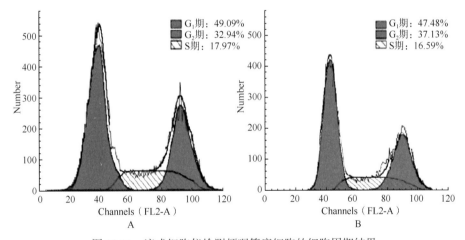

图 22.11 流式细胞仪检测颅咽管瘤细胞的细胞周期结果

A. 传代培养第 2 代第 5 天，细胞周期主要为 G_1 期和 G_2 期；B. 传代培养第 6 代第 15 天，细胞数较少，细胞周期仍主要为 G_1 期和 G_2 期

（4）MTT 细胞增殖检测结果：颅咽管瘤细胞传代第 2 代第 15 天内细胞生长状态稳定，可作为后续处理实验用细胞株；第 6 代颅咽管瘤细胞培养 7 天后出现生长停滞、部分细胞逐渐死亡。第 7 ～ 15 天的第 2 代及第 6 代颅咽管瘤细胞 OD 值分别进行比较，$P < 0.05$，差异有显著性（图 22.12A）。

颅咽管瘤相关成纤维细胞传代生长较稳定，可予以冻存复苏处理及作为处理实验的稳定细胞株使用，比较传代第 2 代及第 6 代培养 15 天的细胞增殖 OD 值，同一天两代细胞分别进行比较无差异（$P > 0.05$）（图 22.12B）。

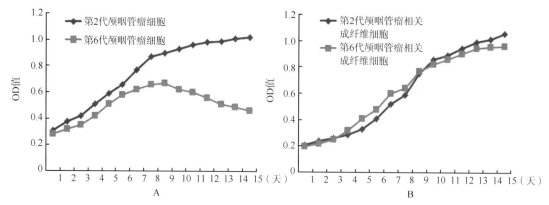

图 22.12　颅咽管瘤细胞及颅咽管瘤相关成纤维细胞的细胞增殖曲线

A. 传代第 2 代及第 6 代培养 15 天的颅咽管瘤细胞增殖曲线，第 7 ～ 15 天的两代细胞 OD 值分别进行比较，$P < 0.05$，差异有显著性；B. 传代第 2 代及第 6 代培养 15 天的颅咽管瘤相关成纤维细胞增殖曲线，同一天两代细胞 OD 值分别进行比较，无统计学差异（$P > 0.05$）

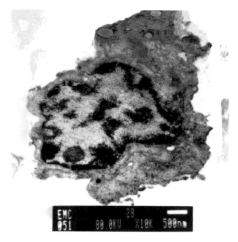

图 22.13　正常颅咽管瘤细胞 TEM 结果
（×10 000）

（5）颅咽管瘤细胞透射电子显微镜（TEM）观察结果：正常颅咽管瘤细胞 TEM 观察，细胞呈多角形，核内染色质分布较均匀，核膜清晰；胞质丰富，线粒体、内质网、核糖体清晰；细胞膜不规则，有凸起（图 22.13）。

目前国内外部分学者对颅咽管瘤细胞的原代培养均取得了较高的成功率。本研究通过显微镜观察细胞形态特征，采取反复机械刮除法并结合胰酶差速贴壁消化法进行反复细胞纯化后可以得到纯度较高的颅咽管瘤细胞株并进行有限传代培养。13 例组织原代培养成功 9 例，传代培养成功 7 例，成功传代第 2 代及第 3 代的细胞株生长较稳定，存活时间长，并可进行冻存及复苏处理，可作为后期处理实验的稳定细胞株使用。同时对分离出的颅咽管瘤相关成纤维细胞进行了单独培养及颅咽管瘤细胞混合培养，观察到颅咽管瘤相关成纤维细胞的细胞增殖活力比颅咽管瘤细胞更强，存活时间更长。

本研究经过免疫组织化学染色鉴定肿瘤细胞角蛋白阳性表达，符合上皮来源性肿瘤特性，同时此方法可以区别成纤维细胞并初步鉴定颅咽管瘤细胞纯度。传代后细胞仍能较好贴壁，随着传代的增多及存活时间的延长，部分细胞的增殖能力降低并有核浓缩、核碎裂情况出现而停止生长。本实验中，肿瘤细胞增殖较缓慢，细胞周期检测均为二倍体细胞，属良性细胞。但通过 HE 染色及免疫组化染色均可以观察到肿瘤细胞核大小不等，核内染色质多少不一致，符合间变细胞形态。同时对颅咽管瘤相关成纤维细胞的分离培养发现其增殖性及传代培养也能长期稳定存活并可进行冻存复苏处理。

（二）^{32}P 体外诱导颅咽管瘤细胞凋亡研究

凋亡作为一种可调控的细胞死亡方式在肿瘤放射治疗中的作用日益受到重视。^{32}P 可引起颅咽管瘤恶性程度较高的肿瘤细胞的快速凋亡，而对颅咽管瘤等增殖较慢的细胞则通常发生迟发性凋亡。但也不排除 ^{32}P 同时也引起颅咽管瘤肿瘤的营养血管内皮细胞及颅咽管瘤相关成纤维细胞的凋亡、坏死，从而使颅咽管瘤细胞失营养而发挥治疗作用。目前 ^{32}P 的作用机制研究还不完善，主要考虑为引起颅咽管瘤细胞的放射性坏死和凋亡，同时也不排除引起囊壁血管的细胞坏死、血管腔闭塞等引起囊壁萎缩及囊液分泌减少，从而起到抑制颅咽管瘤复发的作用。考虑到 ^{32}P 在低剂量辐射条件下利用凋亡途径来杀伤肿瘤细胞，而高剂量辐射可直接引起细胞坏死，但 ^{32}P 治疗颅咽管瘤的具体机制及剂量疗效关系还不明确，理解其治疗中的凋亡机制对其治疗途径及方案优化选择有重要意义。本实验目的是在建立颅咽管瘤有限传代细胞株的基础上，用 ^{32}P 处理颅咽管瘤体外培养细胞，观察其诱导细胞凋亡变化情况，探讨其可能的机制，建立剂量、时间效应关系。

1. 实验方法　在以上颅咽管瘤细胞原代培养和鉴定基础上，将传代第 2 代呈对数生长期细胞用不同浓度的 ^{32}P 制剂处理不同时间后行后续检测。具体方法与分组：取对数生长期的颅咽管瘤细胞，消化离心后弃上清液，加入培养液，稀释成 1×10^6/ml 的单细胞悬液，每孔 2ml 接种至 6 孔板内，培养 24h 并贴壁后分为对照组与处理组。处理组分别加入用生理盐水稀释的 100μl 初始放射性活度为 1.85MBq、3.7MBq、7.4MBq、14.8MBq 和 29.6MBq 的 ^{32}P，每孔加药后用培养液调整总体积为 2ml，5 组计算的初始放射性浓度分别为 0.925MBq/ml、1.85MBq/ml、3.7MBq/ml、7.4MBq/ml 和 14.8MBq/ml；阴性对照组中则加入 100μl 的冷胶体，空白对照组为 100μl 的生理盐水。分别于处理第 1 天、3 天、5 天、9 天、14 天后进行样本检测，各组每孔均设 5 个复孔取其均值。

2. 实验结果

（1）细胞增殖结果：将传代第 2 代呈对数生长期细胞用不同初始放射性活度的 ^{32}P 制剂进行照射，经不同时间处理后，MTT 比色法检测绘制细胞增殖曲线，可见随着处理浓度的增加细胞存活明显减少；随着处理时间的延长，细胞存活明显下降。分别对天数与 OD 值及浓度与 OD 值进行线性相关分析检验，结果提示均有相关性（图 22.14）。

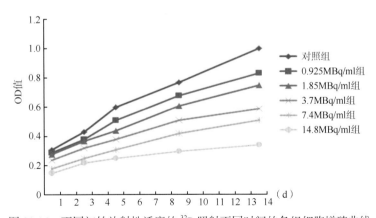

图 22.14　不同初始放射性活度的 ^{32}P 照射不同时间的各组细胞增殖曲线

不同浓度的 ^{32}P 制剂处理 1 天、3 天、5 天、9 天、14 天后各组 OD 值分别与对照组进行比较，结果显示，除了处理 i 天的 0.925MBq/ml 组和 14.8MBq/ml 组与 0MBq/ml 阴性对照组之间比较及处理 3 天的 0.925MBq/ml 组与 0MBq/ml 阴性对照组之间比较 $P > 0.05$ 无统计学差异外，其他各组与 0MBq/ml 阴性对照组比较均 $P < 0.05$，有统计学差异（表 22.3）。

表 22.3　^{32}P 不同浓度处理颅咽管瘤细胞不同天数后各组的 OD 值（$\bar{x} \pm s$，$n=5$）

天数	^{32}P 浓度（MBq/ml）					
	0	0.925	1.85	3.7	7.4	14.8
1	0.31±0.05	0.29±0.05	0.28±0.03	0.24±0.02ᵃ	0.18±0.01ᵃ	0.15±0.01ᵃ
3	0.43±0.05	0.38±0.05	0.37±0.01ᵃ	0.32±0.01ᵃ	0.25±0.01ᵃ	0.22±0.01ᵃ
5	0.60±0.02	0.51±0.02ᵃ	0.44±0.03ᵃ	0.38±0.02ᵃ	0.31±0.02ᵃ	0.25±0.02ᵃ
9	0.77±0.02	0.68±0.01ᵃ	0.61±0.02ᵃ	0.51±0.02ᵃ	0.42±0.01ᵃ	0.30±0.02ᵃ
14	1.00±0.02	0.83±0.02ᵃ	0.75±0.01ᵃ	0.59±0.02ᵃ	0.51±0.02ᵃ	0.34±0.02ᵃ

a vs 0MBq/ml $P < 0.05$，有统计学差异。

（2）颅咽管瘤细胞爬片及 HE 染色结果：倒置显微镜观察结果显示，阴性对照组颅咽管瘤细胞生长贴壁状态良好（图 22.15A），3.7MBq/ml 组部分颅咽管瘤细胞发生明显细胞浓缩、碎裂及漂浮死亡（图 22.15B）。

HE 染色结果显示，阴性对照组颅咽管瘤细胞生长贴壁状态良好（图 22.15C），3.7MBq/ml 组部分颅咽管瘤细胞发生明显细胞核浓缩、碎裂和溶解，聚集成团及漂浮死亡（图 22.15D）。

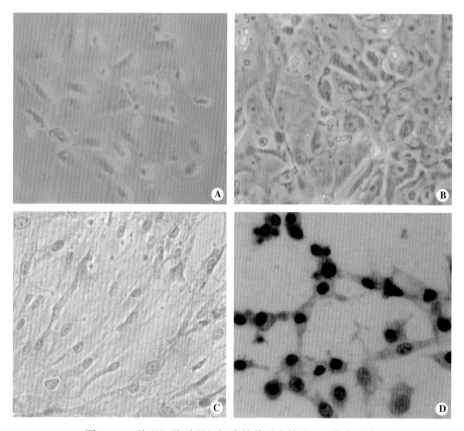

图 22.15　处理组及对照组细胞的普通光镜及 HE 染色形态

A. 对照组颅咽管瘤细胞形态特征（倒置显微镜 ×400）；B. 3.7MBq/ml 组颅咽管瘤细胞形态特征，可见较多凋亡细胞（倒置显微镜 ×400）；C. 对照组颅咽管瘤细胞 HE 染色形态特征（×400）；D. 3.7MBq/ml 组颅咽管瘤细胞 HE 染色形态特征，可见核浓缩、核碎裂、核溶解的凋亡细胞及死亡细胞（×400）

（3）流式细胞仪检测凋亡率比较结果：3.7MBq/ml 作用 7 天处理组所测凋亡率为 38.1%，阴性对照组凋亡率为 5.5%（均包括早期及晚期凋亡），经比较 $P < 0.05$，有统计学差异（图 22.16）。

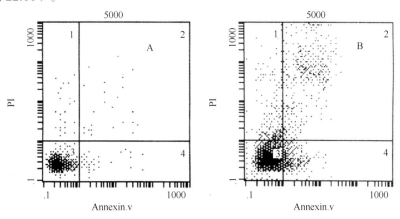

图 22.16　处理组及对照组细胞凋亡分布图

A. 对照组细胞凋亡分布图；B. 3.7MBq/ml 组细胞凋亡分布图

（4）Hoechst 33342 荧光染色检测细胞形态学结果：处理组细胞核蓝色深染，形态不规则，体积变小，染色质浓缩、碎裂、边缘化，可见特征性凋亡小体（图 22.17A）。阴性对照组颅咽管瘤细胞核大小较一致，染色质蓝色荧光分布较均匀，细胞形态规整（图 22.17B）。

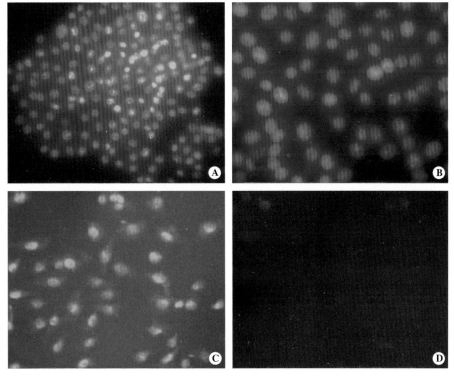

图 22.17　处理组及对照组 Hoechst 33342 荧光染色及 TUNEL 荧光染色

A. 处理组 Hoechst 33342 荧光染色结果（×200）；B. 对照组 Hoechst 33342 荧光染色结果（×400）；C. 处理组 TUNEL 荧光染色结果（×400）；D. 对照组 TUNEL 荧光染色结果（×400）

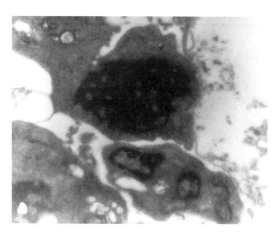

图 22.18　颅咽管瘤凋亡细胞的 TEM 超微结构
（×10 000）

（5）TUNEL 荧光染色观察结果：处理组颅咽管瘤细胞呈现绿色荧光特征性阳性表现，表明经处理后发生了凋亡改变（图 22.17C）。对照组仅见少量绿色荧光显色，无明显凋亡发生（图 22.17D）。

（6）TEM 检测亚细胞形态凋亡结果：处理组颅咽管瘤细胞出现细胞核染色质固缩、核密度增加，细胞变小并核碎裂，胞质中出现空泡样结构；可见凋亡细胞经核碎裂后形成的染色质块（核碎片），且细胞有发芽、起泡，为脱落呈球形内含胞质、细胞器和核碎片的凋亡膜包小体的早期改变（图 22.18）。

虽然用凋亡判断辐射效应的价值仍有争议，但本实验结果证实 ^{32}P 确实可引起颅咽管瘤细胞较高的凋亡率并明显抑制其增殖，最终引起细胞死亡，而且诱导凋亡作用存在剂量、时间效应。

二、^{32}P 囊内放射治疗囊性颅咽管瘤的药物分布及临床安全性研究

国内外迄今对 ^{32}P 囊内放射治疗颅咽管瘤的药物囊内分布及手术渗漏、污染的相关研究较少。目前尚无对 ^{32}P 治疗颅咽管瘤的术后脑脊液、血液指标的监测报道。2012 年 Trippel 等总结了既往立体定向同位素药物囊内放射治疗颅咽管瘤文献后指出，对于穿刺囊腔内放疗必须要检查对比注射前后药物分布情况，避免泄漏或连接到脑室系统，否则可能会引起严重的副作用。因此，需要找到一个既安全又方便的办法监测注入颅咽管瘤囊内的 ^{32}P 的分布情况及渗漏情况。

本研究的目的是检测评估不同药物剂量及囊腔容积、术中操作方法对药物囊内分布及脑脊液渗漏的影响；检测术后血液及尿液 ^{32}P 污染情况及术后垂体激素、血常规、凝血及肝肾功能指标变化情况。我们将 2012 年 3 月 1 日至 2013 年 12 月 1 日中国人民解放军总医院第六医学中心神经外科收治的需要手术的初次患病或复发的囊性颅咽管瘤患者作为研究对象，与患者及家属签署本研究知情同意书，同时获得医院伦理委员会批准并排除碘过敏患者。共入组 40 例，其中男性 26 例、女性 14 例，年龄为 10～65 岁。根据临床手术需要按 1985 年 Taasan 文献发表的剂量 / 容积计算公式设定患者的治疗剂量并将患者分成药物分布研究组，共 4 组［0.5mCi（0.2ml）组 10 例、1mCi（0.4ml）组 10 例、1.5mCi（0.6ml）组 10 例、2mCi（0.8ml）组 10 例］，分别对其进行药物分布研究。另外，将其中 24 例分成药物安全性研究组，共 3 组［0.5mCi（0.2ml）组 8 例、1mCi（0.4ml）组 8 例、2mCi（0.8ml）组 8 例］，对其进行安全性研究，研究结果如下：

（一）各组手术患者一般条件比较

1. 药物分布研究各组比较结果 研究各组患者一般资料、既往手术史、合并疾病及手术时间等差异，无统计学意义（$P > 0.05$）。

2. 药物安全性研究各组比较结果 研究各组患者之间的年龄、体重和手术时间等差异，无统计学意义（$P > 0.05$）。

（二）临床观察

1. 药物分布研究各组临床效果 各不同剂量组患者之间的术前计算囊腔容积及手术抽吸囊液体积比较有明显差异（$P < 0.05$）（表 22.4）。

表 22.4 药物分布组计算囊腔体积、术中抽出囊液体积及渗漏率比较结果（$\bar{x} \pm s$）

组别	例数（n）	渗漏率（%）	计算囊腔容积（ml）	抽出囊液体积（ml）
0.5mCi 组	10	0	3.54 ± 0.66	3.46 ± 0.64
1.0mCi 组	10	10	7.44 ± 1.08^a	7.12 ± 1.35^a
1.5mCi 组	10	20	12.29 ± 1.84^{ab}	12.79 ± 1.47^{ab}
2.0mCi 组	10	60^{ab}	20.09 ± 5.73^{abc}	20.87 ± 5.66^{abc}

注：a. 与 0.5mCi 组相比 $P < 0.05$；b. 与 1.0mCi 组相比 $P < 0.05$；c. 与 1.5mCi 组相比 $P < 0.05$。

2. 药物安全性研究各组临床效果 各不同剂量组之间患者手术抽吸囊液容积比较有明显差异（$P < 0.05$）；术前根据影像学计算各组颅咽管瘤囊的体积组间比较有明显差异（$P < 0.05$）（表 22.5）。

表 22.5 药物安全组手术抽吸囊液体积及术前计算囊腔容积比较结果（$\bar{x} \pm s$）

组别	例数（n）	术前囊腔容积（ml）	抽出囊液体积（ml）
0.5mCi 组	8	3.46 ± 0.68	3.45 ± 0.72
1.0mCi 组	8	7.54 ± 0.91^a	7.33 ± 1.42^a
2.0mCi 组	8	18.64 ± 2.92^{ab}	19.83 ± 3.76^{ab}

注：a. 与 0.5mCi 组相比 $P < 0.05$；b. 与 1.0mCi 组相比 $P < 0.05$。

（三）药物在囊肿内的分布及渗漏

40 例患者手术后 2h 头颅 CT 显示 2mCi 组有 6 例、1.5mCi 组有 2 例及 1mCi 组有 1 例因脑内穿刺道不能避开脑室而出现药物及造影剂分布不均匀，脑脊液囊内渗漏后囊体积无明显缩小情况，其余患者术后囊肿体积明显缩小，药物及造影剂分布均匀无渗漏发生（图 22.19～图 22.21）。药物分布 2mCi 组的渗漏率与 1.0mCi 组和 0.5mCi 组比较均 $P < 0.05$，有统计学差异。

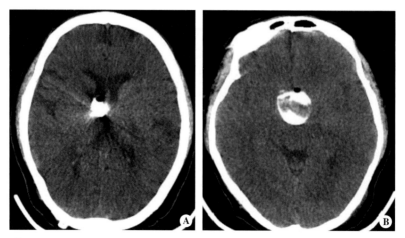

图 22.19　术中 ^{32}P 与碘帕醇 300 注射液按体积 1 : 1 稀释后进行立体定向囊内注射，术后 2h CT 显示药物及造影剂分布情况

A.囊内均匀强化，囊腔缩小伴少量积气；B.囊内不均匀强化，囊腔大小无变化伴少量积气

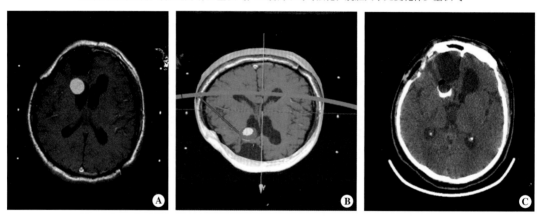

图 22.20　1 例穿刺道未避开脑室而发生脑脊液渗漏患者的术前术后影像结果

A.术前 MRI 检查显示颅咽管瘤囊与脑室关系密切；B.TPS 规划穿刺路径图；C.术后 1h CT 囊内造影，显示囊内不均匀强化、囊腔大小无变化伴少量积气

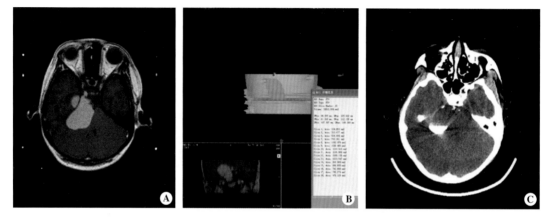

图 22.21　1 例未发生脑脊液渗漏患者的术前术后影像结果

A.术前 MRI 显示颅咽管瘤囊与脑桥关系密切；B.TPS 规划经额叶穿刺路径成功避开脑室，计算囊腔容积为 33ml；C.术后 1h CT 囊内造影显示囊内强化均匀，囊腔变小、无积气

（四）各组手术前后血液指标比较结果

24 例患者术前及术后第 7 天的血常规、血生化指标、垂体激素水平差值组间比较均无明显统计学差异（$P > 0.05$）（表 22.6）。术前所有患者血常规及血生化指标值均正常，术后 2mCi 组出现 ALT 异常 2 例，K^+、Na^+、Cl^- 下降 1 例，PT 轻度延长 1 例；1mCi 组出现 K^+、Na^+、Cl^- 下降 1 例，其余均正常。术前垂体激素水平异常者为 2mCi 组有 3 例发生 TSH 水平下降，2 例 ACTH 水平异常下降，1 例 PRL 轻度升高，1 例 GH 水平下降；1mCi 组有 1 例发生 TSH 水平下降，1 例 ACTH 水平下降，1 例 GH 下降。术后垂体激素水平异常者为 2mCi 组有 2 例发生 TSH 水平下降，2 例 ACTH 水平异常下降；1 例 GH 下降；1mCi 组有 1 例发生 TSH 水平下降，1 例 ACTH 水平下降；0.5mCi 组有 1 例发生 ACTH 水平下降；其余患者各项指标手术前后无明显变化。虽有个别指标手术前后异常变化，但每组患者手术前及手术后第 7 天的主要血液指标值之间进行比较时无统计学差异（$P > 0.05$）。

表 22.6　药物安全组患者手术前后主要血液检验指标之间差值统计结果（$\bar{x} \pm s$）

组别	例数（n）	ALT（U/L）	K^+（mmol/L）	Na^+（mmol/L）	TSH（mIU/L）	ACTH（pg/ml）	PRL（IU/L）	GH（ng/ml）
0.5mCi 组	8	−0.74±1.77	0.61±0.32	6.13±4.04	0.08±0.05	2.35±0.99	2.79±1.64	0.01±0.01
1.0mCi 组	8	−0.96±1.78	0.69±0.47	5.79±4.90	0.09±0.05	2.12±1.30	2.69±2.04	0.01±0.01
2.0mCi 组	8	0.08±4.68	0.69±0.80	6.90±4.83	0.09±0.07	2.32±1.81	2.32±2.96	0.01±0.01

（五）各组 ^{32}P 污染情况

24 例患者分别于术后 1 天、3 天、7 天抽取 2ml 静脉血及留取 2ml 尿液，用 CAPRAC® 井型 NaI 伽马计数仪定量测量每分钟多少次衰变（cpm），并分别设置空白对照。结果显示，2mCi 组及 1mCi 组部分患者血液及尿液有轻度 ^{32}P 污染；血液污染于 3 天内恢复正常，尿液污染于 1 周左右缓慢下降接近正常（图 22.22）。

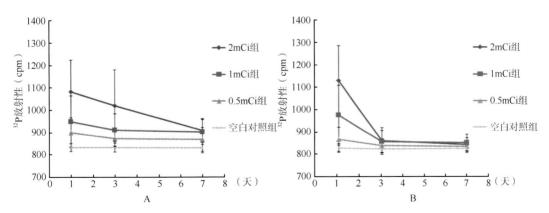

图 22.22　各组术后 7 天内血液及尿液 ^{32}P 放射性计数值变化情况

A. 术后 7 天血液放射性计数值变化情况；B. 术后 7 天尿液放射性计数值变化情况

结果显示，利用造影剂显影技术可以显示注入颅咽管瘤囊内的药物和造影剂的分布及渗漏情况。本组患者术后头颅 CT 显示部分患者有少量囊内积气，这可能因为囊液抽吸后出现一定囊内负压，当更换注射器并注射药物时带入少量气体，多在近期自行吸收。术中加用三通装置并改善注射流程，一次性注射完成后直接拔除穿刺针避免其发生。CT 显示造影剂分布不均匀的主要原因为穿刺道与脑室贯通，囊液抽吸后脑脊液通过颅咽管瘤囊壁上穿刺孔缝隙进入囊腔，稀释了造影剂及 ^{32}P，有时影像学可见囊内中间位置有一条冲洗出来的脑脊液稀释区。这种情况在手术操作回抽囊液时往往发现囊液颜色逐渐变清亮且无明显负压感，当囊液明显超过术前估算量时，表明有脑脊液内渗漏，应停止进一步抽吸。术前规划穿刺路径时应尽量避开脑室系统。一般不和脑室系统贯通的情况下，抽吸囊液时负压会逐渐增大，当囊液抽吸较彻底时有明显负压感，患者可有头痛症状，这时应停止进一步抽吸，这种情况下术后 CT 多见囊腔明显缩小并见造影剂均匀分布。抽吸的囊液体积和术前估算的囊腔体积会略有差异，这与术前软件计划系统对于 MRI 影像学显示的囊肿各横截面的描记精确度有关，也与发生脑脊液渗漏有关。

对 ^{32}P 药物的术后污染、排泄及毒副作用的研究结果显示，如穿刺道经过脑室系统，术后 ^{32}P 可能会发生脑室内渗漏，但大部分药物仍然分布在颅咽管瘤囊内，最后永远沉积在囊内，直至失去放射活性。术后患者血液及尿液中有微量药物污染，可能与血液吸收有关，一般不会引致任何不良后果，让患者术后加强补充盐分并多饮水促进尿液及汗液排泄可以一定程度上加速污染排泄。个别患者术后出现氨基转移酶轻度升高、凝血功能轻度异常、电解质轻度紊乱等，可能与注入的 ^{32}P 有关，也可能与其他药物应用或术后垂体和下丘脑功能受到干扰有关。虽然通过血液和尿液的 ^{32}P 排泄量占所有给药量的极少部分，但囊内注入 ^{32}P 后完整的代谢途径和粪便及汗液是否有排泄残留也需要进一步研究。

第七节　基础研究转化为临床治疗的机遇与挑战

综上所述，颅咽管瘤在临床上是一种良性肿瘤，但其具有对周围结构极具侵袭性和破坏性的恶性特征。随着显微神经外科手术技术和放疗技术的进展，众多的临床研究为颅咽管瘤的治疗带来了大量数据。毋庸置疑的是，这些大数据并非万能，每一位患者都具有个体差异，不同颅咽管瘤细胞也均具有异质性。大数据并不能为每一位患者提供最完美和最合适的治疗方案。对颅咽管瘤患者的精准治疗应该以个体化治疗方案为基础，同时应用基因组、蛋白质组测序等医学前沿技术，将生物信息与大数据科学进行充分的交叉应用，进而更好地对肿瘤的生物学特性进行诊断，对颅咽管瘤进行精确分类及治疗，为每一位患者提供精确的个体化治疗方案。目前对颅咽管瘤患者的分子学及基因组学研究尚处于起飞阶段，世界范围内并未建立包括颅咽管瘤患者的治疗记录和基因组学等数据的生物样本库，国内也尚未开展颅咽管瘤相关基因组学研究，因而应尽早尽快系统地完善颅咽管瘤基因组学与分子组学数据。同时以 *BRAF V600E* 为基础对乳头型颅咽管瘤患者的分子靶向治疗已经逐渐应用于临床，而且尽管目前仍无针对造釉细胞瘤样型颅咽管瘤患者的分子靶向治疗，但是对其分子通路的研究已经成为研究热点。分子靶向药物未来必将为颅咽管瘤的治疗提供突破性进展。

（常洪波　胡晨浩　于　新）

参 考 文 献

陈振华，张戈，张晓伟，等，2013. 食管癌组织 PTCH1 基因和蛋白表达临床意义的研究 . 中华肿瘤防治杂志，（6）：440-443.

程鹏，2015. Wnt 通路在骨髓间充质干细胞成软骨诱导分化中的作用及机制研究 . 武汉：华中科技大学 .

符芳，2010. 微阵列比较基因组杂交技术在诊断和产前诊断不平衡染色体畸变中的应用 . 广州：广州医学院 .

高世超，殷海波，刘宏潇，等，2014. MAPK 信号通路在骨关节炎发病机制中的研究进展 . 中国骨伤，（5）：441-444.

高云，陈嘉昌，朱振宇，等，2011. EGFR 基因突变及其检测方法的研究进展 . 分子诊断与治疗杂志，3（1）：51-57.

黄广龙，漆松涛，2005. 颅咽管瘤特点及起源的研究 . 国际神经病学神经外科学杂志，32（6）：562-565.

贾国金，2011. 良性和恶性前列腺组织中同源框基因 NKX3.1 的表达研究 . 临床合理用药杂志，4（1X）：24-27.

刘宣，王炎，殷佩浩，等，2012. Wnt/β-catenin 信号通路对人肠癌细胞 VEGF 表达的调控作用 . 中国癌症杂志，22（12）：881-885.

毛先海，2012. Fascin 基因在胆管癌中诱导上皮间叶样表型转化及相关信号通路的初步研究 . 长沙：中南大学 .

潘军，2002. 颅咽管瘤与下丘脑毗邻部位的病理学观察及其在手术中的意义 . 广州：第一军医大学 .

司徒博，2012. 基于等位基因特异性扩增—电化学传感技术检测肿瘤细胞 BRAF 基因 V600E 突变的方法学研究 . 广州：南方医科大学 .

苏娟，2012. LKB1 与 SHH/GLI1 信号通路分子在 Peutz-Jeghers 综合征的表达研究 . 广州：南方医科大学 .

唐霓，黄爱龙，2003. β—链蛋白在 Wnt 信号转导途径中的作用 . 国外医学：分子生物学分册，25（2）：87-89.

王新刚，2015. 乳腺癌中 wnt5a 的表达及其对 wnt 经典信号通路调控的研究 . 济南：山东大学 .

夏红强，何建蓉，2011. Ki-67，EGFR，HER-2 和 p53 在乳腺癌中的表达及其相关性 . 临床肿瘤学杂志，16（2）：139-143.

谢碧琛，李国利，2011. Wnt 基因 /Wnt 信号通路与乳腺癌 . 中国生物化学与分子生物学报，27（2）：125-129.

徐建国，2014. 颅咽管瘤的临床特征与预后的相关因素分析 . 中国临床神经外科杂志，19（5）：275-277.

尹昌林，2007. SHH 信号通路对脑胶质瘤干细胞增殖与分化调控作用的实验研究 . 重庆：第三军医大学 .

余雪梅，2010. 肿瘤细胞中 SHH 通路与 VEGF 表达相关性的研究 . 重庆：重庆医科大学 .

曾晶，陈东妮，徐进，2012. 角蛋白与肿瘤 . 中国细胞生物学学报，（5）：485-492.

张慧，2011. 脑缺血预处理通过 PI3K/Akt/GSK3β 信号通路减轻缺血性脑损伤及抑制凋亡的机制研究 . 大连：大连医科大学 .

周杰，2012. 釉质上皮型颅咽管瘤实验模型建立及 IL-6 对釉质上皮型颅咽管瘤细胞体外迁移特性的影响 . 广州：南方医科大学 .

左志贵，2013. EGFR 通路与结直肠癌细胞放疗敏感性的关系及西妥昔单抗对结直肠癌放疗敏感性的影响 . 上海：第二军医大学 .

Abou-Al-Shaar H，Abd-El-Barr M M，Zaidi H A，et al，2016. Frontal dermoid cyst coexisting with suprasellar craniopharyngioma：a spectrum of ectodermally derived epithelial-lined cystic lesions? Neurosurg Focus，41（6）：E16.

Alomari A K，Kelley B J，Damisah E，et al，2015. Craniopharyngioma arising in a Rathke's cleft cyst：case report. Neurosurg Pediatr，15（3）：250-254.

Amayiri N，Swaidan M，Yousef Y，et al，2017. Review of management and morbidity of pediatric craniopharyngioma patients in a low-middle-income country：a 12-year experience. Child's Nervous System，33（6）：941-950.

Andoniadou CL，Gaston-Massuet C，Reddy R，et al，2012. Identification of novel pathways involved in the pathogenesis of human adamantinomatous craniopharyngioma. Acta Neuropathol，124（2）：259-271.

Apps JR，Martinez-Barbera JP，2016. Molecular pathology of adamantinomatous craniopharyngioma：review and opportunities for practice. Neurosurg Focus，41（6）：E4.

Apps JR，Martinez - Barbera JP，2017. Genetically engineered mouse models of craniopharyngioma：an opportunity for therapy development and understanding of tumor biology. Brain Pathology，27（3）：364-369.

Aylwin SJB，Bodi I，Beaney R，2016. Pronounced response of papillary craniopharyngioma to treatment with vemurafenib，a BRAF inhibitor. Pituitary，19（5）：544-546.

Bao Y，Pan J，Qi ST，et al，2016. Origin of craniopharyngiomas：implications for growth pattern，clinical characteristics，and outcomes of tumor recurrence. J Neurosurg，125（1）：24-32.

Brastianos PK，Shankar GM，Gill CM，et ai，2015. Dramatic response of BRAF V600E mutant papillary craniopharyngioma to targeted therapy.Natl Cancer Inst，108（2）：djv310.

Brastianos PK，Taylor-Weiner A，Manley PE，et al，2014. Exome sequencing identifies BRAF mutations in papillary craniopharyngiomas. Nat Genet，46（2）：161-165.

Buslei R，Holsken A，Hofmann B，et al，2007. Nuclear beta-catenin accumulation associates with epithelial morphogenesis in craniopharyngiomas. Acta Neuropathol，113：585-590.

Campanini ML，Colli LM，Paixao BM，et al，2010. CTNNB1 gene mutations，pituitary transcription factors，and MicroRNA expression involvement in the pathogenesis of adamantinomatous craniopharyngiomas. Horm Cancer，1（4）：187-196.

Chang CV，Araujo RV，Cirqueira CS，et al，2017. Differential expression of stem cell markers in human adamantinomatous craniopharyngioma and pituitary adenoma. Neuroendocrinology，104（2）：183-193.

Cohen L E，2016. Update on childhood craniopharyngiomas. Curr Opin Endocrinol Diabetes Obes，23（4）：339-344.

Daubenbüchel AM，Hoffmann A，Eveslage M，et al，2016. Oxytocin in survivors of childhood-onset craniopharyngioma. Endocrine，54（2）：524-531.

El-Asmar N，El-Sibai K，Al-Aridi R，et al，2016. Postoperative sellar hematoma after pituitary surgery：clinical and biochemical characteristics. Eur J Endocrinol，174（5）：573-582.

Esheba GE，Hassan AA，2015. Comparative immunohistochemical expression of β-catenin，EGFR，ErbB2，and p63 in adamantinomatous and papillary craniopharyngiomas. Egypt Nat Canc Inst，27（3）：139-145.

Gaston-Massuet C，Andoniadou CL，Signore M，et al，2011. Increased Wingless（Wnt）signaling in pituitary progenitor/stem cells gives rise to pituitary tumors in mice and humans. Proc Natil Acad Sci，108（28）：11482-11487.

Gomes DC，Jamra SA，Leal LF，et al，2015. Sonic Hedgehog pathway is upregulated in adamantinomatous craniopharyngiomas. Eur J Endocrinol，172（5）：603-608.

Goschzik T，Gessi M，Dreschmann V，et al，2017. Genomic alterations of adamantinomatous and papillary craniopharyngioma. Neuropathol Exp Neurol，76（2）：126-134.

Gump JM，Donson AM，Birks DK，et al，2015. Identification of targets for rational pharmacological therapy in childhood craniopharyngioma. Acta Neuropathol Communi，3（1）：30.

Hankinson TC，Kleinschmidt-DeMasters BK，2017. Adamantinomatous craniopharyngioma and xanthomatous lesions of the sella. Brain Pathology，27（3）：356-357.

Haston S，Pozzi S，Carreno G，et al，2017. MAPK pathway control of stem cell proliferation and differentiation in the embryonic pituitary provides insights into the pathogenesis of papillary craniopharyngioma. Development，144（12）：2141-2152.

Heinrichs M，Ernst H，2016. Spontaneous malignant craniopharyngioma in an aged Wistar rat. J Toxicol Pathol，29（3）：195-199.

Hölsken A，Buchfelder M，Fahlbusch R，et al，2010. Tumour cell migration in adamantinomatous craniopharyngiomas is promoted by activated Wnt-signalling. Acta Neuropathol，119（5）：631-639.

Hölsken A，Buslei R，2017. Models of human adamantinomatous craniopharyngioma tissue：steps toward an effective adjuvant treatment. Brain Pathology，27（3）：358-363.

Holsken A，Gebhardt M，Buchfelder M，et al，2011. EGFR signaling regulates tumor cell migration in craniopharyngiomas. Clin Cancer Res，17（13）：4367-4377.

Hölsken A，Sill M，Merkle J，et al，2016. Adamantinomatous and papillary craniopharyngiomas are characterized by distinct epigenomic as well as mutational and transcriptomic profiles. Acta Neuropathol Commun，4（1）：20.

Kato K，Nakatani Y，Kanno H，et al，2004. Possible linkage between specific histological structures and aberrant reactivation of the Wnt pathway in adamantinomatous craniopharyngioma. J Pathol，203（3）：814-821.

Kim J H，Paulus W，Heim S，2015. BRAF V600E mutation is a useful marker for differentiating Rathke's cleft cyst with squamous metaplasia from papillary craniopharyngioma. J Neurooncol，123（1）：189-191.

Li ZP，Xu JG，Huang SQ，et al，2015. Aberrant membranous expression of β-catenin predicts poor prognosis in patients with craniopharyngioma. Ann Diagn Pathol，19（6）：403-408.

Lubuulwa J，Lei T，2016. Pathological and topographical classification of craniopharyngiomas：a literature review. Neurolog Surg Rep，77（3）：e121-e127.

Malgulwar PB，Nambirajan A，Pathak P，et al，2017. Study of β-catenin and BRAF alterations in adamantinomatous and papillary craniopharyngiomas：mutation analysis with immunohistochemical correlation in 54 cases. J Neuro oncol，133（3）：487-495.

Martinez-Barbera JP，Andoniadou CL，2016. Concise review：paracrine role of stem cells in pituitary tumors：a focus on adamantinomatous craniopharyngioma. Stem Cells，34（2）：268-276.

Martinez-Barbera JP，Buslei R，2015. Adamantinomatous craniopharyngioma：pathology，molecular genetics and mouse models.

Pediatr Endocrinol Metabol, 28（1/2）：7-17.

Martinez-Barbera JP, 2015. 60 years of neuroendocrinology：biology of human craniopharyngioma：lessons from mouse models. Endocrinol, 226（2）：T161-T172.

Martinez - Barbera JP, 2015. Molecular and cellular pathogenesis of adamantinomatous craniopharyngioma. Neuropathol Appl Neurobiol, 41（6）：721-732.

Massimi L, Martelli C, Caldarelli M, et al, 2017. Proteomics in pediatric cystic craniopharyngioma. Brain Pathol, 27（3）：370-376.

Matsuo T, Kamada K, Izumo T, et al, 2014. Indication and limitations of endoscopic extended transsphenoidal surgery for craniopharyngioma. Neurol Med Chirur, 54（12）：974-982.

Mediero S, Noval S, Bravo-Ljubetic L, et al, 2015. Visual outcomes, visual fields, and optical coherence tomography in paediatric craniopharyngioma. Neuro Ophthalmology, 39（3）：132-139.

Okada T, Fujitsu K, Ichikawa T, et al, 2016. Unicystic ameloblastomatoid cystic craniopharyngioma：pathological discussion and clinical significance of cyst formation in adamantinomatous craniopharyngioma. Pediatr Neurosurg, 51（3）：158-163.

Omay SB, Chen YN, Almeida JP, et al, 2017. Do craniopharyngioma molecular signatures correlate with clinical characteristics? J Neurosurg, 128（5）：1473-1478.

Pascual JM, Rosdolsky M, Prieto R, et al, 2015. Jakob Erdheim（1874—1937）：father of hypophyseal-duct tumors（craniopharyngiomas）. Virchows Archiv, 467（4）：459-469.

Rickert CH, Paulus W, 2003. Lack of chromosomal imbalances in adamantinomatous and papillary craniopharyngiomas. J Neurol Neurosurg Psychiatry, 74（2）：260-261.

Ritterhouse LL, Barletta JA, 2015. BRAF V600E mutation-specific antibody：a review. Seminars in Diagnostic Pathology.

Robinson LC, Santagata S, Hankinson T C, 2016. Potential evolution of neurosurgical treatment paradigms for craniopharyngioma based on genomic and transcriptomic characteristics. Neurosurgical Focus, 41（6）：E3.

Sekine S, Shibata T, Kokubu A, et al, 2002. Craniopharyngiomas of adamantinomatous type harbor β-catenin gene mutations. Am J Pathol, 161（6）：1997-2001.

Shah A, Jung H, 2015. Important prognostic markers for craniopharyngioma recurrence. Clin Neurol Neurosurg, 139：247.

Smith ER, Moses MA, 2006. Urinary matrix metalloproteinases as non-invasive biomarkers to predict disease status in pediatric and adult brain cancer patients.Cancer Res, 66：1053.

Stache C, Hölsken A, Schlaffer SM, et al, 2015. Insights into the infiltrative behavior of adamantinomatous craniopharyngioma in a new xenotransplant mouse model. Brain Pathology, 25（1）：1-10.

Tortosa F, Webb SM, 2017. Novel aspects in histopathology of the pituitary gland. Endocrinol, Diabetes y Nutr, 64（3）：152-161.

Treier M, Gleiberman AS, O'Connell SM, et al, 1998. Multistep signaling requirements for pituitary organogenesis in vivo. Genes & Develop, 12（11）：1691-1704.

Wang YL, Deng JJ, Guo, G, et al, 2017. Clinical and prognostic role of annexin A2 in adamantinomatous craniopharyngioma. Journal of Neuro-Oncology, 131（1）：21-29.

Xia ZQ, Liu WQ, Li SD, et al, 2011. Expression of matrix metalloproteinase-9, type IV collagen and vascular endothelial growth factor in adamantinous craniopharyngioma. Neurochem Res, 36（12）：2346.

Yukimori A, Oikawa Y, Morita KI, et al, 2017. Genetic basis of calcifying cystic odontogenic tumors. PloS One, 12（6）：e0180224.

Zhou J, Zhang C, Pan J, et al, 2017. Interleukin-6 induces an epithelial-mesenchymal transition phenotype in human adamantinomatous craniopharyngioma cells and promotes tumor cell migration. Mol Med Rep, 15（6）：4123-4131.

Zuhur SS, Tanik C, Erol RS, et al, 2013. Immunohistochemical expression of ErbB2 in adamantinomatous craniopharyngiomas：a possible target for immunotherapy. Turk Neurosurg, 23（1）：55-60.